临床内科疾病诊治与处理

主编◎ 韩慧茹 等

吉林科学技术出版社

图书在版编目（ＣＩＰ）数据

临床内科疾病诊治与处理／韩慧茹等主编． -- 长春：
吉林科学技术出版社，2022.4
ISBN 978-7-5578-9498-6

Ⅰ．①临… Ⅱ．①韩… Ⅲ．①内科-疾病-诊疗
Ⅳ.①R5

中国版本图书馆CIP数据核字(2022)第115962号

临床内科疾病诊治与处理

主　　编　韩慧茹等
出 版 人　宛　霞
责任编辑　史明忠
封面设计　山东道克图文快印有限公司
制　　版　山东道克图文快印有限公司
幅面尺寸　185mm×260mm
字　　数　495 千字
印　　张　21
印　　数　1-1500 册
版　　次　2022年4月第1版
印　　次　2023年3月第1次印刷

出　　版　吉林科学技术出版社
发　　行　吉林科学技术出版社
地　　址　长春市福祉大路5788号
邮　　编　130118
发行部电话/传真　0431-81629529 81629530 81629531
　　　　　　　　　　81629532 81629533 81629534
储运部电话　0431-86059116
编辑部电话　0431-81629518
印　　刷　三河市嵩川印刷有限公司

书　　号　ISBN 978-7-5578-9498-6
定　　价　198.00元

《临床内科疾病诊治与处理》
编委会

主　编

韩慧茹　　大同市第三人民医院

王庆杰　　山东第一医科大学附属肥城医院

刘　彬　　山东省第二人民医院

樊　华　　枣庄市精神卫生中心

牟　静　　桓台县人民医院

袁锁伟　　山东省曹县人民医院

副主编

郭　蕾　　平度市中医医院

原美艳　　莱州市人民医院

李红玲　　东平县疾病预防控制中心

毕作宾　　桓台县人民医院

田华珍　　贵州省铜仁市中医医院

姚淑琴　　贵州省铜仁市德江县人民医院

白　梅　　重庆市黔江中心医院

李　梅　　新泰市人民医院

编　委

李亚萍　　宁波市鄞州区东部新城社区卫生服务中心

侯玉玲　　山东省东营市垦利区兴隆街道办事处
　　　　　社区卫生服务中心

前　言

　　内科疾病是威胁人类的健康的常见病和多发病,其发病率呈逐年上升趋势,已成为主要的死亡原因,越来越引起社会各界特别是医学界的关注和重视。近年来,随着内科学基础理论研究的深入、新技术的开展应用及临床经验的积累,对临床常见内科疾病的病因、病理、分类、诊断、治疗和预后的认识发生了质的飞跃。广大医务工作者,特别是基层临床医师急需掌握这些新理论、新技术及诊疗规范,以指导自己的临床实践,应此需要,我们编写了本书。

　　本书内容丰富,重点突出,以消化、呼吸、循环、神经、内分泌等系统为主题,从各系统常见疾病入手,详细介绍了内科常见疾病的病因、发病机制、诊断与鉴别诊断、治疗、预后等,内容既包括了现代内科综合性的最新诊疗发展,又涵盖各专家多年来的临床诊疗经验。同时,还增加了医学康复的相关内容。各章节结构清晰、明确,详略得当,简明实用,有助于临床医师对疾病迅速做出明确的诊断和及时、恰当的处理,可供临床各科医师借鉴与参考。

　　在编写过程中,由于编者较多,写作方式和文笔风格不一,又加上时间有限,书中难免存在疏漏和不足之处,望广大读者提出宝贵意见和建议。

编　者

目　录

第一章　消化系统常见疾病

第一节　腐蚀性食管炎

腐蚀性食管炎为摄入化学腐蚀物而引起的食管损伤,早期发生管壁组织水肿、溃疡、坏死甚至穿孔,晚期可形成管腔狭窄。致病的化学腐蚀剂品种繁多,一般可分为碱和酸两大类。腐蚀性食管炎多为意外事故,常发生于3岁以下小儿,各种化学腐蚀剂易被小儿误服。在成人多为企图自杀,往往吞服强酸或强碱等化学腐蚀剂而造成食管严重损伤而引起,用盛饮料或酒类的容器存放强酸、碱而不慎被误服的病例也屡见不鲜。另外,临床药物所引起的食管炎亦越来越受到关注。常见的引起腐蚀性食管炎的药物有四环素及其衍生物、抗胆碱能药、氯化钾、奎尼丁、阿司匹林及非类固醇消炎药(NSAID)等,其发病机制各异。四环素及其衍生物的水溶液可直接损伤黏膜;氯化钾具有高渗性,可使与之接触的黏膜脱水;抗胆碱能药可加重胃食管的反流;阿司匹林和NSAID破坏黏膜屏障及内源性黏膜保护机制。

腐蚀性食管炎的严重程度与腐蚀剂的种类、浓度和数量等密切相关。强碱能与脂肪起皂化作用并使蛋白质溶解,引起黏膜肿胀、坏死和溃疡,导致食管壁深层甚至食管周围组织和器官的损害。强酸引起食管黏膜的凝固性坏死,即刻在黏膜浅表发生凝固坏死并形成焦痂,限制了病损向深层进展,故不易损害食管壁的深层,但较易引起胃、十二指肠的损害。另外,化学腐蚀剂与食管壁接触的时间及患者的年龄、食管的功能状态也影响着病变的程度。

一、临床表现

服入化学腐蚀物后立即会出现口腔、咽喉及胸骨后、上腹剧烈烧灼痛,可伴吞咽疼痛、吞咽困难、流涎、恶心、呕吐等,如发生剧烈胸痛、皮下气肿、感染症状或休克,提示食管穿孔;出现上腹痛、呕血表明胃可能被涉及;剧烈腹痛可能因胃穿孔所致。损伤呼吸道者可有呼吸困难、咳嗽。严重者还可有高热、大量呕血、休克、昏迷等表现。生存者约1周后临床症状可渐缓解。起病后4~6周,因食管瘢痕形成而致吞咽困难常持续或更趋明显,也有部分患者延迟至数月后才出现吞咽困难。

急性期口咽部黏膜损伤的体征,可因吞服的腐蚀剂不同而有差别,如吞服硫酸可见黑色痂,硝酸为黄色痂,盐酸为灰棕色痂,醋酸呈白色痂,强碱造成黏膜明显水肿,呈红或棕色并有溃疡。但口腔的烧伤程度与食管损失程度不一定平行。药物引起的食管炎也可有急性症状,如胃灼热、吞咽困难和吞咽痛等。停药或换用剂型,经一般处理后症状可在1周内缓解。少数患者发生呕血、黑粪。

二、实验室检查

当腐蚀性食管炎合并食管穿孔、出血或呼吸道感染时可见血白细胞计数升高,血红蛋白降低。

三、辅助检查

(一)放射学检查

X线检查应在急性炎症消退后,能吞服流食后方可行食管造影检查,急性期不宜做X线钡剂检查,此时食管壁水肿、痉挛,难以判断结果。如有食管瘘或穿孔,造影剂可流入呼吸道,必要时采用碘油造影。如怀疑食管穿孔,应摄立位X线胸、腹片。依据病变发展的不同阶段及损伤程度不同,X线检查可分为三度。

1.轻度

早期为食管下段继发性痉挛,黏膜纹理尚正常,也可轻度增粗、扭曲、后期瘢痕、狭窄不明显。

2.中度

食管受累长度增加,继发性痉挛显著,黏膜纹理不规则呈锯齿状或串珠状。

3.重症

管腔明显缩小,甚至呈鼠尾状。CT扫描对估计灼伤程度及深度的价值尚待评价。

(二)内镜检查

内镜检查是评估食管壁损伤范围及严重程度的最准确、可靠的方法,除休克或穿孔者外,应争取在发病后24小时内应尽早施行,以判断病变范围,防止因狭窄而形成梗阻。但操作需倍加小心。应注意下列事项:①临床表现提示已经发生或可能发生穿孔者应禁忌检查;②检查过程中应尽量少注气;③在条件许可下,力争检查到十二指肠;④如黏膜有明显黑色、棕色、灰色溃疡,且视野不清时,避免勉强通过;⑤尽量避免翻转镜身;⑥检查过程中保证气道通畅。

根据内镜所见,可对腐蚀性食管炎的严重程度进行分级。

0级:黏膜外观正常。

1级:黏膜充血,血管扩张,上皮脱落,轻度水肿,可形成小溃疡。

2a级:黏膜发白,脆性增加,出血、糜烂、渗出、水疱,可见浅表溃疡形成。

2b级:2a所见伴散在或环壁深溃疡。

3级:外观呈棕黑色或灰色,多发性深溃疡和坏死组织。

0级、1级和2a级黏膜可完全无痂愈合,炎症消散后不留任何后遗症。2b级和3级的患者中,约3/4因管壁很快形成肉芽组织、纤维细胞浸润、新生血管生成,在3周内即可有胶原纤维形成,收缩后引起食管狭窄。6周内重新生成上皮,长出致密纤维膜,导致管腔进一步狭窄,甚至完全阻塞或形成瘘管。3级损伤常为穿壁性,内镜下难以估计其深度,管壁发黑提示组织坏疽、即将穿孔,患者有死亡的危险,这些重度患者应在6周时复查内镜。以后则根据需要,继续定期复查,直至病变完全愈合或证实狭窄已形成为止。

药物所致食管炎在内镜下偶见特征性的不连续的黏膜溃疡,有时位于相对的管壁上,形成"对吻"溃疡,以食管生理狭窄处最为好发。

由于食管癌的发病率比正常食管要高,尤其是强碱所致而形成的食管狭窄,内镜定期的复查很有必要,并能定期扩张狭窄的食管。

四、诊断及鉴别诊断

腐蚀性食管炎一般根据其病史、症状及体征不难诊断,且常与腐蚀性胃炎并存。但在临床中应注意是否合并有食管的其他病变。对于中老年男性患者而言,还需注意与食管癌的鉴别,食管癌以吞咽困难、消瘦等为主要表现,病情呈进行性加重,X 线及胃镜结合活组织检查可明确诊断。

五、治疗

(一)早期处理

立即终止与致病物质接触,停用可疑药物,并促进已吸收的毒物排出。根据毒物的性质,可考虑选择应用相应的解毒药,如强酸中毒时可采用弱碱、肥皂水、氢氧化铝凝胶、蛋清及牛奶等中和。强碱可用弱酸中和,常用稀醋、果汁等。但也有研究结果表明,采用中和疗法其疗效并不可靠,因为腐蚀性食管炎常发生于食管壁与强酸、强碱接触之瞬间,使用中和或解毒药多已为时过晚。

除以上治疗外,补充血容量、预防感染及其他支持疗法亦很必要。另外,要注意避免洗胃或催吐,以防已进入胃内的化学腐蚀物再次与食管、气管接触而加重损伤。抗酸药、H_2 受体阻滞药、硫糖铝、质子泵抑制剂等可能有助于控制化学品引起的食管炎,但确切效果有待进一步研究证实。亦有学者主张在急性期置入鼻胃管,既可以给予鼻饲营养支持,并为日后的扩张食管起到引导作用。

(二)晚期食管狭窄的治疗

多采用探条扩张,其目的是防治食管腔狭窄,一般在 4～6 周进行扩张。亦可采用激光、微波等方法。如若上述治疗仍不满意,则应行外科手术治疗,行食管切除和食管胃吻合,或用结肠代食管以恢复消化道的功能。

六、并发症

吞服腐蚀物质后的并发症可以分为局部和全身两类。

(一)全身并发症

服毒量较多,则有全身中毒现象,重者在数小时内或 1～2 天内死亡。

(二)局部并发症

1.出血

在服毒后数天内可出现少量呕血,但大量出血则多为坏死组织脱落所致,常出现于 1～2 周内,严重者可致死亡。

2.食管穿孔

一般碱性腐蚀物较酸性者更易发生食管穿孔,多在食管下端破裂至左侧胸腔,有时穿至气管,形成气管食管瘘。

3.腐蚀性胃炎、胃穿孔和腹膜炎

以酸性腐蚀物者为多,可呈急腹症表现,病情危重。

4.呼吸系统并发症

喉水肿、吸入性肺炎、肺脓肿等可以并发于腐蚀性食管炎急性期和瘢痕狭窄时期,尤易发于儿童患者。

5.食管瘢痕狭窄

常为难以避免的晚期并发症,胃瘢痕狭窄也常并发于吞咽酸性腐蚀物的患者中。

七、预后

轻度腐蚀性食管炎损伤的患者可无并发症。重度患者易出现食管穿孔、出血、气管食管瘘等急性并发症,病死率高。2b 或 3 级腐蚀性食管炎患者约 70％以上可发生食管狭窄。碱类腐蚀损伤所致食管狭窄患者发生食管鳞癌的危险性是对照人群的 1 000 倍,所以先前有腐蚀性食管炎病史的患者其症状发生变化时,应注意合并食管癌的可能。

第二节　真菌性食管炎

真菌性食管炎是指真菌侵入食管黏膜造成的食管感染。病原菌以念珠菌最为多见,其中最常见的是白色念珠菌,其次是热带念珠菌和克鲁斯念珠菌。其他少见的有放线菌、毛霉菌、组织胞浆菌、曲霉菌、隐球菌、芽生菌及一些植物真菌等,这些菌是从外环境中获得的,而不是内生菌丛,其所引起的原发性食管感染仅见于严重免疫低下的患者。主要症状为咽痛、吞咽痛和咽下困难。其症状的轻重与炎症发生的缓急和程度有关。可有厌食、呕血甚至出血。婴儿常伴发口腔鹅口疮,成年念珠菌性食管炎可以在没有念珠菌性口腔炎的情况下发生。

一、流行病学

真菌在自然界中广泛分布,在已经发现的几千种真菌中可对人类致病的不到 100 种,而感染食管者只占其中极少数。

真菌作为条件致病菌常存在于人体皮肤、黏膜。35％～50％正常人及 70％住院患者口咽部可培养出白色念珠菌,当机体抵抗力减弱或正常机体微生物丛间的拮抗作用失衡时便乘虚侵犯多系统引起深部真菌感染。

食管是较常侵犯的器官,自 1956 年 Amdren 报道以来国内外文献均有不少报道,近年来由于抗生素、激素、免疫抑制药、抗肿瘤药物的广泛应用及器官移植和慢性衰竭患者日益增多,同时也由于内镜检查的应用诊断水平的提高,因此食管真菌感染屡有报道,尤其是艾滋病、食管癌合并真菌性食管炎颇为常见,但本病的发病率尚不明了,因为许多感染而无症状的患者未做内镜检查。有症状的真菌性食管炎发病率在艾滋病、白血病、淋巴瘤(特别是化疗后)及一些先天性免疫缺陷综合征的患者中是很高的(艾滋病约占 50％),而在一般的以胃肠病为主诉就诊患者中发病率低于 5％。

在器官移植的患者中有症状的真菌性食管炎发病率相对较低,这可能是由于这些患者进行免疫抑制治疗的同时又采取了有效的措施预防真菌感染。比如,念珠菌性食管炎发病率在肾移植患者中为 2.2％,心脏移植为 0％,骨髓移植为 10.9％。发病的主要原因如下,念珠菌存在于正常人体的皮肤和黏膜,当机体全身和局部抵抗力降低或大量使用广谱抗生素,使其他微生物的生长受到抑制时,念珠菌便会大量生长而致病。

因此,念珠菌食管炎多见于:①肿瘤患者,尤其是晚期肿瘤,并接受放射治疗或抗肿瘤药物治疗者;②长期接受抗生素或类固醇激素治疗者;③某些慢性病,如糖尿病或再生障碍性贫血患者;④反流性食管炎,食管黏膜有明显糜烂或溃疡者;⑤艾滋病或艾滋病病毒携带者等免疫缺陷性疾病患者。

二、病因和发病机制

真菌是常存于人体皮肤、黏膜的条件致病菌,是否造成感染与其侵袭力和机体防御力有关。免疫功能低下或缺陷状态、激素或免疫抑制药治疗、长期使用广谱抗生素、慢性衰竭、糖尿病及一些内分泌疾病、肿瘤等均可增加机体对真菌的易感性,致真菌过度生长并侵犯食管等器官引起感染。食管梗阻或运动功能减弱及年老亦可能与真菌性食管炎的发病有关。真菌性食管炎的病原菌以白色念珠菌最为常见,多来自口腔。此病确切发病率尚不明了,Kodsi 等发现其内镜检出率为 7%。有报道食管癌旁增生上皮中真菌侵犯率高达 50%,而真菌性食管炎患者食管癌发病率(17.3%)亦较正常人明显增高。

三、临床表现

真菌性食管炎临床表现轻重差别很大,与发病缓急及炎症范围有关。常见症状为吞咽疼痛,吞咽不畅感或吞咽困难及胸骨后疼痛或烧灼感,多呈慢性经过,也可呈急性发作或亚急性表现。较少见症状有厌食、恶心、呕吐、出血或高热,严重者甚至可出现穿孔或播散性念珠菌病等,病程较长者可出现营养不良。轻者可无任何症状。真菌性食管炎可伴口腔念珠菌病(即鹅口疮,婴儿多见),口腔及咽部见白色或黄色斑片附着,但并不完全一致。

四、并发症

并发症有食管狭窄、真菌团引起梗阻、上消化道出血、食管穿孔、食管-气管瘘、真菌扩散及继发性细菌感染所致的败血症。

五、辅助检查

真菌性食管炎的诊断常需根据病史、临床症状及辅助检查综合得出。主要诊断措施有以下几个方面。

(一)血常规

血常规检查可发现中性粒细胞减少。

(二)血清学试验

测定已感染患者血清凝集滴度有 2/3 患者高于 1∶160;用放免法和酶联法检测血清中甘露聚糖抗原(念珠菌细胞壁上的多糖);用琼脂凝胶扩散和反向免疫电泳检测念珠菌抗体;在已感染者血清中抗原及其抗体滴度有 1/3 迅速升高。

(三)X 线检查

食管 X 线钡剂造影较常用,可见食管运动紊乱、黏膜弥漫性不规则、毛糙或溃疡,因征象多种多样,无明显特异性,诊断价值相对较低。

(四)内镜检查

内镜检查是目前唯一具有确诊价值的方法,敏感性和特异性均高。内镜下典型征象为食管黏膜弥漫性充血水肿,表面有散在的白色或黄色厚伪膜附着,不易剥脱,大小及程度不等,其下黏膜糜烂、质脆、易出血。严重者黏膜见大片豆腐渣样污秽斑块、广泛出血、变脆、糜烂溃疡或息肉样增生,完全剥脱则呈光滑、灰色、质脆,偶见真菌性肉芽肿。

Kodsi 等把内镜下真菌性食管炎表现分为 4 级,1 级:少数隆起白斑,直径小于 2 mm,伴充血,无水肿或溃疡;2 级:多个隆起白斑,直径大于 2 mm,伴充血,无水肿或溃疡;3 级:融合的线状或结节样隆起斑块,伴充血和溃疡;4 级:3 级表现加黏膜易脆,有时伴管腔狭窄。

内镜下见食管黏膜附着白色斑块还可能是反流性食管炎、疱疹性食管炎、细菌性食管炎或服用硫糖铝等药物所致,需注意鉴别。真菌性食管炎的白斑附着以食管中下段较严重,但较少累及齿状线,此表现不同于反流性或其他原因所致食管炎,但若真菌性食管炎与其他食管病变合并存在时,内镜下表现可能不典型。诊断时还应注意除外与真菌性食管炎合并存在的恶性肿瘤。

(五)病原菌检查

多需在内镜下取材进行。真菌性食管炎确诊需内镜下刷检涂片见有真菌菌丝和芽孢,或活检组织病理学检查见组织有菌丝侵入。刷检阳性率显著高于活检,在溃疡底部取活检,用乌洛托品银染法查菌丝阳性率较高。内镜检查时进行真菌培养主要用于鉴定致病菌株及药敏试验以指导治疗,培养阳性不能单独作为确诊依据。另外,血清凝集素试验大于1:160对确定念珠菌是否为侵入性感染有一定诊断价值。

六、诊断与鉴别诊断

诊断主要依靠内镜检查,结合真菌检查。有上述严重的原发病、长期接受抗生素或类固醇激素治疗者及免疫缺陷患者,出现不同程度的吞咽疼痛和吞咽困难等症状,应及早行内镜检查。本病须与下列疾病相鉴别。

(一)食管静脉曲张

本病大多有肝脏病史,查体可见门脉高压体征,如脾大、腹水、腹壁静脉曲张等。无吞咽疼痛,也极少发生吞咽困难。胃镜可见食管黏膜呈灰蓝色串珠状、蚯蚓状或团块状曲张静脉。

(二)食管癌

本病多发于中老年人。临床主要表现有进行性吞咽困难、消瘦、贫血等。通过纤维胃镜检查及病理活检可确诊,可合并真菌性食管炎。

(三)其他类型食管炎

真菌性食管炎还需与化脓性食管炎、疱疹性食管、食管结核相鉴别。

多数食管结核患者年龄轻,造影所见食管扩张性好,即使有狭窄通过亦较顺利,纤维内镜下食管黏膜本身为炎症浸润和溃疡,活检病理可发现干酪样肉芽肿,抗酸染色可找到抗酸杆菌。

七、治疗

抗真菌药物治疗是真菌性食管炎治疗的核心。目前,临床上使用的抗真菌药物主要有氟康唑、酮康唑、制霉菌素、两性霉素B、伊曲康唑等,国内仍以制霉菌素应用最广。治疗期间应密切注意药物不良反应,特别是肝功损害。

氟康唑疗效最好,不良反应较少。还有氟胞嘧啶(5-FC)和咪唑衍生物如克霉唑也可治疗念珠菌感染。前者脱氨后渗入RNA,破坏菌体蛋白质合成,肠道吸收,不良反应小。后者使真菌细胞质溶解,抑制其生长。

常规治疗一般持续10天,若症状未完全消失尚可延长,通常治疗后症状可迅速改善,X线及内镜下改变1周左右即可完全恢复,不留后遗症。

如有全身性真菌感染,可选用两性霉素B静脉注射,其不良反应大,小心慎用,注意毒性反应。在治疗上尚应积极设法消除诱因,特别是合理应用抗生素和糖皮质激素。

白色念珠菌以外的其他真菌感染或伴长期发热者应使用或加用两性霉素 B 静脉给药。另外,尽可能去除易感因素、消除诱因也很重要,如纠正营养不良、停用或改用部分药物以减少医源性因素、增强免疫力等,有助于增加疗效、防止感染扩散和复发。

真菌性食管炎后期并发食管狭窄者可试行内镜下扩张治疗,扩张无效或不宜扩张及狭窄范围广泛者需手术治疗。

八、预防及预后

正规抗真菌治疗常可取得良好效果,但对抗生素治疗原发感染的同时继发之真菌感染,临床颇难处理,治疗效果也常不佳。故应合理地应用抗生素和类固醇激素治疗。因真菌感染所致的食管严重狭窄,外科处理时需慎重考虑。

食管真菌的医源性感染在临床上并不罕见,广谱抗生素、H_2 受体拮抗药、质子泵抑制药均可破坏人体正常菌群间的生物平衡,导致真菌的过度增生及上皮感染。皮质类固醇激素及其他免疫抑制药可引起机体免疫功能低下,导致食管和内脏的真菌感染。此外,硬皮病、贲门失弛缓症、食管癌也可因食管淤滞导致真菌的移生和感染。因此,正确使用抗生素等药物是预防真菌性食管炎最有效的方法。

第三节　食管贲门失弛缓症

食管贲门失弛缓症又称贲门痉挛,该症是由食管下端括约肌(LES)高压和吞咽时松弛不良,使食物入胃受阻。本病多发生于 20～40 岁,男女发病率相等。病因尚不明确,认为本病属神经源性疾病,食管壁内神经丛损害退行性变,植物神经功能失调,或血管活性肠肽在食管括约肌降低,致食管平滑肌张力增加,引起贲门失弛。

一、病因、发病机制与病理

病因尚不明确。研究发现本病时食管壁肌间神经丛和 LES 内神经节细胞变性、数量减少甚至完全消失,脑干背侧迷走神经核亦呈类似表现,迷走神经干变性。LES 压力明显增高,在吞咽后也不降低。同时,食管蠕动也发生障碍,变得弱而不协调,不能有效地推进食物。LES 对促胃液素的敏感性增强,这可能与 LES 的去神经有关。

病理上,食管扩张,管壁变薄,黏膜常见炎性改变,有时可见溃疡。组织学检查食管壁肌间神经丛变性,神经节细胞减少或缺如。LES 一般并不肥厚。

二、诊断

(一)临床表现

吞咽困难是常见最早出现的症状,早期呈间歇性,时轻时重,后期转为持续性,咽下固体和液体食物同样困难。常因情绪波动、进食过冷、过快或刺激性食物而诱发。可出现胸骨后及中上腹隐痛或剧痛,并可放射至胸背部、心前区和上肢,有时酷似心绞痛,常有食物反流,出现呕吐;呕吐物混有大量黏液和唾液,平卧时尤为明显。入睡后反流有时可并发吸入性肺炎。后期因食管极度扩张可引起干咳、气急、发绀、声嘶等。可继发食管炎症,出现糜烂、溃疡、出血等。

(二)实验室及辅助检查

1.X 线检查

食管扩张明显时,胸部 X 线平片显示纵隔增宽,并可见液平面。吞钡检查,钡剂进入食管后不能顺利通过贲门。食管下端变细,呈漏斗状,亦有称鸟嘴状,边缘光滑。食管体部扩张,严重者因食管弯曲、延长而形成乙字状。X 线钡餐检查为本病的主要检查方法,并可与癌肿、食管裂孔疝、反流性食管炎等其他疾病相鉴别。

2.食管测压

正常人吞咽后,食管体部出现由上向下传导的推进性蠕动波,同时 LES 完全松弛。贲门失弛症患者吞咽后,食管体部出现低幅同步收缩波,而非推进性的蠕动波;LES 压力非但不降低,反而升高。食管内压高于胃内压力。食管测压可以在疾病的早期、X 线检查尚无典型改变之前就出现异常,具有早期诊断价值。

3.内镜检查

内镜检查可见食管体部扩张或弯曲变形,其内可存留有未消化的食物和液体。食管黏膜可有充血、糜烂。LES 持续关闭,但镜身不难通过,以此可与器质性狭窄相鉴别。结合活组织检查,可以排除由食管癌或贲门癌所致者。

三、治疗

(一)内科疗法

1.一般治疗

少食多餐,避免进食过快及过冷、过热或刺激性食物,解除精神紧张,必要时可予以镇静剂。

2.药物治疗

发作时舌下含硝酸甘油 0.3～0.6 mg,或口服双环胺 30 mg,可使痉挛缓解;溴丙胺太林(普鲁苯辛)20～40 mg 静脉滴注,可促进食物排空;也可试用硝苯吡啶、苯哒嗪、前列腺素 E。

3.插管吸引

食管极度扩张者应每晚睡前行食管插管吸引。

(二)扩张治疗

用探条或囊式扩张器扩张,可缓解梗阻症状,但常需反复扩张。

(三)内镜下括约肌内注射

在食管下括约肌呈现玫瑰花环处,即鳞状细胞和柱状细胞连接处,用注射硬化剂治疗针注入含 20 U 肉毒杆菌毒素的盐水 1 mL,总量 80 U,术后当天稍候即可进食。

(四)手术治疗

内科治疗无效或食管下段重度收缩者,及并发良性狭窄或食管癌时,应采取手术治疗,常用食管贲门黏膜下肌层纵行切开术。

第四节 食管裂孔疝

食管裂孔疝是指胃和(或)其他组织脏器经过食管裂孔进入胸腔、纵隔。国外较为多见,其中以滑动型食管裂孔疝最多,约占食管裂孔疝的 95% 以上;国内尚无详细统计资料。既往认为滑动型食管裂孔疝常伴有反流性食管炎,现已明确,有食管裂孔疝者不一定都有反流性食管炎,有反流性食管炎者仅有 40% 左右有食管裂孔疝。

一、病因

(1)食管发育不全的先天因素。

(2)食管裂孔部位结构如肌肉有萎缩或肌肉张力减弱。

(3)长期腹腔压力增高的后天因素,如慢性肺部疾病。咳嗽可使胃体疝入膈肌之上而形成食管裂孔疝。

(4)手术后裂孔疝,如胃上部或贲门部手术,破坏了正常的结构亦可引起疝。

(5)创伤性裂孔疝。

二、临床类型

非创伤性膈疝,其中以食管裂孔疝较为常见,且较为复杂,临床可分为 4 型:

(一)滑动型食管裂孔疝

滑动型食管裂孔疝最常见。食管裂孔肌肉张力减弱,食管裂孔口扩大,对贲门起固定作用的膈食管韧带和膈胃韧带松弛,使贲门和胃底部活动范围增大,在腹腔压力增高的情况下,贲门和胃底部经扩大的食管裂孔突入胸内纵隔,在腹腔压力降低时,疝入胸内的胃体可自行回纳至腹腔。文献报道滑动性食管裂孔疝发病率最高,占 95% 以上,多数无症状,有症状者多伴有反流性食管炎。

(二)食管旁疝

食管、胃及贲门保持原来位置,膈食管韧带薄弱,胃底经裂孔突入纵隔,疝囊多位于左侧,亦有位于右侧者。进入疝囊的脏器一般是胃底或向右翻转的胃体连同大网膜和结肠疝入。食管旁疝是食管裂孔疝中较少见的一个类型,其发病率仅占食管裂孔疝的 4% 左右。食管旁疝合并反流性食管炎者极少见。重症者多有潴留性胃炎、胃溃疡、胃壁受压坏疽、出血及贫血等症状。

(三)混合型食管裂孔疝

混合型食管裂孔疝是指滑动型食管裂孔疝与食管旁疝共同存在,也可视为滑动型食管裂孔疝晚期结果。其特点是除胃食管结合部自腹腔滑入后纵隔外,胃底乃至主要的胃体小弯部每伴随裂孔的增大而上移。由于疝囊的扩大及疝入的内容物不断增加,可使肺和心脏受压产生不同程度的肺萎(缩)陷和心脏移位,若胃受压嵌顿,则易引起不同程度的消化道功能紊乱。

(四)短食管型食管裂孔疝

较少见。其特点是由于食管发育不全或由于反复炎症病变瘢痕收缩,致贲门上移至纵隔,如滑疝,但手术时贲门不能纳回原来位置,而需用胃管成形或中间连接一段空肠或结肠。

三、临床表现

(一)疼痛

疼痛是常见的症状,部位多位于上腹部、剑突后,有时在胸骨切迹平面或在胸骨的左右侧。疼痛能放射到背部、肩部、颈部等处。疼痛的性质多为烧灼感或针刺样疼痛,有一定的规律性,多在夜间发作。平时在卧位、弯腰时常能引起严重的烧灼痛。

(二)烧心、嗳气及反胃

由于贲门关闭不全,致胃食管反流,引起胸骨后烧心、嗳气及反胃,这些症状与体位有明显关系,卧位时明显加重,立位时减轻。

(三)裂孔疝并发症引起的症状

吞咽困难多半是由于食管壁长期炎症、纤维化、瘢痕形成后食管狭窄所致。其特点为对流质或固体食物均有阻挡感觉。长期刺激可以形成溃疡,甚至引起出血等。一旦疝囊发生嵌顿、狭窄、胃壁坏死等,则可出现急腹症的临床表现。

四、诊断

食管裂孔疝的诊断有时比较困难,特别是缺乏明显反流性食管炎症状时。有些轻微隐痛的症状常被忽视或误认为慢性胃炎、胆囊炎等迁延多年,得不到及时诊断。致使本病检出率明显低于实际发病率。因为食管裂孔疝的诊断常常是在有反流症状时才被揭示出来。

(一)X 线检查

X 线检查被视为诊断本病的主要手段和主要客观指标,如果具有下列征象则可确定诊断。

(1)膈上左心缘处有大的液气平面"胃泡",侧位投影位于心后,吞钡后该液气平面中含有钡剂,是确诊食管裂孔疝的可靠依据。此种影像提示裂孔较大,多见于混合型疝或食管旁疝,而较小的滑动型疝则常回归膈下,不易为钡剂显示出来,需要采用一些特殊的体位和特殊的检查技术。

(2)置患者于头低脚高位,左右前斜位,钡餐显示清楚,如有疝多可显示膈上的胃底或上移的贲门前庭,但需与食管壶腹区别;此体位加压腹部有助于发现较小的疝;患者平卧出现钡反流是裂孔疝的一个间接指征;令患者取直立位吞钡后深吸气、闭气,如钡剂停留在食管远端,说明膈肌脚钳夹作用良好,无裂孔疝,如钡剂仍能快速入胃提示有疝的可能;食管变短、食管狭窄既是反流性食道炎的晚期征象,也是诊断食管裂孔疝的一个佐证。

(二)内镜检查

内镜检查有与 X 线钡餐检查同等重要的价值,多数情况下两者不能互相替代,只能互相结合相互印证,才能提高诊断符合率。通过内镜检查,可以发现食管有无炎症、齿状线是否上移、食管实际长度、胃黏膜是否进入食管腔、食管黏膜是否垂入胃腔、贲门口的大小及反流情况等。而所有这些检查结果对诊断食管裂孔疝与(或)反流性食管炎均十分重要。

(三)食管压力测定

食管压力检查也是诊断本病的一个重要资料,以下情况对本病的诊断有重要参考价值:①食管裂孔疝的患者多在高压区近胃侧出现第二个高压区,是诊断本病的一个较为特异性指标;②单纯性食管裂孔疝时,食管运动紊乱不显著,LES 张力多数正常,而有反流性食管炎时,LES 张力下降,松弛时间延长,运动压减弱,S/G 值<1.1。因而对两者的诊断、鉴别诊断有重要参

考意义;③食管裂孔疝还常并存其他疾病,其中胃排空障碍、腹内压增高等疾病与裂孔疝关系密切,通过食管测压可以明显地观察到胃内压力增高和 LES 压力相对增高的动态变化。

(四)食管酸反流试验

食管 pH 测定、Berstein 酸清除试验均有助于判断反流性食管炎及食管裂孔疝的存在。由于 X 线及内镜技术的发展与普及,目前食管酸反流试验已少有采用。

五、治疗

(一)内科治疗

无症状的小裂孔疝一般不须治疗,症状轻微的裂孔疝先采用对症治疗。治疗对象为大型脱位的裂孔疝,有明显反流症状的裂孔疝和虽然尚无明显症状但可疑为旁疝者。

1.生活方式的改变

生活方式的改变包括抬高床头约 15~20 cm,减少食量,以高蛋白、低脂肪饮食为主,避免咖啡、巧克力、吸烟及饮酒等,特别应注意的是避免服用抑制食管及胃肠运动的药物,如抗胆碱能药物、钙通道阻滞剂、β受体兴奋剂、硝酸盐类药物及茶碱等。避免餐后平卧和在睡前 2~3小时内进食,肥胖者尚需减轻体重。

2.黏膜保护剂

硫糖铝为硫酸蔗糖的铝盐,以水调成糊状吞服,对保护食管黏膜最好,每次 1 g,每日 3~4次;盖胃平为一种藻酸盐类保护剂(alginate),质轻,与唾液及黏液共同形成浮游的黏液胶质层,成为阻止反流物作用的一个屏障,使食管黏膜免遭胃酸的侵袭;应用麦滋林、铋剂,也具有黏液保护作用。

3.抑酸剂

抑酸剂可以缓解症状及愈合食管炎和溃疡。H_2 受体阻断剂如西咪替丁 200 mg,每日 3~4 次或雷尼替丁 150 mg,每日 2 次;质子泵抑制剂因其有效抑酸使 pH 提高接近中性,有利于炎症及溃疡愈合,其治疗效果优于 H_2 受体阻断剂,常用剂量为奥美拉唑 20 mg,每日 1 次,重症病例可增加至每日 40 mg。

4.改善 LES 功能状态

甲氧氢普胺(胃复安)因其对中枢性多巴胺受体有阻滞作用,已很少应用,多潘立酮(domperidone,商品名吗丁啉)为周围性多巴胺受体拮抗剂,可增加胃排空,但对食管下段运动改变 LES 的张力影响不大,常用 10 mg,每日 3 次;西沙必利(cisapride)因其选择性地作用于胆碱能神经元和肌间神经丛运动神经元上的 5-HT$_4$ 受体,使之释放乙酰胆碱,可增加 LES 张力,加快胃排空,常用 5~10 mg,每日 3 次。与 H_2 受体阻断剂或质子泵抑制剂合用效果更佳。

(二)外科治疗

内科治疗无效者可考虑外科手术治疗。

1.手术适应证

①食管裂孔疝合并反流性食管炎,内科治疗效果不佳者;②食管裂孔疝同时存在幽门梗阻、十二指肠淤积者;③食管裂孔旁疝或巨大裂孔疝者;④食管裂孔疝可疑癌变者。

2.手术原则

①复位疝内容物;②修补松弛薄弱的食管裂孔;③防治胃食管反流;④保持胃流出道通畅;

⑤兼治并存的疾病及并发症。

3.手术方法

手术可经胸或腹进行修复,如疑有腹腔病变则必须经腹途径,而对肥胖或食管缩短病例需要游离食管时,则经胸途径较好。两途径手术操作相同。

滑疝的修复比食管旁疝更复杂,其目的在于牢牢固定胃食管交界及食管下段 5 cm 于腹腔正常位置并加强胃食管括约肌,此外在食管裂孔后方缝合数针并拢膈脚以缩小食管裂孔。对无并发症的裂孔滑疝有 3 种常用而有效的方法:①后方胃固定术(Hill 修复法);②经腹胃底重叠术(Nissen 方法);③经胸胃底重叠术(Belsey-Mark 方法)。如行 Hill 手术,可将缩小的胃食管交界以数针缝合于胃小弯近端或膈脚止于脊椎的坚强纤维组织以资固定。Nissen 方法系将胃底包绕于食管下端 4~6 cm,并以缝合固定在此位置,使胃食管括约肌通过一段由胃底形成的短通道。Belsey 手术系经左侧开胸进行,与 Nissen 手术方法大致相仿,仅将胃底包绕食管一周的 270°角。目前已有不少病例证明 Nissen 方法优于 Belsey 方法。有时滑疝不能回复,食管不能回到腹腔,称之为继发性短食管,此种情况可选择 Collis 手术,其方法是在胃小弯建立一段食管的管状延续。最简单的方法用 GIA 掀钉沿胃小弯平行方向置于 His 角,如此加长的胃底包绕于食管,整个手术称为 Collis-Belsey 或 Collis-Nissen 手术。

降低胃酸的手术不应常在裂孔疝修补手术中进行,仅对有明确消化性溃疡的病例采用,可行迷走神经切断加 Nissen 胃底重叠术。如食管有轻度狭窄可经口腔插入气囊或硬性扩张器进行扩张,辅以食管炎内药物治疗。如此法不能导致症状改善者,应考虑手术治疗。裂孔疝修补加扩张术几乎可解决所有的病例,但在胃吻合或在食管胃之间连接一段 15 cm 顺蠕动的空肠以重建胃食管的连续。

4.治疗结果与手术方法的选择与评价

食管裂孔疝的手术适应证实际上是反流性食管炎、食管溃疡、食管狭窄及少数食管旁疝共同的手术适应证,治疗食管裂孔疝的手术在早年虽然各有侧重,但随着长时间的实践和经验已逐渐明确疝复位修补或抗反流等术式均是手术中的一个组成部分,而以 LES 功能性修复为主旨的综合性处理才能收到最好的效果。目前比较常用的几种手术如 Hill、Belsey 及 Nissen 手术都是先从疝修补或抗反流单项治疗技术发展中完善起来的,从而使治疗优良率普遍稳定在85%以上,上述 3 种常用术式,各都积累了数千例的治疗经验,手术方式推广到世界各地,手术适应证、技巧及围手术期处理均趋成熟。目前认为,针对裂孔疝的处理,Hill 手术设计更符合解剖学的要求,不仅可使反流症状缓解,而且复发率、病死率甚低,目前认为 Hill 手术是最好的手术方式。Nissen 手术较易发生抗反流失败,并常发生食管炎、复发裂孔疝、食管狭窄、食管肌层缝线撕脱、胃支气管瘘等并发症,因此,目前有各种改良的 Nissen 术式试图避免上述并发症发生。

六、预后

手术后约 90%病例感到效果良好,但 10%仍有或复发反流。如能将下食管括约肌静息压增加10 mmHg,则症状大多能获缓解。症状的复发比解剖的复发多见。解剖的复发多是因为起初的修补不满意,或因食管过短、贲门食管交界处的固定点张力过大,或因年老、肌肉纤维组织薄弱等所致。

第五节　Barrett 食管

Barrett 食管(Barrett esophagus,BE)是指食管远端正常的复层鳞状上皮被单层柱状上皮所替代的病理现象。Barrett 溃疡系 Barrett 食管发生类似胃的消化性溃疡称食管消化性溃疡。

1950 年,Norman Barrett 首先观察到此种现象,因此得名又称 Barrett 病。其确切发病率至今尚不清楚,BE 多见于 45 岁以上成人,男女之比约为 4∶1。根据食管远端柱状上皮覆盖的长度可将 BE 分为不短于 3 cm 的长段型和短于 3 cm 的短段型。

近年来,BE 之所以备受人们关注,是因为其与食管腺癌的发生密切相关,Barrett 食管是食管腺癌的主要癌前病变。研究报道 BE 的癌变率约为每年 1/104 人,较一般人群高约 30～125 倍,80％的食管腺癌发生于 BE,而 40％的食管－胃交界处腺癌与 BE 有关。

一、病因及发病机制

Barrett 食管的柱状上皮形成可分为先天性和后天获得性两种。前者系由于来源于前肠的胚胎食管柱状上皮未被鳞状上皮全部取代而形成,鳞状化不全可发生于食管的任何部位,以食管中下段常见;后者则主要与胃食管反流(GER)有关,多见于食管下段。

目前认为,凡能引起胃食管反流病的原因都可以成为 BE 的病因,包括胃酸、胃蛋白酶、十二指肠液、胆汁反流和食管下端括约肌(LES)压力降低等。研究表明,上述反流液的各种成分均可造成食管下段黏膜发生炎症或形成溃疡,在损伤修复过程中,多能干细胞发生分化,以适应局部的环境变化,由耐酸的柱状上皮取代了鳞状上皮,从而形成 BE。然而并非所有胃食管反流患者均发生 BE,一般认为,反流发生得越早,持续时间越长或合并其他并发症(包括食管炎、狭窄、溃疡)者越易发生 BE。

此外,其他一些引起反流的因素如硬皮病、失弛缓症、胃切除术后、吸烟、饮酒等亦与 BE 的发生有关。近来有学者认为食管幽门螺杆菌(HP)感染与 BE 的发生也有关系,BE 患者 HP 感染率可达 51％,而单纯反流组仅 8.3％。但也有研究发现在 BE 部位未能检出 HP,而且还认为 HP 感染可保护机体不发生 BE。因此 BE 与 HP 感染的关系尚待进一步研究。

二、病理

BE 的主要病理特点是柱状上皮从胃向上延伸到食管下段 1/3～1/2,多限于食管下段 6 cm 以内,而黏膜下层及肌层结构正常,其柱状上皮有 3 种组织学类型。

(一)胃底腺型(完全胃化生)

类似胃底胃体上皮,含有小凹和黏液腺,具有主细胞及壁细胞,能够分泌胃酸和胃蛋白酶原,但与正常黏膜相比,这些腺体稀少且短小。

(二)胃贲门交界型(不完全胃化生)

以贲门黏液腺为特征,表面有小凹和绒毛,小凹及腺体表面由分泌黏液的细胞所覆盖,其中缺乏主细胞和壁细胞。

(三)特殊型柱状上皮(不完全肠化生)

类似于小肠上皮,表面有绒毛及陷窝,由柱状细胞和杯状细胞组成。柱状细胞与正常小肠吸收细胞不同,无明确的刷状缘,胞质顶端含有糖蛋白分泌颗粒,不具备脂肪吸收功能,此型最常见。

Barrett 食管可形成溃疡,称为 Barrett 溃疡,被认为是食管腺癌的癌前病变。BE 溃疡较深陷,故容易穿孔。如溃疡穿透食管壁,可并发胸膜和纵隔化脓感染或纵隔组织纤维化和周围淋巴结炎。

三、临床表现

Barrett 食管本身无症状,当呈现 Barrett 食管炎、溃疡、狭窄、癌变等时,才出现相应的临床症状。主要症状为非心源性胸骨后疼痛、吞咽困难、反酸、烧心、嗳气、呕吐,反流物误入呼吸道发生夜间阵发性呛咳、窒息及肺部感染等,当出现食管狭窄时,突出的症状为咽下困难,可并发上消化道出血、穿孔,特殊型 Barrett 上皮易发生癌变。癌变率为 $2.5\% \sim 41\%$,平均 10%。癌变与化生上皮本身处于不稳定状态,如细胞动力学表现上皮增殖周期加快;Barrett 上皮与肿瘤组织的酶学特征相同如鸟氨酸脱羧酶活性处于高水平;上皮细胞黏液组织学的改变;超微结构中其上皮核结构的异型性变化等有关。

四、诊断

本病的诊断主要根据内镜和食管黏膜活检。

(一)内镜检查

内镜检查系诊断本病的可靠手段。内镜下较易确认 Barrett 黏膜,正常食管黏膜为粉红带灰白,而柱状上皮似胃黏膜为橘红色,两者有显著差异。内镜下 BE 可分为 3 型。

1.全周型

红色黏膜向食管延伸累及全周,与胃黏膜无明显界限,其游离缘距食管下括约肌 3 cm 以上。

2.岛型

齿状线 1 cm 处以上出现斑片状红色黏膜。

3.舌型

与齿状线相连,伸向食管呈半岛状。在 Barrett 上皮可以出现充血、水肿、糜烂或溃疡,反复不愈的溃疡可引起食管狭窄。

(二)组织学检查

BE 的确诊要依赖于组织学活检,因此内镜检查时取材的部位和深度非常重要,在食管下端括约肌上方根据 BE 黏膜的特殊色泽取材。对于长段 BE,每隔 2 cm 取材 1 次,短段 BE 则沿周径局部取材几次。近年随着多种辅助手段的应用,使组织取材更为准确和方便,BE 诊断的准确率明显提高。使用普鲁士蓝、复方卢戈液、靛卡红、紫罗兰晶体局部黏膜喷洒,可确定特异性柱状上皮及异型增生,敏感性为70%～95%,而且价廉、方便。

(三)其他检查

采用高分辨率的腔内超声扫描(HRES)检测食管黏膜变化,超声下 BE 表现为黏膜第二低回声层比第一高回声层厚,且与病理诊断相关性好。此外,放大内镜、荧光分光镜及弹性散射分光镜等也都利于 BE 诊断。

五、癌变监测

Barrett 食管 BE 发展成腺癌的机制仍不明确,因此对 BE 患者动态监测十分重要。费用—效果研究推荐,每 2 年复查 1 次内镜。对活检显示轻度异型增生者可继续内科治疗,并每 3～6 个月作 1 次胃镜检查,如活检显示重度异型增生,应在 2 周内复查胃镜,如仍显示为重度异型增生或有黏膜内癌,应及时手术治疗。

除了内镜外,还可应用一些酶学或分子生物学指标帮助监测病情变化,以便早期治疗。使用流式细胞技术测定细胞核 DNA 含量变化,若发现细胞染色质显示非整倍体或四倍体时,提示 BE 合并异型增生或腺癌;在轻度异型增生患者中,如 p53 阳性,则可能进一步发生重度异型增生或腺癌;CD95 是细胞膜蛋白神经生长因子家族的一员,免疫组化染色时,BE 黏膜显示在上皮细胞膜上有着色,而腺癌则在细胞质中显色;端粒酶、COX-2、*bcl*-2 和 *fas* 表达增加,上皮钙黏蛋白表达降低都与 BE 的发生、发展有关。

六、治疗

BE 治疗的目的是缓解和消除症状,逆转食管柱状上皮为鳞状上皮,预防和治疗并发症,降低食管腺癌的发病率。

(一)一般治疗

宜进食易于消化的食物,避免诱发症状的体位和食用有刺激性食物,超重者应减肥。

(二)药物治疗

1.质子泵抑制剂(PPI)

PPI 为内科治疗首选药物,剂量宜较大,如奥美拉唑(洛赛克)20～40 mg,每日 2 次口服,症状控制后以小剂量维持治疗,疗程半年以上。有证据表明,PPI 长期治疗后可缩短 Barrett 黏膜长度,部分病例BE 黏膜上有鳞状上皮覆盖,提示 PPI 能使 BE 部分逆转,但很难达到完全逆转。PPI 治疗还可使 BE 中肠化生及异型增生消退,表明 PPI 可阻止 BE 病情发展,增加鳞状上皮逆转的机会,减少恶性变的危险。

2.促动力药(多潘立酮,西沙必利等)

此类药物能减少胃食管反流,控制症状,但疗程较长。如多潘立酮 10～20 mg,每日 3～4 次,常与 PPI 同时应用,以增加疗效。

3.其他

如硫糖铝、蒙脱石(思密达)等黏膜保护剂亦有一定疗效,可改善症状,与 PPI 合用效果更佳。

(三)内镜治疗

随着内镜治疗技术的发展,近年来内镜下消融治疗(endoscopic ablation therapies,EATs)已应用于临床。

EATs 可分为热消融、化学消融和机械消融三大类。热消融又包括多极电凝术(MPEC)、氩光凝固法(APC)和激光(KTP、YAG 等)。化学消融主要指光动力学治疗(PDT),其基本原理为先将光敏剂如血紫质等静脉注射使其定位于食管的化生或异型增生或腺癌上皮,通过非热力的光化学反应而致局部组织坏死。本方法的缺点是可引起皮肤光变态反应。最近有报道应用特异性强的无皮肤光敏的 5-氨基乙酰丙酸(ALA)治疗伴有异型增生或黏膜内癌的病例,可使不典型增生 100%消失,黏膜内癌治愈率为 72%,平均随访 9 个月。机械消融则在内镜下运用萃吸、切除等方法。

EATs 加 PPI 抑酸治疗是目前治疗 BE 及 BE 伴异型增生的有效方法,使 BE 上皮消失或逆转为鳞状上皮,疗效可达 70%~100%,并发症发生率较低。但 EATs 使用时间不长,病例数不多,随访时间较短,其疗效还需时间检验,而且对化生上皮逆转后能否降低腺癌发生率尚待进一步评价。

有明显食管狭窄者可进行食管探条或球囊扩张术,但其疗效较短暂,可能需多次扩张。

(四)外科治疗

手术适应证为:①BE 伴严重的症状性反流,内科治疗无效;②食管狭窄经扩张治疗无效;③难治性溃疡;④重度异型增生或癌变。

手术方式有多种,一般选择 Nissen 胃底折叠术,对重度异型增生或癌变者宜作食管切除术。对于抗反流手术的治疗效果目前尚存在争议。一些学者认为,虽然抗反流手术能够缓解反流症状,使溃疡愈合和改善狭窄,但不能逆转 BE 上皮,更不能逆转异型增生进展为腺癌。但另有学者报道,经腹或腹腔镜下抗反流手术不仅可缓解症状,而且可稳定柱状上皮覆盖范围,控制异型增生的发展,甚至可使异型柱状上皮逆转为鳞状上皮,降低 BE 癌变的危险。看来抗反流手术的疗效还有待大量临床研究进一步评价。

第六节　食管贲门黏膜撕裂综合征

食管贲门黏膜撕裂综合征由 Mallory 和 Weiss 于 1929 年首先报道,又称为 Mallory-Weiss 综合征,是指剧烈呕吐和腹内压骤然升高等因素(如剧烈咳嗽、举重、用力排便等)所导致的食管下段和胃贲门部黏膜纵向撕裂出血。出血可轻微,但若撕裂累及小动脉则引起严重出血。1956 年,Hardy 首先应用内镜做出诊断。该病是上消化道出血的重要病因之一,约占上消化道出血的 3%~15%,男性多于女性,发病高峰多在 30~50 岁。

一、病因和发病机制

食管贲门黏膜撕裂症发病的最根本原因是腹内压力或胃内压力的骤然升高,在呕吐时,胃内压力急剧升高,可达 16.0~21.3 kPa(120~160 mmHg),甚至高达 26.7 kPa(200 mmHg),而胸内食管内压一般仅有 6.7 kPa(50 mmHg),这种骤然升高的压力差极易使食管黏膜撕裂,食管黏膜下层与胃贲门部有丰富的血管丛。其撕裂的血管多为黏膜下横行动脉,容易造成大出血。

胃内压力升高的主要原因为呕吐和剧烈干呕。60%以上的患者发病前有大量饮酒及暴食史,其他病因如妊娠呕吐、食管炎、急性胃肠炎、消化性溃疡、急性胆囊炎、急性胰腺炎、尿毒症、糖尿病酮症、放置胃管、内镜检查等。

凡能引起胃内压力增高的任何情况均可发生食管贲门黏膜撕裂,如剧烈咳嗽、举重、用力排便、酗酒、分娩、胸外按摩、癫痫发作、哮喘持续状态、食管裂孔疝、麻醉期间的严重呃逆等,其中尤以食管裂孔疝常诱发撕裂,并同时影响撕裂的部位。静息时有食管裂孔疝的患者,撕裂多位于胃的贲门部;而不伴有食管裂孔疝者,撕裂多位于食管的远端。由于呕吐而产生的一过性裂孔疝,撕裂多骑跨于食管和胃交界处。

二、诊断步骤

(一)病史采集要点

典型表现为先有干呕或剧烈呕吐,随后出现呕血或黑便,大多数患者表现为无痛性出血。出血量与黏膜撕裂范围、程度和位置有关,严重者可引起休克和死亡,但多数患者出血量较少。有的甚至仅有黑便或呕吐物带有血丝。

(二)体格检查要点

轻者多无明显的体征。出血量大者可出现贫血、循环障碍甚至休克等。

(三)辅助检查

1.胃镜检查

胃镜检查是诊断该病的最有效手段,应列为首选检查方法。胃镜应在出血 24 小时内或在出血即时进行。胃镜下可见食管与胃交界处或食管远端、贲门黏膜的纵行撕裂,撕裂多为单发,少数为多发,裂伤一般长 3～20 mm,宽 2～3 mm。

2.X 线气钡双重造影

可见不规则充盈缺损,有时钡剂位于溃疡龛影内,有时可看到出血灶附近的钡剂位于溃疡龛影内,有时可看到出血灶附近的钡剂充盈缺损区。

3.选择性腹腔动脉造影

可检出速度为每分钟 0.5 mL 的出血,可见造影剂自食管和胃的交界处溢出,沿食管上或下流动,可显示食管黏膜的轮廓,适用于钡餐、内镜检查阴性的患者。

三、诊断

(一)诊断要点

诊断依据有:①有导致腹内压增高的诱因和明显病史。②出现频繁呕吐,继之呕血的临床表现。③X 线气钡双重造影、选择性腹腔动脉造影和内镜检查有确诊价值。

(二)鉴别诊断要点

本病需与自发性食管破裂、消化性溃疡、糜烂性出血性胃炎、食管胃底静脉曲张破裂等引起的上消化道出血相鉴别。

1.自发性食管破裂

多发生在暴饮、暴食及其他原因所致剧烈呕吐后,常有液气胸的发生,吞咽、饮水、进食后胸痛加剧。

2.消化性溃疡

消化性溃疡有慢性、节律性、周期性中上腹部疼痛;可有反酸、嗳气、恶心、呕吐及其他消化不良的症状,胃镜检查可明确诊断。

3.糜烂性出血性胃炎

一般为少量、间歇性出血,可自止,也可大出血引起呕血和(或)黑粪;确诊有赖于胃镜,但宜在出血后 24～48 小时内进行。

4.食管胃底静脉曲张破裂

病情急、出血量大,常有肝炎或肝硬化等病史,肝功能化验异常,胃镜可明确诊断。

(三)临床亚型

胃镜下可将食管贲门黏膜撕裂综合征的裂伤出血分为 5 类:①活动性动脉性喷血。②活动性血管渗血。③可见血管显露。④裂伤处黏附有新鲜血痂。⑤单纯性裂伤。

四、治疗

(一)治疗原则

治疗包括镇静止吐、减少或避免腹压增加、补充血容量、药物止血和介入治疗等保守疗法,无效时应手术结扎出血血管、缝合撕裂黏膜。

(二)治疗计划

1.一般治疗

出血时给予禁食,出血停止后 24 小时可以进食流质。必要时可以放置胃管抽出胃内容物,避免饱餐的胃加剧撕裂。

(1)积极补充血容量:保证充足的静脉通道,必要时输血,需保持血细胞比容在 30% 以上,血红蛋白浓度在 70 g/L 以上。但应避免输血及输液量过多引起急性肺水肿或再出血。

(2)药物止血:只有当胃内 pH＞6.0 以上时,才能有效地形成血小板聚集及血液凝固。所以须快速提升胃内 pH。通常静脉给予制酸剂、H_2 受体阻滞剂(如西咪替丁、法莫替丁等)或质子泵抑制剂(如奥美拉唑等)抑制胃酸分泌,目前临床上多采用后者。

(3)止呕:可肌内注射甲氧氯普胺,必要时静脉推注中枢止呕药。

2.内镜治疗

随着内镜技术的发展,治疗内镜技术在消化道出血紧急止血中起着非常重要的作用,对出血量大、活动性出血或内镜发现有近期出血的患者都应进行内镜止血治疗。

(1)注射止血术:其机制是通过向撕裂边缘或出血点注射药物,以压迫、收缩血管或通过局部凝血作用达到止血目的。注射止血术操作简便,疗效确切,费用低廉。但要注意并发症的发生,如食管穿孔、食管狭窄、贲门狭窄、高血压、心律失常等,故不宜反复注射,应严格控制注射药物的浓度,同时应注意监测血压、心率等。

(2)金属钛夹止血术:该方法是近年来国内外广泛开展的一种有效的内镜止血术。其基本方法是在内镜直视下,利用金属止血夹,直接将出血血管或撕裂的黏膜夹持住,起到机械压迫止血及缝合作用,能达到立即止血及预防再出血的目的。主要适用于有活动性及再出血迹象的撕裂患者。该方法止血率高,安全,操作简便,组织损伤小,并发症少,仅个别报道有穿孔发生。钛夹通常在 1～3 周自行脱落,随粪便排出体外。

(3)微波止血术:微波治疗可使组织中的极性离子在瞬间发生局部高速振荡,从而产生高温,使蛋白凝固,达到止血的目的。该方法操作简便,疗效确切,不影响撕裂黏膜愈合。但由于食管没有浆膜层,撕裂的部位较薄,不宜反复操作,以防壁性损伤和穿孔。

(4)其他:电凝止血术利用高频电流通过人体产生热效应,使组织凝固,从而止血。方法与微波止血术相似。电凝止血术疗效可达 80%～90%,其并发症主要有穿孔和出血。其他还有热探头止血术、激光光凝治疗等,其基本原理均为使局部产生高温,达到组织凝固止血的目的。

3.动脉栓塞治疗

对于经保守治疗和内镜治疗失败的患者,可考虑行动脉栓塞治疗,食管贲门部主要由胃左动脉供血,可栓塞胃左动脉或其食管支。该方法止血迅速可靠,但需要有经验的介入医师进行操作。

4.手术治疗

对于经保守治疗或内镜治疗失败的患者。应行紧急手术治疗,结扎出血的血管。

(三)治疗方案的选择

对有活动性出血或胃镜发现有近期出血血痂的患者建议采用胃镜治疗。撕裂较表浅且有活动性出血者,选择局部注射止血术、微波和电凝治疗;活动性动脉出血或有血管显露者,选择金属夹止血。胃镜治疗安全、简单、组织损伤小,但不宜反复进行,同时应控制药物浓度和剂量。

五、病情观察及处理

(一)病情观察要点

(1)卧床休息,严密监测生命体征及每小时尿量,保持呼吸道通畅,避免呕吐时引起窒息。

(2)定期复查血常规,必要时监测中心静脉压,尤其是老年患者。

(3)注射止血术后要注意并发症的发生,如食管穿孔、食管狭窄、贲门狭窄、高血压、心律失常等,故不宜反复注射,应严格控制注射药物的浓度,同时应注意监测血压、心率等。

(4)复查大便常规及隐血试验。

(5)必要时可复查内镜。

(二)疗效判断及处理

1.疗效判断(可参考上消化道出血的判断方法)

血红蛋白、红细胞计数及血细胞比容测定上述指标可以用于失血程度的估计,但由于这些指标在急性失血后并不能立即反映出来,故不能以此作为早期判断出血量的依据。此外,上述指标亦受出血前有无贫血、脱水和缺氧等因素的影响。因此,动态地观察血红蛋白、红细胞计数及血细胞比容等的变化则更有意义。

2.处理

对于常规处理后仍有出血或再次出血的患者可采用胃镜治疗;对保守治疗和胃镜治疗失败的患者可考虑动脉栓塞或手术治疗。

六、预后评估

大多数患者经积极补液、禁食、制酸、保护黏膜及止血等治疗后,出血大多可自行停止,撕裂处大多数在 1 周内愈合。

第七节　食管平滑肌瘤

食管平滑肌瘤在食管良性肿瘤中最为常见,约占食管良性肿瘤的 70%,但与食管癌相比,其发生率低,为 50:1。其临床症状轻微或无症状,易被患者和医生所忽视。近午来,由于 X 线及其他各项检查技术的进步,常规体检的开展,临床报道的病例才日渐增多。

食管平滑肌瘤好发于 20~50 岁之间人群,没有明显的性别优势。可发生在食管任何部位,但 80％以上发生在食管中段和下 1/3 段。颈段食管极少发现平滑肌瘤,因为颈段食管为随意肌。少数平滑肌瘤发生在食管贲门处。

一、病理

大体所见,肿瘤可呈圆形、椭圆形、梭形或哑铃形。肿瘤切面灰白、漩涡状,有不完整的包膜,少数可见钙化,一般无囊性变。食管平滑肌瘤起源于食管固有肌层,以纵形肌为主,也可起源于食管壁内血管的肌层和迷走的胚胎肌组织。食管平滑肌瘤分为壁内型(97％);息肉型(1％),肿瘤突入在食管腔内呈息肉状,瘤蒂与食管壁相连;纵隔型(2％),肿瘤由食管壁向纵隔生长。息肉型虽甚为少见,但可脱落引起呕吐并阻塞呼吸道,造成突然窒息之危险。

食管平滑肌瘤绝大多数为单发,占 97％,少数为多发,多发的数目不定,由两个到十几个。此外,极少数患者为弥漫性食管肌瘤病变。这是一种全食管肌层弥漫性平滑肌瘤样增生,瘤组织实性,呈圆形或椭圆形,呈肿瘤样生长。食管平滑肌瘤的大小差别很大,小者直径小于 1 cm,大者可在 10 cm 以上,但大多数在 2～5 cm。

食管平滑肌瘤的形状不一,大多数呈圆形或椭圆形,结节状或分叶状。有时呈现结节生姜状,也有呈梭条状和腊肠形,环绕食管生长呈马蹄状或环行阻塞食管腔。肿瘤一般多位于食管壁内,表面光滑有完整的纤维性包膜,硬度如中度硬度橡皮块。肿瘤切面可见纵横交错的肌束,血管稀少,呈灰白色,有时在肿瘤内有灶性出血、液化、坏死、囊性变和钙化等。

在光学显微镜下,食管平滑肌瘤组织学形态与其他部位平滑肌瘤相似,由平滑肌细胞所组成,其间有数量不等的纤维组织。因此,有人称之为纤维平滑肌瘤。瘤组织中可有神经组织,有时它与神经鞘瘤难以区别,两者均可见到栅栏状排列,依靠免疫组化染色平滑肌瘤 desmin 呈阳性,而神经鞘瘤 s-100 蛋白和 NSE 呈阳性,可鉴别两者。肿瘤内见分化良好的平滑肌细胞,呈长梭形,胞浆丰富,嗜酸性,边界清楚,胞核也呈梭形,无间变,无核分裂象,有时瘤细胞有水肿或空泡形成。也可呈多边形上皮样,胞质含淡染颗粒。瘤细胞呈束状相互交织或漩涡状排列,常有特殊的栅栏状,细胞束间有不等量的纤维组织和毛细血管网,部分肌纤维呈玻璃样变性,有时有钙质沉积。平滑肌瘤有时需用特殊染色法才能与纤维组织进行鉴别。平滑肌瘤可恶变为肉瘤,但甚少见。

在平滑肌瘤内可囊性变,可发生钙化。在与钙化纵隔肿瘤的鉴别诊断中,必须考虑到这种可能性。

二、临床表现

食管平滑肌瘤所引起的症状一般都比较轻微,病程较长,有时患者没有任何症状,常常因其他疾病作胸部或胃肠道 X 线检查时意外发现。常见的症状有吞咽困难、胸骨后疼痛及消化功能紊乱,少数患者有体重减轻及呼吸困难。吞咽困难的程度常轻重不一,多数轻微,或间断发作,很少影响正常饮食。病程由数月到十几年。有些肿瘤已很大,但梗阻症状轻,与梗阻程度不成正比,此点与食管癌明显不同,对诊断有较大的意义。

三、辅助检查

(一)胸部 X 线平片

有时平片上可见到肿瘤造成的软组织块影;少数情况下,食管平滑肌瘤有钙化斑。

(二)食管钡餐造影

食管钡餐造影是确诊食管平滑肌瘤的重要检查方法,显示有充盈缺损,边缘光滑锐利,缺损可在中心或边缘。肿物阴影与食管壁近端及远端呈锐角。在黏膜相或双重造影时,肿瘤的上下轮廓可由钡剂勾划出来,即"环行"征。由于肿瘤凸向腔内,表面黏膜被展平,故肿瘤区看不到黏膜皱襞,其表面附着薄层钡剂,呈现均匀或颗粒状阴影,称为瀑布征或涂抹征,一般无龛影或黏膜破坏。钡剂通过时,在肿瘤上缘可稍事停留,然后沿肿瘤与对侧食管壁之间呈沟状通过,钡流可呈分叉式。

(三)CT 扫描和磁共振成像检查(MRI)

横断面可见食管腔外、黏膜下肌层内实质性肿块,边缘光滑,而磁共振成像检查,对食管平滑肌瘤显示肌层内有软组织块影,轮廓清晰,层次清楚,有其特别的诊断价值。

(四)纤维食管镜检查

纤维食管镜检查是诊断食管平滑肌瘤的重要方法之一。在镜下,可见圆形、椭圆形或腊肠样肿块突入食管腔,表面黏膜完整光滑,皱襞消失,呈淡红色半透明。当患者深呼吸或吞咽动作时,可见肿物上下移动。一般禁忌行黏膜活检,以免引起肿瘤与黏膜粘连,如在日后需行黏膜外肿瘤剥除术时易发生穿孔。此外,食管脱落细胞学检查,对排除食管恶性肿瘤有意义。

四、诊断

食管平滑肌瘤常是无症状或轻微的吞咽不适或胸骨后疼痛,或者因其他疾病作胸部或胃肠道 X 线检查时意外地发现。作食管钡餐造影一般都能发现典型的征象,肿物阴影与食管壁近端及远端呈锐角,"环行征"及"瀑布征"等是确诊的主要依据。

食管平滑肌瘤应与食管癌及食管外肿块压迫食管相鉴别。主要可通过临床症状及 X 线钡餐检查。食管癌患者通常是进行性吞咽困难的症状明显,病程短,钡餐造影显示有不规则的充盈缺损,呈虫蚀状,食管黏膜皱襞紊乱、破坏,有深浅不等之溃疡和龛影形成,病变处管壁僵硬,不能扩张,狭窄固定,阻塞明显,少数可见肿物阴影。食管外肿块压迫食管,患者极少有吞咽困难,钡餐造影则显示食管两侧壁向同一方向偏移,形成压迹,无真正之充盈缺损及环行征,黏膜皱襞规则但向一侧偏移,管壁柔软,扩张好,无或呈轻度狭窄,一般可见肿块阴影。此外,食管平滑肌瘤可钙化,虽然只是少见,但须与纵隔肿瘤的钙化状态相鉴别。

五、治疗

食管平滑肌瘤在确诊后,一般均应手术治疗。肿瘤性质不易确定时,宜及早手术,因为少数病例可发生恶变。肿瘤体积很小(直径 2 cm 以下)无症状、年老体弱、心肺功能不佳不能耐受手术者,可予以随诊观察。

术前可根据 X 线检查及内镜所见确定病变的部位,可通过安置胃管作为术中确定管腔与肿瘤关系的标志。

手术方法宜根据肿瘤大小、形状、部位,是否与黏膜连带固定、胃的累及程度,少数病例中与周围组织粘连的情况,及有无恶性变等而定。

位于食管颈段者可经颈部切口,位于上段者可经右胸前侧切口,位丁食管中段病变常出右侧开胸,而位于下段者常经左侧开胸。食管游离后,用手摸到食管内腔的胃管,探明管腔与肿瘤的关系,有助于避免切开时损伤食管黏膜,减少术后食管瘘发生的机会。选择远离食管腔的瘤体表面,切开纵形肌纤维,找到分界线后,大都可不损伤黏膜而摘除肿瘤。若疑有黏膜破损,可将预置入的胃管拔至该段,阻断食管两端,胃管内注入空气,术野注入生理盐水,观察有无破损漏气。如有破损,即予修补。切开的肌肉松松缝合。若肌肉缺损面在 3~4 cm 以下者,可用附近纵隔胸膜缝合加固,超过此范围者可根据情况用大网膜、带蒂膈肌瓣移植或胃壁等方法加固。

食管平滑肌瘤极大或呈环状生长,使食管肌层已破坏或肿瘤与黏膜粘连极紧,剥离瘤体时损伤食管壁范围较大、无法修复,或者有恶性变者,则需作食管部分切除及食管重建术。此外,息肉型带蒂平滑肌瘤可在食管镜下摘除。

六、并发症

食管平滑肌瘤摘除后一般并发症很少。若有术中黏膜破损未发觉或修复不妥者,术后可发生食管胸膜瘘,瘘口不大者可保守处理,包括采取胸腔闭式引流,胃肠减压,加强胃肠外营养,甚至空肠造瘘,抗生素预防感染,必要时用抗生素液作胸腔冲洗等。瘘口大者或保守无效则需再次开胸手术修补。摘除术后,由于食管壁受到损伤及食管周围瘢痕挛缩,后期可发生食管瘢痕狭窄或食管憩室。影响进食的食管狭窄可给予扩张治疗。

第八节　急性胃炎

急性胃炎是由多种不同的病因引起的急性胃黏膜炎症,包括急性单纯性胃炎、急性糜烂出血性胃炎和吞服腐蚀物引起的急性腐蚀性胃炎与胃壁细菌感染所致的急性化脓性胃炎。其中,临床意义最大和发病率最高的是以胃黏膜糜烂、出血为主要表现的急性糜烂出血性胃炎。

一、流行病学

迄今为止,目前国内外尚缺乏有关急性胃炎的流行病学调查。

二、病因

急性胃炎的病因众多,大致有外源和内源两大类,包括急性应激、化学性损伤(如药物、乙醇、胆汁、胰液)和急性细菌感染等。

(一)外源因素

1.药物

各种非类固醇消炎药(NSAIDs),包括阿司匹林、吲哚美辛、吡罗昔康和多种含有该类成分复方药物。另外常见的有糖皮质激素和某些抗生素及氯化钾等均可导致胃黏膜损伤。

2.乙醇

主要是大量酗酒可致急性胃黏膜胃糜烂甚或出血。

3.生物性因素

沙门菌、嗜盐菌和葡萄球菌等细菌或其毒素可使胃黏膜充血水肿和糜烂。HP 感染可引起急、慢性胃炎,发病机制类似,将在慢性胃炎节中叙述。

4.其他

某些机械性损伤(包括胃内异物或胃柿石等)可损伤胃黏膜。放射疗法可致胃黏膜受损。

偶可见因吞服腐蚀性化学物质(强酸或强碱或来苏尔及氯化汞、砷、磷等)引起的腐蚀性胃炎。

(二)内源因素

1.应激因素

多种严重疾病如严重创伤、烧伤或大手术及颅脑病变和重要脏器功能衰竭等可导致胃黏膜缺血缺氧而损伤。通常称为应激性胃炎,如果系脑血管病变、头颅部外伤和脑手术后引起的胃、十二指肠急性溃疡称为 Cushing 溃疡,而大面积烧灼伤所致溃疡称为 Curling 溃疡。

2.局部血供缺乏

局部血供缺乏主要是腹腔动脉栓塞治疗后或少数因动脉硬化致胃动脉的血栓形成或栓塞引起供血不足。另外,还可见于肝硬化门静脉高压并发上消化道出血者。

3.急性蜂窝织炎或化脓性胃炎

此两者甚少见。

三、病理生理学和病理组织学

(一)病理生理学

胃黏膜防御机制包括黏膜屏障、黏液屏障、黏膜上皮修复、黏膜和黏膜下层丰富的血流、前列腺素和肽类物质(表皮生长因子等)和自由基清除系统。上述结果破坏或保护因素减少,使胃腔中的 H^+ 逆弥散至胃壁,肥大细胞释放组胺,则血管充血甚或出血、黏膜水肿及间质液渗出,同时可刺激壁细胞分泌盐酸、主细胞分泌胃蛋白酶原。若致病因子损及腺颈部细胞,则胃黏膜修复延迟、更新受阻而出现糜烂。

严重创伤、大手术、大面积烧伤、脑血管意外和严重脏器功能衰竭及其休克或者败血症等所致的急性应激的发生机制为,急性应激→皮质—垂体前叶—肾上腺皮质轴活动亢进、交感-副交感神经系统失衡→机体的代偿功能不足→不能维持胃黏膜微循环的正常运行→黏膜缺血、缺氧→黏液和碳酸氢盐分泌减少及内源性前列腺素合成不足→黏膜屏障破坏和氢离子反弥散→降低黏膜内 pH→进一步损伤血管与黏膜→糜烂和出血。

NSAID 所引起者则为抑制环氧合酶(COX)致使前列腺素产生减少,黏膜缺血缺氧。氯化钾和某些抗生素或抗肿瘤药等则可直接刺激胃黏膜引起浅表损伤。

乙醇可致上皮细胞损伤和破坏,黏膜水肿、糜烂和出血。另外幽门关闭不全、胃切除(主要是 BillrothⅡ式)术后可引起十二指肠-胃反流,则此时由胆汁和胰液等组成的碱性肠液中的胆盐、溶血磷脂酰胆碱、磷脂酶 A 和其他胰酶可破坏胃黏膜屏障,引起急性炎症。

门静脉高压可致胃黏膜毛细血管和小静脉扩张及黏膜水肿,组织学表现为只有轻度或无炎症细胞浸润,可有显性或非显性出血。

(二)病理学改变

急性胃炎主要病理和组织学表现以胃黏膜充血水肿,表面有片状渗出物或黏液覆盖为主。黏膜皱襞上可见局限性或弥漫性陈旧性或新鲜出血与糜烂,糜烂加深可累及胃腺体。

显微镜下则可见黏膜固有层多少不等的中性粒细胞、淋巴细胞、浆细胞和少量嗜酸性粒细胞浸润,可有水肿。表面的单层柱状上皮细胞和固有腺体细胞出现变性与坏死。重者黏膜下层亦有水肿和充血。

对于腐蚀性胃炎若接触了高浓度的腐蚀物质且长时间,则胃黏膜出现凝固性坏死、糜烂和溃疡,重者穿孔或出血甚至腹膜炎。

另外少见的化脓性胃炎可表现为整个胃壁(主要是黏膜下层)炎性增厚,大量中性粒细胞浸润,黏膜坏死。可有胃壁脓性蜂窝织炎或胃壁脓肿。

四、临床表现

(一)症状

部分患者可有上腹痛、腹胀、恶心、呕吐和嗳气及食欲缺乏等。如伴胃黏膜糜烂出血,则有呕血和(或)黑粪,大量出血可引起出血性休克。有时上腹胀气明显。细菌感染致者可出现腹泻等。并有疼痛、吞咽困难和呼吸困难(由于喉头水肿)。腐蚀性胃炎可吐出血性黏液,严重者可发生食管或胃穿孔,引起胸膜炎或弥漫性腹膜炎。化脓性胃炎起病常较急,有上腹剧痛、恶心和呕吐、寒战和高热,血压可下降,出现中毒性休克。

(二)体征

上腹部压痛是常见体征,尤其多见于严重疾病引起的急性胃炎出血者。腐蚀性胃炎因口腔黏膜、食管黏膜和胃黏膜都有损害,口腔、咽喉黏膜充血、水肿和糜烂。化脓性胃炎有时体征酷似急腹症。

五、辅助检查

急性糜烂出血性胃炎的确诊有赖于急诊胃镜检查,一般应在出血后 24~48 小时内进行,可见到以多发性糜烂、浅表溃疡和出血灶为特征的急性胃黏膜病损。黏液糊或者可有新鲜或陈旧血液。一般急性应激所致的胃黏膜病损以胃体、胃底部为主,而 NSAID 或乙醇所致的则以胃窦部为主。注意 X 线钡剂检查并无诊断价值。出血者作呕吐物或大便隐血试验,红细胞计数和血红蛋白测定。感染因素引起者,白细胞计数和分类检查,大便常规和培养。

六、诊断和鉴别诊断

主要由病史和症状做出拟诊,而经胃镜检查得以确诊。但吞服腐蚀物质者禁忌胃镜检查。有长期服 NSAID、酗酒及临床重危患者,均应想到急性胃炎可能。对于鉴别诊断,腹痛为主者,应通过反复询问病史而与急性胰腺炎、胆囊炎和急性阑尾炎等急腹症甚至急性心肌梗死相鉴别。

七、治疗

(一)基础治疗

基础治疗包括给予镇静、禁食、补液、解痉、止吐等对症支持治疗。此后给予流质或半流质饮食。

(二)针对病因治疗

针对病因治疗包括根除 HP、去除 NSAID 或乙醇等诱因。

(三)对症处理

表现为反酸、上腹隐痛、烧灼感和嘈杂者,给予 H_2 受体拮抗药或质子泵抑制药。以恶心、呕吐或上腹胀闷为主者可选用甲氧氯普胺、多潘立酮或莫沙必利等促动力药。以痉挛性疼痛为主者,可给予莨菪碱等药物进行对症处理。

有胃黏膜糜烂、出血者,可用抑制胃酸分泌的 H_2 受体拮抗药或质子泵抑制药外,还可同时应用胃黏膜保护药如硫糖铝或铝碳酸镁等。

对于较大量的出血则应采取综合措施进行抢救。当并发大量出血时,可以冰水洗胃或在冰水中加去甲肾上腺素(每 200 mL 冰水中加 8 mL),或同管内滴注碳酸氢钠,浓度为 1 000 mmol/L,24 小时滴 1 L,使胃内 pH 保持在 5 以上。凝血酶是有效的局部止血药,并有促进创面愈合作用,大剂量时止血作用显著。常规的止血药,如卡巴克络、抗血栓溶芳酸和酚磺乙胺等可静脉应用,但效果一般。内镜下止血往往可收到较好效果。

其他具体的药物请参照"慢性胃炎"一节和"消化性溃疡"章节。

八、并发症的诊断、预防和治疗

急性胃炎的并发症包括穿孔、腹膜炎、水电解质紊乱和酸碱失衡等。为预防细菌感染者选用抗生素治疗,因过度呕吐致脱水者及时补充水和电解质,并适时检测血气分析,必要时纠正酸碱平衡紊乱。对于穿孔或腹膜炎者,则必要时外科治疗。

九、预后

病因去除后,急性胃炎多在短期内恢复正常。相反病因长期持续存在,则可转为慢性胃炎。由于绝大多数慢性胃炎的发生与 HP 感染有关,而 HP 自发清除少见,故慢性胃炎可持续存在,但多数患者无症状。流行病学研究显示,部分 HP 相关性胃窦炎(<20%)可发生十二指肠溃疡。

第九节　慢性胃炎

慢性胃炎是由各种病因引起的胃黏膜慢性炎症。根据新悉尼胃炎系统和我国 2006 年颁布的《中国慢性胃炎共识意见》标准,由内镜及病理组织学变化,将慢性胃炎分为非萎缩性(浅表性)胃炎及萎缩性胃炎两大基本类型和一些特殊类型胃炎。

一、流行病学

幽门螺旋杆菌(HP)感染为慢性非萎缩性胃炎的主要病因。大致上说来,慢性非萎缩性胃炎发病率与 HP 感染情况相平行,慢性非萎缩性胃炎流行情况因不同国家、不同地区 HP 感染情况而异。一般 HP 感染率发展中国家高于发达国家,感染率随年龄增加而升高。我国属 HP 高感染率国家,估计人群中 HP 感染率为 40%～70%。慢性萎缩性胃炎是原因不明的慢性胃炎,在我国是一种常见病、多发,在慢性胃炎中占 10%～20%。

二、病因

(一)慢性非萎缩性胃炎的常见病因

1.HP 感染

HP 感染是慢性非萎缩性胃炎最主要的病因,两者的关系符合 Koch 提出的确定病原体为感染性疾病病因的 4 项基本要求,即该病原体存在于该病的患者中,病原体的分布与体内病变分布一致,清除病原体后疾病可好转,在动物模型中该病原体可诱发与人相似的疾病。

研究表明,80%～95% 的慢性活动性胃炎患者胃黏膜中有 HP 感染,5%～20% 的 HP 阴性率反映了慢性胃炎病因的多样性;HP 相关胃炎者,HP 胃内分布与炎症分布一致;根除 HP 可使胃黏膜炎症消退,一般中性粒细胞消退较快,但淋巴细胞、浆细胞消退需要较长时间;志愿者和动物模型中已证实 HP 感染可引起胃炎。

HP 感染引起的慢性非萎缩性胃炎中胃窦为主全胃炎患者胃酸分泌可增加,十二指肠溃疡发生的危险度较高;而胃体为主全胃炎患者胃溃疡和胃癌发生的危险性增加。

2.胆汁和其他碱性肠液反流

幽门括约肌功能不全时含胆汁和胰液的十二指肠液反流入胃,可削弱胃黏膜屏障功能,使胃黏膜遭到消化液作用,产生炎症、糜烂、出血和上皮化生等病变。

3.其他外源因素

酗酒、服用 NSAID 等药物、某些刺激性食物等均可反复损伤胃黏膜。这类因素均可各自或与 HP 感染协同作用而引起或加重胃黏膜慢性炎症。

(二)慢性萎缩性胃炎的主要病因

1973 年,Strickland 将慢性萎缩性胃炎分为 A、B 两型,A 型是胃体弥漫萎缩,导致胃酸分泌下降,影响维生素 B_{12} 及内因子的吸收,因此常合并恶性贫血,与自身免疫有关;B 型在胃窦部,少数人可发展成胃癌,与幽门螺杆菌、化学损伤(胆汁反流、非皮质激素消炎药、吸烟、酗酒等)有关,我国 80% 以上的属于第二类。

胃内攻击因子与防御修复因子失衡是慢性萎缩性胃炎发生的根本原因。具体病因与慢性非萎缩性胃炎相似。包括 HP 感染;长期饮浓茶、烈酒、咖啡、过热、过冷、过于粗糙的食物,可导致胃黏膜的反复损伤;长期大量服用非类固醇消炎药如阿司匹林、吲哚美辛等可抑制胃黏膜前列腺素的合成,破坏黏膜屏障;烟草中的尼古丁不仅影响胃黏膜的血液循环,还可导致幽门括约肌功能紊乱,造成胆汁反流;各种原因的胆汁反流均可破坏黏膜屏障造成胃黏膜慢性炎症改变。比较特殊的是壁细胞抗原和抗体结合形成免疫复合体在补体参与下,破坏壁细胞;胃黏膜营养因子(如促胃液素、表皮生长因子等)缺乏;心力衰竭、动脉硬化、肝硬化合并门脉高压、糖尿病、甲状腺病、慢性肾上腺皮质功能减退、尿毒症、干燥综合征、胃血流量不足及精神因素等均可导致胃黏膜萎缩。

三、病理生理学和病理学

(一)病理生理学

1.HP 感染

HP 感染途径为粪-口或口-口途径,其外壁靠黏附素而紧贴胃上皮细胞。

HP 感染的持续存在,致使腺体破坏,最终发展成为萎缩性胃炎。而感染 HP 后胃炎的严重程度则除了与细菌本身有关外,还决定与患者机体情况和外界环境。如带有空泡毒素(VacA)和细胞毒相关基因(CagA)者,胃黏膜损伤明显较重。患者的免疫应答反应强弱、其胃酸的分泌情况、血型、民族和年龄差异等也影响胃黏膜炎症程度。此外,患者饮食情况也有一定作用。

2.自身免疫机制

研究早已证明,以胃体萎缩为主的 A 型萎缩性胃炎患者血清中,存在壁细胞抗体(PCA)和内因子抗体(IFA)。前者的抗原是壁细胞分泌小管微绒毛膜上的质子泵 H^+,K^+-ATP 酶,它破坏壁细胞而使胃酸分泌减少。而 IFA 则对抗内因子(壁细胞分泌的一种糖蛋白),使食物中的维生素 B_{12} 无法与后者结合被末端回肠吸收,最后引起维生素 B_{12} 吸收不良,甚至导致恶性贫血。IFA 具有特异性,几乎仅见于胃萎缩伴恶性贫血者。

造成胃酸和内因子分泌减少或丧失,恶性贫血是 A 型萎缩性胃炎的终末阶段,是自身免疫性胃炎最严重的标志。当泌酸腺完全萎缩时称为胃萎缩。

另外,近年发现 HP 感染者中也存在着自身免疫反应,其血清抗体能与宿主胃黏膜上皮及黏液起交叉反应,如菌体 LewisX 和 LewisY 抗原。

3.外源损伤因素破坏胃黏膜屏障

碱性十二指肠液反流等,可减弱胃黏膜屏障功能。致使胃腔内 H^+ 通过损害的屏障,反弥散入胃黏膜内,使炎症不易消散。长期慢性炎症,又加重屏障功能的减退,如此恶性循环使慢性胃炎久治不愈。

4.生理因素和胃黏膜营养因子缺乏

萎缩性变化和肠化生等皆与衰老相关,而炎症细胞浸润程度与年龄关系不大。这主要是老龄者的退行性变--胃黏膜小血管扭曲,小动脉壁玻璃样变性,管腔狭窄导致黏膜营养不良、分泌功能下降。

新近研究证明,某些胃黏膜营养因子(胃泌素、表皮生长因子等)缺乏或胃黏膜感觉神经终器对这些因子不敏感可引起胃黏膜萎缩。如手术后残胃炎原因之一是 G 细胞数量减少,而引起胃泌素营养作用减弱。

5.遗传因素

萎缩性胃炎、低酸或无酸、维生素 B_{12} 吸收不良的患病率和 PCA、IFA 的阳性率很高,提示可能有遗传因素的影响。

(二)病理学

慢性胃炎病理变化是由胃黏膜损伤和修复过程所引起。病理组织学的描述包括活动性慢性炎症、萎缩和化生及异型增生等。此外,在慢性炎症过程中,胃黏膜也有反应性增生变化,如胃小凹上皮过形成、黏膜肌增厚、淋巴滤泡形成、纤维组织和腺管增生等。

近几年对于慢性胃炎尤其是慢性萎缩性胃炎的病理组织学,有不少新的进展。以下结合2006 年 9 月中华医学会消化病学分会的《全国第二次慢性胃炎共识会议》中制订的慢性胃炎诊治的共识意见,论述以下关键进展问题。

1.萎缩的定义

1996 年,新悉尼系统把萎缩定义为"腺体的丧失",这是模糊而易产生歧义的定义,反映了当时肠化是否属于萎缩,病理学家间有不同认识。其后国际上一个病理学家的自由组织——萎缩联谊会(Atrophy Club 2000)进行了 3 次研讨会,并在 2002 年发表了对萎缩的新分类,12位作者中有 8 位也曾是悉尼系统的执笔者,故此意见可认为是悉尼系统的补充和发展,有很高权威性。

萎缩联谊会把萎缩新定义为"萎缩是胃固有腺体的丧失",将萎缩分为 3 种情况:无萎缩、未确定萎缩和萎缩,进而将萎缩分两个类型:非化生性萎缩和化生性萎缩。前者特点是腺体丧失伴有黏膜固有层中的纤维化或纤维肌增生;后者是胃黏膜腺体被化生的腺体所替换。这两类萎缩的程度分级仍用最初悉尼系统标准和新悉尼系统的模拟评分图,分为 4 级,即无、轻度、中度和重度萎缩。国际的萎缩新定义对我国来说不是新的,我国学者早年就认为"肠化或假幽门腺化生不是胃固有腺体,因此尽管胃腺体数量未减少,但也属萎缩",并在全国第一届慢性胃炎共识会议作了说明。

对于上述第 2 个问题,答案显然是肯定的。这是因为多灶性萎缩性胃炎的胃黏膜萎缩呈灶状分布,即使活检块数少,只要病理活检发现有萎缩,就可诊断为萎缩性胃炎。在此次全国慢性胃炎共识意见中强调,需注意取材于糜烂或溃疡边缘的组织易存在萎缩,但不能简单地视为萎缩性胃炎。此外,活检组织太浅、组织包埋方向不当等因素均可影响萎缩的判断。

"未确定萎缩"是国际新提出的观点,认为黏膜层炎症很明显时,单核细胞密集浸润造成腺体被取代、移置或隐匿,以致难以判断这些"看来似乎丧失"的腺体是否真正丧失,此时暂先诊断为"未确定萎缩",最后诊断延期到炎症明显消退(大部分在 HP 根除治疗 3～6 个月后),再取活检时做出。对萎缩的诊断采取了比较谨慎的态度。

目前,我国共识意见并未采用此概念。因为:①炎症明显时腺体被破坏、数量减少,在这个时点上,病理按照萎缩的定义可以诊断为萎缩,非病理不能。②一般临床希望活检后有病理结论,病理如不作诊断,会出现临床难出诊断、对治疗效果无法评价的情况。尤其在临床研究上,设立此诊断项会使治疗前或后失去相当一部分统计资料。慢性胃炎是个动态过程,炎症可以有两个结局:完全修复和不完全修复(纤维化和肠化),炎症明显期病理无责任预言今后趋向哪个结局。可以预料对萎缩采用的诊断标准不一,治疗有效率也不一,采用"未确定萎缩"的研究课题,因为事先去除了一部分可逆的萎缩,萎缩的可逆性就低。

2.肠化分型的临床意义与价值

用 AB-PAS 和 HID-AB 黏液染色能区分肠化亚型,然而,肠化分型的意义并未明了。传统观念认为,肠化亚型中的小肠型和完全型肠化无明显癌前病变意义,而大肠型肠化的胃癌发生危险性增高,从而引起临床的重视。支持肠化分型有意义的学者认为化生是细胞表型的一种非肿瘤性改变,通常在长期不利环境作用下出现。这种表型改变可以是干细胞内出现体细胞突变的结果,或是表现遗传修饰的变化导致后代细胞向不同方向分化的结果。胃内肠化生部位发现很多遗传改变,这些改变甚至可出现在异型增生前。他们认为肠化生中不完全型结肠型者,具有大多数遗传学改变,有发生胃癌的危险性。但近年越来越多的临床资料显示其预测胃癌价值有限而更强调重视肠化范围,肠化分布范围越广,其发生胃癌的危险性越高。10多年来罕有从大肠型肠化随访发展成癌的报道。另一方面,从病理检测的实际情况看,肠化以混合型多见,大肠型肠化的检出率与活检块数有密切关系,即活检块数越多,大肠型肠化检出率越高。客观地讲,该型肠化生的遗传学改变和胃不典型增生(上皮内瘤)的改变相似。因此,对肠化分型的临床意义和价值的争论仍未有定论。

3.关于异型增生

异型增生(上皮内瘤变)是重要的胃癌癌前病变。分为轻度和重度(或低级别和高级别)两级。异型增生和上皮内瘤变是同义词,后者是 WHO 国际癌症研究协会推荐使用的术语。

4.萎缩和肠化发生过程是否存在不可逆转点

胃黏膜萎缩的产生主要有两种途径:一是干细胞区室和(或)腺体被破坏;二是选择性破坏特定的上皮细胞而保留干细胞。这两种途径在慢性 HP 感染中均可发生。

萎缩与肠化的逆转报道已经不在少数，但是否所有病患均有逆转可能，是否在萎缩的发生与发展过程中存在某一不可逆转点。这一转折点是否可能为肠化生，已明确 HP 感染可诱发慢性胃炎，经历慢性炎症→萎缩→肠化→异型增生等多个步骤最终发展至胃癌（Correa 模式）。可否通过根除 HP 来降低胃癌发生危险性始终是近年来关注的热点。多数研究表明，根除 HP 可防止胃黏膜萎缩和肠化的进一步发展，但萎缩、肠化是否能得到逆转尚待更多研究证实。

Mera 和 Correa 等最新报道了一项长达 12 年的大型前瞻性随机对照研究，纳入 795 例具有胃癌前病变的成人患者，随机给予他们抗 HP 治疗和（或）抗氧化治疗。他们观察到萎缩黏膜在 HP 根除后持续保持阴性 12 年后可以完全消退，而肠化黏膜也有逐渐消退的趋向，但可能需要随访更为长时间。他们认为通过抗 HP 治疗来进行胃癌的化学预防是可行的策略。

但是，部分学者认为在考虑萎缩的可逆性时，需区分缺失腺体的恢复和腺体内特定细胞的再生。在后一种情况下，干细胞区室被保留，去除有害因素可使壁细胞和主细胞再生，并完全恢复腺体功能。当腺体及干细胞被完全破坏后，腺体的恢复只能由周围未被破坏的腺窝单元来完成。

当萎缩伴有肠化生时，逆转机会进一步减小。如果肠化生是对不利因素的适应性反应，而且不利因素可以被确定和去除，此时肠化生有可能逆转。但是，肠化生还有很多其他原因，如胆汁反流、高盐饮食、乙醇。这意味着即使 HP 感染个体，感染以外的其他因素亦可以引发或加速化生的发生。如果肠化生是稳定的干细胞内体细胞突变的结果，则改变黏膜的环境也许不能使肠化生逆转。

1992－2002 年文献 34 篇，根治 HP 后萎缩可逆和无好转的基本各占一半，主要由于萎缩诊断标准、随访时间和间隔长短、活检取材部位和数量不统一所造成。建议今后制订统一随访方案，联合各医疗单位合作研究，使能得到大宗病例的统计资料。根治 HP 可以产生某些有益效应，如消除炎症，消除活性氧所致的 DNA 损伤，缩短细胞更新周期，提高低胃酸者的泌酸量，并逐步恢复胃液维生素 C 的分泌。在预防胃癌方面，这些已被证实的结果可能比希望萎缩和肠化生逆转重要得多。

实际上，国际著名学者对有否此不可逆转点也有争论。如美国的 Correa 教授并不认同它的存在，而英国 Aberdeen 大学的 Emad Munir El-Omar 教授则强烈认为在异型增生发展至胃癌的过程中有某个节点，越过此则基本处于不可逆转阶段，但至今为止尚未明确此点的确切位置。

四、临床表现

流行病学研究表明，多数慢性非萎缩性胃炎患者无任何症状。少数患者可有上腹痛或不适、上腹胀、早饱、嗳气、恶心等非特异性消化不良症状。某些慢性萎缩性胃炎患者可有上腹部灼痛、胀痛、钝痛或胀闷且以餐后为著，食欲缺乏、恶心、嗳气、便秘或腹泻等症状。内镜检查和胃黏膜组织学检查结果与慢性胃炎者症状的相关分析表明，患者的症状缺乏特异性，且症状之有无及严重程度与内镜所见及组织学分级并无肯定的相关性。

伴有胃黏膜糜烂者，可有少量或大量上消化道出血，长期少量出血可引起缺铁性贫血。胃体萎缩性胃炎可出现恶性贫血，常有全身衰弱、疲软、神情淡漠、隐性黄疸，消化道症状一般较少。

体征多不明显,有时上腹轻压痛,胃体胃炎严重时可有舌炎和贫血。

慢性萎缩性胃炎的临床表现不仅缺乏特异性,而且与病变程度并不完全一致。

五、辅助检查

(一)胃镜及活组织检查

1.胃镜检查

随着内镜器械的长足发展,内镜观察更加清晰。内镜下慢性非萎缩性胃炎可见红斑(点状、片状、条状)、黏膜粗糙不平,出血点(斑),黏膜水肿及渗出等基本表现,尚可见糜烂及胆汁反流。萎缩性胃炎则主要表现为黏膜色泽白,不同程度的皱襞变平或消失。在不过度充气状态下,可透见血管纹,轻度萎缩时见到模糊的血管,重度时看到明显血管分支。内镜下肠化黏膜呈灰白色颗粒状小隆起,重者贴近观察有绒毛状变化。肠化也可以呈平坦或凹陷外观的。如果喷撒亚甲蓝色素,肠化区可能出现被染上蓝色,非肠化黏膜不着色。

胃黏膜血管脆性增加可致黏膜下出血,谓之壁内出血,表现为水肿或充血胃黏膜上见点状、斑状或线状出血,可多发、新鲜和陈旧性出血相混杂。如观察到黑色附着物常提示糜烂等致出血。

值得注意的是,少数 HP 感染性胃炎可有胃体部皱襞肥厚,甚至宽度达到 5 mm 以上,且在适当充气后皱襞不能展平,用活检钳将黏膜提起时,可见帐篷征,这是和恶性浸润性病变鉴别点之一。

2.病理组织学检查

萎缩的确诊依赖于病理组织学检查。萎缩的肉眼与病理之符合率仅为 $38\%\sim78\%$,这与萎缩或肠化甚至 HP 的分布都是非均匀的,或者说多灶性萎缩性胃炎的胃黏膜萎缩呈灶状分布有关。当然,只要病理活检发现有萎缩,就可诊断为萎缩性胃炎。但如果未能发现萎缩,却不能轻易排除之。如果不取足够多的标本或者内镜医生并未在病变最重部位(这也需要内镜医生的经验)活检,则势必可能遗漏病灶。反之,当在糜烂或溃疡边缘的组织活检时,即使病理发现了萎缩,却不能简单地视为萎缩性胃炎,这是因为活检组织太浅、组织包埋方向不当等因素均可影响萎缩的判断。还有,根除 HP 可使胃黏膜活动性炎症消退,慢性炎症程度减轻。一些因素可影响结果的判断,如:①活检部位的差异。②HP 感染时胃黏膜大量炎症细胞浸润,形如萎缩;但根除 HP 后胃黏膜炎症细胞消退,黏膜萎缩、肠化可望恢复。然而在胃镜活检取材多少问题上,病理学家的要求与内镜医生出现了矛盾。从病理组织学观点来看,5 块或更多则有利于组织学的准确判断,然而,就内镜医生而言,考虑到患者的医疗费用,主张 2~3 块即可。

(二)HP 检测

活组织病理学检查时可同时检测 HP,并可在内镜检查时多取 1 块组织做快速尿素酶检查以增加诊断的可靠性。其他检查 HP 的方法包括:①胃黏膜直接涂片或组织切片,然后以 Gram 或 Giemsa 或 Warthin-Starry 染色(经典方法),甚至 HE 染色,免疫组化染色则有助于检测球形 HP。②细菌培养:为金标准;需特殊培养基和微需氧环境,培养时间 3~7 天,阳性率可能不高但特异性高,且可做药物敏感试验。③血清 HP 抗体测定:多在流行病学调查时用。④尿素呼吸试验:是一种非侵入性诊断法,口服 [13]C 或 [14]C 标记的尿素后,检测患者呼气中的 [13]

CO_2 或 $^{14}CO_2$ 量,结果准确。⑤聚合酶联反应法(PCR 法):能特异地检出不同来源标本中的 HP。

根除 HP 治疗后,可在胃镜复查时重复上述检查,亦可采用非侵入性检查手段,如 ^{13}C 或 ^{14}C 尿素呼气试验、粪便 HP 抗原检测及血清学检查。应注意,近期使用抗生素、质子泵抑制药、铋剂等药物,因有暂时抑制 HP 作用,会使上述检查(血清学检查除外)呈假阴性。

(三)X 线钡剂检查

主要是以很好地显示胃黏膜相的气钡双重造影。对于萎缩性胃炎,常常可见胃皱襞相对平坦和减少。但依靠 X 线诊断慢性胃炎价值不如胃镜和病理组织学。

(四)实验室检查

1.胃酸分泌功能测定

非萎缩性胃炎胃酸分泌常正常,有时可以增高。萎缩性胃炎病变局限于胃窦时,胃酸可正常或低酸,低酸是由于泌酸细胞数量减少和 H^+ 向胃壁反弥散所致。测定基础胃液分泌量(BAO)及注射组胺或五肽胃泌素后测定最大泌酸量(MAO)和高峰泌酸量(PAO)以判断胃泌酸功能,有助于萎缩性胃炎的诊断及指导临床治疗。A 型慢性萎缩性胃炎患者多无酸或低酸,B 型慢性萎缩性胃炎患者可正常或低酸,往往在给予酸分泌刺激药后,亦不见胃液和胃酸分泌。

2.胃蛋白酶原(PG)测定

胃体黏膜萎缩时血清 PG Ⅰ 水平及 PG Ⅰ/Ⅱ 比例下降,严重时可伴餐后血清 G-17 水平升高;胃窦黏膜萎缩时餐后血清 G-17 水平下降,严重时可伴 PG Ⅰ 水平及 PG Ⅰ/Ⅱ 比例下降。然而,这主要是一种统计学上的差异。

日本学者发现无症状胃癌患者,本法 85% 阳性,PG Ⅰ 或比值降低者,推荐进一步胃镜检查,以检出伴有萎缩性胃炎的胃癌。该试剂盒用于诊断萎缩性胃炎和判断胃癌倾向在欧洲国家应用要多于我国。

3.血清促胃液素测定

如果以放射免疫法检测血清促胃液素,则正常值应低于 100 pg/mL。慢性萎缩性胃炎胃体为主者,因壁细胞分泌胃酸缺乏、反馈性地 G 细胞分泌促胃液素增多,致促胃液素中度升高。特别是当伴有恶性贫血时,该值可达 1 000 pg/mL 或更高。注意此时要与胃泌素瘤相鉴别,后者是高胃酸分泌。慢性萎缩性胃炎以胃窦为主时,空腹血清促胃液素正常或降低。

4.自身抗体

血清 PCA 和 IFA 阳性对诊断慢性胃体萎缩性胃炎有帮助,尽管血清 IFA 阳性率较低,但胃液中 IFA 的阳性,则十分有助于恶性贫血的诊断。

5.血清维生素 B_{12} 浓度和维生素 B_{12} 吸收试验

慢性胃体萎缩性胃炎时,维生素 B_{12} 缺乏,常低于 200 ng/L。维生素 B_{12} 吸收试验(Schilling 试验)能检测维生素 B_{12} 在末端回肠吸收情况且可与回盲部疾病和严重肾功能障碍相鉴别。同时服用 ^{58}Co 和 ^{57}Co(加有内因子)标记的氰钴素胶囊。此后收集 24 小时尿液。如两者排出率均大于 10% 则正常,若尿中 ^{58}Co 排出率低于 10%,而 ^{57}Co 的排出率正常则常提示恶性贫血;而两者均降低的常是回盲部疾病或者肾衰竭者。

六、诊断和鉴别诊断

(一)诊断

鉴于多数慢性胃炎患者无任何症状,或即使有症状也缺乏特异性,且缺乏特异性体征,因此根据症状和体征难以做出慢性胃炎的正确诊断。慢性胃炎的确诊主要依赖于内镜检查和胃黏膜活检组织学检查,尤其是后者的诊断价值更大。

按照悉尼胃炎标准要求,完整的诊断应包括病因、部位和形态学三方面。例如,诊断为"胃窦为主慢性活动性 HP 胃炎"和"NSAIDs 相关性胃炎"。当胃窦和胃体炎症程度相差 2 级或以上时,加上"为主"修饰词,如"慢性(活动性)胃炎,胃窦显著"。当然这些诊断结论最好是在病理报告后给出,实际的临床工作中,胃镜医生可根据胃镜下表现给予初步诊断。

对于自身免疫性胃炎诊断,要予以足够的重视。因为胃体活检者甚少,或者很少开展PCA 和 IFA 的检测,诊断该病者很少。为此,如果遇到以全身衰弱和贫血为主要表现,而上消化道症状往往不明显者,应做血清促胃液素测定和(或)胃液分析,异常者进一步做维生素 B_{12}吸收试验,血清维生素 B_{12} 浓度测定可获确诊。注意不能仅仅凭活检组织学诊断本病,特别标本数少时,这是因为 HP 感染性胃炎后期,胃窦肠化,HP 上移,胃体炎症变得显著,可与自身免疫性胃炎表现相重叠,但后者胃窦黏膜的变化很轻微。另外,淋巴细胞性胃炎也可出现类似情况,而其并无泌酸腺萎缩。A 型、B 型萎缩性胃炎特点如下表(表 1-1)。

表 1-1 A 型和 B 型慢性萎缩性胃炎的鉴别

项目		A 型慢性萎缩性胃炎	B 型慢性萎缩性胃炎
部位	胃窦	正常	萎缩
	胃体	弥漫性萎缩	多然性
血清促胃液素		明显升高	不定,可以降低或不变
胃酸分泌		降低	降低或正常
自身免疫抗体(内因子抗体和壁细胞抗体)阳性率		90%	10%
恶性贫血发生率		90%	10%
可能的病因		自身免疫,遗传因素	幽门螺杆菌、化学损伤

(二)鉴别诊断

1.功能性消化不良

2006 年,《我国慢性胃炎共识意见》将消化不良症状与慢性胃炎做了对比:一方面慢性胃炎患者可有消化不良的各种症状;另一方面,一部分有消化不良症状者如果胃镜和病理检查无明显阳性发现,可能仅仅为功能性消化不良。当然,少数功能性消化不良患者可同时伴有慢性胃炎。这样在慢性胃炎与消化不良症状功能性消化不良之间形成较为错综复杂的关系。但一般说来,消化不良症状的有无和严重程度与慢性胃炎的内镜所见或组织学分级并无明显相关性。

2.早期胃癌和胃溃疡

几种疾病的症状有重叠或类似,但胃镜及病理检查可鉴别。重要的是,如遇到黏膜糜烂,尤其是隆起性糜烂,要多取活检和及时复查,以排除早期胃癌。这是因为即使是病理组织学诊断,也有一定局限性。原因主要是:①胃黏膜组织学变化易受胃镜检查前夜的食物(如某些刺激性食物加重黏膜充血)性质、被检查者近日是否吸烟、胃镜操作者手法的熟练程度、患者恶心反应等诸种因素影响。②活检是点的调查,而慢性胃炎病变程度在整个黏膜面上并非一致,要多点活检才能做出全面估计,判断治疗效果时,尽量在黏膜病变较重的区域或部位活检,如系治疗前后比较,则应在相同或相近部位活检。③病理诊断易受病理医师主观经验的影响。

3.慢性胆囊炎与胆石症

其与慢性胃炎症状十分相似,同时并存者亦较多。对于中年女性诊断慢性胃炎时,要仔细询问病史,必要时行胆囊 B 超检查,以了解胆囊情况。

4.其他

慢性肝炎和慢性胰腺疾病等,也可出现与慢性胃炎类似症状,在详询病史后,行必要的影像学检查和特异的实验室检查。

七、预后

慢性萎缩性胃炎常合并肠上皮化生。慢性萎缩性胃炎绝大多数预后良好,少数可癌变,其癌变率为 1%～3%。目前认为慢性萎缩性胃炎若早期发现,及时积极治疗,病变部位萎缩的腺体是可以恢复的,其可转化为非萎缩性胃炎或被治愈,改变了以往人们对慢性萎缩性胃炎不可逆转的认识。根据萎缩性胃炎每年的癌变率为 0.5%～1%,那么,胃镜和病理检查的随访问期定位多长才既提高早期胃癌的诊断率,又方便患者和符合医药经济学要求。这也一直是不同地区和不同学者分歧较大的问题。在我国,城市和乡村由不同胃癌发生率和医疗条件差异。如果纯粹从疾病进展和预防角度考虑,一般认为,不伴有肠化和异型增生的萎缩性胃炎可 1～2 年做内镜和病理随访 1 次;活检有中重度萎缩伴有肠化的萎缩性胃炎 1 年左右随访 1 次。伴有轻度异型增生并剔除取于癌旁者,根据内镜和临床情况缩短至 6～12 个月随访 1 次;而重度异型增生者需立即复查胃镜和病理,必要时手术治疗或内镜下局部治疗。

八、治疗

慢性非萎缩性胃炎的治疗目的是缓解消化不良症状和改善胃黏膜炎症。治疗应尽可能针对病因,遵循个体化原则。消化不良症状的处理与功能性消化不良相同。无症状、HP 阴性的非萎缩性胃炎无须特殊治疗。

(一)一般治疗

慢性萎缩性胃炎患者,不论其病因如何,均应戒烟、忌酒,避免使用损害胃黏膜的药物如 NSAID 等,及避免对胃黏膜有刺激性的食物和饮品,如过于酸、甜、咸、辛辣和过热、过冷食物,浓茶、咖啡等,饮食宜规律,少吃油炸、烟熏、腌制食物,不食腐烂变质的食物,多吃新鲜蔬菜和水果,所食食品要新鲜并富于营养,保证有足够的蛋白质、维生素(如维生素 C 和叶酸等)及铁质摄入,精神上乐观,生活要规律。

(二)针对病因或发病机制的治疗

1.根除 HP

慢性非萎缩性胃炎的主要症状为消化不良,其症状应归属于功能性消化不良范畴。目前,国内外均推荐对 HP 阳性的功能性消化不良行根除治疗。因此,有消化不良症状的 HP 阳性慢性非萎缩性胃炎患者均应根除 HP。另外,如果伴有胃黏膜糜烂,也该根除 HP。大量研究结果表明,根除 HP 可使胃黏膜组织学得到改善;对预防消化性溃疡和胃癌等有重要意义;对改善或消除消化不良症状具有费用—疗效比优势。

2.保护胃黏膜

关于胃黏膜屏障功能的研究由来已久。1964 年,美国密歇根大学 Horace Willard Davenport 博士首次提出"胃黏膜具有阻止 H^+ 自胃腔向黏膜内扩散的屏障作用"。1975 年,美国密歇根州 Upjohn 公司的 A.Robert 博士发现前列腺素可明显防止或减轻 NSAID 和应激等对胃黏膜的损伤,其效果呈剂量依赖性。从而提出细胞保护的概念。1996 年,加拿大的 Wallace 教授较全面阐述胃黏膜屏障,根据解剖和功能将胃黏膜的防御修复分为 5 个层次——黏液-HCO_3^- 屏障、单层柱状上皮屏障、胃黏膜血流量、免疫细胞—炎症反应和修复重建因子作用等。至关重要的上皮屏障主要包括胃上皮细胞顶膜能抵御高浓度酸、胃上皮细胞之间紧密连接、胃上皮抗原呈递,免疫探及并限制潜在有害物质,并且它们大约每 72 小时完全更新一次。这说明它起着关键作用。

近年来,有关前列腺素和胃黏膜血流量等成为胃黏膜保护领域的研究热点。这与 NSAID 药物的广泛应用带来的不良反应日益引起学者的重视有关。美国加州大学戴维斯分校的 Tarnawski 教授的研究显示,前列腺素保护胃黏膜抵抗致溃疡及致坏死因素损害的机制不仅是抑制胃酸分泌。当然表皮生长因子(EGF)、成纤维生长因子(bFGF)和血管内皮生长因子(VEGF)及热休克蛋白等都是重要的黏膜保护因子,在抵御黏膜损害中起重要作用。

然而,当机体遇到有害因素强烈攻击时,仅依靠自身的防御修复能力是不够的,强化黏膜防卫能力,促进黏膜的修复是治疗胃黏膜损伤的重要环节之一。具有保护和增强胃黏膜防御功能或者防止胃黏膜屏障受到损害的一类药物统称为胃黏膜保护药。包括铝碳酸镁、硫糖铝、胶体铋剂、地诺前列酮(喜克溃)、替普瑞酮(又名施维舒)、吉法酯(又名惠加强-G)、谷氨酰胺类(麦滋林-S)、瑞巴派特(膜固思达)等药物。另外,合欢香叶酯能增加胃黏膜更新,提高细胞再生能力,增强胃黏膜对胃酸的抵抗能力,达到保护胃黏膜作用。

3.抑制胆汁反流

促动力药如多潘立酮可防止或减少胆汁反流;胃黏膜保护药,特别是有结合胆酸作用的铝碳酸镁制剂,可增强胃黏膜屏障、结合胆酸,从而减轻或消除胆汁反流所致的胃黏膜损害。考来烯胺可络合反流至胃内的胆盐,防止胆汁酸破坏胃黏膜屏障,方法为每次 3～4 g,1 日 3～4 次。

(三)对症处理

消化不良症状的治疗由于临床症状与慢性非萎缩性胃炎之间并不存在明确关系,因此症状治疗事实上属于功能性消化不良的经验性治疗。慢性胃炎伴胆汁反流者可应用促动力药(如多潘立酮)和(或)有结合胆酸作用的胃黏膜保护药(如铝碳酸镁制剂)。

(1)有胃黏膜糜烂和(或)以反酸、上腹痛等症状为主者,可根据病情或症状严重程度选用抗酸药、H_2 受体拮抗药或质子泵抑制药(PPI)。

(2)促动力药如多潘立酮、马来酸曲美布汀、莫沙必利、盐酸伊托必利主要用于上腹饱胀、恶心或呕吐等为主要症状者。

（3）胃黏膜保护药如硫糖铝、瑞巴派特、替普瑞酮、吉法酯、依卡倍特适用于有胆汁反流、胃黏膜损害和（或）症状明显者。

（4）抗抑郁药或抗焦虑治疗：可用于有明显精神因素的慢性胃炎伴消化不良症状患者，同时应予耐心解释或心理治疗。

（5）助消化治疗：对于伴有腹胀、食欲缺乏等消化不良症而无明显上述胃灼热、反酸、上腹饥饿痛症状者，可选用含有胃酶、胰酶和肠酶等复合酶制剂治疗。

（6）其他对症治疗：包括解痉止痛、止吐、改善贫血等。

（7）对于贫血，若为缺铁，应补充铁剂。大细胞贫血者根据维生素 B_{12} 或叶酸缺乏分别给予补充。

第十节 消化性溃疡

消化性溃疡（peptic ulcer）主要指发生在胃和十二指肠的慢性溃疡，即胃溃疡（gastric ulcer，GU）和十二指肠溃疡（duodenal ulcer，DU），因溃疡形成与胃酸/胃蛋白酶的消化作用有关而得名。溃疡的黏膜缺损超过黏膜肌层，不同于糜烂。

一、流行病学

消化性溃疡是全球性常见病。西方国家资料显示，自 20 世纪 50 年代以后，消化性溃疡发病率呈下降趋势。我国临床统计资料提示，消化性溃疡患病率在近十多年来亦开始呈下降趋势。本病可发生于任何年龄，但中年最为常见，DU 多见于青壮年，而 GU 多见于中老年，后者发病高峰比前者约迟 10 年。男性患病比女性较多。临床上 DU 比 GU 为多见，两者之比为（2～3）∶1，但有地区差异，在胃癌高发区 GU 所占的比例有增加。

二、病因和发病机制

在正常生理情况下，胃十二指肠黏膜经常接触有强侵蚀力的胃酸和在酸性环境下被激活、能水解蛋白质的胃蛋白酶，此外，还经常受摄入的各种有害物质的侵袭，但却能抵御这些侵袭因素的损害，维持黏膜的完整性，这是因为胃、十二指肠黏膜具有一系列防御和修复机制。目前认为，胃十二指肠黏膜的这一完善而有效的防御和修复机制，足以抵抗胃酸/胃蛋白酶的侵蚀。一般而言，只有当某些因素损害了这一机制才可能发生胃酸/胃蛋白酶侵蚀黏膜而导致溃疡形成。近年的研究已经明确，幽门螺杆菌和非类固醇消炎药是损害胃十二指肠黏膜屏障从而导致消化性溃疡发病的最常见病因。少见的特殊情况，当过度胃酸分泌远远超过黏膜的防御和修复作用也可能导致消化性溃疡发生。现将这些病因及其导致溃疡发生的机制分述如下。

（一）幽门螺杆菌（Helicobacter pylori，H.pylori）

确认幽门螺杆菌为消化性溃疡的重要病因主要基于两方面的证据：①消化性溃疡患者的幽门螺杆菌检出率显著高于对照组的普通人群，在 DU 的检出率约为 90%，GU 为 70%～80%（幽门螺杆菌阴性的消化性溃疡患者往往能找到 NSAID 服用史等其他原因）；②大量临床研究肯定，成功根除幽门螺杆菌后溃疡复发率明显下降，用常规抑酸治疗后愈合的溃疡年复发率为 50％～70％,而根除幽门螺杆菌可使溃疡复发率降至 5％以下,这就表明去除病因后消化性溃疡可获治愈。至于何以在感染幽门螺杆菌的人群中仅有少部分人(约 15％)发生消化性溃疡,一般认为,这是幽门螺杆菌、宿主和环境因素三者相互作用的不同结果。

幽门螺杆菌感染导致消化性溃疡发病的确切机制尚未阐明。目前比较普遍接受的一种假说试图将幽门螺杆菌、宿主和环境 3 个因素在 DU 发病中的作用统一起来。该假说认为,胆酸对幽门螺杆菌生长具有强烈的抑制作用,因此正常情况下幽门螺杆菌无法在十二指肠生存,十二指肠球部酸负荷增加是 DU 发病的重要环节,因为酸可使结合胆酸沉淀,从而有利于幽门螺杆菌在十二指肠球部生长。幽门螺杆菌只能在胃上皮组织定植,因此在十二指肠球部存活的幽门螺杆菌只有当十二指肠球部发生胃上皮化生才能定植下来,而据认为十二指肠球部的胃上皮化生是十二指肠对酸负荷的一种代偿反应。十二指肠球部酸负荷增加的原因,一方面与幽门螺杆菌感染引起慢性胃窦炎有关,幽门螺杆菌感染直接或间接作用于胃窦 D、G 细胞,削弱了胃酸分泌的负反馈调节,从而导致餐后胃酸分泌增加;另一方面,吸烟、应激和遗传等因素均与胃酸分泌增加有关(详后述)。定植在十二指肠球部的幽门螺杆菌引起十二指肠炎症,炎症削弱了十二指肠黏膜的防御和修复功能,在胃酸/胃蛋白酶的侵蚀下最终导致 DU 发生。十二指肠炎症同时导致十二指肠黏膜分泌碳酸氢盐减少,间接增加十二指肠的酸负荷,进一步促进 DU 的发生和发展过程。

对幽门螺杆菌引起 GU 的发病机制研究较少,一般认为是幽门螺杆菌感染引起的胃黏膜炎症削弱了胃黏膜的屏障功能,胃溃疡好发于非泌酸区与泌酸区交界处的非泌酸区侧,反映了胃酸对屏障受损的胃黏膜的侵蚀作用。

(二)非类固醇消炎药(non-steroidal anti-inflammatory drug,**简称 NSAID**)

NSAID 是引起消化性溃疡的另一个常见病因。大量研究资料显示,服用 NSAID 患者发生消化性溃疡及其并发症的危险性显著高于普通人群。临床研究报道,在长期服用 NSAID 患者中 10％～25％可发现胃或十二指肠溃疡,有 1％～4％的患者发生出血、穿孔等溃疡并发症。NSAID 引起的溃疡以 GU 较 DU 多见。溃疡形成及其并发症发生的危险性除与服用 NSAID 种类、剂量、疗程有关外,尚与高龄、同时服用抗凝血药、糖皮质激素等因素有关。

NSAID 通过削弱黏膜的防御和修复功能而导致消化性溃疡发病,损害作用包括局部作用和系统作用两方面,系统作用是主要致溃疡机制,主要是通过抑制环氧合酶(COX)而起作用。COX 是花生四烯酸合成前列腺素的关键限速酶,COX 有两种异构体,即结构型 COX-1 和诱生型 COX-2。COX-1 在组织细胞中恒量表达,催化生理性前列腺素合成而参与机体生理功能调节;COX-2 主要在病理情况下由炎症刺激诱导产生,促进炎症部位前列腺素的合成。传统的 NSAID 如阿司匹林、吲哚美辛等旨在抑制COX-2而减轻炎症反应,但特异性差,同时抑制了 COX-1,导致胃肠黏膜生理性前列腺素 E 合成不足。后者通过增加黏液和碳酸氢盐分泌、促进黏膜血流增加、细胞保护等作用在维持黏膜防御和修复功能中起重要作用。

NSAID 和幽门螺杆菌是引起消化性溃疡发病的两个独立因素,至于两者是否有协同作用则尚无定论。

(三)胃酸和胃蛋白酶

消化性溃疡的最终形成是由于胃酸/胃蛋白酶对黏膜自身消化所致。因胃蛋白酶活性是

pH 依赖性的,在 pH>4 时便失去活性,因此在探讨消化性溃疡发病机制和治疗措施时主要考虑胃酸。无酸情况下罕有溃疡发生及抑制胃酸分泌药物能促进溃疡愈合的事实均确证胃酸在溃疡形成过程中的决定性作用,是溃疡形成的直接原因。胃酸的这一损害作用一般只有在正常黏膜防御和修复功能遭受破坏时才能发生。

DU 患者中约有 1/3 存在五肽胃泌素刺激的最大酸排量(MAO)增高,其余患者 MAO 多在正常高值,DU 患者胃酸分泌增高的可能因素及其在 DU 发病中的间接及直接作用已如前述。GU 患者基础酸排量(BAO)及 MAO 多属正常或偏低。对此,可能解释为 GU 患者多伴多灶萎缩性胃炎,因而胃体壁细胞泌酸功能已受影响,而 DU 患者多为慢性胃窦炎,胃体黏膜未受损或受损轻微因而仍能保持旺盛的泌酸能力。少见的特殊情况如促胃液素瘤患者,极度增加的胃酸分泌的攻击作用远远超过黏膜的防御作用,而成为溃疡形成的起始因素。近年来非幽门螺杆菌、非 NSAID(也非胃泌素瘤)相关的消化性溃疡报道有所增加,这类患者病因未明,是否与高酸分泌有关尚有待研究。

(四)其他因素

下列因素与消化性溃疡发病有不同程度的关系

(1)吸烟:吸烟者消化性溃疡发生率比不吸烟者高,吸烟影响溃疡愈合和促进溃疡复发。吸烟影响溃疡形成和愈合的确切机制未明,可能与吸烟增加胃酸分泌、减少十二指肠及胰腺碳酸氢盐分泌、影响胃十二指肠协调运动、黏膜损害性氧自由基增加等因素有关。

(2)遗传:遗传因素曾一度被认为是消化性溃疡发病的重要因素,但随着幽门螺杆菌在消化性溃疡发病中的重要作用得到认识,遗传因素的重要性受到挑战。例如,消化性溃疡的家族史可能是幽门螺杆菌感染的"家庭聚集"现象;O 型血胃上皮细胞表面表达更多黏附受体而有利于幽门螺杆菌定植。因此,遗传因素的作用尚有待进一步研究。

(3)急性应激可引起应激性溃疡已是共识。但在慢性溃疡患者,情绪应激和心理障碍的致病作用却无定论。临床观察发现长期精神紧张、过劳,确实易使溃疡发作或加重,但这多在慢性溃疡已经存在时发生,因此情绪应激可能主要起诱因作用,可能通过神经内分泌途径影响胃十二指肠分泌、运动和黏膜血流的调节。

(4)胃十二指肠运动异常:研究发现部分 DU 患者胃排空增快,这可使十二指肠球部酸负荷增大;部分 GU 患者有胃排空延迟,这可增加十二指肠液反流入胃,加重胃黏膜屏障损害。但目前认为,胃肠运动障碍不大可能是原发病因,但可加重幽门螺杆菌或 NSAID 对黏膜的损害。

概言之,消化性溃疡是一种多因素疾病,其中幽门螺杆菌感染和服用 NSAID 是已知的主要病因,溃疡发生是黏膜侵袭因素和防御因素失平衡的结果,胃酸在溃疡形成中起关键作用。

三、病理

DU 发生在球部,前壁比较常见;GU 多在胃角和胃窦小弯。组织学上,GU 大多发生在幽门腺区(胃窦)与泌酸腺区(胃体)交界处的幽门腺区一侧。幽门腺区黏膜可随年龄增长而扩大(假幽门腺化生和(或)肠化生),使其与泌酸腺区之交界线上移,故老年患者 GU 的部位多较高。溃疡一般为单个,也可多个,呈圆形或椭圆形。DU 直径多小于 10mm,GU 要比 DU 稍大。亦可见到直径大于 2cm 的巨大溃疡。溃疡边缘光整、底部洁净,由肉芽组织构成,上面覆盖有灰白色或灰黄色纤维渗出物。活动性溃疡周围黏膜常有炎症水肿。溃疡浅者累及黏膜肌层,深者达肌层甚至浆膜层,溃破血管时引起出血,穿破浆膜层时引起穿孔。溃疡愈合时周围黏膜炎症、水肿消退,边缘上皮细胞增生覆盖溃疡面,其下的肉芽组织纤维转化,变为瘢痕,瘢痕收缩使周围黏膜皱襞向其集中。

四、临床表现

上腹痛是消化性溃疡的主要症状,但部分患者可无症状或症状较轻以至不为患者所注意,而以出血、穿孔等并发症为首发症状。典型的消化性溃疡有如下临床特点:①慢性过程,病史可达数年至数十年;②周期性发作,发作与自发缓解相交替,发作期可为数周或数月,缓解期亦长短不一,短者数周、长者数年;发作常有季节性,多在秋冬或冬春之交发病,可因精神情绪不良或过劳而诱发;③发作时上腹痛呈节律性,表现为空腹痛即餐后2~4小时或(及)午夜痛,腹痛多为进食或服用抗酸药所缓解,典型节律性表现在DU多见。

(一)症状

上腹痛为主要症状,性质多为灼痛,亦可为钝痛、胀痛、剧痛或饥饿样不适感。多位于中上腹,可偏右或偏左。一般为轻至中度持续性痛。疼痛常有典型的节律性如上述。腹痛多在进食或服用抗酸药后缓解。

部分患者无上述典型表现的疼痛,而仅表现为无规律性的上腹隐痛或不适。具或不具典型疼痛者均可伴有反酸、嗳气、上腹胀等症状。

(二)体征

溃疡活动时上腹部可有局限性轻压痛,缓解期无明显体征。

五、特殊类型的消化性溃疡

(一)复合溃疡

复合溃疡指胃和十二指肠同时发生的溃疡。DU往往先于GU出现。幽门梗阻发生率较高。

(二)幽门管溃疡

幽门管位于胃远端,与十二指肠交界,长约2cm。幽门管溃疡与DU相似,胃酸分泌一般较高。幽门管溃疡上腹痛的节律性不明显,对药物治疗反应较差,呕吐较多见,较易发生幽门梗阻、出血和穿孔等并发症。

(三)球后溃疡

DU大多发生在十二指肠球部,发生在球部远段十二指肠的溃疡称球后溃疡。多发生在十二指肠乳头的近端。具DU的临床特点,但午夜痛及背部放射痛多见,对药物治疗反应较差,较易并发出血。

(四)巨大溃疡

巨大溃疡指直径大于2cm的溃疡。对药物治疗反应较差、愈合时间较慢,易发生慢性穿透或穿孔。胃的巨大溃疡注意与恶性溃疡鉴别。

(五)老年人消化性溃疡

近年,老年人发生消化性溃疡的报道增多。临床表现多不典型,GU多位于胃体上部甚至胃底部,溃疡常较大,易误诊为胃癌。

(六)无症状性溃疡

约 15% 消化性溃疡患者可无症状,而以出血、穿孔等并发症为首发症状。可见于任何年龄,以老年人较多见;NSAID 引起的溃疡近半数无症状。

六、实验室和其他检查

(一)胃镜检查

胃镜检查是确诊消化性溃疡首选的检查方法。胃镜检查不仅可对胃十二指肠黏膜直接观察、摄像,还可在直视下取活组织作病理学检查及幽门螺杆菌检测,因此胃镜检查对消化性溃疡的诊断及胃良、恶性溃疡鉴别诊断的准确性高于 X 线钡餐检查。例如,在溃疡较小或较浅时钡餐检查有可能漏诊;钡餐检查发现十二指肠球部畸形可有多种解释;活动性上消化道出血是钡餐检查的禁忌证;胃的良、恶性溃疡鉴别必须由活组织检查来确定。

内镜下消化性溃疡多呈圆形或椭圆形,也有呈线形,边缘光整,底部覆有灰黄色或灰白色渗出物,周围黏膜可有充血、水肿,可见皱襞向溃疡集中。内镜下溃疡可分为活动期(A)、愈合期(H)和瘢痕期(S)3 个病期,其中每个病期又可分为 1 和 2 两个阶段。

(二)X 线钡餐检查

适用于对胃镜检查有禁忌或不愿接受胃镜检查者。溃疡的 X 线征象有直接和间接两种:龛影是直接征象,对溃疡有确诊价值;局部压痛、十二指肠球部激惹和球部畸形、胃大弯侧痉挛性切迹均为间接征象,仅提示可能有溃疡。

(三)幽门螺杆菌检测

幽门螺杆菌检测应列为消化性溃疡诊断的常规检查项目,因为有无幽门螺杆菌感染决定治疗方案的选择。检测方法分为侵入性和非侵入性两大类。前者需通过胃镜检查取胃黏膜活组织进行检测,主要包括快速尿素酶试验、组织学检查和幽门螺杆菌培养;后者主要有 ^{13}C 或 ^{14}C 尿素呼气试验、粪便幽门螺杆菌抗原检测及血清学检查(定性检测血清抗幽门螺杆菌 IgG 抗体)。

快速尿素酶试验是侵入性检查的首选方法,操作简便、费用低。组织学检查可直接观察幽门螺杆菌,与快速尿素酶试验结合,可提高诊断准确率。幽门螺杆菌培养技术要求高,主要用于科研。^{13}C 或 ^{14}C 尿素呼气试验检测幽门螺杆菌敏感性及特异性高而无须胃镜检查,可作为根除治疗后复查的首选方法。

应注意,近期应用抗生素、质子泵抑制剂、铋剂等药物,因有暂时抑制幽门螺杆菌作用,会使上述检查(血清学检查除外)呈假阴性。

(四)胃液分析和血清促胃液素测定

一般仅在疑有促胃液素瘤时作鉴别诊断之用。

七、诊断和鉴别诊断

慢性病程、周期性发作的节律性上腹疼痛,且上腹痛可为进食或抗酸药所缓解的临床表现是诊断消化性溃疡的重要临床线索。但应注意,一方面有典型溃疡样上腹痛症状者不一定是消化性溃疡,另一方面部分消化性溃疡患者症状可不典型甚至无症状。因此,单纯依靠病史难以做出可靠诊断。确诊有赖胃镜检查。X 线钡餐检查发现龛影亦有确诊价值。

鉴别诊断本病主要临床表现为慢性上腹痛,当仅有病史和体检资料时,需与其他有上腹痛症状的疾病如肝、胆、胰、肠疾病和胃的其他疾病相鉴别。功能性消化不良临床常见且临床表现与消化性溃疡相似,应注意鉴别。如做胃镜检查,可确定有无胃、十二指肠溃疡存在。

胃镜检查如见胃、十二指肠溃疡,应注意与引起胃十二指肠溃疡的少见特殊病因或以溃疡为主要表现的胃十二指肠肿瘤鉴别。其中,与胃癌、促胃液素瘤的鉴别要点如下。

(一)胃癌

内镜或 X 线检查见到胃的溃疡,必须进行良性溃疡(胃溃疡)与恶性溃疡(胃癌)的鉴别。Ⅲ型(溃疡型)早期胃癌单凭内镜所见与良性溃疡鉴别有困难,放大内镜和染色内镜对鉴别有帮助,但最终必须依靠直视下取活组织检查鉴别。恶性溃疡的内镜特点为:①溃疡形状不规则,一般较大;②底凹凸不平、苔污秽;③边缘呈结节状隆起;④周围皱襞中断;⑤胃壁僵硬、蠕动减弱(X 线钡餐检查亦可见上述相应的 X 线征)。活组织检查可以确诊,但必须强调,对于怀疑胃癌而一次活检阴性者,必须在短期内复查胃镜进行再次活检;即使内镜下诊断为良性溃疡且活检阴性,仍有漏诊胃癌的可能,因此对初诊为胃溃疡者,必须在完成正规治疗的疗程后进行胃镜复查,胃镜复查溃疡缩小或愈合不是鉴别良、恶性溃疡的最终依据,必须重复活检加以证实。

(二)促胃液素瘤

亦称 Zollinger-Ellison 综合征,是胰腺非 β 细胞瘤分泌大量促胃液素所致。肿瘤往往很小(直径<1cm),生长缓慢,半数为恶性。大量促胃液素可刺激壁细胞增生,分泌大量胃酸,使上消化道经常处于高酸环境,导致胃、十二指肠球部和不典型部位(十二指肠降段、横段、甚或空肠近端)发生多发性溃疡。促胃液素瘤与普通消化性溃疡的鉴别要点是该病溃疡发生于不典型部位,具难治性特点,有过高胃酸分泌(BAO 和 MAO 均明显升高,且 BAO/MAO>60%)及高空腹血清促胃液素(>200pg/mL,常>500pg/mL)。

八、并发症

(一)出血

溃疡侵蚀周围血管可引起出血。出血是消化性溃疡最常见的并发症,也是上消化道大出血最常见的病因(约占所有病因的 50%)。

(二)穿孔

溃疡病灶向深部发展穿透浆膜层则并发穿孔。溃疡穿孔临床上可分为急性、亚急性和慢性 3 种类型,以第一种常见。急性穿孔的溃疡常位于十二指肠前壁或胃前壁,发生穿孔后胃肠的内容物漏入腹腔而引起急性腹膜炎,有关诊断和治疗详见《外科学》。十二指肠或胃后壁的溃疡深至浆膜层时已与邻近的组织或器官发生粘连,穿孔时胃肠内容物不流入腹腔,称为慢性穿孔,又称为穿透性溃疡。这种穿透性溃疡改变了腹痛规律,变得顽固而持续,疼痛常放射至背部。邻近后壁的穿孔或游离穿孔较小,只引起局限性腹膜炎时称亚急性穿孔,症状较急性穿孔轻而体征较局限,且易漏诊。

(三)幽门梗阻

幽门梗阻主要是由 DU 或幽门管溃疡引起。溃疡急性发作时可因炎症水肿和幽门部痉挛而引起暂时性梗阻,可随炎症的好转而缓解;慢性梗阻主要由于瘢痕收缩而呈持久性。幽门梗阻临床表现为:餐后上腹饱胀、上腹疼痛加重,伴有恶心、呕吐,大量呕吐后症状可以改善,呕吐物含发酵酸性宿食。严重呕吐可致失水和低氯低钾性碱中毒。可发生营养不良和体重减轻。体检可见胃型和胃蠕动波,清晨空腹时检查胃内有振水声。进一步做胃镜或 X 线钡剂检查可确诊。

(四)癌变

少数 GU 可发生癌变,DU 则否。GU 癌变发生于溃疡边缘,据报道癌变率在 1% 左右。长期慢性GU 病史、年龄在 45 岁以上、溃疡顽固不愈者应提高警惕。对可疑癌变者,在胃镜下取多点活检做病理检查;在积极治疗后复查胃镜,直到溃疡完全愈合;必要时定期随访复查。

九、治疗

治疗的目的是消除病因、缓解症状、愈合溃疡、防止复发和防治并发症。针对病因的治疗如根除幽门螺杆菌,有可能彻底治愈溃疡病,是近年消化性溃疡治疗的一大进展。

(一)一般治疗

生活要有规律,避免过度劳累和精神紧张。注意饮食规律,戒烟、酒。服用 NSAID 者尽可能停用,即使未用亦要告诫患者今后慎用。

(二)治疗消化性溃疡的药物及其应用

治疗消化性溃疡的药物可分为抑制胃酸分泌的药物和保护胃黏膜的药物两大类,主要起缓解症状和促进溃疡愈合的作用,常与根除幽门螺杆菌治疗配合使用。现就这些药物的作用机制及临床应用分别简述如下。

1.抑制胃酸药物

溃疡的愈合与抑酸治疗的强度和时间成正比。抗酸药具中和胃酸作用,可迅速缓解疼痛症状,但一般剂量难以促进溃疡愈合,故目前多作为加强止痛的辅助治疗。H_2 受体拮抗剂(H_2RA)可抑制基础及刺激的胃酸分泌,以前一作用为主,而后一作用不如 PPI 充分。使用推荐剂量各种 H_2RA 溃疡愈合率相近,不良反应发生率均低。西咪替丁可通过血脑屏障,偶有精神异常不良反应;与雄性激素受体结合而影响性功能;经肝细胞色素 P450 代谢而延长华法林、苯妥英钠、茶碱等药物的肝内代谢。雷尼替丁、法莫替丁和尼扎替丁上述不良反应较少。已证明 H_2RA 全日剂量于睡前顿服的疗效与 1 日 2 次分服相仿。由于该类药物价格较 PPI 便宜,临床上特别适用于根除幽门螺杆菌疗程完成后的后续治疗,及某些情况下预防溃疡复发的长程维持治疗(详后)。质子泵抑制剂(PPI)作用于壁细胞胃酸分泌终末步骤中的关键酶 H^+,K^+-ATP酶,使其不可逆失活,因此抑酸作用比 H_2RA 更强且作用持久。与 H_2RA 相比,PPI 促进溃疡愈合的速度较快、溃疡愈合率较高,因此特别适用于难治性溃疡或 NSAID 溃疡患者不能停用 NSAID 时的治疗。对根除幽门螺杆菌治疗,PPI 与抗生素的协同作用较 H_2RA 好,因此是根除幽门螺杆菌治疗方案中最常用的基础药物。使用推荐剂量的各种 PPI,对消化性溃疡的疗效相仿,不良反应均少。

2.保护胃黏膜药物

硫糖铝和胶体铋目前已少用作治疗消化性溃疡的一线药物。枸橼酸铋钾(胶体次枸橼酸铋)因兼有较强抑制幽门螺杆菌作用,可作为根除幽门螺杆菌联合治疗方案的组分,但要注意此药不能长期服用,因会过量蓄积而引起神经毒性。米索前列醇具有抑制胃酸分泌、增加胃十二指肠黏膜的黏液及碳酸氢盐分泌和增加黏膜血流等作用,主要用于 NSAID 溃疡的预防,腹泻是常见不良反应,因会引起子宫收缩故孕妇忌服。

(三)根除幽门螺杆菌治疗

对幽门螺杆菌感染引起的消化性溃疡,根除幽门螺杆菌不但可促进溃疡愈合,而且可预防溃疡复发,从而彻底治愈溃疡。因此,凡有幽门螺杆菌感染的消化性溃疡,无论初发或复发、活动或静止、有无合并症,均应予以根除幽门螺杆菌治疗。

1.根除幽门螺杆菌的治疗方案

已证明在体内具有杀灭幽门螺杆菌作用的抗生素有克拉霉素、阿莫西林、甲硝唑(或替硝唑)、四环素、呋喃唑酮、某些喹喏酮类如左氧氟沙星等。PPI及胶体铋体内能抑制幽门螺杆菌,与上述抗生素有协同杀菌作用。目前尚无单一药物可有效根除幽门螺杆菌,因此必须联合用药。应选择幽门螺杆菌根除率高的治疗方案力求一次根除成功。研究证明以PPI或胶体铋为基础加上两种抗生素的三联治疗方案有较高根除率。这些方案中,以PPI为基础的方案所含PPI能通过抑制胃酸分泌提高口服抗生素的抗菌活性从而提高根除率,再者PPI本身具有快速缓解症状和促进溃疡愈合作用,因此是临床中最常用的方案。而其中,又以PPI加克拉霉素再加阿莫西林或甲硝唑的方案根除率最高。幽门螺杆菌根除失败的主要原因是患者的服药依从性问题和幽门螺杆菌对治疗方案中抗生素的耐药性。因此,在选择治疗方案时要了解所在地区的耐药情况,近年世界不少国家和我国一些地区幽门螺杆菌对甲硝唑和克拉霉素的耐药率在增加,应引起注意。呋喃唑酮(200mg/d,分2次)耐药性少见、价廉,国内报道用呋喃唑酮代替克拉霉素或甲硝唑的三联疗法亦可取得较高的根除率,但要注意呋喃唑酮引起的周围神经炎和溶血性贫血等不良反应。治疗失败后的再治疗比较困难,可换用另外两种抗生素(阿莫西林原发和继发耐药均极少见,可以不换)如PPI加左氧氟沙星(500mg/d,每天1次)和阿莫西林,或采用PPI和胶体铋合用再加四环素(1500mg/d,每天2次)和甲硝唑的四联疗法。

2.根除幽门螺杆菌治疗结束后的抗溃疡治疗

在根除幽门螺杆菌疗程结束后,继续给予一个常规疗程的抗溃疡治疗(如DU患者予PPI常规剂量、每日1次、总疗程2~4周,或H_2RA常规剂量、疗程4~6周;GU患者PPI常规剂量、每日1次、总疗程4~6周,或H_2RA常规剂量、疗程6~8周)是最理想的。这在有并发症或溃疡面积大的患者尤为必要,但对无并发症且根除治疗结束时症状已得到完全缓解者,也可考虑停药以节省药物费用。

3.根除幽门螺杆菌治疗后复查

治疗后应常规复查幽门螺杆菌是否已被根除,复查应在根除幽门螺杆菌治疗结束至少4周后进行,且在检查前停用PPI或铋剂2周,否则会出现假阴性。可采用非侵入性的^{13}C或^{14}C尿素呼气试验,也可通过胃镜在检查溃疡是否愈合的同时取活检做尿素酶及(或)组织学检查。对未排除胃恶性溃疡或有并发症的消化性溃疡应常规进行胃镜复查。

(四)NSAID溃疡的治疗、复发预防及初始预防

对服用NSAID后出现的溃疡,如情况允许应立即停用NSAID,如病情不允许可换用对黏膜损伤少的NSAID如特异性COX-2抑制剂(如塞来昔布)。对停用NSAID者,可予常规剂量常规疗程的H_2RA或PPI治疗;对不能停用NSAID者,应选用PPI治疗(H_2RA疗效差)。因幽门螺杆菌和NSAID是引起溃疡的两个独立因素,因此应同时检测幽门螺杆菌,如有幽门

螺杆菌感染应同时根除幽门螺杆菌。溃疡愈合后,如不能停用 NSAID,无论幽门螺杆菌阳性还是阴性都必须继续 PPI 或米索前列醇长程维持治疗以预防溃疡复发。对初始使用 NSAID 的患者是否应常规给药预防溃疡的发生仍有争论。已明确的是,对于发生 NSAID 溃疡并发症的高危患者,如既往有溃疡病史、高龄、同时应用抗凝血药(包括低剂量的阿司匹林)或糖皮质激素者,应常规予抗溃疡药物预防,目前认为 PPI 或米索前列醇预防效果较好。

(五)溃疡复发的预防

有效根除幽门螺杆菌及彻底停服 NSAID,可消除消化性溃疡的两大常见病因,因而能大大减少溃疡复发。对溃疡复发同时伴有幽门螺杆菌感染复发(再感染或复燃)者,可予根除幽门螺杆菌再治疗。下列情况则需用长程维持治疗来预防溃疡复发:①不能停用 NSAID 的溃疡患者,无论幽门螺杆菌阳性还是阴性(如前述);②幽门螺杆菌相关溃疡,幽门螺杆菌感染未能被根除;③幽门螺杆菌阴性的溃疡(非幽门螺杆菌、非 NSAID 溃疡);④幽门螺杆菌相关溃疡,幽门螺杆菌虽已被根除,但曾有严重并发症的高龄或有严重伴随病患者。长程维持治疗一般以 H_2RA 或 PPI 常规剂量的半量维持,而 NSAID 溃疡复发的预防多用 PPI 或米索前列醇,已如前述。

(六)外科手术指征

由于内科治疗的进展,目前外科手术主要限于少数有并发症者,包括:①大量出血经内科治疗无效;②急性穿孔;③瘢痕性幽门梗阻;④胃溃疡癌变;⑤严格内科治疗无效的顽固性溃疡。

十、预后

由于内科有效治疗的发展,预后远较过去为佳,病死率显著下降。死亡主要见于高龄患者,死亡的主要原因是并发症,特别是大出血和急性穿孔。

第二章　呼吸系统常见疾病

第一节　支气管哮喘

支气管哮喘是由多种细胞(嗜酸粒细胞、肥大细胞、T淋巴细胞、中性粒细胞等)和细胞组分参与的慢性气道炎症。这种慢性气道炎症引起的气道高反应性,通常表现为广泛多变的可逆性的气道受限,反复发作的喘息、气促、胸闷和咳嗽等症状,多在夜间或凌晨发作,症状可自行缓解或经治疗后缓解。自20世纪70年代以来,在整个世界范围内哮喘患病率已增加了45%以上,而增加最多的是近年来经济增长较快的发展中国家。许多哮喘患者对支气管哮喘缺乏认识或是认识停留在20世纪七八十年代的水平,直接导致了哮喘的治疗缺乏规范。治疗的不规范导致了支气管哮喘病情不能得到很好的控制。有些患者直到支气管哮喘发展到慢性阻塞性肺疾病的阶段才来就诊,延误了病情,使其生活质量明显下降。随着近年来对哮喘的发病机制、诊断与治疗出现了新的发展变化,我们对支气管哮喘这一古老的疾病必须有新的认知、新的理解。

一、支气管哮喘病因及发病机制的新进展

(一)病因

支气管哮喘的病因目前尚不清楚,研究发现支气管哮喘的发生与个人体质和外界环境影响有重要关联。有些患者在更换居住地后就会出现哮喘发作,而回到原居住地后即使不用药物,哮喘症状亦会消失。在某些发展中国家中,环境污染严重,哮喘发病率逐年增高。大量研究发现特异性变应原(如尘螨、花粉、真菌、动物毛屑等)和非特异性吸入物(硫酸、二氧化硫、氯气、甲醛、甲酸等)可诱发支气管哮喘的发生。而源于煤炭、石油、化工、汽车尾气排放出的有害化学物质、悬浮颗粒等可引起呼吸道变态反应和炎症;室内环境中某些挥发性有害化学物质也是哮喘发病的重要诱因。除了以上两点之外,遗传因素也在哮喘的发病上起着重要的作用。国际哮喘遗传学协作研究组的研究结果显示,哮喘候选基因大多定位于5p15、5q23-31、6p23、11p15、12q12-24、13q23.1、14q11.2-13等。这些遗传性特征不仅是哮喘发病机制的危险因素,还决定哮喘的治疗效果。IL-4、IL-5、IL-13白介素基因多态性与变应性哮喘有一定的关系。但是迄今为止可能没有一个基因是所谓的"哮喘"基因,这是基因—基因、基因—环境之间相互作用的结果。还有学者从表观遗传学方面对支气管哮喘进行了研究。研究发现哮喘发生的表观遗传学调控包括DNA甲基化、组蛋白修饰、染色质重塑、非编码RNA调控等,各种表观遗传修饰相互影响、调控,构成一个完整的复杂的表观遗传调控网络。目前在哮喘表观遗传学研究中主要集中在两种调控方式。其一为DNA甲基化,这是目前最主要的表观遗传修饰形式。异常的甲基化或去甲基化均会导致疾病的发生。在哮喘患者中甲基化和去甲基化就出现了明显得异常。其二为组蛋白修饰,组蛋白是真核生物染色体内的基本构成蛋白。很多体内和体

外试验阐明了组蛋白修饰在哮喘中的重要作用。多项流行病学研究证实肥胖和超体质量可增加哮喘发生的危险性。肥胖者能量调节激素也参与哮喘与肥胖的关联,其中最为重要的是瘦素和脂联素。

(二)发病机制

支气管哮喘的发病机制主要是免疫—炎症机制。机体的免疫系统中体液免疫和细胞免疫均参与了支气管哮喘的发病过程。支气管哮喘的发病机制同 $CD4^+$ T 细胞的异常有密切关系。$CD4^+$ T 淋巴细胞是支气管哮喘发病过程中最主要的调控者,可分为 Th1 细胞和 Th2 细胞两大类。Th1/Th2 细胞平衡失调,机体正常的免疫功能受到损伤,从而导致免疫细胞及其成分对机体自身组织结构和功能的破坏,是支气管哮喘发病的关键。Th1 细胞主要释放 IFN-1、IL-2、IL-3、TNF-β 等细胞因子产生机体的免疫应答。而 Th2 细胞可产生 IL-4、IL-5、IL-10、IL-13 等细胞因子进一步激活 B 淋巴细胞,后者合成特异性 IgE,参与支气管哮喘的发病和气道炎症的形成。当支气管哮喘发病时,体内 Th1 型免疫反应减弱,Th2 型免疫反应则异常增强,可见 Th2 细胞水平的异常增高在哮喘发病机制中尤为重要。在炎症反应中会产生很多细胞因子和细胞介质,它们组成复杂的网络,这个网络对哮喘的发展十分重要。其中白三烯是哮喘发生发展过程中的主要炎性反应介质,近年来研究较多。白三烯生物学活性十分广泛,可参与哮喘发病过程中的多个环节,并可促进多种细胞因子及炎性反应介质的释放。近年来大量研究发现一种活化的 $CD4^+$ T 细胞亚群 Th17 细胞亚群在慢性气道炎症性疾病的发生发展中发挥着重要作用。在炎症起始阶段,这类细胞能大量分泌 IL-17,引起进一步的炎症因子级联反应。IL-17 是哮喘发病相关细胞因子网络的重要成员之一,且间接参与哮喘气道重构,而Th17 细胞亚群能诱导产生 IL-17 且并不依赖于 Th1 和 Th2 细胞亚群,需要今后进一步深入研究。除了 T 细胞,树突状细胞在哮喘的发生中亦有很重要的作用。研究发现树突状细胞免疫应答的始动者具有很强的异质性。体内不同的 DC 亚群发挥着不同的作用,其中淋巴组织中的树突状细胞与支气管哮喘密切相关。哮喘患者的气道在慢性炎症的刺激下,可发生细胞外基质聚集、平滑肌细胞增生、新生血管形成、炎症细胞浸润和腺体肥大,被称为气道重塑或气道重建。基质金属蛋白酶-9(MMP-9)和基质金属蛋白酶组织抑制剂-1(TIMP-1)参与了气道重塑的过程。当然除了免疫—炎症机制还有神经因素及气道的高反应性参与了支气管哮喘的发病过程。

二、支气管哮喘的诊断

随着对支气管哮喘认识的深入,目前支气管哮喘的完整诊断包括哮喘的诊断标准、分期、分级、控制水平以及哮喘急性发作期的诊断。完整的诊断对支气管哮喘诊治方案有更好的参考价值。

(一)诊断标准

当出现反复发作喘息、气急、胸闷或咳嗽,多与接触变应原、冷空气、物理性刺激、化学性刺激以及病毒性上呼吸道感染、运动等有关。发作时在双肺可闻及散在或弥漫性以呼气相为主的哮鸣音,呼气相延长。上述症状和体征可经治疗缓解或自行缓解,除外其他疾病所引起的喘息、气急、胸闷和咳嗽即可诊断为支气管哮喘。而当临床表现不典型者(如无明显喘息或体征),应至少具备以下一项试验阳性:①支气管激发试验或运动激发试验阳性。②支气管舒张试验阳性,FEV_1增加$\geqslant 12\%$,且FEV_1增加值$\geqslant 200mL$。③呼气流量峰值(PEF)昼夜变异率$\geqslant 20\%$。特别是咳嗽变异性哮喘目前被认为是一种特殊类型的不典型哮喘或是支气管哮喘的早期阶段,咳嗽是其唯一或主要临床表现,无明显喘息、气促等症状或体征,但有气道反应性增高。临床主要表现为刺激性干咳,通常咳嗽比较剧烈,夜间咳嗽为其重要特征。感冒、冷空气、灰尘、油烟等容易诱发或加重咳嗽。其诊断标准为:①慢性咳嗽,常伴有明显的夜间刺激性咳嗽。②支气管激发试验阳性,或呼气峰流速昼夜变异率$\geqslant 20\%$,或支气管舒张试验阳性。③支气管舒张剂治疗有效,且排除其他呼吸系统疾病。

(二)分期

根据临床表现哮喘可分为急性发作期、非急性发作期(慢性持续期和临床缓解期)。慢性持续期是指每周均不同频度和(或)不同程度地出现症状(喘息、气急、胸闷或咳嗽),临床缓解期是指经过治疗或未经治疗症状、体征消失,肺功能恢复到急性发作前水平,并维持 3 个月以上。

(三)分级

按照支气管哮喘病情的严重程度分级:主要用于治疗前或初始治疗时严重程度的判断,在临床研究中更有其应用价值(表 2-1)。

表 2-1　病情严重程度的分级

分级	临床特点
间歇状态 (第 1 级)	症状<每周 1 次 短暂出现 夜间哮喘症状≤每个月 2 次 FEV_1占预计值(%)$\geqslant 80\%$或 PEF$\geqslant 80\%$个人最佳值,PEF 或 FEV_1变异率<20%
轻度持续 (第 2 级)	症状≥每周 1 次,但<每日 1 次 可能影响活动和睡眠 夜间哮喘症状>每个月 2 次,但<每周 1 次 FEV_1占预计值(%)$\geqslant 80\%$或 PEF$\geqslant 80\%$个人最佳值,PEF 或 FEV_1变异率 20%~30%
中度持续 (第 3 级)	每日有症状 影响活动和睡眠 夜间哮喘症状≥每周 1 次 FEV_1占预计值(%)60%~79%或 PEF 60%~79%个人最佳值,PEF 或 FEV_1变异率>30%
重度持续 (第 4 级)	每日有症状 频繁出现 经常出现夜间哮喘症状 体力活动受限 FEV_1占预计值(%)<60%或 PEF<60%个人最佳值,PEF 或 FEV_1变异率>30%

(四)控制水平分级

这种分级方法更容易被临床医师掌握,有助于指导临床治疗,以取得更好的哮喘控制。控制水平的分级见表2-2。

表 2-2　控制水平分级

	完全控制(满足以下所有条件)	部分控制(在任何1周内出现以下1~2项特征)	未控制(在任何1周内)
白天症状	无(或≤2次/周)	>2次/周	出现≥3项部分控制特征
活动受限	无	有	
夜间症状/憋醒	无	有	
需要使用缓解药的次数	无(或≤2次/周)	>2次/周	
肺功能(PEF或FEV$_1$)	正常或≥正常预计值/本人最佳值的80%	<正常预计值(或本人最佳值)的80%	
急性发作	无	≥每年1次	在任何1周内出现1次

(五)急性发作期的诊断

支气管哮喘急性发作是指喘息、气促、咳嗽、胸闷等症状突然发生,或原有症状急剧加重,常有呼吸困难,以呼气流量降低为其特征,常因接触变应原、刺激物或呼吸道感染诱发。只要符合某一严重程度的某些指标,而不需满足全部指标,即可提示为该级别的急性发作。

三、支气管哮喘的治疗

(一)支气管哮喘的药物治疗

近年来随着对支气管哮喘的研究深入,治疗药物也有了新的进展。哮喘治疗药物可分为控制或预防哮喘发作的药物和缓解哮喘发作的药物:①控制或预防哮喘发作的药物,主要通过非特异性抗炎作用使哮喘维持临床控制,包括糖皮质激素、白三烯调节剂等。②缓解药物可以缓解哮喘症状,包括β$_2$受体激动剂、抗胆碱药物、茶碱类等。

1.控制或预防哮喘发作的药物

(1)糖皮质激素:糖皮质激素作用广泛而复杂,且随剂量不同而异。生理情况下所分泌的糖皮质激素主要影响物质代谢过程。糖皮质激素能增加肝糖原、肌糖原含量并升高血糖,促进淋巴组织和皮肤等处的蛋白质分解,抑制蛋白质的合成,促进脂肪分解,抑制其合成,长期使用能增高血胆固醇含量。糖皮质激素有强大的抗炎作用,能对抗各种原因如物理、化学、生理、免疫等所引起的炎症。糖皮质激素抗炎作用的基本机制在于糖皮质激素(GCS)与靶细胞质内的糖皮质激素受体(GR)相结合后影响参与炎症的一些基因转录而产生抗炎效应。糖皮质激素的靶细胞广泛分布于肝、肺、脑、骨、胃肠平滑肌、骨骼肌、淋巴组织、成纤维细胞、胸腺等处。各类细胞中受体的密度也各不相同。因为口服激素的副作用大,因而目前临床上主要推荐使用吸入性的糖皮质激素。吸入性的糖皮质激素可以以某种蛋白质为载体,以易化扩散的方式穿过气道内的各种炎性细胞的膜,在胞内与糖皮质激素受体结合发挥作用。吸入性的糖皮质激素副作用小,作用明确,是治疗支气管哮喘的重要药物。目前临床上常用的吸入性糖皮质激素为二丙酸倍氯米松、布地奈德和氟替卡松。选用干粉吸入剂或加用储雾器优于气雾剂。新型糖皮质激素包括环索奈德和糠酸莫米松。环索奈德(ciclesonide,alvesco)是由德国赛诺菲—安万特和阿尔塔那制药公司开发的一种可定位活化、吸入用新一代皮质类固醇抗哮喘药,用于治疗成人及 4 岁以上儿童和青少年不同程度的哮喘,可以直接进入肺部,活化后在局部起效。它以非活性形式给药,达到靶器官肺时,被气道的内源性酯酶活化后,转化成活性成分。一旦被活化,环索奈德体现出很高的局部抗炎活性。其非活性部分与血浆蛋白结合后,被肝脏有效清除,所以毒副作用极低。环索奈德 $160\mu g/d$ 疗效与布地奈德 $400\mu g/d$ 相似。大剂量即便使用至 $1\,600\mu g/d$ 亦不会抑制肾上腺皮质激素水平,且由于它在口咽部没有活性,口咽部副作用小。糠酸莫米松(mometasone furoate,MF)是先令葆雅公司研发的新型吸入性激素,2005 年被美国 FDA 批准上市。MF 是目前抗炎活性最强的 ICS 之一。其抗炎活性超过布地奈德,与氟替卡松大致相等。其口服生物利用度与氟替卡松相似。临床常用的吸入糖皮质激素的每日剂量与互换关系药物如表 2-3。

表 2-3 常用吸入型糖皮质激素的每日剂量与互换关系药物

	低剂量(μg)	中剂量(μg)	高剂量(μg)
二丙酸倍氯米松	200～500	500～1000	1000～2000
布地奈德	200～400	400～800	800～1 600
丙酸氟替卡松	100～250	250～500	500～1000
环索奈德	80～160	160～320	320～1 280

(2)白三烯调节剂:白三烯调节剂包括半胱氨酰白三烯受体拮抗剂和 5-脂氧化酶抑制剂。除吸入激素外,是唯一可单独应用的长效控制药,可作为轻度哮喘的替代治疗药物和中重度哮喘的联合治疗用药。目前在国内应用主要是半胱氨酰白三烯受体拮抗剂,代表药物有扎鲁司特、孟鲁司特和异丁司特,口服使用方便,副作用少。此类药物尤适用于阿司匹林哮喘、运动性哮喘和伴有过敏性鼻炎哮喘患者的治疗。因白三烯受体拮抗剂抗炎范围相对较窄,所以其不适合单独用于治疗重度哮喘。但对于单用吸入中、大剂量激素疗效不佳的中、重度哮喘联用白三烯受体拮抗剂可增强疗效。虽然有文献报道接受这类药物治疗的患者可出现 Churg-Strauss 综合征,但其与白三烯调节剂的因果关系尚未肯定,可能与减少全身应用激素的剂量有关。白三烯受体拮抗剂扎鲁司特每次 20mg,每日 2 次;孟鲁司特每次 10mg,每日 1 次;异丁司特每次 10mg,每日 2 次。而 5-脂氧化酶抑制剂齐留通可能引起肝脏损害,需监测肝功能,通常口服给药。其中孟鲁司特目前在国内应用较多,是一种强效选择性白三烯受体拮抗剂,它能与人体呼吸道中半胱氨酰白三烯受体高度选择性结合,从而阻断白三烯的病理作用。目前全球哮喘防治创议已将白三烯受体拮抗剂作为包括 5 岁以下幼儿轻度以上持续哮喘患儿的可选择药物之一。

(3)其他药物:酮替芬和新一代的抗组胺药物如阿司咪唑、曲尼斯特对控制和预防哮喘发作有一定的作用。阿司咪唑为强力和长效 H1 受体拮抗剂,由于它不易通过血脑屏障,因此它不具有中枢的镇静作用,也没有抗胆碱作用。它与组织中释放的组胺竞争效应细胞上的 H1 受体,从而制止过敏作用,可用于治疗过敏性哮喘。曲尼斯特能稳定肥大细胞和嗜碱粒细胞的细胞膜,阻止脱颗粒,从而抑制组胺和5-羟色胺等过敏介质的释放,对支气管哮喘、过敏性鼻炎等疾病有较好的治疗作用。

2.缓解药物

(1)β_2 受体激动剂:β_2 受体激动剂通过对气道平滑肌和肥大细胞等细胞膜表面的 β_2 受体的作用,舒张气道平滑肌,减少肥大细胞和嗜碱粒细胞脱颗粒和介质的释放,降低微血管的通透性,并增加气道上皮纤毛的摆动,从而缓解哮喘症状。

此类药物根据药物作用时间可分为短效制剂和长效制剂,根据起效时间又可分为速效(数分钟起效)和缓慢起效(30min 起效)2 种。短效 β_2 受体激动剂(简称 SABA)常用的药物如沙丁胺醇和特布他林。这些药物起效时间快,多以吸入给药,亦可口服。有些药物可以皮肤贴用如妥洛特罗。妥洛特罗为选择性 β_2 受体激动剂,对支气管平滑肌具有较强而持久的扩张作用,对心脏的兴奋作用较弱。临床试验表明妥洛特罗除有明显的平喘作用外,还有一定的止咳、平喘作用,而对心脏的兴奋作用极微。由于采用结晶储存系统来控制药物的释放,药物经过皮肤吸收,因此可以减轻全身不良反应,每日只需贴敷 1 次,效果可维持 24h。长期、单一应用 β_2 受体激动剂可造成 β_2 受体功能下调,表现为临床耐药现象,故应予避免。长效 β_2 受体激动剂(简称 LABA)舒张支气管平滑肌的作用可维持 12h 以上。目前在我国临床使用的吸入型 LABA 有两种:沙美特罗和福莫特罗。沙美特罗起效较慢,而福莫特罗起效迅速,可按需用于哮喘急性发作时的治疗,但目前不推荐长期单独使用 LABA。目前较新的药物有卡莫特罗、茚达特罗及阿福特罗。卡莫特罗是用于治疗哮喘的一种新型超长效 β_2 受体激动剂,每日只使用一次,应用时吸入和口服两种途径都能产生很好的平滑肌松弛和支气管扩张作用。由于涉及支气管平滑肌收缩的肥大细胞位于紧靠气道内腔的地方,吸入途径更易于到达,因此经吸入途径的药物比口服途径可提供更好的支气管保护作用。这种药物起效迅速,动物实验显示其对气管保护的作用大于福莫特罗和沙美特罗,而对支气管肌肉的选择性比心肌组织大 100 倍以上,故其对患者的安全性和耐受性均较好,没有产生临床相关的全身性副作用。茚达特罗作用时间可以长达 24h,每日只需使用 1 次,能够快速起效。阿福特罗是一种安全有效的支气管扩张剂,但作用持续时间小于 24h,临床研究显示大剂量阿福特罗雾化吸入可改善 FEV_1。

(2)茶碱类:茶碱类具有舒张支气管平滑肌作用,并具有强心、利尿、扩张冠状动脉、兴奋呼吸中枢和呼吸肌等作用,而低浓度茶碱还具有抗炎和免疫调节作用。茶碱类药物在支气管哮喘的治疗中拥有悠久的历史,如氨茶碱及二羟丙茶碱在临床上应用非常广泛,而近年来多索茶碱在临床上应用较多。多索茶碱是甲基黄嘌呤的衍生物,通过抑制平滑肌细胞内的磷酸二酯酶等作用松弛平滑肌,从而达到缓解哮喘发作的作用。

(3)抗胆碱能药物:吸入型抗胆碱能药物目前临床上应用的主要有溴化异丙托品和噻托溴铵等,可阻断节后迷走神经传出支,通过降低迷走神经张力而舒张支气管。为支气管哮喘的二线用药,其与 β_2 受体激动剂联合应用具有协同、互补作用。

3.其他治疗药物

(1)可能减少口服糖皮质激素剂量的药物:包括口服免疫调节剂(甲氨蝶呤、环孢素,金制剂等)、某些大环内酯类抗生素(克拉霉素)。其疗效尚待进一步研究。

(2)抗 IgE 抗体治疗:重组人源化单克隆 IgE 抗体(奥马佐单抗)安全、有效、可降低血清 IgE 水平,减少 IgE 受体数目,有助于哮喘控制及减少糖皮质激素用量。可应用于血清 IgE 水平增高且用大剂量吸入激素和 LABA 联合治疗后仍不能达到病情控制的难治性哮喘患者。该药远期疗效与安全性有待进一步观察,价格昂贵也使其临床应用受到限制。

(3)变应原特异性免疫疗法(SIT):通过皮下给予常见吸入变应原提取液(如尘螨),可减轻哮喘症状和降低气道高反应性,适用于变应原明确但难以避免的哮喘患者,但其安全性尚待进一步研究与评价,变应原制备的标准化也有待加强。SIT 适用于吸入性过敏原筛查阳性的患者。对于食物变应原,则大多采用避免再次接触或进行特定的脱敏治疗。哮喘患者应用此疗法应在医师严格指导下进行。目前已试用舌下给药的变应原免疫疗法。SIT 应该是在严格的环境隔离和药物干预无效(包括吸入激素)情况下考虑的治疗方法。

(4)中医中药:传统医学认为,肺为气之主,肾为气之根。当哮喘病发作时,肺道不能主气,肾虚不能纳气,则气逆于上,而发于喘急。脾为生化之源,脾虚生痰,痰阻气道,故见喘咳,气短。因此,哮喘病是肾、肺、脾,三虚之症。哮喘要根据患者寒热、虚实各证候辨证施治。在急性发作时,用汤剂收效较快。寒痰阻肺,喉有喘鸣,痰多而不易咳出舌苔薄白,脉浮滑,可用麻黄、桂枝、半夏、细辛、干姜等治疗。痰热阻肺,咳喘,有喘鸣,胸闷,痰稠黄、不易咳出,苔黄腻,脉滑数,可用麻黄、杏仁、黄芪、葶苈子、苏子、桑白皮、款冬花、射干、前胡等治疗。在哮喘缓解期,要健脾、补肾、扶正。肺脾气虚,哮喘发作已久,面色苍白、疲乏,出汗多,易感冒,食欲差,大便稀,舌质淡,苔薄白,脉缓而弱,可用玉屏风散(白术、防风、黄芪)及人参健脾丸等。肾虚气喘,久病体虚,怕冷,下肢发冷,面色苍白,心跳气短,夜间尿多,大便稀,舌质淡,舌苔白,脉细弱,可用参蛤散加减,党参、蛤蚧、五味子研粉混合。

4.支气管哮喘吸入治疗的装置选择

吸入疗法是哮喘治疗的重要手段。目前临床上用于吸入的装置种类繁多,使用方法不尽相同。吸入装置主要分 3 类:定量气雾吸入器(MDI)和储雾罐、干粉吸入器(DPI)以及雾化吸入器。定量吸入器是通过操作过程中液化气体在突然减压瞬间急剧氧化而将药物切割成微粒并分散在空气中由患者吸入呼吸道和肺内的一种方法。由药物、推进剂、表面活性物质或润滑剂等多种成分组成,密封的贮药罐内盛有药物和助推剂[常用氟利昂(氟氯化碳)],由于其初始速度快,上呼吸道口咽部惯性沉积多,而沉积在下呼吸道仅 10% 左右。代表者是沙丁胺醇气雾剂。定量吸入器加储雾罐,它先将药物喷入储雾罐,然后通过患者反复多次吸气,将药物吸入肺内。储雾罐可防止喷雾散失而提高吸入药量和治疗效果,使吸入肺部的药液量增加到 33%,克服了单用 MDI 的不足,且明显减少了口咽部药物的沉积量,提高了用药的安全度。干粉吸入器中胶囊吸入器将胶囊置于储药凹槽,按压两侧按钮刺破胶囊,用力吸气,胶囊随气流高速旋转,同时释放药物,目前临床上以吸乐(内装噻托溴铵)为代表,但用于 COPD 的治疗。准纳器中蝶剂是新型多剂量型 DPI。其将药物的微粉密封在铝箔制成的盘状输送带的囊泡内,通过内部的 1 个塑料转盘输送。扳动操作杆刺破其中 1 个囊泡,即可吸入。药物是单独包装并密封,有计数窗可提示药量。代表为舒利迭。而都保是一种贮存剂量型 DPI,不用添加剂,通过激光打孔的转盘精确定量。采用了独特的双螺旋通道,气流在局部产生湍流,以利于药物颗粒的分散,增加了微颗粒的输出量和吸入肺部的药量。装置的内在阻力略高,属中阻力型,吸入量与流速相关,尽可能采用快速峰流速吸气方式吸药。雾化器中喷射式雾化器为临床上最常用的气溶胶发生装置之一。以压缩空气或氧气为动力,它可喷雾多样药物,较少需要患者呼吸协调动作,且无须氟利昂作为助推剂,携带方便、易操作;但雾化器易污染而导致交叉感染,吸入药物浪费严重,需要高压气流作为动力,治疗时间较长等因素而限制了其广泛使用。而超声波雾化器由于存在产生的气溶胶的密度大,吸入后呼吸道内氧分压相对偏低,长时间吸入可引起呼吸道湿化过度而致呼吸困难或支气管痉挛,有缺氧或低氧血症的患者不宜使用等不足;且会破坏糖皮质激素的结构,影响疗效,故现在已很少用于哮喘的治疗。在平时应用中一般在非急性发作期患者多应用于粉吸入剂,而在平时多备用定量气雾吸入器防止急性发作所导致的气道痉挛。在急性发作期多以喷射式雾化器治疗为主。

(二)支气管哮喘的非药物治疗

1.支气管热成型

支气管热成型治疗主要通过向支气管壁释放射频能量,加热支气管壁,减轻平滑肌的肥厚,从而达到降低气道反应性、增加气流流速,明显改善哮喘症状,减少药物使用的目的,但具体机制不详。已有国外临床研究将支气管热成型治疗用于哮喘患者,结果显示接受治疗患者对支气管热成型治疗操作过程耐受良好,无临床不良反应。另有临床试验表明对于中重度持续性哮喘患者,支气管热成型治疗的介入治疗比单纯应用吸入皮质激素联合长效 β_2 受体激动剂能够达到更好的哮喘控制,而在停用长效 β_2 受体激动剂、单独吸入皮质激素后,仍能维持对支气管哮喘的控制。近年来这种治疗技术发展迅速,很有可能打破哮喘治疗中传统的单独用药物控制的局面。

2.支气管哮喘的康复治疗

支气管哮喘的康复治疗与慢性阻塞性肺疾病的康复治疗相类似。康复治疗包括教育、物理治疗、职能治疗、营养咨询、心理康复、呼吸治疗等。物理治疗有呼吸训练,教导患者腹式呼吸、圆唇吐气及呼吸节律,使患者气体交换功能更为有效。体位引流有助于帮助患者排除肺部积痰,心肺功能训练可使患者的体能及运动耐力增加,适时使用非侵袭性呼吸辅助器,可让过度疲劳的呼吸肌得到休息而重获生机。营养咨询可帮助患者获得充分的营养,以免因营养不足而导致呼吸肌更无力。心理康复可有助于患者重新认识自己,重拾自信。呼吸治疗可减轻患者呼吸困难之症状,有助患者的舒适感。患者可以根据自身情况参与合适的康复项目。

(三)支气管哮喘治疗方案的选择

1.长期治疗方案的确定

支气管哮喘的治疗应该按照患者病情严重程度为基础,根据其控制水平选择适当的治疗方案。哮喘药物的选择既要考虑药物的疗效及其安全性,也要考虑患者的经济收入和当地的医疗资源等。要个体化制定患者的治疗方案。哮喘患者长期治疗方案分为 5 级,对以往未经规范治疗的初诊哮喘患者可选择第 2 级治疗方案,患者哮喘症状明显,可直接选择第 3 级治疗方案。在每一级中缓解药物均可按需使用,以迅速缓解哮喘症状。如果使用的治疗方案不能使哮喘得到控制,治疗方案可升级直至达到控制为止。当哮喘控制并维持至少 3 个月后,治疗方案可考虑降级。降级方案推荐如下:①单独应用中—高剂量吸入激素的患者将吸入激素剂量减少 50%。②单独应用低剂量吸入激素的患者可改为每日 1 次用药。③联合吸入激素和长效 β_2 受体激动剂的患者将吸入激素剂量减少 50%,仍继续使用长效 β_2 受体激动剂联合治疗。当达到低剂量联合治疗时可改为每日 1 次联合用药或停用长效 β_2 受体激动剂,单用吸入激素治疗。若患者使用最低剂量控制药物达到哮喘控制 1 年,并且哮喘症状不再发作,可考虑停用药物。

2.哮喘急性发作期的处理

哮喘急性发作时的治疗取决于患者发病时的严重程度以及对治疗的反应。治疗的目的在于尽快缓解症状、解除气流受限和低氧血症,同时还需要制定长期治疗方案,以预防再次急性发作。

轻度和部分中度急性发作可以在家庭中或社区中治疗。治疗为重复吸入速效 β_2 受体激动剂。如果对吸入性 β_2 受体激动剂反应良好,通常不需要使用其他的药物。如果治疗反应不完全,尤其是在控制性治疗的基础上发生的急性发作,应尽早口服激素,必要时到医院就诊。部分中度和所有重度急性发作均应到急诊室或医院治疗。治疗包括氧疗,重复使用速效 β_2 受体激动剂,并使用静脉茶碱。尽早使用全身激素,必要时可予经鼻(面)罩无创机械通气,若无效应及早行气管插管机械通气。

3.妊娠期支气管哮喘的处理

妊娠期支气管哮喘是哮喘的一种特殊情况,是影响孕妇及其胎儿的主要呼吸系统疾病之一。既要控制好哮喘使孕妇顺利度过孕产期,又要避免药物对胎儿的危害。未控制的妊娠哮喘可以导致围生期并发症和哮喘急性发作,而这对于母亲和胎儿都是危及生命的。妊娠哮喘患者应当接受正规的哮喘药物治疗。

妊娠妇女建议每个月评估 1 次哮喘病史和肺功能。对于哮喘控制不理想者和中、重度哮喘患者,可以考虑在孕 32 周时开始连续进行超声监测。重度哮喘发作恢复后进行超声检查也是有帮助的。避免接触过敏源和刺激物,尤其重要的是避免接触吸烟可以明显改善孕妇身体状况,减少哮喘治疗药物的应用。

目前临床主要根据美国食品药品管理局(FDA)妊娠期药物分类帮助医师安全地处方药物给孕妇。美国 FDA 将妊娠期药物分为 5 类:A 类,研究证明对妊娠妇女和胎儿没有风险;B 类,对人类无明显危害性;C 类,未排除危险性;D 类,对人类有一定危险;X 类,妊娠期禁止使用。首先吸入性糖皮质激素(ICS)是最有效的哮喘控制药物,可以显著降低妊娠期哮喘急性发作的危险,并且显著降低出院妊娠哮喘妇女的再住院率。其中仅有布地奈德(普米克都保)属于妊娠 B 类药物,其他的吸入性糖皮质激素都属妊娠 C 类药物。研究已证明妊娠早期吸入布地奈德并不增加婴儿发生先天性异常的危险,也不影响孕龄、出生体质量、出生身长和死胎率。妊娠期哮喘治疗首选布地奈德,但是其他吸入性糖皮质激素在妊娠期并非不安全,所以如果孕妇妊娠前应用其他糖皮质激素可以很好地控制哮喘,则可以继续应用。而全身使用糖皮质激素需要慎重,有可能会出现胎儿畸形。对于白三烯调节剂来说,白三烯受体拮抗剂孟鲁司特和扎鲁司特均属妊娠 B 类药物,可以减轻轻、中度持续哮喘患者的症状、改善肺功能、缓解支气管痉挛,它们的应用不增加早产危险。但由于目前对白三烯调节剂对孕妇的研究很少,故不考虑首选。β_2 受体激动剂中只有特布他林属于妊娠 B 类药物。近年来的多项临床研究结果证明沙丁胺醇安全性好,虽然属于妊娠 C 类药物,但亦经常使用。其他短效及长效 β_2 受体激动剂(福莫特罗和沙美特罗)均属妊娠 C 类药物。而长效 β_2 受体激动剂对于正在应用吸入皮质激素的妊娠哮喘患者可作为首选的添加药物。对于那些应用中剂量吸入皮质激素控制不佳的哮喘孕妇和那些怀孕前对沙美特罗反应良好的中、重度哮喘孕妇,推荐应用沙美特罗。因为沙美特罗有效性和耐受性均远好于茶碱类,推荐应用沙美特罗代替茶碱类药物。色甘酸钠和奈多罗米钠均属于妊娠 B 类药物,但临床应用较少。茶碱类属妊娠 C 类药物,临床需慎用。总体来说,支气管哮喘的孕妇只要用药合理,完全能较好地控制哮喘,安全度过妊娠期。

4.特殊类型哮喘的治疗

(1)咳嗽变异性哮喘:咳嗽变异性哮喘的发病率逐年增高,目前慢性咳嗽的主要病因之一即是咳嗽变异性哮喘。咳嗽变异性哮喘目前被认为是一种特殊类型的哮喘或是支气管哮喘的早期阶段,咳嗽是其唯一或主要临床表现,无明显喘息、气促等症状或体征,但有气道反应性增高。临床主要表现为刺激性干咳,通常咳嗽比较剧烈,夜间咳嗽为其重要特征。感冒、冷空气、灰尘、油烟等容易诱发或加重咳嗽。其诊断标准:①慢性咳嗽,常伴有明显的夜间刺激性咳嗽。②支气管激发试验阳性,或呼气峰流速昼夜变异率>20%,或支气管舒张试验阳性。③支气管舒张剂治疗有效,且排除其他呼吸系统疾病。咳嗽变异性哮喘治疗原则与支气管哮喘治疗相同。大多数患者吸入小剂量糖皮质激素联合支气管舒张剂(β 受体激动剂或氨茶碱等)即可,或用两者的复方制剂如布地奈德/福莫特罗、氟替卡松/沙美特罗,必要时可短期服用小剂量糖皮质激素治疗。治疗时间多不少于 8 周。有报道抗白三烯受体拮抗剂治疗咳嗽变异性哮喘有效,但观察例数较少。

(2)难治性哮喘:目前对难治性哮喘的定义及诊断标准尚未完全统一。全球哮喘防治创议(GINA)将除外其他因素后,需要第 4 步(缓解药物如短效的 β_2 肾上腺素受体激动剂加 2 种或更多的控制药物如吸入型激素、抗白三烯类药等)及以上治疗,仍未达到可控制水平的哮喘患者,诊断为难治性哮喘。英国胸科学会(BTS)亦是以激素治疗后的临床反应作为主要诊断指标。BTS 认为,每日需要联合使用高剂量的吸入型糖皮质激素(丙酸倍氯米松≥800μg/d),长效的 β_2 肾上腺素受体激动剂并其他辅助治疗者,就称难治性哮喘患者。而美国胸科学会对难治性哮喘的描述为:在排除其他导致哮喘加重的因素后,符合一条以上的主要标准加 2 条次要标准即可诊断。主要标准为:①需要持续或接近持续(1 年中>50%的时间)使用口服激素治疗。②需要大剂量吸入型激素治疗,如倍氯米松>1 260μg/d,布地奈德>1 200μg/d,氟替卡松>880μg/d 等。次要标准为:①除需要持续使用激素治疗外,还需要使用长效 β_2 肾上腺素受体激动剂、茶碱或抗白三烯类药治疗。②每日或近乎每日均需要使用短效 β_2 肾上腺素受体激动剂缓解症状。③持续气道阻塞(FEV_1<80%预计值,每日 PEF 变异>20%)。④每年急诊就诊次数>1 次。⑤每年需要使用≥3 次的口服激素冲击治疗。⑥口服或吸入糖皮质激素减量≤25%症状立即恶化。⑦既往有濒死的哮喘发作史。这一定义从病史、治疗及肺功能方面进行评估,提供了明确的数据标准。治疗首先积极寻找病因和处理相关影响因素。临床医师们在处理所谓的"难治性哮喘"时,应首先明确该患者是否是支气管哮喘,还是由非支气管哮喘的气道疾病或其他系统疾病引起的喘息,比如心源性哮喘、慢性阻塞性肺病(COPD)、气道或纵隔肿瘤、变态反应性支气管肺曲霉菌病、肉芽肿性肺部疾病、声带功能障碍、闭塞性细支气管炎等。其次,需要对患者进行系统评价,排除各种影响因素如:过敏性鼻炎或鼻窦炎、胃食管反流、持续存在的吸入性过敏源等相关疾病。最后,更要除外患者因为不规范治疗而造成的"难治性哮喘"。只有在解决上述所列问题的基础之上才能通过调整药物来治疗难治性哮喘。难治性哮喘药物治疗的主要方法与支气管哮喘相同。近几年药物治疗方面有了一定的进展,如免疫抑制剂(如:环孢素、甲氨蝶呤、硫唑嘌呤等)可以通过干扰 T 淋巴细胞的传递通道而抑制其功能,对哮喘症状控制和提高患者生活质量有积极的作用。但是这些药物只有约 60% 的患者有效,且不能改善肺功能,毒副作用较大。抗 IgE 单克隆抗体例如奥马佐单抗,亦是有效治疗药物。2006 年 GINA 将奥马佐单抗作为哮喘规范化治疗的第 5 步用药,用于大剂量吸入型激素和联合治疗不能控制的重症哮喘和难治性哮喘。TNFa 的抑制剂依那西普通过抑制此类作用来治疗难治性哮喘,但有研究显示抗 TNFa 会增加患者患恶性肿瘤、重症感染和心力衰竭的机会,其在临床上的应用尚有一定的争论。抗 IL-5 单克隆抗体(如:美泊利单抗)通过有效降低血液及痰液中的嗜酸粒细胞水平,抑制其炎症反应来治疗难治性哮喘,该类药物具有较广阔的应用前景,但仍需进行大规模的临床试验。有报道表明大环内酯类抗生素对难治性哮喘亦有较好作用,它能显著改善难治性哮喘患者的气道炎症,其中非嗜酸细胞性哮喘患者获益最大。目前仍有一些新药如 IL-4Ra 拮抗剂、EDN-1 拮抗剂等在临床研究中。支气管热成型治疗主要通过向支气管壁释放射频能量,加热支气管壁,减轻平滑肌的肥厚,从而达到降低气道反应性、增加气流流速,明显改善哮喘症状,减少药物使用的目的。其可以作为难治性哮喘的治疗手段。另外还有康复治疗等有待于我们更进一步的研究。

四、支气管哮喘的管理

首先我们明确支气管哮喘是一种慢性气道疾病,目前无法根治,但是可以通过有效的管理,实现对支气管哮喘的良好控制。GINA 提出的哮喘治疗目标是:①有效控制急性症状并维持最轻的症状,最好是无任何症状。②防止哮喘的加重。③尽可能使肺功能维持在正常或接近正常水平。④保持正常活动(包括运动)的能力。⑤避免哮喘药物治疗的不良反应。⑥防止发生不可逆的气流受限。⑦防止哮喘死亡,降低哮喘病死率。而中华医学会呼吸分会哮喘防治指南提出成功的哮喘管理目标是:①达到并维持症状的控制。②维持正常活动,包括运动能力。③维持肺功能水平尽量接近正常。④预防哮喘急性加重。⑤避免因哮喘药物治疗导致的不良反应。⑥预防哮喘导致的死亡。两者的目标是相似的。而近年国际上多接受"获得理想的哮喘控制(GOAL)"全球多中心临床试验中所设定的完全控制和良好控制两种概念、两种标准。完全控制的标准是:没有白天症状、夜间觉醒、急性加重、急诊,不需要使用短效 β_2 受体激动剂,每日清晨最大呼气流速(PEF)≥80% 预计值,而且不出现与治疗相关的不良反应,不需要因此而改变治疗方案。良好控制的标准:没有夜间觉醒、急性加重、急诊治疗,而且没有与治疗相关的不良反应,但白天允许有轻度的症状,但白天症状积分>1 的天数≤2;按需使用短效 β_2 受体激动剂的频率每周≤2 天或≤4 次;每日清晨(PEF)≥80% 预计值,以上 3 项中符合 2 项再加上前面的必须达到的几项标准,就可评为达到良好控制。哮喘治疗目标和理想的哮喘控制之间是相互联系的而又含义不同的两个概念。哮喘的治疗目标是实现"对哮喘理想控制"的方向;而"哮喘的理想控制"是衡量患者的治疗是否有效、是否达到理想的目标。

要想达到哮喘的良好控制必须建立良好的医患关系。这是实现对哮喘有效的管理的首要措施。患者在专科医师的指导下对自己的哮喘治疗制定一个个体化的方案。这个方案包括自我监测、周期性评估、自我调整以期达到对哮喘的良好控制。其中又以对患者进行哮喘教育是最基本的环节。哮喘教育对各年龄段的哮喘患者都有作用。医患之间的良好沟通是提高患者后续治疗依从性的必要基础。促进沟通的关键因素为：建立亲和力（友好、幽默、关心），参与互动对话，鼓励和赞扬，同情、安慰、及时处理患者担心的所有问题，提供合适（个性化）的信息，树立共同目标等。对医院、社区、专科医师、全科医师及其他医务人员进行继续教育，通过培训哮喘管理知识，以提高他们与患者的沟通技巧，可以明显改善与患者的沟通效果，包括增加患者满意度、增进健康、减少卫生保健资源使用。

根据哮喘防治指南其中教育内容包括 10 点：①通过长期规范治疗能够有效控制哮喘。②避免触发、诱发因素方法。③哮喘的本质、发病机制。④哮喘长期治疗方法。⑤药物吸入装置及使用方法。⑥自我监测：如何测定、记录、解释哮喘日记内容：症状评分、应用药物、PEF、哮喘控制测试（ACT）变化。⑦哮喘先兆、哮喘发作征象和相应自我处理方法，如何、何时就医。⑧哮喘防治药物知识。⑨如何根据自我监测结果判定控制水平，选择治疗。⑩心理因素在哮喘发病中的作用。而教育方式包括：①初诊教育：是最重要的基础教育和启蒙教育，在初诊时，必须给哮喘患者提供以下信息：哮喘的诊断；现有治疗类型；建议患者进行特殊治疗干预的理由；避免接触哮喘症状触发因素的方法。给患者演示各种吸入装置，鼓励患者参与决定哪种吸入装置最适合自己。并预约复诊时间，提供教育材料。②随访教育和评价：是长期管理方法，评估最初疗效。定期评价及纠正吸入技术和监测技术，评价书面管理计划，理解实施程度，反复提供更新教育材料。③集中教育：定期开办哮喘学校、学习班、俱乐部、联谊会进行大课教育和集中答疑。④自学教育：通过阅读报纸、杂志、文章、看电视节目、听广播进行。⑤网络教育：通过中国哮喘联盟网、全球哮喘防治创议网等或互动多媒体技术传播防治信息。⑥互助学习：举办患者防治哮喘经验交流会。⑦定点教育：与社区卫生单位合作，有计划开展社区、患者、公众教育。⑧调动全社会各阶层力量宣传普及哮喘防治知识。

支气管哮喘的教育是一个长期的过程，需要各方面的协同合作，需要长效机制确保其有效运转。在教育过程中要特别重视以下关键点，首先是查明并避免危险因素的接触。因为很多哮喘的发作都有触发因素存在，比如说变应原、病毒感染、污染物、烟草烟雾、药物（如阿司匹林）等。早期确定致敏因素并防止患者进一步接触，是哮喘管理的重要部分。防病重于治病。其次是对病情的评估、治疗和监测。必须牢固建立评估哮喘控制、治疗以达到控制，以及监测以维持控制这样一个三位一体的循环过程，而且要反复强化直到形成习惯。

在评估哮喘控制方面，我们推荐一些经过临床验证的行之有效的哮喘控制评估工具，如：哮喘控制测试（ACT）、哮喘控制问卷（ACQ）、哮喘治疗评估问卷（ATAQ）等，也可用于评估哮喘控制水平。其中以哮喘控制测试（ACT）目前在临床上应用最为广泛。哮喘控制测试（ACT）是由 QUALITY MERIC（QM）经过临床试验发展而来。经过 2001～2002 年及 2002～2003 年两次大规模多中心临床观察，ACT 被确认为是监测和评估哮喘病情的有效工具。该表要求患者回忆近 4 周的情况并回答 5 个简单问题，ACT 所选择的这 5 项内容是对非控制哮喘最有预测性的：呼吸急促、急救药物的使用、哮喘对生活和工作的影响、夜间觉醒、患者对哮喘控制的标化等，每一项问题均采用 5 分标尺法评估。25 分为控制、20～24 分为部分控制、19 分以下为未控制，并不需要患者检查肺功能。哮喘控制测试（ACT）不仅易学易用，且适合中国国情。这些问卷不仅用于临床研究,还可以在临床工作中评估患者的哮喘控制水平,通过长期连续检测维持哮喘控制,尤其适合在广大的基层医疗机构推广。

哮喘的随访也有一定的要求。通常要求患者在初诊后 2～4 周回访,以后每 1～3 个月随访一次。出现哮喘发作时应及时就诊,发作后 2 周至 1 个月内进行回访。当患者已经处于规范化分级治疗期间,哮喘病情严重程度应根据哮喘的控制水平来判断。

随着对哮喘研究的深入,哮喘管理和随访的进一步规范,我们有理由相信哮喘是完全可以达到理想控制水平的。

第二节　慢性阻塞性肺

慢性阻塞性肺疾病(COPD)是一种具有气流受限为特征的可以预防和治疗的疾病。这种气流受限常呈进行性发展,并伴有肺部对有害尘粒或气体(吸烟)呈异常的炎症反应。尽管 COPD 影响肺,但同时对全身会产生影响,伴有显著的肺外效应,肺外效应与患者疾病的严重性相关。重视对 COPD 病因的干预可以预防 COPD 的发生,早期发现 COPD 和去除病因(如戒烟),可以预防 COPD 的进展。目前的治疗方法可以改善 COPD 的症状,也有一些研究的结果显示可以改善 COPD 的长期预后。

近年来,全球感染性疾病和心脑血管疾病的发病率呈现显著下降,而慢性阻塞性肺疾病发病率与病死率反而呈上升趋势。COPD 是全球的第四位死亡原因,预计到 2020 年将达到疾病负担第五位,并成为第三大死亡原因,国内外对 COPD 的研究及临床诊治日益重视。2001 年世界卫生组织制定了关于 COPD 的全球防治创议(GOLD),我国也于 2002 年制定了《慢性阻塞性肺疾病诊治规范》,2007 年我国又修订了慢性阻塞性肺疾病诊治指南,2009 年国际上更新了慢性阻塞性肺病全球创议(GOLD)修订版,于 2010 年 6 月英国国家卫生与临床优化研究所(NICE)更新英国慢性阻塞性肺疾病临床指南。

COPD 与慢性支气管炎和肺气肿关系密切。慢性支气管炎患者每年咳嗽、咳痰 3 个月以上,并连续 2 年,并能排除心、肺其他疾患而反复发作而能确诊。肺气肿是一种病理改变,指的是肺部终末细支气管远端气腔出现持久的扩张,包括呼吸性细支气管、肺泡管、肺泡囊和肺泡气腔增大,并伴有腔壁破坏性改变,而无明显的肺纤维化。COPD 患者咳嗽、咳痰常先于气流受限许多年出现;但不是所有的咳嗽、咳痰症状的患者均会发展为 COPD。当慢性支气管炎、肺气肿患者出现不能完全可逆的气流受限时,则能诊断为 COPD。如患者元气流受限,则不能诊断为 COPD,只能诊断为"慢性支气管炎"或者"肺气肿"。部分患者仅有不可逆气流受限改变而无慢性咳嗽、咳痰症状,根据肺功能的检测同样可以诊断为 COPD。

虽然哮喘与 COPD 都是慢性气道的炎症性疾病,但两者的发病机制不同,临床表现、治疗方法及其预后均不同。哮喘患者的气流受限具有显著的可逆性,是其鉴别于 COPD 的一个关键特征;但是,部分哮喘患者随着病程延长,可出现较明显的气道重塑和结构改变,导致气流受限,临床很难与 COPD 相鉴别。COPD 和哮喘常常可以发生于同一位患者。

病因明确或具有特异病理表现的气流受限性疾病,如支气管扩张症、肺结核纤维化病变、肺囊性纤维化、弥漫性泛细支气管炎以及闭塞性细支气管炎等,均不属于COPD范畴。

一、临床表现

1.症状

起病隐匿,慢性咳嗽咳痰为早期症状,冬季较重;病情严重者,咳嗽咳痰终年存在。通常咳少量黏液痰,部分患者在清晨较多;合并感染时痰量增多,呈脓性痰。早期无气短或呼吸困难,或者仅于劳力时出现,以后逐渐加重,严重者走平路甚至休息说话也感气短。部分患者尤其是重度患者有喘息,胸部紧闷感通常于劳力后发生。在疾病的进展过程中,可能会发生食欲减退、体重下降、肌肉萎缩和功能障碍、精神抑郁和焦虑等。

2.体征

COPD早期可以没有体征。随着疾病进展,可以出现胸廓形态异常,如胸部过度膨胀、前后径增加,肋间隙饱满,严重者如桶状胸;呼吸浅快、缩唇呼吸、下肢水肿、肝脏增大。心相对浊音界缩小或消失,肝上界下移,肺部叩诊可呈过度清音。两肺呼吸音语音减低,呼气时相延长,有时可闻干性啰音或者湿性啰音,心音遥远,剑突部心音较清晰响亮。

3.并发症

(1)慢性呼吸衰竭:常发生在COPD急性加重期或重度患者,症状明显加重,出现低氧血症和(或)高碳酸血症,可具有缺氧和二氧化碳潴留的临床表现。

(2)自发性气胸:如有突然加重的呼吸困难,并伴有明显的发绀或者胸痛,患侧肺部叩诊为鼓音,听诊呼吸音减弱或消失,应考虑并发自发性气胸,通过X线检查可以确诊。

(3)慢性肺源性心脏病:由于COPD肺病变引起肺血管床减少及缺氧致肺动脉痉挛、血管重塑,导致肺动脉高压、右心室肥厚扩大,最终发生右心功能不全。

(4)胃溃疡。

(5)睡眠呼吸障碍。

(6)继发性红细胞增多症。

4.实验室检查

(1)肺功能检查:肺功能目前仍然是判断气流受限的客观指标,对COPD的诊断、严重程度分级、预测疾病进展、预后及疗效等均有重要作用。气流受限通常是以FEV_1和FEV_1/FVC来确定。吸入支气管扩张剂后$FEV_1/FVC<70\%$者,可确定为气流受限,即可诊断COPD。FEV_1/FVC很敏感,轻度气流受限也可检出。实际FEV_1占预计值的百分比是气流受限分级指标,变异性小。COPD气流受限使肺总量(TLC)、功能残气量(FRC)和残气容积(RV)增高,肺活量(VC)减低。COPD者弥散功能也受损。

2009年版阻塞性肺病全球创议同时指出,随着年龄的变化,肺容量会有所改变。老年人存在轻微的COPD以及肺容量的下降都是正常的。而采用固定比率(FEV_1/FVC)作为肺功能参考值,会导致对老年人的过度诊断;对于年龄<45岁的个体,这一固定比率可能会导致诊断不足。

(2)影像学检查:

1)胸部X线摄片:COPD早期X线胸片可无明显变化,后期可出现肺纹理增多、紊乱等改变;典型X线征为肺过度充气,肺野透亮度增高,体积增大,胸腔前后径增长,肋骨走向变平,肋间隙增宽,横膈位置下移,膈肌穹窿变平。心脏悬垂狭长,肺门血管纹理呈残根状,肺野外周血管纹理纤细稀疏,也可见肺大疱形成。

2)胸部 CT 检查:早期 CT 检查比胸部 X 线摄片敏感,高分辨率 CT 对鉴别小叶中心型和全小叶型肺气肿及确定肺大疱的大小和数量有很高的特异性,对评估肺大疱切除术和外科减容手术等的效果有一定价值。

(3)血气分析:对确定 COPD 呼吸衰竭有重要价值。临床中可以出现动脉血 $PaO_2 < 8kPa$(60mmHg)或伴动脉血 $PaCO_2 > 6.65kPa$(50mmHg)。是呼吸衰竭治疗中临床重要的监测指标。

(4)其他实验室检查:血常规对评判合并感染和红细胞增多症有价值。细菌培养等微生物检查对确定致病微生物有意义。

二、诊断和鉴别诊断

(一)全面采集病史进行评估

诊断 COPD 时,首先应全面采集病史,包括症状、既往史和系统回顾、接触史。症状包括慢性咳嗽、咳痰、气短。既往史和系统回顾应注意除外哮喘、变态反应性疾病、感染及其他呼吸道疾病史,如结核病史;COPD 和呼吸系统疾病家族史;COPD 急性加重和住院治疗病史;有相同危险因素(吸烟)的其他疾病,如心脏、外周血管和神经系统疾病;不能解释的体重下降;其他非特异性症状,喘息、胸闷、胸痛和晨起头痛;要注意吸烟史(以包年计算)及职业、环境有害物质接触史等。

(二)诊断

COPD 的诊断应根据临床表现、危险因素接触史、体征及实验室检查等资料综合分析确定。考虑 COPD 的主要症状为慢性咳嗽、咳痰、气急、气促、气短、喘息和(或)呼吸困难等,生活质量逐渐下降,常常受各种诱因诱发急性发作。COPD 患病过程应有以下特征:①吸烟史:多有长期较大量吸烟史或者被动吸烟史。②职业性或环境有害物质接触史:如较长期粉尘、烟雾、有害颗粒或有害气体接触史。③家族史:COPD 有家族聚集倾向。④发病年龄及好发季节:多于中年以后发病,症状好发于秋冬寒冷季节,常有反复呼吸道感染及急性加重史。随病情进展,急性加重愈见频繁。⑤慢性肺源性心脏病史:COPD 后期出现低氧血症和(或)高碳酸血症,可并发慢性肺源性心脏病和右心衰竭。存在不完全可逆性气流受限是诊断 COPD 的必备条件。肺功能测定指标是诊断 COPD 的金标准。用支气管舒张剂后 FEV1/FVC<70% 可确定为不完全可逆性气流受限。凡具有吸烟史及(或)环境职业污染接触史及(或)咳嗽、咳痰或呼吸困难史者均应进行肺功能检查。COPD 早期轻度气流受限时可有或无临床症状,提高认识和开展肺功能检查是早期发现 COPD 的重要措施。胸部 X 线检查有助于确定肺过度充气的程度及与其他肺部疾病鉴别。部分早期 COPD 可以完全没有症状。单纯依据临床表现容易导致漏诊。

(三)鉴别诊断

COPD 应与支气管哮喘、支气管扩张症、充血性心力衰竭、肺结核等鉴别。与支气管哮喘的鉴别有时存在一定困难。COPD 多于中年后起病,哮喘则多在儿童或青少年期起病;COPD 症状缓慢进展,逐渐加重,哮喘则症状起伏大;COPD 多有长期吸烟史和(或)有害气体、颗粒接触史,哮喘则常伴过敏体质、过敏性鼻炎和(或)湿疹等,部分患者有哮喘家族史;COPD 时气流受限基本为不可逆性,哮喘时则多为可逆性。

然而,部分病程长的哮喘患者已发生气道重塑,气流受限不能完全逆转;而少数COPD患者伴有气道高反应性,气流受限部分可逆。此时应根据临床及实验室所见全面分析,必要时作支气管舒张试验和(或)峰流速(PEF)昼夜变异率来进行鉴别。在少部分患者中这两种疾病可以重叠存在。吸烟史(以包年计算)及职业、环境有害物质接触史。

(四)分级

1.严重程度分级

按照病情严重度COPD分为4级(表2-4)。分级主要是依据气流受限的程度,同时参考心肺功能状况。FEV_1/FVC 是诊断气流阻塞的敏感指标,目前的各种指南均采用GOLD提出的吸入支气管扩张剂后 $FEV_1/FVC<70\%$ 这一固定值为标准,同时可以避免COPD的过度诊断。气流受限是诊断COPD的主要指标,同时也反映了病理改变的严重程度。由于 FEV_1 下降与气流受限有很好的相关性,因此 FEV_1 的变化是分级的主要依据。而且随着 FEV_1 降低,病死率增高。但是依据 FEV_1 变化分级也有其局限性,FEV_1 相同的患者往往有不同的临床表现,气急、健康状况、运动耐力、急性加重均不同。

表2-4　COPD严重度分级

分级	特征
0级(高危)	肺功能在正常范围
	有慢性咳嗽咳痰症状
Ⅰ级(轻度)	$FEV_1/FVC<70\%$
	$FEV_1\geqslant80\%$ 预计值
	有或无慢性咳嗽咳痰症状
Ⅱ级(中度)	$FEV_1/FVC<70\%$
	$50\%\leqslant FEV_1<80\%$ 预计值
	有或无慢性咳嗽咳痰症状
Ⅲ级(重度)	$FEV_1/FVC<70\%$
	$30\%\leqslant FEV_1<50\%$ 预计值
	有或无慢性咳嗽咳痰症状
Ⅳ级(极重度)	$FEV_1/FVC<70\%$
$FEV_1<30\%$ 预计值或 $FEV_1\geqslant50\%$ 预计值	

注:FEV_1 是指吸入支气管舒张剂之后的测定值。

2.其他分级方法

COPD影响患者不仅与气流受限程度有关,还与出现的临床症状严重程度、营养状态以及并发症的程度有关。GOLD引入了多种参数对COPD进行全面评估。

BMI等于体重(kg)除以身高(m)的平方,BMI<21kg/m² 的COPD患者病死率增加。

功能性呼吸困难分级:可用呼吸困难量表来评价:0级:除非剧烈活动,无明显呼吸困难;1级:当快走或上缓坡时有气短;2级:由于呼吸困难比同龄人步行得慢,或者以自己的速度在平地上行走时需要停下来呼吸;3级:在平地上步行100m或数分钟后需要停下来呼吸;4级:明显的呼吸困难而不能离开房屋或者当穿脱衣服时气短。

BODE指数:如果将FEV1作为反映气流阻塞(obstruction)的指标,呼吸困难(dyspnea)分级作为症状的指标,BMI作为反映营养状况的指标,再加上6min步行距离作为运动耐力(exercise)的指标,将这4方面综合起来建立一个多因素分级系统(BODE指数),作者将4个指标根据严重程度依次评分,归纳后的综合评分以10分划分。分值低者,患者症状轻;分值高者,患者症状重;生存者分值低,死亡者分值高,两者有显著差异,COPD患者死亡与BODE指数高分值相关。因而认为BODE指数可比FEV1更好地预测患者的全身情况、生活质量和病死率,反映COPD的预后。

生活质量评估:广泛应用于评价COPD患者的病情严重程度、药物治疗的疗效、非药物治疗的疗效(如肺康复治疗、手术)和急性发作的影响等。生活质量评估还可用于预测死亡风险,而与年龄、FEV_1及体重指数无关。

3.分期

COPD病程可分为急性加重期与稳定期。COPD急性加重期是指患者出现超越日常状况的持续恶化,并需改变基础COPD的常规用药者,通常在疾病过程中,患者短期内咳嗽、咳痰、气短和(或)喘息加重,痰量增多,呈脓性或黏脓性,可伴发热等炎症明显加重的表现。COPD患者每年急性加重平均次数>3次/年(3~8次/年),为频繁加重;平均加重次数<3次/年(0~2次/年),为非频繁加重。频繁加重患者需住院治疗的比例显著高于非频繁加重者(43% vs 11%)。COPD病史越长,每年发生急性加重次数越多,频繁的急性加重显著降低患者生活质量。频繁的急性加重提高COPD患者病死率。

稳定期则指患者咳嗽、咳痰、气短等症状稳定或症状轻微。气流受限的基本特征持续存在,如果不作长期有效的防治,肺功能将进行性恶化。此外长期咳嗽排痰不畅,容易引起细菌繁殖,导致急性加重期发作更频繁和更严重,最终使慢阻肺的病情加速恶化。

三、治疗

COPD治疗计划包括4个部分:①疾病的评估和监测。②减少危险因素。③稳定期的治疗。④加重期的治疗。

预防COPD的产生是根本,但进行有效的治疗在临床中举足轻重,合理的治疗能够得到如下效果:①减轻症状,阻止病情发展。②缓解或阻止肺功能下降。③改善活动能力,提高生活质量。④降低病死率。⑤预防和治疗并发症。⑥预防和治疗急性发作。

COPD的防治包括如下方面。

(一)减少危险因素,预防疾病进展

确定危险因素,继而减少控制这些危险因素是所有疾病预防和治疗的重要途径。COPD的危险因素包括:吸烟、职业粉尘和化学物质、室内外空气污染和刺激物等。

(二)COPD稳定期治疗

COPD 稳定期是相对的稳定,本质上炎症是进行性发展的。因此,COPD 稳定期治疗应该强调以下观点:①COPD 强调长期规范治疗,应该根据疾病的严重发展,逐步增加治疗,哮喘治疗中强调降阶梯治疗的方法不适合于 COPD。COPD 稳定期强调整体治疗,慢阻肺全球倡议据此提出根据病情轻重,应用支气管舒张剂和抗炎剂的阶梯治疗方案。②如果没有明显的副作用或病情的恶化出现,应该继续在同一水平维持长期的规律治疗。③不同患者对治疗的反应不同,应该随访观察,及时地调整治疗方案。

1.教育与管理

(1)教育与督促患者戒烟和防止被动吸烟,远离有毒有害空气,迄今能证明有效延缓肺功能进行性下降。欧洲国家推荐,除非有禁忌证,应当为计划戒烟的 COPD 患者适当提供尼古丁替代治疗(NRT)、伐尼克兰或安非他酮,并酌情给予支持项目以优化戒烟率。

(2)教育要以人为本,形式多样,注意个体化,循序渐进,不断强化,逐渐深入和提高,将 COPD 的病理生理与临床基础知识传授给患者。

(3)掌握一般和部分特殊的治疗方法,学会如何尽可能减轻呼吸困难症状。

(4)学会自我控制病情,合理地锻炼,如腹式呼吸及缩唇呼吸锻炼等,增强体质,提高生活质量。

(5)了解赴医院就诊的时机。

(6)社区医生定期随访指导管理,建立健全定期预防和评估制度。

(7)自我管理和评估是一个有机整体,COPD 患者每人每年至少应测定 1 次全套肺功能,包括 FEV_1、肺活量、深吸气量、残气量、功能残气量、肺总量和弥散功能,以便了解肺功能下降的规律,预测预后和制定长期治疗方案。

(8)临终前有关事项。

2.控制职业性或环境污染

避免或防止职业粉尘、烟雾及有毒有害气体吸入。

3.药物治疗

COPD 稳定期炎症仍在进行,药物治疗可以控制症状和预防急性加重,减少急性加重的发生频次和降低发作的严重程度,提高运动耐力和生活质量。

(1)支气管舒张剂:支气管舒张剂是控制 COPD 症状的主要药物(A 类证据),可以松弛支气管平滑肌、扩张支气管、缓解气流受限。还可以改善肺的排空,减少肺动态充气过度,提高生活质量。短期按需应用可缓解症状,长期规律应用可预防和减轻症状,增加运动耐力,但不能使所有患者的 FEV_1 都得到改善。而且有时这些改变与 FEV_1 的改善并不相匹配。长期规律应用支气管舒张剂不会改变 COPD 肺功能进行性下降这一趋势。与口服药物相比,吸入剂不良反应小,因此多首选吸入治疗。

支气管舒张剂主要有 β_2 受体激动剂、抗胆碱药及甲基黄嘌呤类。短效支气管舒张剂较为便宜,但是规律应用长效支气管舒张剂,不仅方便,而且效果更好(A 类证据)。如何选择或者如何联合用药,取决于药物是否可以获得以及不同个体的反应。联合用药可增强支气管舒张作用、减少不良反应。短期按需使用支气管舒张剂可缓解症状,长期规律使用可预防和减轻症状。β_2 受体激动剂、抗胆碱药物和(或)茶碱联合应用,肺功能与健康状况可获得进一步改善。

1)β₂ 受体激动剂:β₂ 受体激动剂主要作用于支气管黏膜上的 β₂ 肾上腺素能受体,扩张支气管,按作用时间持续长短可分为两大类,即短效 β₂ 激动剂,主要用于轻度 COPD 作按需短期使用。长效 β₂ 激动剂(LABA),可用于中度以上 COPD 长期治疗,或用于糖皮质激素联合治疗。按照起效时间和持续时间将 β₂ 激动剂分为 4 类:①起效快,作用时间长:如吸入型富马酸福莫特罗干粉吸入剂,4.5μg/喷。②起效较慢作用时间长:如沙美特罗粉吸入剂,50μg/喷。③起效慢,作用时间短:如口服特布他林,口服沙丁胺醇,口服福莫特罗等。④起效快,作用时间短:如吸入型特布他林,包括气雾剂(250μg/喷)和沙丁胺醇,包括气雾剂 100μg/喷,主要有沙丁胺醇数分钟内开始起效,15～30min 达到峰值,维持疗效 4～5h,主要用于缓解症状,按需使用。福莫特罗、沙美特罗为长效定量吸入剂,作用持续 12h 以上。福莫特罗为完全受体激动剂,速效长效,吸入后 1～3min 迅速起效,常用剂量为 4.5～9μg,每日 2 次。副作用:可引起心动过速、心律失常、骨骼肌震颤和低钾血症(尤其是与噻嗪类利尿剂合用时)。另外,静息状态下可使机体氧耗量增加,血 PaO_2 可能有轻度下降。虽然对于 β₂ 激动剂和远期预后的关系,在很多年前就已提出了质疑,但目前的研究表明:长期使用 β₂ 激动剂不会加速肺功能的进行性下降,也不会增加病死率,更不能改变肺功能长期下降的趋势(A 级证据)。

2)抗胆碱药:主要品种有溴化异丙托品(ipratropium)和噻托溴铵(tiotropium 商品名思力华),可阻断 M 胆碱受体。定量吸入时开始作用时间比沙丁胺醇等短效 β₂ 受体激动剂慢,但持续时间长,30～90min 达最大效果。维持 6～8h,剂量为每次 40～80μg(每喷 20μg),每日 3～4 次。该药不良反应小,长期吸入可改善 COPD 患者健康状况。噻托溴铵选择性地作用于 M_3 和 M_1 受体,为长效抗胆碱药,作用长达 24h 以上,吸入剂量为 18μg,每日 1 次。长期吸入可增加深吸气量,减低呼气末肺容积,进而改善呼吸困难、提高运动耐力和生活质量,也可减少急性加重频率。对于长效抗胆碱能药物噻托溴铵的疗效,2009 版 GOLD 的一项大规模、长期临床试验证实,在其他标准治疗中加入噻托溴铵,并未能对肺功能减退比率产生影响,并且也没有心血管风险的证据。

3)茶碱类药物:茶碱是甲基黄嘌呤的衍生物,主要有氨茶碱、喘定、多索茶碱等。它是一种支气管扩张剂,可直接作用于支气管,松弛支气管平滑肌。茶碱的支气管扩张作用部分是由于内源性肾上腺素与去甲肾上腺素释放的结果。茶碱能增强膈肌收缩力,增强低氧呼吸驱动,降低易疲劳性,因此有益于改善呼吸功能。尚有微弱舒张冠状动脉、外周血管和胆管平滑肌作用;有轻微增加收缩力和轻微利尿作用。另外,还有某些抗炎作用,对 COPD 有一定效果。血茶碱浓度>5mg/L 即有治疗作用,安全的血药浓度范围在 6～15mg/L。血茶碱浓度>15～20mg/L,早期多见的有恶心、呕吐、易激动、失眠,心动过速、心律失常,血清中茶碱超过 40μg/mL,可发生严重的不良反应。地尔硫革、维拉帕米、西咪替丁、大环内酯类和氟喹诺酮类等药物可增高其血药浓度或者增加其毒性。

对于 COPD 患者,茶碱能增强常规剂量的吸入 β₂ 激动剂沙丁胺醇、沙美特罗、福莫特罗或溴化异丙托品等的作用。能够显著地提高吸入制剂所形成的 FEV_1 峰谷水平、改善症状。联合治疗的效果优于单独使用异丙托品或联合使用茶碱及沙丁胺醇。

4)糖皮质激素:COPD 炎症存在于疾病各阶段,即使在疾病早期同样有炎症存在。COPD炎症越重,病情越重。肺部炎症通过全身炎症,引起全身效应。糖皮质激素可以减少细胞因子、C反应蛋白、炎症细胞的产生。糖皮质激素可以减轻气道黏膜的炎症、水肿及分泌物亢进；上调 β_2 肾上腺受体激动剂的敏感性，降低气道高反应性；减少气流受限，减少治疗失败率，减少复发率，推迟并发症的产生，延长患者生命。长期规律的吸入糖皮质激素较适用于 FEVl< 50%预计值伴有临床症状而且反复加重的 COPD 患者，治疗中能够获得良性的肺功能反应，改善生活质量。但是，COPD 稳定期长期应用糖皮质激素吸入治疗并不能阻止其 FEV_1 自然降低的趋势。这一治疗可减少急性加重频率，减少急诊发生率，减少住院率，减少住院患者的住院天数，改善生活质量。联合吸入糖皮质激素（ICS）和 β_2（LABA）受体激动剂，比各自单用效果好，其协同作用机制在于 LABA 和 ICS 两者的作用部位不同（LABA 主要作用于平滑肌细胞，而 ICS 则主要针对于气道上皮细胞及炎性细胞等）和作用方式不同（ICS 以针对气道炎症方面为主，LABA 以针对平滑肌功能异常为主），因此决定了两者在治疗方面具有互补的作用。同时，在分子水平上，两者又具有协同效应目前已有福莫特罗/布地奈德、氟地卡松/沙美特罗两种联合制剂。主张沙美特罗/氟地卡松用 50/500μg 剂型。联合吸入治疗可以改善 FEV_1<60%患者肺功能减退的比率，但是联合治疗也有增加肺炎的可能性，并且对患者病死率并无显著影响。不推荐Ⅲ级和Ⅳ级患者长期口服糖皮质激素治疗。

5)祛痰药（黏液溶解剂）：COPD 气道内可产生大量黏液分泌物，容易继发感染，并影响气道通畅，应用祛痰药似有利于气道痰液排出，改善通气。常用药物有盐酸氨溴索能使痰液中酸性糖蛋白减少，从而降低痰液稠度，易于咯出；还能刺激黏膜反射性增加支气管腺体分泌，使痰液稀释。乙酰半胱氨酸可使痰液中糖蛋白多肽链的二硫键断裂，对脱氧核糖核酸纤维也有裂解作用。故对白色黏痰或脓痰均能起溶解效应，使痰液黏度下降，易于咯出。并且还有抗炎以及抗脂质过氧化作用。桃金娘油，有较好的综合作用：调节气道分泌，增加浆液比例，恢复黏液清除功能；碱化黏液，降低其黏度；刺激纤毛运动，加快黏液运送；有一定抗炎和杀菌作用。此外，高渗氯化钠溶液（2%～3%）和高渗碳酸氢钠溶液（2%～7%）雾化吸入也可稀化痰液、降低黏滞度，促进痰液外排。

(2)抗氧化剂：COPD 气道炎症使氧化负荷加重，加重 COPD 的病理、生理变化，反过来对炎症和纤维化形成起重要作用。应用抗氧化剂谷胱甘肽（GSH）、N-乙酰半胱氨酸、维生素 C、维生素 E 及胡萝卜素等可降低疾病反复加重的频率。但目前尚缺乏长期、多中心临床研究结果，有待今后进行严格的临床研究考证。

(3)免疫调节剂：能提高免疫力，降低呼吸道感染的机会，临床常用药物有胸腺素、核酪注射液、卡介苗，对降低 COPD 急性加重严重程度可能具有一定的作用。

(4)替代治疗：有严重 α_1 抗胰蛋白酶缺乏的患者，可进行替代治疗，对 COPD 稳定期治疗有一定作用。需每周静脉注射该酶制剂，但价格较高。

(5)疫苗：流感疫苗可减少 COPD 患者的严重程度和死亡。肺炎球菌疫苗含有 23 种肺炎球菌荚膜多糖，已在 COPD 患者中应用，但尚缺乏有力的临床观察资料。慢性阻塞性肺病患者应每年接种流感疫苗，每 6 年接种一次肺炎球菌疫苗。

(6)中医治疗：辨证施治是中医治疗的基本原则，对 COPD 的治疗亦有相当疗效。具有祛痰、支气管舒张、免疫调节等作用。

(7)其他用药：白三烯拮抗剂，磷酸二酯酶 4 抑制剂，可能有一定疗效。

4.氧气治疗

COPD长期家庭氧疗适应证:慢性呼吸衰竭稳定期,睡眠型低氧血症,运动型低氧血症。

长期家庭氧疗(LTOT)对具有慢性呼吸衰竭的患者可延长稳定期COPD患者生存期;减轻呼吸困难;增强运动能力;提高生活质量;降低肺动脉压;改善血流动力学、血液学特征、肺生理和精神状态。

长期家庭氧疗应在Ⅳ级(极重度)COPD患者应用,具体指征为血气分析:①$PaO_2 \leqslant$ 7.3kPa(55mmHg)或动脉血氧饱和度(SaO_2)$\leqslant 88\%$,伴有或没有高碳酸血症。②PaO_2 7.3~ 8kPa(55~60mmHg),或$PaO_2 < 89\%$,并有肺动脉高压、心力衰竭水肿或红细胞增多症(血细胞比容>0.55)。长期家庭氧疗一般是经鼻导管吸氧,低流量1.0~2.0L/min,吸氧持续时间每日15h。长期氧疗的目的是使患者在海平面水平,静息状态下,达到$PaO_2 \geqslant 8kPa$(60mmHg)和(或)使PaO_2升至90%以上,这样才可维持重要器官的功能,保证周围组织的氧供。一般氧疗4~6周后,因缺氧引起肺动脉痉挛而导致的肺动脉高压可以获得缓解。

5.康复治疗

康复治疗可以帮助重症患者改善活动能力、提高生活质量,是COPD患者一项重要的治疗措施。它包括:①呼吸生理治疗,协助患者咳嗽咳痰,促进分泌物排出。缩唇呼吸促进气体交换,以及避免快速浅表的呼吸以帮助克服急性呼吸困难等措施。②肌肉训练,步行、登楼梯、踏车、腹式呼吸增强膈肌功能,全身运动提高肌肉的协调性。③营养支持,合理营养,合理饮食结构,避免高碳水化合物饮食和过高热量摄入,防止过多的二氧化碳产生,达到理想体重。④精神治疗和教育等多方面措施。

6.手术治疗

手术的总体疗效为术后长达24个月内,术后肺活量、患者的氧分压(PaO_2)得以提高,6min行走距离增加,运动平板测试期间氧气使用减少。此外,手术还可减少患者静息、用力及睡眠状态下氧气的使用。

(1)肺大疱切除术:肺大疱压迫肺组织,挤压正常的肺组织影响通气,加重患者的负担,应行外科手术治疗,肺大疱在有指征的患者,术后可减轻患者呼吸困难的程度并使肺功能得到改善。术前胸部CT检查、动脉血气分析及术前评估是手术成败的关键。手术的原则是既要切除肺大疱、解除压力,又要尽可能保存有功能的肺组织。

(2)肺减容术(Lung volume reduction surgery,LVRS):单肺减容术和双肺减容术都有疗效,双肺减容术比单肺减容术效果更佳。通过切除部分通气换气效率低下的肺组织,减少肺过度充气,使得压缩的肺组织通气血流比得以改善,减少做功,提高患者通气换气效率,提高生活质量,但无延长患者寿命的证据。主要适应于上叶明显非均质性肺气肿,康复训练运动能力得到改善极少的部分患者。

(3)肺移植术:国外自1983年肺移植成功后,至今已做了各种肺移植术1万余例,已经积累了丰富的经验,手术技术基本成熟,我国虽然起步晚,但发展迅速。

肺移植术适合于COPD晚期。选择的患者年龄不超过55~60岁,肺功能差,活动困难,在吸氧状态下能参加室内活动,无心、脑、肝、肾疾病,$FEV_1 < 25\%$预计值,$PCO_2 \geqslant 7.3kPa$ (55mmHg),预计自身疾病存活期不足1~2年。肺移植术可改善生活质量,改善肺功能,但寻

找供体困难,且术后存在排斥反应,终身需用免疫抑制剂,并长期测血药浓度,还要随时预防肺部感染等,费用高。闭塞性支气管炎是术后的主要并发症,一年术后生存率 80%,5 年术后生存率 50%,10 年生存率 35%。

肺移植禁忌证:左心功能严重不全,冠心病,不可逆的肝肾病变,HIV(+);明显的肺外全身性疾病又无法治疗的;活动性肺外感染,又不能治愈的。

(4)慢性阻塞性肺病并发自发性气胸的胸腔镜治疗:慢性阻塞性肺病并发自发性气胸临床处理不当有较高的病死率,经胸腔镜手术治疗可提高治愈率,治愈率可达 90%。且并发症少,手术安全可靠。

胸腔镜辅助下小切口手术治疗自发性气胸、肺大疱,小切口具有等同于 VATS 创伤性小、并发症少、美观及恢复快的优点,且可以降低手术费用及缩短手术时间。

(三)COPD 急性加重期的治疗

1.确定 COPD 急性加重的原因

确定引起 COPD 加重的原因对确定治疗方案有很大的作用。COPD 急性加重的原因包括支气管—肺部感染、肺不张、胸腔积液、气胸、心律失常、左心功能不全、电解质紊乱、代谢性碱中毒、肺栓塞等,而且这些原发的疾病又酷似 COPD 急性发作的症状,需要仔细鉴别。2009年版 GOLD 强调了 COPD 急性加重与肺栓塞的鉴别诊断。认为,对于急性加重患者,如果症状严重到需要入院治疗,就应该考虑肺栓塞的诊断,特别是对于那些肺栓塞概率为中度到高度的患者。

2.非住院治疗

COPD 频繁加重严重影响患者的生活质量,并显著提高患者的病死率。对于对 COPD 加重早期进行干预,可以降低住院费用,缩短住院时间,减慢肺功能的下降,减少发病的频度。

轻症患者可以在院外治疗,但应根据病情变化,决定继续院外治疗还是送医院治疗。COPD 加重期的院外治疗包括适当增加支气管舒张剂的剂量及增加使用频次。如果未曾使用过抗胆碱能药物,可以使用短效的异丙托溴铵或长效的噻托溴铵吸入治疗。对较重的患者,可以用大剂量的雾化吸入治疗。如沙丁胺醇 2 500μg,异丙托溴铵 500μg,或沙丁胺醇 1000μg 加异丙托溴铵 250~500μg 雾化吸入,每日 2~4 次。静脉或者口服使用糖皮质激素对加重期重症治疗有效,可迅速缓解病情和恢复肺功能。基础肺功能 FEVl<50%预计值的患者,应同时使用支气管舒张剂,并且口服泼尼松龙每日 30~40mg,连续用 7~10 日。吸入支气管舒张剂(特别是吸入 β_2 激动剂加用或不加用抗胆碱能药)和口服糖皮质激素是有效治疗 COPD 急性加重的手段(证据 A)。糖皮质激素联合长效 β_2 受体激动剂雾化吸入是理想的治疗方法,尤其是 3~5 日之后全身激素已发挥效果。对于中重度 COPD 急性加重并需要入院治疗的患者,雾化吸入布地奈德 8mg/d 与静脉应用泼尼松龙 40mg/d 的疗效相当。吸入激素治疗是最佳的序贯治疗方法是一种有效、安全的替代全身性激素治疗 COPD 急性加重的方法,FEV_1、PaO_2 改善速度较快,对血糖影响较小。患 COPD 病程越长,每年加重的次数越频繁,COPD 症状加重期及并发症常怀疑与感染有关,或者咳痰量增多并早脓性时应及早给予抗感染治疗。选择抗生素可以依据常见的致病菌或者患者经常复发时的细菌谱,或者结合患者所在地区致病菌及耐药流行情况,选择合适的抗生素。

3.住院治疗

COPD 急性加重病情严重者需住院治疗。COPD 急性加重到医院就诊或住院治疗的指征:①症状显著加剧,如突然出现的静息状况下呼吸困难。②出现新的体征或原有体征加重(如发绀、外周水肿)。③新近发生的心律失常。④有严重的伴随疾病。⑤初始治疗方案失败。⑥高龄 COPD 患者的急性加重。⑦诊断不明确。⑧院外治疗条件欠佳或治疗不力。

COPD 急性加重收大重症监护病房(ICU)治疗的指征:①严重呼吸困难且对初始治疗反应不佳。②精神障碍,嗜睡,昏迷。③经氧疗和无创性正压通气(NIPPV)后,低氧血症[PaO_2<6.65kPa(50mmHg)]仍持续或呈进行性恶化,和(或)高碳酸血症[$PaCO_2$>9.31kPa(70mmHg)]无缓解甚至有恶化,和(或)严重呼吸性酸中毒(pH<7.30)无缓解,甚至恶化。

COPD 加重期主要的治疗方案如下。

(1)保持气道通畅:清除口腔或气道的分泌物,部分患者痰多严重阻塞气道需要气管插管或者气管切开。

(2)控制性氧疗:及早氧疗是治疗 COPD 加重者的最重要的手段。应根据患者缺氧的严重程度确定给氧的浓度,如果患者发绀,呼吸微弱,或者低氧血症导致意识不清或者昏迷,应给予高浓度吸氧,达到氧合水平[PaO_2>8kPa(60mmHg)或 Sao_2>90%]。对待 CO_2 潴留及呼吸性酸中毒的患者,应该控制吸氧的浓度,防止高浓度氧疗导致低氧对呼吸中枢的刺激减少,引起呼吸抑制导致 CO_2 潴留进一步加重。氧疗 30min 后应观察病情的变化、复查动脉血气,适时调整氧疗浓度。

(3)抗生素治疗:COPD 急性加重除了与劳累心功能衰竭等有关外,主要由感染引起,AlbertoPapi 等研究表明,在 COPD 重度急性加重患者中,感染因素占 78%,其中细菌感染占29.7%,病毒感染占 23.4%,混合感染占 25%,非感染因素占 22%。常见的细菌有肺炎链球菌、流感嗜血杆菌、卡他莫拉菌和支原体衣原体等,治疗初始,尚无微生物药物敏感试验结果。当怀疑是有感染引发急性加重时,应结合当地区常见致病菌类型及耐药流行趋势和药物敏感情况尽早选择敏感抗生素。获得微生物药物敏感性资料后,应及时根据细菌培养及药敏试验结果调整抗生素。肺炎链球菌对青霉素相对耐药,提高剂量有时能获得治疗效果。第二、三代头孢菌素以及高剂量阿莫西林、阿莫西林/克拉维酸等对大多数中度敏感肺炎链球菌有效。高耐药菌株可选择喹诺酮类(如左氧氟沙星、莫西沙星)或其他类抗生素;流感嗜血杆菌对氨苄西林耐药,可选择喹诺酮类药物治疗。通常 COPD Ⅰ级或Ⅱ级患者急性加重时,主要致病菌多为肺炎链球菌、流感嗜血杆菌及卡他莫拉菌。Ⅲ级及Ⅳ级的 COPD 急性加重时,除以上述细菌外,还可以有肠杆菌科细菌、铜绿假单胞菌及耐甲氧西林金黄色葡萄球菌。发生铜绿假单胞菌的危险因素有:近期住院、频繁应用广谱抗生素、既往有铜绿假单胞菌寄植的历史等。酶抑制剂的复方制剂、第四代头孢菌素、碳青霉烯类联合氨基糖苷类或喹诺酮类是常规推荐的治疗方案。抗菌治疗应尽可能将细菌负荷降低到最低水平,以延长 COPD 急性加重的间隔时间。长期应用广谱抗生素和糖皮质激素易继发深部真菌感染,应密切观察真菌感染的临床征象并采用防治真菌感染措施。

为了合理经验性选择抗生素,也有将 COPD 急性加重(AECOPD)患者按病情严重程度分为 3 组,A 组:轻度加重,无危险因素者。主要病原菌为肺炎链球菌、流感嗜血杆菌、卡他莫拉菌、肺炎支原体和病毒;B组:中度加重,有危险因素。主要病原菌为A组中的病原菌及其耐药菌(产β内酰胺酶细菌、耐青霉素酶的肺炎链球菌)和肠杆菌科(肺炎克雷伯菌、大肠埃希菌、变形杆菌及肠杆菌属等);C组:重度加重,有铜绿假单胞菌感染的危险因素。主要病原菌在B组基础上加铜绿假单胞菌。

(4)支气管舒张剂:解除气道痉挛,改善通气功能,可选择短效速效或长效速效 β_2 受体激动剂。若效果不显著,加用抗胆碱能药物(为异丙托溴铵,噻托溴铵等)。对于较为严重的 COPD 加重者,还可考虑静脉滴注茶碱类药物。β_2 受体激动剂、抗胆碱能药物及茶碱类药物的作用机制不同,药代学及药动学特点不同,且分别作用于不同大小的气道,所以联合应用可获得更大的支气管舒张作用,并且可减少单一药物较大剂量所产生的副作用。

(5)糖皮质激素:糖皮质激素治疗 COPD 加重期疗效显著,宜在应用支气管舒张剂基础上,同时口服或静脉滴注糖皮质激素,激素的应用与并发症减少相关。口服泼尼松 30~40mg/d,连续 7~10d 后逐渐减量停药。也可以静脉给予甲泼尼龙 40mg,每日 1 次,3~5d 后改为口服。或者给予雾化吸入糖皮质激素。

(6)机械通气:无创正压机械通气(non-invasive positive pressure ventilation,NPPV)。COPD 患者呼出气流受限,肺泡内残留的气体过多,呼气末肺泡内呈正压,称为内源性呼气末正压(intrinsic positive end-expiratory pressure,PEEPi),增大了吸气负荷,肺容积增大压迫膈肌影响膈肌收缩,辅助呼吸肌参与呼吸,而且增加了氧耗量。部分患者通气血流比改变,肺泡弥散功能下降。COPD 急性加重时上述异常进一步加重,氧耗量和呼吸负荷显著增加,超过呼吸肌自身的代偿能力使其不能维持有效的肺泡通气,从而造成缺氧及 CO_2 潴留,严重者发生呼吸衰竭。应用机械通气的主要目的包括:改善通气和氧供,使呼吸肌疲劳得以缓解,通过建立人工气道以利于痰液的引流,在降低呼吸负荷的同时为控制感染创造条件。

NPPV 通过鼻罩或面罩方式将患者与呼吸机相连进行正压辅助通气,NPPV 是 AECOPD 的常规治疗手段。随机对照研究及荟萃分析均显示,NPPV 应用于 AECOPD 成功率高。可在短时间内使 pH、$PaCO_2$、PO_2 和呼吸困难改善,长时间应用可降低气管插管率,缩短住院日。因此,NPPV 可作为 AECOPD 的一项常规治疗手段。早期 NPPV 成功率高达 93%,延迟 NPPV 的成功率则降为 67%,推荐及早使用。

NPPV 并非对所有的 AECOPD 患者都适用,应具备如下条件:神志基本清楚,依从度好,能配合和有一定的理解能力,分泌物少和咳嗽咯痰能力较强,血压基本稳定。对于病情较轻[动脉血 pH>7.35,$PaCO_2$>6kPa(45mmHg)]的 AECOPD 患者宜早期应用 NPPV。对于出现轻中度呼吸性酸中毒(7.25<pH<7.35)及明显呼吸困难的 AECOPD 患者,推荐使用 NPPV。对于出现严重呼吸性酸中毒(pH<7.25)的 AECOPD 患者,在严密观察的前提下可短时间(1~2h)试用 NPPV。对于伴有严重意识障碍的 AECOPD 患者不宜行 NPPV。

机械通气初始阶段,可给高浓度氧,以迅速纠正严重缺氧,若不能达上述目标,即可加用 PEEP、增加平均气道压,应用镇静剂或肌松剂接触人机对抗;若适当吸气压力和 PEEP 可以使 SaO_2>90%,应保持最低的 FiO_2。依据症状体征、PaO_2、PEEP 水平、血流动力学状态,酌情降低 FiO_2 50% 以下,并维持 SaO_2>90%。

NPPV 可以避免人工气道导致的气道损伤、呼吸机相关性肺炎的不良反应和并发症,改善预后;减少慢性呼吸衰竭呼吸机的依赖,减少患者的痛苦和医疗费用,提高生活的质量。但是由于 NPPV 存在漏气,使得通气效果不能达到与有创通气相同的水平,临床主要应用于意识状态较好的轻、中度的呼吸衰竭,或自主呼吸功能有所恢复、从有创撤机的呼吸衰竭患者,有创和无创的效果并不似彼此能完全替代的。

NPPV 禁忌证:①误吸危险性高及气道保护能力差,如昏迷、呕吐、气道分泌物多且排除障碍等。②呼吸、心跳停止。③面部、颈部和口咽腔创伤、烧伤、畸形或近期手术。④上呼吸道梗阻等。

NPPV 相对禁忌证:①无法配合 NPPV 者,神志不清者。②严重低氧血症。③严重肺外脏器功能不全,如消化道出血、血流动力学不稳定等。④肠梗阻。⑤近期食管及上腹部手术。

常用 NPPV 通气模式以双水平正压通气模式最为常用。呼气相压力(EPAP)从 $0.196\sim$ $0.392kPa(2\sim4cmH_2O)$ 开始,逐步上调压力水平,以尽量保证患者每一次吸气动作都能触发呼吸机送气;吸气相压力(IPAP)从 $0.392\sim0.784kPa(4\sim8cmH_2O)$ 开始,待患者耐受后再逐渐上调,直至达到满意的通气水平。

应用 NPPV,要特别注意观察临床表现和 $SPaO_2$,监测血气指标。治疗有效时,$1\sim2h$ 后,患者的症状、体征和精神状态均有改善;反之可能与呼吸机参数设置(吸气压力、潮气量)不当、管路或漏气等有关,应注意观察分析并及时调整。并且注意是否有严重胃肠胀气、误吸、口鼻咽干燥、面罩压迫和鼻面部皮肤损伤、排痰障碍、恐惧(幽闭症)、气压伤。

有创正压机械通气(invasive positive pressure ventilation,IPPV):AECOPD 患者行有创正压通气的适应证为:危及生命的低氧血症[PaO_2 小于 $6.65kPa(50mmHg)$ 或 $PaO_2/FiO_2<$ $26.6kPa(200mmHg)$],$PaCO_2$ 进行性升高伴严重的酸中毒(pH≤7.20)。严重的神志障碍(如昏睡、昏迷或谵妄)。严重的呼吸窘迫症状(如呼吸频率>40 次/min、矛盾呼吸等)或呼吸抑制(如呼吸频率<8 次/min)。血流动力学不稳定。气道分泌物多且引流障碍,气道保护功能丧失。NPPV 治疗失败的严重呼吸衰竭患者。

第三节 急性呼吸窘迫综合征

急性肺损伤(acute lung injury,ALD/急性呼吸窘迫综合征(acute respiratory distress syndrome,ARDS)是一种常见的危重症,其病因复杂,涉及多个临床学科,病死率极高,严重威胁患者的生命并影响其生存质量。

一、定义

ARDS 是因严重感染、创伤、休克、误吸等多种肺内或肺外的严重疾病引起肺泡和肺毛细血管膜炎症性损伤,通透性升高,继发非心源性肺水肿和顽固性、进行性的低氧血症。ALI 和 ARDS 是性质相同但程度不同的连续病理过程,ALI 代表较早期阶段,ARDS 代表晚期阶段。1994 年美欧 ARDS 联合委员会提出了新的 ALI/ARDS 诊断标准:①急性起病。②氧合指数(PaO_2/FiO_2)≤40kPa(300mmHg)。③正位胸片示双侧肺部浸润影。④毛细血管楔压(pulmonary capillary wedge pressure,PCWP)≤2.39kPa(18mmHg)或临床上无左心房高压的证据。诊断 ARDS 的标准除 $PaO_2/FiO_2 \leqslant 200mmHg$ 外,其他同 ALI 标准。

ARDS 不是一种疾病,而是一种综合征,发病率和病死率均很高,流行病学调查显示 ALI/ARDS 是临床常见危重症,2005 年的研究显示,ALI/ARDS 发病率分别在每年 79/10 万和 59/10 万。提示 ALI/ARDS 发病率居高不下,明显增加了社会和经济负担。美国每年的发病患者数约为 16 万,在欧美病死率 40%~50%;2001 年上海市 15 个重症监护病房(ICU)的 ARDS 发病率和病死率分别为 2% 和 68.5%。

二、病因和危险因素

ARDS 病因复杂,有约 100 多种疾病可以引起 ARDS(表 2-5)。1992 年 AECC 根据肺损伤中的作用将 ARDS 病因或危险因素分为直接和间接两类。直接原因主要包括:肺挫伤、误吸、淹溺、弥漫性肺部感染、吸入有毒气体等;间接原因主要包括:脓毒血症、严重创伤、休克、急诊大量输血、重症胰腺炎、DIC、药物过量、体外循环等。在导致直接肺损伤的原因中,国外报道以胃内容物吸入和多发创伤为主要原因(这可能与西方国家人群酗酒和滥用药物有一定关系),而我国以重症肺炎占首位。病因不同,发生 ALI/ARDS 概率也明显不同。严重感染时 ALI/ARDS 患病率可高达 25%~50%,大量输血时可达 40%,多发性创伤可达到 11%~25%,而发生误吸时,ARDS 患病率也可达 9%~26%。同时存在 2 个或 3 个危险因素时,ALI/ARDS 患病率可能会进一步升高。总体而言脓毒血症是引起 ARDS 最常见的原因,其次是误吸、严重创伤和休克、DIC、大量输血等。

表 2-5 ARDS 的病因

1.休克	任何原因
2.脓毒血症	肺部感染、革兰阴性杆菌血症或内毒素血症
3.创伤	颅脑外伤、肺挫伤、烧伤、肺脂肪栓塞
4.误吸	胃肠内容物、淹溺、管饲
5.血液学紊乱	短时间内大量输血、白细胞凝集反应、血管内凝血、血栓形成性血小板减少性紫癜
6.代谢病	急性胰腺炎、尿毒症、糖尿病酮症酸中毒
7.药物	麻醉药、巴比妥类、阿司匹林、平喘药、抗肿瘤药、胺碘酮、海洛因、环孢素、鱼精蛋白等
8.吸入有毒气体	高浓度氧、烟雾、刺激性气体如 NO_2、Cl_2、SO_2、NH_3 等
9.特殊检查后	碘油淋巴造影术后
10.临床治疗	胸部放疗、体外循环、呼吸机相关性肺损伤
11.妇产科疾患	子痫和先兆子痫、羊水栓塞、宫内死胎、绒毛膜上皮癌栓塞
12.其他	气体栓塞、高原病、结缔组织病等

三、临床表现与实验室检查

(一)临床表现

1.症状

起病多急骤,常在严重感染、休克、严重创伤等疾患治疗过程中发生。一般发生损伤后 4

～6h内以原发病表现为主,呼吸频率可增快,但无典型呼吸窘迫;在损伤后6～48h,逐渐出现呼吸困难、呼吸频率加快、呼吸窘迫、发绀,并呈进行性加重;患者常烦躁不安,严重者出现神经精神症状如嗜睡、谵妄、昏迷等。顽固性低氧血症不能用其他原发心肺疾病来解释,而且常规氧疗无效。

2.体征

ARDS早期肺部体征不明显,心率可增快;以后肺部听诊可闻及干、湿啰音或哮鸣音,后期出现痰鸣音,或呼吸音降低,肺实变体征等。

(二)实验室检查

1.肺功能检查

常表现为过度通气,肺功能检查发现分钟通气量明显增加,可超过20L/min。肺静态顺应性可降至153～408mL/kPa(15～40mL/cmH$_2$O),功能残气量显著下降。

2.血气分析

PaO$_2$进行性降低,吸入氧浓度大于50%(FiO$_2$>0.5)时,PaO$_2$低于8.0kPa(60mmHg);早期PaCO$_2$可正常或因过度通气而降低,至疾病晚期方增高;A-aDO$_2$显著增加,肺内分流量Qs/Qt常超过30%,PaO$_2$/PAO$_2$≤0.2。因PaO$_2$数值易受吸入氧浓度干扰,临床常以计算氧合指数(PaO$_2$/FiO$_2$)来反映吸氧状态下机体的缺氧情况,它与ARDS患者的预后相关,常用于ARDS的评分和诊断。

3.血流动力学监测

血流动力学监测对于ARDS的诊断和治疗具有重要意义。通过SwanGanz导管监测,ARDS的血流动力学常表现为:肺毛细血管楔压(PCWP)常常<1.6kPa(12mmHg),心排血量正常或稍高,PAP可正常或升高,这有助于和心源性肺水肿鉴别。通过PCWP监测可以直接指导ARDS液体治疗。

4.胸部X线检查

早期(发病<24h)胸片可无异常表现;进而表现为双肺纹理增多并呈网格样,边缘模糊,可间有小斑片状阴影。发病的第1～5d,X线表现以肺实变为主要特征,肺内的斑片状阴影常相互融合成大片状致密阴影,可见支气管充气征;病变多为两侧分布,左右病变可不对称,少数发生于单侧,上下肺野均可受累,但常以中下肺野和肺野外带较重。发病5d以后,X线表现为双肺密度呈广泛均匀增高,甚至与心影密度相当,简称"白肺"。机械通气尤其是应用PEEP时,通过防止肺泡陷闭的方法,可使肺部阴影面积减少,但仍存在严重的弥散功能障碍,且治疗过程中可因"气压伤",表现为纵隔气肿、气胸。

5.肺部CT扫描

CT扫描不仅提高了我们对ARDS病理生理过程的认识,而且便于对此病治疗的形态学效果(体征的改变、机械通气和应用PEEP)进行评估。在ARDS的早期,肺部的特征是血管通透性均匀增高,因此水肿呈非重力性分布(均一性肺)。肺的重量由于水肿而增加,在重力的作用下,造成沿垂直轴肺区带(由腹侧到背侧)水肿程度逐渐加重或通气量的进行性减少,以基底部肺区带的病变最为明显,导致水肿呈现重力依赖性的非均匀性的分布。由于PEEP的应用或患者体位改变,肺单位可重新开放并在随后的呼气过程中保持开放状态。但在ARDS晚期,病变又渐趋均匀,而较少有压缩性肺不张。与常规正位胸片相比,CT扫描能够更准确地反映肺内病变区域大小,便于病情评估。CT能较早发现间质性气肿和少量气胸等气压伤早期表现,这也是常规胸片所无法比拟的。

6.支气管肺泡灌洗

支气管肺泡灌洗和保护性支气管毛刷有助于确定肺部感染病原体,对于治疗有一定意义。

7.肺水肿液蛋白质测定

该检测项目检测难度较大,主要难度在于肺水标本的取材.目前临床尚未推广使用。方法是采用标准的14～18F的导管经气管导管楔入到右下肺段或亚段支气管内,不能前进时再用尽可能低的负压[通常为5kPa(50cmH_2O)左右]吸引肺水肿液至集液器内;如果吸不出,可改变患者体位,依赖重力帮助水肿液流出;同时采取血标本,同时测定水肿液和血浆的蛋白浓度。对于气道分泌物较多的肺部感染患者,此法不适用。ARDS属于高通透性、非心源性的肺水肿,肺毛细血管通透性增加,水分和大分子蛋白质进入间质或肺泡,使水肿液蛋白质含量与血浆蛋白含量之比增加,其比值通常>0.7。

四、诊断标准与鉴别诊断

目前ALI/ARDS诊断仍广泛沿用1994年欧美ARDS联席会议提出的诊断标准(详见定义)。中华医学会呼吸病分会于2000年提出我国的ALI/ARDS诊断标准(草案)则在此基础上加上:①有发病的高危因素。②急性起病,呼吸频数和(或)呼吸窘迫。如果患者居住在高海拔区域,标准中的氧合指数(PaO_2/FiO_2)则无法进行准确评价,特别是在不同海拔高度时;此时建议采用受海拔高度影响小的肺泡氧分压(PaO_2)/$FiO_2$$<0.2$代替$PaO_2/FiO_2$$\leqslant26.6kPa$(200mmHg)作为评价标准。PCWP$<2.4kPa$(18mmHg)可排除心源性肺水肿,PCWP$>2.4$kPa(18mmHg)不能只诊断为心源性肺水肿,因为ARDS和心源性肺水肿可以并存。肺水肿液与血浆蛋白浓度比值也有助于鉴别高通透性和高压性肺水肿。高压性且无高通透性肺水肿;两者比值通常<0.6;高通透性且无高压性肺水肿,两者比值通常>0.7;两者并存时,两者比值通常在$0.6\sim0.7$之间。

表2-6　心源性肺水肿与ARDS的鉴别

项目	心源性肺水肿	ARDS
基础病史	多有基础心脏病,常为慢性	多无基础心脏病史
体征	常有心脏病体征	多无心脏病体征
发热和WBC升高	较少	相对较多
肺CT表现	肺门向周围对称性渗出影	重力依赖性渗出影
水肿液性质	蛋白含量低	蛋白含量高
PCWP	$>2.4kPa$(18mmHg)	$<1.6kPa$(12mmHg)
利尿剂治疗效果	呼吸困难可以迅速缓解,肺部阴影可迅速消散,心影迅速缩小	心影无变化,且肺部阴影不能迅速消散

五、急性呼吸窘迫综合征的治疗

急性呼吸窘迫综合征的治疗应强调综合治疗的重要性,包括:针对原发病及其并发症的治疗,针对 SIRS 和 CARS 的治疗,降低肺血管通透性和炎症反应,改善氧合和纠正组织缺氧,保护其他器官等。

(一)原发病的治疗

积极寻找原发病灶并予以彻底治疗是预防和治疗 ARDS 最关键的措施。严重感染是导致 ARDS 的最常见原因,同时 ARDS 也易并发肺部感染,所以对于所有 ARDS 患者都应怀疑感染的可能,在治疗上宜选择广谱、强效抗生素。同时应积极抢救休克;尽量少用库存血;伴有骨折的患者应及时骨折复位、固定;避免长时间高浓度的氧吸入。

(二)肺外脏器功能的支持和营养支持

近年来,呼吸支持技术的进步使许多 ARDS 患者不再死于低氧血症,而主要死于 MODS。ARDS 常是 MODS 重要组成部分,ARDS 可加重其他的肺外器官的功能障碍;反之亦然。因此治疗 ARDS 时应具有整体观念,改善氧合必须以提高和维持氧输送为目标,不能单纯以改善动脉血氧分压为目标,要重视机械通气可能对心脏、肺、胃肠道以及肾脏功能造成的损害。同时加强肺外器官功能支持和全身营养支持治疗也是治疗 ARDS 的必要手段。

1.液体管理

液体管理是 ARDS 治疗的重要环节。高通透性肺水肿是 ALI/ARDS 的病理生理特征,肺水肿的程度与 ALI/ARDS 的预后呈正相关,因此,通过积极的液体管理,改善 ALI/ARDS 患者的肺水肿具有重要的临床意义。

目前观点认为 ARDS 患者的肺"干一些"比"湿一些"要好。ARDS 肺水肿主要与肺泡毛细血管通透性有关,肺毛细血管静水压升高会加重肺水肿。研究表明通过利尿和适当限制补液保持循环系统较低的前负荷可减少肺水的含量,可以缩短上机时间和降低病死率。因此适当的补液量和利尿治疗既要能维持有效循环血量和重要脏器的灌注,又不能增加肺毛细血管静水压而加重肺水肿。最好采用 Swan-Ganz 导管监测 PCWP,一般 PCWP 不宜超过 1.8～2.1 kPa(14～16mmHg)。ARDS 患者采用晶体还是胶体液进行液体复苏一直存在争论。大规模 RCT 研究显示,应用白蛋白进行液体复苏,在改善生存率、脏器功能保护、机械通气时间及 ICU 住院时间等方面与生理盐水无明显差异。对于无或轻度低蛋白血症患者建议以晶体液为主,每日入量应限制在 2000mL 内,并严格限制补充胶体液,因为补充白蛋白等胶体液可能外渗加重肺水肿。但低蛋白血症也是严重感染患者发生 ARDS 的独立危险因素,而且低蛋白血症可导致 ARDS 病情进一步恶化,并使机械通气时间延长,病死率也明显增加。两个多中心 RCT 研究显示,对于存在低蛋白血症(血浆总蛋白<50～60g/L)的 ALI/ARDS 患者,与单纯应用呋塞米相比,尽管白蛋白联合呋塞米治疗未能明显降低病死率,但可明显改善氧合、增加液体负平衡,并缩短休克时间。因此,对存在明显低蛋白血症的,尤其是严重感染的 ARDS 患者,有必要输入白蛋白,提高胶体渗透压。补充白蛋白后辅以利尿剂促进液体排出,使出入量保持适当的负平衡,并改善氧合。人工胶体对 ARDS 是否也有类似的治疗效应,需进一步研究证实。

2.加强营养和代谢支持,维持内环境稳定

ARDS 患者机体处于高分解代谢状态,易致营养不良和内环境紊乱而使机体免疫功能下降,故应加强营养支持治疗。可采用鼻饲和静脉补充营养,总热量按 25～30 kcal/kg 补充,蛋

白 1.5～3g/kg,脂肪占总热量 20%～30%,同时注意维持水电解质和酸碱平衡。

3.注重胃肠道功能的恢复

胃肠道是人体最大的免疫器官。MODS 发生时,往往合并胃肠道功能障碍。胃肠道黏膜屏障受损后,细菌易位会成为肺部炎症的主要原因,同时导致机体内毒素血症。因此应尽早恢复胃肠道进食,修复胃黏膜屏障,纠正肠道菌群失调是 ARDS 治疗的重要一环。尽早由胃肠道进食的主要目的不是补充营养,而主要是有助于恢复胃肠道功能和恢复大量应用抗生素和禁食时急剧减少的正常菌群如乳酸杆菌、双歧杆菌、大肠埃希菌等,纠正肠道菌群失调。口服谷胺酰胺可以帮助胃肠黏膜的更新,建立完整的肠道黏膜屏障。

(三)呼吸支持治疗

1.氧疗

针对 ALI/ARDS 患者进行呼吸支持治疗的目的是为了改善低氧血症,使动脉血氧分压(PaO_2)达到 8～10.6kPa(60～80mmHg)。可根据低氧血症改善的程度和治疗反应调整氧疗方式,可首先使用鼻导管,当需要较高的吸氧浓度时,可采用可调节吸氧浓度的文丘里面罩或带贮氧袋的非重吸式氧气面罩。

2.机械通气

ARDS 患者往往低氧血症严重且顽固,大多数患者一旦诊断明确,常规的氧疗常常难以纠正低氧血症,机械通气仍然是最主要的呼吸支持治疗手段。呼吸支持治疗对于 ARDS 的病因而言虽不是特异而有效的治疗手段,但它是纠正和改善 ARDS 顽固性低氧血症的关键手段,使患者不至于死于早期严重的低氧血症,为进一步的综合支持治疗赢得时间。同时在掌握 ARDS 呼吸力学改变特点的基础上,合理的使用机械通气技术对于提高 ARDS 的抢救成功率具有重要意义。机械通气的方式分为无创和有创两种。

(1)无创机械通气:无创机械通气(non-invasive ventilation,NIV)可以避免气管插管和气管切开引起的并发症,随机对照试验(RCT)证实 NIV 治疗慢性阻塞性肺疾病(chronic obstructive pulmonary disease,COPD)和心源性肺水肿导致的急性呼吸衰竭的疗效肯定,但在 ALI/ARDS 中的应用却存在很多争议。迄今为止,尚无足够的资料显示 NIV 可以作为 ALI/ARDS 导致的急性低氧性呼吸衰竭的常规治疗方法。

不同研究中 NIV 对急性低氧性呼吸衰竭的治疗效果差异较大,可能与导致低氧性呼吸衰竭的病因不同有关。应用 NIV 可使多数合并免疫抑制的 ALI/ARDS 患者如艾滋病或器官移植患者发生严重卡氏肺孢子菌或巨细胞病毒等感染,以及冠状病毒感染(如严重急性呼吸综合征)避免有创机械通气,这些患者大多气道内分泌物不多,NIV 通过可正压减轻肺内渗出和水肿,改善缺氧,且呼吸机相关性肺炎和呼吸及相关性肺损伤的发生率较有创通气降低,并可能改善预后,因而 NIV 较有创通气具有明显的优势。因此,对于免疫功能低下的患者发生 ALI/ARDS,早期可首先试用 NIV。一项 NIV 治疗 54 例 ALI/ARDS 患者的临床研究显示,70% 患者应用 NIV 治疗无效。逐步回归分析显示,休克、严重低氧血症和代谢性酸中毒是 ARDS 患者 NIV 治疗失败的预测指标。也有研究显示,与标准氧疗比较,NIV 虽然在应用第一小时明显改善 ALI/ARDS 患者的氧合,但不能降低气管插管率,也不改善患者预后。可见,ALI/ARDS 患者应慎用 NIV。

现一般认为,ALI/ARDS 患者在以下情况时不适宜应用 NIV:①神志不清。②血流动力学不稳定。③气道分泌物明显增加而且气道自洁能力不足。④因脸部畸形、创伤或手术等不能佩戴鼻面罩。⑤上消化道出血、剧烈呕吐、肠梗阻和近期食管及上腹部手术。⑥危及生命的低氧血症。尤其是 ARDS 患者的低氧血症严重且不易纠正,呼吸频率快,呼吸功耗大,使用经口面罩的 NIV 一方面难以实现良好的人机配合,另一方面也难以达到较高的吸氧浓度和呼吸支持水平。因此在应用 NIV 治疗 ALI/ARDS 时应严密监测患者的生命体征及治疗反应。如 NIV 治疗 1~2h 后,低氧血症和全身情况得到改善,可继续应用 NIV。若低氧血症不能改善或全身情况恶化,提示 NIV 治疗失败,应及时改为有创通气。

(2)有创机械通气:一般而言,大多数 ARDS 患者应积极使用有创机械通气。气管插管和有创机械通气能更有效地改善低氧血症,降低呼吸功,缓解呼吸窘迫,防止肺外器官功能损害。但 ARDS 患者的正常通气功能的肺泡明显减少,且病变分布具有不均一性,在应用有创机械通气时易发生呼吸机相关性肺损伤(ventilator-induced lung injury,VILI)。研究证明,ARDS 治疗效果欠佳与 VILI 的发生有密切关系,而采用相应的肺保护性通气不仅可以减少 VILI 的发生,而且有助于改善 ARDS 患者的预后。因此 ARDS 机械通气的目标是:在保证基本组织氧合的基础上,注重预防和减少 VILI 的发生。关于 ARDS 的通气策略,低容量、低压力肺保护通气策略是趋势。近年来提出的肺复张策略,也是以肺保护性通气策略为核心和基础建立起来的,目的是在防止 VILI 的基础上,重新开放无通气功能肺泡。目前机械通气治疗 ARDS 主要包括以下方面。

1)小潮气量和严格限制吸气平台压:小潮气量通气的肺保护性通气策略可使 ARDS 患者避免或减轻 VILI。目前小潮气量的设置标准多参照美国国立卫生研究院建议,把 6mL/kg 作为机械通气时的理想潮气量。一项大规模随机对照临床研究证实,采用小潮气量治疗 ARDS 可将病死率从 39.8% 降至 31%。潮气量减少后,可通过适当增加呼吸频率来代偿,但不应超过 25 次/min。研究显示气压伤的实质主要是容积伤而非压力伤,但若吸气平台压超过 3kPa (30cmH$_2$O),仍有可能造成肺泡损伤。目前存在的争议:由于 ARDS 存在明显异质性(病因、病变类型和病变累及范围不同,塌陷肺泡分布不均)和个体差异,所以 6mL/kg 的小潮气量通气不能适用于所有 ARDS 患者,制定个体化小潮气量通气方案成为 ARDS 保护性通气策略的发展方向。如何制定个体化小潮气量通气方案目前尚处在研究阶段。

①根据肺顺应性设置潮气量:并非所有 ARDS 患者均须小潮气量通气。对 ARDSnet 研究的进一步分析发现,基础呼吸系统顺应性不同的 ARDS 患者所需的潮气量各异。对于肺顺应性较好患者,其参与通气肺泡数目较多,机体所需潮气量较大,6mL/kg 潮气量并未降低病死率。反之,对于肺顺应性较差患者,其塌陷肺泡较多,参与通气肺泡较少,机体所需潮气量较小,6mL/kg 的小潮气量可降低患者病死率。因此,肺顺应性是决定潮气量大小的重要因素之一,有助于判读 ARDS 患者对潮气量的需要量。然而,令人遗憾的是,目前临床尚缺乏关于肺顺应性降低程度与潮气量大小相关性的研究。近年来,电阻抗断层成像技术(electrical impedance tomography,EIT)被认为是具有广泛应用前景的床旁呼吸监测技术。EIT 不仅无辐射和无创伤,而且可准确反应肺不同区域气体分布状态和容积改变情况,故 EIT 可能是实现 ARDS 患者床旁个体化选择潮气量的重要手段。

②结合平台压设置潮气量：结合 ARDS 患者气道平台压设置潮气量可能更为合理。气道平台压能够客观反映肺泡内压，控制气道平台压能更好地控制肺泡过度膨胀和防止呼吸机相关肺损伤。目前，临床上普遍观点为，对 ARDS 患者实施机械通气时应采用肺保护性通气策略，气道平台压不应超过 $2.94\sim3.43kPa(30\sim35cmH_2O)$。即便是 ARDS 患者已使用 6mL/kg 小潮气量，若其气道平台压＞$2.94kPa(30cm\ H_2O)$，则仍须要进一步降低潮气量。泰拉尼等研究显示，在部分重症 ARDS 患者潮气量被降至 4mL/kg 左右及气道平台压控制在 $2.45\sim2.74kPa(25\sim28cmH_2O)$ 时，其肺部炎症反应和肺损伤显著减轻。由此可见，结合患者气道平台压设置潮气量可能更为客观，重症 ARDS 患者可能需要更小潮气量。

2）肺复张策略（recruitment maneuver，RM）：临床医师在采用肺保护性通气策略的同时实施肺复张是十分必要的。肺复张具有时间依赖性和压力依赖性。研究表明，在气道压力达 $3.92kPa(40cmH_2O)$ 时，约 50% 的肺泡完全复张；在气道压力达 $5.88kPa(60cmH_2O)$ 时，≥95% 的肺泡完全复张。另一方面，随时间延长，复张肺组织逐渐增多。通常在肺复张持续时间≥10 个呼吸周期时，大部分塌陷肺组织可完全复张。而治疗 ARDS 采用上述肺保护性策略所给予的驱动压往往不能使更多的萎陷肺泡开放。此外，长时间的小潮气量的通气也会导致肺不张和进行性的肺泡萎陷。然而，有关肺复张的临床随机对照研究均显示肺复张可改善氧合和临床指标，但未降低 ARDS 患者病死率。究其原因可能是，肺复张压力、肺复张持续时间、肺复张时机和频率、ARDS 病因及病程早晚、肺可复张性及复张后呼吸末正压通气 PEEP 选择均可影响肺复张效果。因此，对所有 ARDS 患者采用统一肺复张手段的治疗方法显然不妥，甚至是有害的。这可能是肺复张临床研究难以获阳性结果的主要原因。目前认为，肺的可复张性与肺复张策略实施密切相关。对于具有高可复张性肺的患者，医师应积极实施肺复张，肺复张后可选用较高水平 PEEP，维持肺泡开放。对于具有低可复张性肺的患者，医师不宜应用肺复张和选择较高水平 PEEP，反复实施肺复张不但不能将塌陷肺泡复张，反而导致非依赖区肺泡过度膨胀和加重机械通气导致的肺损伤。由于 ARDS 患者的肺可复张性存在显著差异，故对肺可复张性的准确判断是实施肺复张的前提和保障。目前临床医师常通过依赖影像学、功能学和力学判断肺的可复张性。虽然 CT 是评价和测定肺可复张性的金标准，但其难以在床边开展。EIT 的出现为床边肺可复张性评估的开展带来希望。EIT 可在床旁即时反映整体及局部肺容积变化，从而直观快速反映肺复张效果，指导肺复张的实施。肺复张法副作用较大，尤其对于血流动力学影响较大，且施行时患者常需深镇静和麻醉。对于 ARDS 早、中期患者、肺顺应性较好者，此法疗效较佳，而对于重症 ARDS 或合并 MOFS、循环不稳定的患者宜慎重。

3）最佳 PEEP 的选择：通过 PEEP 作用可防止肺泡塌陷，改善氧合，其作用与其压力水平密切相关。但 PEEP 水平过高则会导致肺泡过度膨胀，加重肺损伤，并对循环系统产生不利影响。所谓最佳 PEEP 应当是治疗作用最佳而副作用最小时的 PEEP。适当的 PEEP 一方面可改善氧合，另一方面还可以减少肺萎陷伤和气压伤。但如何选择恰当的 PEEP 以维持肺泡开放是一个让临床医师非常困惑的问题。最佳 PEEP 与 ARDS 病程、肺可复张性及肺损伤分布类型等因素密切相关。传统方法多为通过静态 PV 曲线 LIP 法选择最佳 PEEP。在 ARDS 患者，呼吸静态 PV 曲线常呈 S 型。在曲线开始段有一向上的拐点称为低位拐点（lower inflection point,LIP),此时的 PEEP 值恰好高于气道闭合压.可使小气道和肺泡在呼气末保持开放。使用略高于此压力水平的 PEEP,可以使较多的肺泡维持在开放状态,避免了终末气道和肺泡反复开合所造成的剪切伤。目前多数学者认为将 P_{LIP} ＋ $0.196\sim0.294kPa$（2～3cmH$_2$O）的压力水平作为最佳 PEEP,并以此指导 PEEP 的调节。需要注意的是,有少数肺损伤不均匀分布或实变范围较大的 ARDS 患者可能无法描记出理想的 PV 曲线,这部分患者是无法使用 LIP 法选择最佳 PEEP。在无条件记录 PV 曲线的条件下,可先将 PEEP 设定在1.96 kPa（20cmH$_2$O）处,然后逐次下降 $0.196\sim0.294kPa$（2～3cmH$_2$O）,以无 PaO$_2$ 下降的 PEEP 值为最佳 PEEP 值。但在近期,梅卡（Mercat）等对 37 个 ICU 内 767 例患者需机械通气的急性肺损伤（ALI）/成人呼吸窘迫综合征（ARDS）患者进行了研究。所有患者在小潮气量通气（6mL/kg）基础上,随机接受中 PEEP[$0.49\sim0.88kPa$（5～9cmH$_2$O）]或高 PEEP[增加 PEEP,同时将平台压限制在 $2.74\sim2.94kPa$（28～30cmH$_2$O）]。结果显示,与中 PEEP 组比较,高 PEEP 组患者的 28d 病死率虽未降低,但脱机早,脏器功能衰竭后恢复时间较短,而且高 PEEP 组患者气压伤发生率并未增加。这与肺泡复张数量增加后肺顺应性提高、氧合改善和辅助用药减少直接相关,本研究最大特点在于,采用小潮气量通气的同时,参考平台压确定 PEEP 水平,与既往主要参照 P-V 曲线低位拐点对应压力选择 PEEP 水平不同,这可能是患者气压伤发生率并未增加的主要原因。

最新观点认为:最佳 PEEP 的选择应建立在个体化原则基础上,据患者肺的可复张性进行选择。2005 年格拉索等研究发现,对于具有高可复张性肺的患者,高水平 PEEP 显著增加肺复张容积,改善肺顺应性,提示高水平 PEEP 可维持此类患者肺容积和防止肺泡塌陷;对于具有低可复张肺的患者,高水平 PEEP 不仅不能增加肺复张容积,反而降低肺顺应性,提示 PEEP 过高可能使患者止常通气肺组织过度膨胀和肺损伤加重。

4）容许性高碳酸血症:保护性肺通气时的低潮气量和低通气压力常引起肺通气量下降,高碳酸血症及呼吸性酸中毒。允许一定的 CO$_2$ 潴留（PaCO$_2$ $8.0\sim10.7kPa$）和呼吸性酸中毒（pH$7.20\sim7.30$）。如果 PaCO$_2$ 上升速度不快[＜$1.33kPa$（10mmHg/h）],而肾脏代偿机制正常,维持 pH＞$7.20\sim7.25$,且不伴有低氧血症和高乳酸血症,机体通常可以耐受。但当 pH＜7.2 则需用碳酸氢钠进行纠正。高碳酸血症造成呼吸性酸中毒,可使氧解离曲线右移,促进血红蛋白释放氧,交感神经兴奋性增高,心排血量提高,降低外周阻力,改善内脏器官灌注,增加脑血流灌注和颅内压。毕竟高碳酸血症是一种非生理状态,清醒患者不易耐受,需使用镇静剂和肌松剂。对于颅内压升高患者禁用,左心功能不全者也应慎重。尽管高碳酸血症有较多弊端,但作为保护性肺通气的直接效应,其利大于弊,而且通过适当提高呼吸频率,减少机械无效腔,气管内吹气等方法可以使 PaCO$_2$ 下降。另外通过床旁体外膜肺氧合（extracorporeal membrane oxygenation,ECMO）和小型 ECMO（Mini-ECMO）可有效清除二氧化碳,从而使高碳酸血症不再成为限制小潮气量实施的障碍,但这些治疗费用昂贵,目前临床尚难推广。

5）延长吸气时间或反比通气:通过增加吸呼比（增加吸气相时间）可使气道峰压和平台压降低,平均气道压增加,气体交换时间延长,并可诱发一定水平的内源性 PEEP,因而在减小气压伤发生的可能性的同时,还可使氧合改善。但过高的平均气道压仍有可能引起气压伤和影响循环功能,故平均气道压以不超过 $1.47kPa$（15cmH$_2$O）为宜（在 PEEP 基础上）;当 PEEP 疗效欠佳或气道压力过高时,可配合压力控制模式使用反比呼吸。压力控制反比通气时,吸气时间长于呼气时间,有可能加重 CO_2 潴留。

6)其他呼吸支持手段的使用:对于胸肺顺应性较差的患者,在采取小潮气量通气、限制气道压、加用 PEEP、延长吸气时间等通气策略的同时,由于严格限制了通气水平,常常会造成 CO_2 潴留和氧合不满意。此时可以使用以下一些辅助手段。

①俯卧位通气(prone position ventilation,PPV):将患者置于俯卧位呼吸机通气治疗 ARDS 已有 20 多年历史,PPV 以其副作用小而成为一项重要的辅助性治疗措施。英国的一项研究表明,PPV 患者 PaO_2 升高范围为 $3.07\sim10.7kPa$,平均值为 $5.47kPa$,且 PaO_2 随 PaO_2/FiO_2 比值升高而升高,PaO_2/FiO_2 比值升高范围为 $7\sim161$,平均升高 76。PPV 患者在第 1 小时内氧合改善有效率达 $59\%\sim70\%$。肺动力学研究表明,肺静态顺应性和血流动力学指标改变无统计学意义,但是胸壁顺应性明显下降,且有统计学意义。PPV 增强氧合作用可能主要是通过以下机制实现的:①前认为俯卧位时肺内气体得到重新分布是治疗有效的主要机制。急性呼吸衰竭时胸膜腔负压梯度加剧可致重力依赖区肺组织的通气变差,甚至萎陷。仰卧位时主要为背侧肺组织萎陷。由仰卧位变为俯卧位时,胸膜腔负压梯度减小,负压变得较为一致,肺内气体的分布变得更为均匀,从而使背侧肺组织的通气得到改善;同时,肺内血流又优先分布到背侧肺组织,因此背侧肺组织的 v/o 比值改善,气体交换增加,氧合程度改善。②仰卧位时,心脏对肺组织的压迫达 $16\%\sim42\%$,且 ARDS 患者心脏明显增大、增重,进一步加重了对肺组织的压迫;俯卧位时,心脏对肺组织的压迫仅为 $1\%\sim4\%$,故有利于萎陷肺泡复张,从而改善氧合。③仰卧位腹腔内脏器的重量直接压迫双肺背侧后部区域,使其处于膈肌和胸壁的挤压之下,俯卧位时肺内脏器重量向腹侧或尾端移动,减少了对胸腔和背侧肺的压力,从而改善相应部位的通气。虽然该方法可以改善患者的缺氧状态,但治疗过程中护理非常困难,问题较多,且患者生存率亦无明显提高。

②气管内吹气(tracheal gas insufflation,TGI):TGI 是一种新的机械通气辅助措施,即在气管插管旁置入通气管道,尖端距隆突 1cm,以 $2\sim6L/min$ 吹气流量输送新鲜气流。主要目的是解决小潮气通气条件下机械通气时 CO_2 潴留问题,减少高碳酸血症对机体的不利影响。TGI 技术目前尚未广泛应用于临床;主要副作用包括气道湿化不良、防止气道内压骤升、气道黏膜损伤、气道分泌物潴留等。

③体外呼吸支持:体外气体交换的目的是让受损肺获得充分休息,促进受损肺组织愈合,避免 VILI。主要技术包括体外膜氧合 ECMO、体外 CO_2 去除 $ECCO_2R$ 和腔静脉氧合 IVOX,$ECCO_2R$ 和 IVOX 创伤较小。理论上说体外呼吸支持是一种理想的 ARDS 替代治疗方法,但目前应用该方法治疗 ARDS 的结果并不理想,同时由于该方法耗费大、操作复杂、并发症较多,也限制其在临床的应用。

④液体通气(liquid ventilation,LV):液体通气是近年来出现的一种新的通气方式,可以明显改善 ARDS 动物的低氧血症,副作用小,有望临床应用于 ARDS 临床治疗。液体通气可分为:全液体通气和部分液体通气两种。全液体通气是在整个通气回路中充满了液体,部分液体通气是指在肺内注入相当于功能残气量的液体,并结合常规机械通气进行通气治疗,又称全氟化碳(PFC)相关气体交换。部分液体通气以功能残气量的液体加潮气量气体为介质,普通

呼吸机作为通气机,操作简便易推广。而全液体通气需特殊液体呼吸机,液体在体外循环氧合,比较复杂,技术要求高。目前认为 LV 改善肺内气体交换的机制为:①PFC 均匀分布于肺泡表面,降低肺泡的表面张力,使萎陷肺泡复张,改善肺的顺应性,降低肺内分流和气压伤发生率。②PFC 具有较高的气体溶解度,气体转运功能良好。③明显降低局部炎症程度,减轻肺损伤。④促进内源性肺泡表面活性物质产生。目前使用液体通气的主要问题是 PFC 的安全性和 PFC 的用量问题。

镇静、镇痛与肌松:机械通气患者应考虑使用镇静镇痛剂,以缓解焦虑、躁动、疼痛,减少过度的氧耗。合适的镇静状态、适当的镇痛是保证患者安全和舒适的基本环节。镇静方案包括镇静目标和评估镇静效果的标准,根据镇静目标水平来调整镇静剂的剂量。临床研究中常用 Ramsay 评分(表 2-7)来评估镇静深度、制定镇静计划,以 Ramsay 评分 3～4 分作为镇静目标。每日均需中断或减少镇静药物剂量直到患者清醒,以判断患者的镇静程度和意识状态。RCT 研究显示:与持续镇静相比,每日间断镇静患者的机械通气时间、ICU 住院时间和总住院时间均明显缩短,气管切开率、镇静剂的用量及医疗费用均有所下降。可见,对于实施机械通气的 ARDS 患者应用镇静剂时应先制定镇静方案,并实施每日唤醒。

表 2-7　Ramsay 评分

分数	评估标准
1	患者焦虑、躁动不安
2	患者配合,有定向力、安静
3	患者对指令有反应
4	嗜睡,对轻叩眉间或大声听觉刺激反应敏捷
5	嗜睡,对轻叩眉间或大声听觉刺激反应迟钝
6	嗜睡,无任何反应

对机械通气的 ARDS 患者,不推荐常规使用肌松剂。危重患者应用肌松药后,可能延长机械通气时间、导致肺泡塌陷和增加 VAP 发生率,并可能延长住院时间。机械通气的 ARDS 患者应尽量避免使用肌松药物。如确有必要使用肌松药物,应监测肌松水平以指导用药剂量,以预防膈肌功能不全和 VAP 的发生。

(四)连续性血液净化治疗(continuous blood purification,CBP)

目前认为,肺内炎症介质和抗炎介质的平衡失调,是急性肺损伤和 ARDS 发生、发展的关键环节。ALI/ARDS 患者体内存在大量中分子的炎症介质,如肿瘤坏死因子 TNFα、IL-1、IL-6、IL-8 等,可加重或导致肺及其他脏器功能障碍或衰竭。因此只有通过下调炎症瀑布反应,避免其他炎症因子的激活,才能达到控制全身炎症反应,以及减轻肺局部炎症的目的。CBP 不仅能有效地清除体内某些代谢产物、外源性药物或毒物、各种致病体液介质,而且可以改善组织氧代谢,保持体内水电解质酸碱平衡,清除体内多余的液体以减少血管外肺水和减轻肺间质水肿,改善肺泡氧合以及提供更好的营养支持。因此 CBP 已日益成为治疗 ARDS 的一种重要手段。另有研究表明将血液净化与 ECMO 结合起来,形成一体化多功能血液净化和膜氧合器,可进一步增强其疗效并扩大其应用范围,但是确切疗效尚待临床进一步评估。

(五)药物治疗

1.血管扩张剂

主要是吸入一氧化氮(NO)或前列腺素 E_1。低浓度 NO 可选择性扩张有通气肺区的肺血管,改善通气/血流比率,减少肺内分压,降低肺动脉压。目前应用在新生儿和成年人肺动脉高压颇为有效,同时 NO 半衰期短,不影响体循环血压。多中心循证研究结果显示发现吸入 NO 治疗 ARDS 时虽可见到若干生理指标的改善,但不能降低病死率及减少机械通气疗程,故目前国际上已不再推荐使用该制剂治疗 ARDS;加上又缺少临床实用的安全应用装置,从而限制了其临床应用。目前认为该制剂可能在抢救难治性低氧血症方面起急救治疗作用。前列腺素 Ei 与 NO 有同样的作用机制,理论上说,吸入 PGEl 一段时间后,由于在体循环中的缓慢蓄积可以产生静脉用药类似的降低血压作用,但在实际研究中并未发现此类副作用。

2.促进肺泡水肿液吸收的药物

现认为肺泡水肿液吸收为-主动 Na^+ 转运过程,肾上腺能激动剂对此过程具有促进作用,包括沙美特罗、特布他林和多巴酚丁胺等,但尚缺乏临床对照资料。此外,肾上腺能激动剂的作用与肺损伤程度相关,在损伤程度较轻时能够促进肺泡水肿液吸收,而损伤严重时的作用不明显。

3.表面活性物质(pulmonary surfactant,PS)

目前 PS 用于新生儿肺透明膜病(新生儿呼吸窘迫综合征)的治疗效果已得到公认。ARDS 肺泡内表面活性物质生成减少,理论上说补充外源性 PS 能够降低受损肺泡表面张力,防止肺泡萎陷,达到改善通气,提高肺顺应性,防止肺部感染的目的。但目前多项有关旨在研究表面活性物质治疗 ARDS 的作用的随机对照临床试验,显示出相互矛盾的结果。近年来发现表面活性物质尚具有一定的抗炎作用,其临床应用价值尚待进一步研究。目前认为肺泡表面活性物质的应用仍存在许多尚未解决的问题,如最佳用药剂量、具体给药时间、给药间隔和药物来源等。因此,尽管早期补充肺表面活性物质,有助于改善氧合,还不能将其作为 ARDS 的常规治疗手段。有必要进一步研究,明确其对 ARDS 预后的影响。

4.抗感染治疗药物

理论上已阐明 ARDS 是一种炎症性肺损伤,抑制炎症反应的药物当是从根本上治疗 ARDS 的途径已有很多药物或炎症介质拮抗剂被研究,但尚无一种能显示其临床实用价值。在 20 世纪 80 年代后期,欧美多个前瞻性对照研究证明,不论是 ARDS 的早期治疗还是预防脓毒血症并发 ARDS 治疗,糖皮质激素均是无效的,而又在早期 ARDS 和脓毒血症患者应用激素会导致严重不良后果,包括机械通气时间延长、医院感染和死亡。有报道认为在 ARDS 的后期纤维化期间应用糖皮质激素可能有效,提倡在此阶段应用激素。最近一项小样本随机对照试验评估了在晚期和未消散的 ARDS 持续使用甲泼尼龙治疗的结果支持同样的结论。但近期澳大利亚的一项荟萃分析表明,小剂量糖皮质激素:甲泼尼龙 $0.5\sim2.5mg/(kg \cdot d)$ 或等量激素可改善急性肺损伤/急性呼吸窘迫综合征(ALI/ARDS)患者的病死率和发病率,并且未增加不良反应。应用小剂量糖皮质激素还使患者自主通气时间、ICU 住院时间、多器官功能障碍综合征发生率、肺损伤评分和氧合指数均有所改善。患者的感染率、神经肌病和严重并发症发病率未增加。总之,关于糖皮质激素应用问题,仍存在较大争议。

进展迅速的严重感染性疾病,如严重急性呼吸综合征(SARS)及重症禽流感病毒并发呼吸衰竭实际上也属病毒性感染引起的 ALI/ARDS,但使用糖皮质激素是抢救患者的有效也是主要措施之一。因此在 ALI/ARDS 的救治中虽不主张常规使用激素,但应依据其原发病因,对于病毒、过敏及误吸等所致的进展迅速、弥漫性肺部损伤的患者,应该在治疗原发病的基础上,考虑早期、短期、适量应用糖皮质激素。

5.重组人活化蛋白 C(recombinanthuman activated protein C,thAPC)

thAPC 具有抗血栓、抗炎和纤溶特性,已被试用于治疗严重感染。Ⅲ期临床试验证实,持续静脉注射 thAPC $24\mu g/(kg \cdot h) \times 96h$ 可以显著改善重度严重感染患者(APACHEⅡ>25)的预后。基于 ARDS 的本质是全身性炎症反应,且凝血功能障碍在 ARDS 发生中具有重要地位,thAPC 有可能成为 ARDS 的治疗手段。但 rhAPC 治疗 ARDS 的相关临床试验尚在进行。因此,尚无证据表明 rhAPC 可用于 ARDS 治疗,当然,在严重感染导致的重度 ARDS 患者,如果没有禁忌证,可考虑应用 rhAPC。rhAPC 高昂的治疗费用也限制了它的临床应用。

6.鱼油

鱼油富含 ω-3 脂肪酸,如二十二碳六烯酸(DHA)、二十碳五烯酸(EPA)等,也具有免疫调节作用,可抑制二十烷花生酸样促炎因子释放,并促进 PGE_1 生成。研究显示,通过肠道给 ARDS 患者补充 EPA、γ 亚油酸和抗氧化剂,可使患者肺泡灌洗液内中性粒细胞减少,IL-8 释放受到抑制,病死率降低。对机械通气的 ALI 患者的研究也显示,肠内补充 EPA 和 γ 亚油酸可以显著改善氧合和肺顺应性,明显缩短机械通气时间,但对生存率没有影响。新近的一项针对严重感染和感染性休克的临床研究显示,通过肠内营养补充 EPA、γ 亚油酸和抗氧化剂,明显改善氧合,并可缩短机械通气时间与 ICU 住院时间,减少新发的器官功能衰竭,降低了 28d 病死率。此外,肠外补充 EPA 和 γ 亚油酸也可缩短严重感染患者 ICU 住院时间,并有降低病死率的趋势。因此,对于 ALI/ARDS 患者,特别是严重感染导致的 ARDS,可补充 EPA 和 γ 亚油酸,以改善氧合,缩短机械通气时间。

7.其他药物

抗内毒素抗体、氧自由基清除剂,细胞因子单克隆抗体或拮抗剂(抗 TNF-α、IL-1、IL-8、PAF 等)、N 乙酰半胱氨酸、环氧化酶抑制剂(布洛芬等)、内皮素受体拮抗剂、酮康唑等药物都曾被使用,但还没有一种药物被证实在减少 ARDS 患者病死率方面有明显作用。

虽然近年来针对 ARDS 的治疗手段取得了长足的进展,但 ARDS 的病死率并未明显下降。需要注意的是,由于呼吸支持治疗方式的改进,这些患者大多并非死于单纯的 ARDS(10%~16%),而死于感染性休克和 MOFS。缺乏对于失控性全身炎症反应有效的干预措施,是目前病死率居高不下的主要原因。因此现阶段在 ARDS 的治疗过程中必须格外强调综合治疗和积极防治 MOFS 的重要性。毫无疑问,针对失控性全身炎症反应的免疫调节治疗方法将是未来针对 ARDS 治疗的主要研究方式。

第四节 慢性咳嗽

咳嗽是最常见的呼吸道症状之一,以咳嗽为主诉者约占呼吸专科门诊患者的70％～80％,其中慢性咳嗽约占1/3。造成咳嗽的原因众多,且不仅限于呼吸系统,尤其是慢性咳嗽诊治难度较大,误诊、误治严重。据广州呼吸病研究所进行的一项关于慢性咳嗽诊治现状的流行病学研究显示,慢性咳嗽患者平均诊治时间5年以上,超过80％的患者误诊为"慢性支气管炎"或"慢性咽炎"等。慢性咳嗽患者由于长期诊断不明,不仅得不到有效治疗,给患者的工作、生活及心理带来严重的负担;而且反复地进行胸片、胸部CT等检查,滥用抗生素,增加了患者的经济负担。20世纪80年代,美国率先开展慢性咳嗽的病因研究,并制定了慢性咳嗽病因诊断程序。2005年,中华医学会呼吸病学分会哮喘学组参考国内外有关咳嗽的临床研究结果,制定了我国第1版《咳嗽的诊断和治疗指南(草案)》,对国内的慢性咳嗽临床实践起到了非常重要的指导作用。2009年,中华医学会呼吸病学分会哮喘学组参照国内外咳嗽诊治方面的研究进展,再次对指南进行了完善和修订,推出了《咳嗽的诊断与治疗指南(2009版)》。指南的建立,极大地提高了广大临床医生特别是呼吸专科医生对慢性咳嗽的认识和诊疗水平。

一、慢性咳嗽定义

慢性咳嗽病因较多,通常根据胸部X线检查有无异常分为两类:一类为X线胸片有明确病变者,如肺炎、肺结核、支气管肺癌等;另一类为X线胸片无明显异常者。通常所说的慢性咳嗽是指以咳嗽为主或唯一症状者,时间超过8周,胸部X线检查无明显异常的不明原因的咳嗽。

二、慢性咳嗽的病因

慢性咳嗽常见病因包括:①咳嗽变异性哮喘(cough variant asthma,CVA)。②上气道咳嗽综合征(upper airway cough syndrome,UACS)。③胃食管反流性咳嗽(gastroesophageal reflux-related chronic cough,GERC)。④嗜酸粒细胞性支气管炎(eosinophilic bronchitis,EB)。⑤变异性咳嗽(atoptic cough,AC)。这些病因占呼吸内科门诊慢性咳嗽病因的70％～95％。其他还包括气管一支气管结核、ACEI诱发的咳嗽等。关于慢性咳嗽常见病因的发病率有明显地区差异。我国的流行病学研究显示,慢性咳嗽病因常见病因依次为:CVA占32.6％,UACS占18.6％,EB占17.3％,AC占13.2％,GERC占4.6％,不明原因咳嗽达8.5％;少见病因(如气道结核)也可致慢性咳嗽。与英国和美国相比,我国CVA引起的咳嗽更常见,是我国慢性咳嗽的首位病因。与美国相比,我国UACS和GERC引起的咳嗽较少。而与日本相比,CVA和AC(日本AC的定义包含了EB)的发病率接近。

三、常见慢性咳嗽病因的诊断和治疗

(一)咳嗽变异性哮喘(CVA)

1.定义与发病机制

CVA是一种特殊类型的哮喘,咳嗽是其唯一或主要临床表现,无明显喘息、气促等症状或体征,但有气道高反应性。1972年由 Glause 教授首先提出,是成人慢性咳嗽最常见的原因。CVA 的病因尚未明确,目前认为它的病因与哮喘类似,受遗传和环境理化因素的双重影响。其发病机制也与哮喘相似,存在气道高反应性,是多种炎症细胞、炎症因子和神经体液因素参与的气道慢性炎症,只是程度较轻微。CVA 之所以主要表现为咳嗽而非气喘,原因可能是:①CVA 患者的咳嗽敏感性较高,即使吸入激素治疗后,咳嗽反应性仍较高。②CVA 气道反应性较典型哮喘患者低。③CVA 患者的喘鸣阈值较高。我国广州呼吸病研究所最新的流行病学调查资料显示,CVA 是最常见的慢性咳嗽病因(占 32.6%)。

2.临床表现

主要表现为刺激性干咳,通常咳嗽比较剧烈,夜间咳嗽为其重要特征。感冒、冷空气、灰尘、剧烈运动及接触刺激性气味等容易诱发或加重咳嗽。CVA 导致的咳嗽具有哮喘的一些特点,即反复发作、季节性和时间规律性;通常于春秋季节或者天气换季时反复发作,夜间或清晨症状较明显,可伴有胸闷、呼吸不畅感。CVA 患者常在幼年有反复咳嗽史,伴有过敏性疾病(如过敏性鼻炎、湿疹及荨麻疹等)和过敏性疾病家族史,可合并有 UACS 和 GERC(详见后描述)。

3.辅助检查

(1)血常规:白细胞总数正常,可有外周血嗜酸粒细胞计数增高。

(2)血 IgE:血清总 IgE 增高,特异性 IgE(针对粉尘螨、屋尘螨、花粉、烟曲霉等)增高,说明患者对某种特异性抗原过敏。

(3)皮肤点刺试验:有助于明确过敏源,可以针对多种过敏源检测,操作简便,安全性高,价格低廉,易于推广。

(4)呼出气一氧化氮(FeNO)检测:呼出气一氧化氮检测水平能反映气道炎症水平,可作为气道炎症的无创标记物,可将其作为抗炎药物治疗调整的依据。

(5)气道反应性测定:支气管激发试验是针对气道高反应性最常用的检测方法,主要适用于肺功能相对较好的患者(FEVl>70%正常预计值)。常用的激发试验药物为组胺或醋甲胆碱。该试验存在假阳性的问题,即支气管激发试验阳性不一定就是哮喘,仍需观察治疗后反应。支气管舒张试验主要适用于肺功能已经有所下降的患者(FEVl<70%正常预计值),但CVA 患者绝大多数属于早期哮喘,常规肺通气功能检查往往是正常的,因此需行支气管舒张试验者很少。

(6)胸部 X 线检查:多数患者无异常,但如并发呼吸道感染,可出现相应的影像学表现。

4.诊断

诊断的原则是综合考虑上述临床特点,对常规感冒药、止咳化痰药和抗感染治疗无效,支气管激发试验或支气管舒张试验阳性,支气管舒张剂治疗可以有效缓解咳嗽症状。需要强调的是气道反应性增高不一定就是 CVA,只有经过相应治疗后咳嗽症状缓解才能诊断。诊断标准如下:

(1)慢性咳嗽,常伴有明显的夜间刺激性咳嗽。

(2)支气管激发试验阳性,或呼气峰流速日间变异率>20%,或支气管舒张试验阳性。

(3)支气管舒张剂治疗有效。

5.治疗

CVA 治疗原则与支气管哮喘治疗相同。大多数患者吸入小剂量糖皮质激素联合支气管舒张剂(β_2 受体激动剂或氨茶碱等)即可,或用两者的复方制剂如布地奈德/福莫特罗、氟替卡松/沙美特罗,必要时可短期口服小剂量糖皮质激素治疗。治疗时间不少于 8 周。有报道抗白三烯受体拮抗剂治疗 CVA 有效,但观察例数较少。对于多数患者而言,如果不进行规范的治疗,多年以后可发展成为典型哮喘;积极规范治疗,CVA 患者生活质量一般不受影响,可以正常的工作和生活。

(二)上气道咳嗽综合征(UACS)

1.定义与发病机制

由各种鼻部、咽部、喉部疾病引起咳嗽为主要表现的疾病总称为 UCAS,是急、慢性咳嗽的常见病因。既往常将鼻部疾病引起的慢性咳嗽称之为鼻后滴流综合征(postnasal drip syndrome,PNDS),但除了鼻部疾病外,UACS 还常与咽喉部的疾病有关,如变应性或非变应性咽炎、喉炎、咽喉部新生物、慢性扁桃体炎等。因此,2006 年美国咳嗽诊治指南建议用 UACS 替代 PNDS。目前 UACS 引发咳嗽的机制尚未完全明确,临床相关研究已证实主要是由于机械刺激作用于上呼吸道的咳嗽反射传人支所致。可能的机制包括:①鼻腔或鼻窦的分泌物逆流到咽、喉部,从而刺激了该区域的咳嗽感受器。②UACS 患者的咳嗽反射的敏感性增加。③一些物理或化学刺激物直接刺激咳嗽反射的传入神经,增强了咳嗽中枢的反应。④分泌物的微量吸入下呼吸道,刺激下呼吸道的咳嗽感受器诱发。我国广州呼吸病研究所最新的流行病学调查资料显示,UACS 是第二大最常见的慢性咳嗽病因(占 18.6%)。

2.临床表现

(1)主要症状:阵发性咳嗽、咳痰,以白天咳嗽为主;鼻塞、鼻腔分泌物增加、鼻音重;频繁清嗓、咽喉部瘙痒、咽后黏液附着、鼻后滴流感。变应性鼻炎表现为鼻痒、打喷嚏、流水样涕、眼痒等。鼻窦炎表现为黏液脓性或脓性涕,可有疼痛(面部痛、牙痛、头痛)、嗅觉障碍等。变应性咽炎以咽痒、阵发性刺激性咳嗽为主要特征。非变应性咽炎常有咽痛、咽部异物感或烧灼感。喉部炎症、新生物通常伴有声音嘶哑。

(2)体征:变应性鼻炎的鼻黏膜主要表现为苍白或水肿,鼻道及鼻腔底可见清涕或黏涕。非变应性鼻炎鼻黏膜多表现为黏膜肥厚或充血样改变,部分患者口咽部黏膜可见卵石样改变或咽后壁附有黏脓性分泌物。

3.辅助检查

慢性鼻窦炎影像学表现为鼻窦黏膜增厚、鼻窦内出现液平面等。咳嗽具有季节性或提示与接触特异性的变应原(如花粉、尘螨)有关时,变应原检查有助于诊断。

4.诊断

UACS/PNDS 涉及鼻、鼻窦、咽、喉等多种基础疾病,症状及体征差异较大,且很多无特异性,难以单纯通过病史及体格检查做出明确诊断,针对基础疾病治疗能有效缓解咳嗽时方能明确诊断,并注意有无合并下气道疾病、GERC 等复合病因的情况。诊断线索包括:

(1)发作性或持续性咳嗽,以白天咳嗽为主,入睡后较少咳嗽。

(2)鼻痒、鼻塞、打喷嚏、鼻后滴流感和(或)咽后壁黏液附着感。

(3)有鼻炎、鼻窦炎、鼻息肉或慢性咽喉炎等病史。

(4)检查发现咽后壁有黏液附着、鹅卵石样观。

(5)经针对性治疗后咳嗽缓解。

5.治疗

治疗应依据导致患者 UACS/PNDS 的基础疾病而定。病因明确者需要进行针对性治疗，病因不明者，可进行经验性诊断性药物治疗。

(1)非变应性鼻炎：伴有鼻塞、鼻后滴流者，治疗首选第一代抗组胺剂和减充血剂，也可使用中枢性镇咳药或复方止咳制剂(如复方甲氧那明等)，大多数患者在初始治疗后数日至两周内产生疗效；使用抗胆碱能药物(如异丙托溴铵等)鼻腔吸入治疗也有一定疗效。

(2)变应性鼻炎：首选鼻腔吸入糖皮质激素和口服抗组胺药治疗，丙酸倍氯米松(每侧鼻孔 $50\mu g$/次)或等同剂量的其他吸入糖皮质激素(如布地奈德、莫米松等)，每日 1～2 次。各种抗组胺药对变应性鼻炎的治疗均有效果，首选无镇静作用的第二代抗组胺药，如氯雷他定等。避免或减少接触变应原有助于减轻变应性鼻炎的症状。必要时可加用白三烯受体拮抗剂，可短期鼻用或口服减充血剂等。症状较重、常规药物治疗效果不佳者，特异性变应原免疫治疗可能有效，但起效时间较长。

(3)细菌性鼻窦炎：多为混合性感染，抗感染是重要治疗措施，抗菌谱应覆盖革兰阳性菌、阴性菌及厌氧菌，急性患者应用不少于 2 周，慢性患者建议酌情延长使用时间，常用药物为阿莫西林/克拉维酸、头孢类或喹诺酮类抗生素。长期低剂量大环内酯类抗生素对慢性鼻窦炎具有治疗作用。同时联合鼻吸入糖皮质激素，疗程 3 个月以上。减充血剂可减轻鼻黏膜充血水肿，有利于分泌物的引流，鼻喷剂疗程一般<1 周。建议联合使用第一代抗组胺药加用减充血剂，疗程 2～3 周。内科治疗效果不佳时，建议咨询专科医师，必要时可经鼻内镜手术治疗。

(三)嗜酸细胞性支气管炎(EB)

1.定义与发病机制

一种以气道嗜酸粒细胞浸润为特征的非哮喘性支气管炎，患者肺通气功能正常，无气道高反应性，主要表现为慢性刺激性咳嗽，对糖皮质激素治疗反应良好。该病病因尚未明确，发病可能与过敏因素有关，但临床发现仅有部分患者存在变应性因素，与吸入性过敏源如尘螨、花粉、真菌孢子等以及职业接触史有关，与吸烟没有确切关系。临床上针对气道炎症研究的主要方法包括诱导痰、支气管肺泡灌洗以及支气管—肺活检。诱导痰检查主要反映大气道的炎症变化，支气管肺泡灌洗液主要反映外周气道炎症的变化，支气管黏膜活检(主要通过纤维支气管镜行支气管黏膜活检)目前被认为是反映气道黏膜炎症变化最可靠的方法。众多研究显示 EB 与支气管哮喘的气道炎症病理特点相似，主要炎症细胞均包括嗜酸粒细胞、肥大细胞等，而临床表现却有明显差别，这可能与炎症细胞的密度和活性状态、气道反应水平以及炎症部位不同有关。EB 的气道炎症程度相对于哮喘更轻且范围局限。有研究发现哮喘患者的肥大细胞在黏膜和黏膜下层以及气道平滑肌层浸润数量明显增加，而 EB 患者的肥大细胞浸润主要位于黏膜和黏膜下层，提示这可能是导致 EB 与哮喘不同临床表现的一个重要机制。我国广州呼吸病研究所最新的流行病学调查资料显示，EB 是第三大最常见的慢性咳嗽病因(占17.3%)。

2.临床表现

本病可发生于任何年龄,多见于青壮年,男性多于女性。主要症状为慢性刺激性咳嗽,而且常是患者唯一的临床症状。一般为干咳或咳少许白色黏液痰,可在白天或夜间咳嗽。部分患者对油烟、灰尘、异味或冷空气比较敏感,常为咳嗽的诱发因素;部分患者可伴有过敏性鼻炎、皮肤湿疹等其他系统过敏性疾病的表现。患者元气喘、呼吸困难等症状;肺通气功能及呼气峰流速变异率正常,无气道高反应性的证据;外周血嗜酸粒细胞数量多元异常;呼出气 NO 水平增高,但不能用以与哮喘等慢性气道炎症鉴别。

3.诊断

EB 的临床表现缺乏特征性,部分表现类似 CVA,体格检查无异常发现,诊断主要依靠诱导痰细胞学检查。具体标准如下:

(1)慢性咳嗽,多为刺激性干咳或伴少量黏痰。

(2)X 线胸片正常。

(3)肺通气功能正常,气道高反应性检测阴性,呼气峰流速日间变异率正常。

(4)诱导痰细胞学检查嗜酸粒细胞比例≥2.5%。

(5)排除其他嗜酸粒细胞增多性疾病。

(6)口服或吸入糖皮质激素有效。

4.治疗

EB 对糖皮质激素治疗反应良好,治疗后咳嗽症状很快消失或明显减轻,诱导痰中嗜酸粒细胞数量也会明显下降。通常采用吸入糖皮质激素治疗,二丙酸倍氯米松(每次 250~500μg)或等效剂量的其他糖皮质激素,每日 2 次,持续应用 4 周以上,但总的治疗时间尚无定论。初始治疗可联合应用泼尼松口服,每日 10~20mg,持续 3~5d。多数患者治疗后症状消失,部分患者会出现复发,大多预后良好,偶有患者发展成为支气管哮喘。咳嗽复发患者应注意有无持续接触变应原或合并 GERC、UACS 等慢性咳嗽疾病。

(四)胃食管反流性咳嗽(GERC)

1.定义与发病机制

因胃、十二指肠内容物反流进入食管,导致以咳嗽为主要表现的临床综合征,称为胃食管反流性咳嗽(GERC),属于胃食管反流性疾病的一种特殊类型,是慢性咳嗽的常见原因。正常人也可存在一定程度的反流,通常出现在饱餐后,反流时间<1h/24h 且没有任何反流症状称为生理性 GER。GERD 与多种呼吸系统疾病关系密切,反流和误吸会刺激咽喉部或气道黏膜,引起气道痉挛,诱发哮喘、咽喉炎、肺炎及肺脓肿等多种呼吸系统疾病。GERD 在欧美国家十分常见,人群中有 7%~15% 的患者有胃食管反流症状,而我国 GERD 的发病率则相对较低。GERD 包括反流性食管炎(RE)、非糜烂性反流病(NERD,又称为内镜阴性的胃食管反流病)和 Barrett 食管(BE),其中以 NERD 最为常见,临床上引发 GERC 的也主要是 NERD。与欧美国家不同,在我国由于 GERD 的发病率较低,GERC 在慢性咳嗽中所占的比例也较低。根据我国广州呼吸病研究所最新的流行病学调查资料,GREC 是第五大最常见的慢性咳嗽病因(占 4.6%)。因该病常与其他慢性咳嗽疾病混杂,诊断条件要求较高,诊断过程较为复杂,加之很多临床医师对此病的认识不足,在临床上极易误诊或漏诊。

GERD 的发病机制主要与以下多种因素有关,包括:①食管抗反流功能下降:目前认为一过性食管下段括约肌松弛(TLESR)是引起胃食管反流的主要因素。②食管清除能力下降。③食管黏膜屏障功能受损。④胃排空延迟等。

有多种因素可以加重或诱发 GERD,包括药物因素:①口服糖皮质激素。②口服茶碱类药物。③钙通道阻滞剂。④硝酸酯类药物。⑤吗啡和哌替啶。⑥前列腺素类。⑦阿屈膦酸盐类(治疗骨质疏松的药物)。⑧口服抗胆碱能类药物等。还有生活方式:如吸烟、饮酒和咖啡因,以及进食高脂食品、巧克力、辛辣等刺激性食品、酸性饮料等。此外,剧烈咳嗽和运动、肥胖、妊娠、多种呼吸系统疾病,如支气管哮喘、睡眠呼吸暂停综合征等,以及长期胃肠减压、硬皮病、糖尿病、腹膜透析等,都可加重或诱发 GERD。

GERC 与 GERD 相关联的发病机制主要涉及以下方面:

(1)微量误吸:GERD 可导致微量的胃液或十二指肠液进入咽喉或气管,尤其是胃酸,对气管和喉部的刺激作用比食管更严重;除胃酸外,少数患者还与胆汁反流有关。

(2)食管-支气管反射与气道神经源性炎症:目前认为这一机制在 GERC 起主要作用。24h 食管 pH 监测发现大部分 GERC 患者仅存在食管下段反流,仅有少数人发生近端反流和误吸,因此不能仅以微量酸吸入来解释 GERC。气管与食管胚胎发育期起源于同一部位(前肠),有共同的神经支配,反流物流经食管的部位分布有咳嗽相关的受体,当反流发生时,刺激迷走神经反射性地引起支气管反应。可能的机制包括:①沿迷走神经刺激咳嗽中枢。②神经冲动直接传递到气管,刺激咳嗽感受器。③神经冲动沿迷走神经传出纤维从脑内传到下呼吸道,引起黏液分泌增加或释放神经肽类物质,这些物质,直接刺激呼吸道咳嗽感受器,并可产生神经源性炎症,释放的炎症介质反作用于迷走神经再不断产生神经肽类物质,导致神经源性炎症加重,反复刺激咳嗽感受器产生和加重咳嗽。

2.临床表现

GERC 的临床表现分为两部分。

(1)典型反流症状:主要表现为胃灼热(胸骨后烧灼感)、反酸、嗳气、胸骨后胸闷和胸痛等,可向后背放射,严重者酷似心绞痛,多在餐后或平卧时出现。

(2)呼吸道症状:在出现反流症状的同时,发生反复的咳嗽,可与进食和体位有明显的关系。咳嗽大多为干咳或咳少量白色黏痰,进食酸性、油腻食物容易诱发或加重咳嗽。患者在睡眠中可因反流刺激而呛醒甚至有窒息感,严重影响患者的睡眠质量。有不少患者伴有类似咽喉炎的症状,如咽喉部异物感、咽喉灼痛、声音嘶哑等表现。需要注意的是有不少 GERC 患者没有典型的反流症状,而仅以咳嗽作为唯一的表现。

3.辅助检查

(1)内镜检查:内镜检查是诊断 RE 的重要方法,但对于无黏膜糜烂的 NERD 无诊断价值,也不能确定反流与咳嗽的相关性。

(2)24h 食管 pH 值监测:24h 食管 pH 值监测被公认为诊断 GERD 的“金标准”,是目前判断胃食管反流的最常用和最有效的方法,但不能检测非酸性反流。食管正常 pH 为 5.5~7.0,pH<4.0 时提示存在酸反流。以 Demeester 积分及其 6 项参数作为判断指标,即 24h 内:①食管 pH<4 占总监测时间百分比。②最长反流时间。③反流大于 5min 的次数。④24h 食

pH<4 的次数。⑤直立位 pH<4 的百分时间。⑥仰卧位 pH<4 的百分时间。24h 食管 pH 监测系统可以实时记录反流相关症状,同时计算 Demeester 积分,还可获得反流与咳嗽症状的相关概率(SAP),确定反流与咳嗽的关系,这是目前诊断 GERC 最敏感、最特异的方法。但该方法不能检测非酸反流如胆汁反流,或者酸反流合并碱反流,因此结果阴性不能排除 GERC 诊断。非酸性反流常采用食管腔内阻抗或胆红素监测。最终确诊 GERC 需要根据抗反流治疗疗效来判断。

4.诊断

诊断标准如下。

(1)慢性咳嗽,可伴有反流症状。

(2)24h 食管 pH 监测 Demeester 积分≥12.70 和(或)SAP≥75%。

(3)抗反流治疗后咳嗽明显减轻或消失。

但需要注意,少部分合并或以非酸反流(如胆汁反流)为主的患者,其食管 pH 监测结果未必异常,此类患者可通过食管阻抗检测或胆汁反流监测协助诊断。目前抗反流治疗有效被认为是诊断 GERC 的最重要的标准,对于许多没有食管 pH 值监测的单位或经济条件有限的慢性咳嗽患者,具有以下指征者可考虑进行诊断性治疗:①患者有明显的进食相关的咳嗽,如餐后咳嗽、进食咳嗽等。②患者伴有典型的胃灼热、反酸等反流症状。③排除 CVA、UACS 及 EB 等疾病,或按这些疾病治疗效果不佳。服用标准剂量质子泵抑制剂(如奥美拉唑 20mg,每日 2 次),治疗时间不少于 8 周。抗反流治疗后咳嗽消失或显著缓解,可以临床诊断 GERC。在诊断和治疗 GERC 的同时,需注意是否合并有 CVA、EB 及 UACS 等其他常见的慢性咳嗽病因。

5.治疗

(1)调整生活方式:体重超重患者应减肥,避免过饱和睡前进食,避免进食酸性、油腻食物,避免饮用咖啡类饮料及吸烟。

(2)制酸药:常选用质子泵抑制剂(如奥美拉唑、兰索拉唑、雷贝拉唑及埃索美拉唑等)或 H2 受体拮抗剂(雷尼替丁或其他类似药物),以质子泵抑制剂效果为佳。

(3)促胃动力药:如有胃排空障碍者可使用多潘立酮等。单用制酸剂效果不佳者,加用促胃动力药可能有效。

(4)胃黏膜保护剂:如硫糖铝、枸橼酸铋、达喜等可通过增强黏膜屏障功能发挥作用,而且对于非酸反流有一定的疗效。

临床药物治疗常为联合用药,单一使用药物疗效差别大。内科治疗时间要求 3 个月以上,一般需 2~4 周方显疗效。咳嗽症状消失以后建议继续治疗 3 个月,再逐步停药。上述治疗疗效欠佳时,应考虑药物剂量及疗程是否足够,或是否存在复合病因。必要时咨询相关专科医师共同研究治疗方案,少数内科治疗失败的严重反流患者,抗反流手术治疗可能有效,因术后并发症及复发等问题,应严格把握手术指征。

(五)变应性咳嗽(AC)

1.定义

临床上某些慢性咳嗽患者,具有一些特应症的因素,抗组胺药物及糖皮质激素治疗有效,但不能诊断为支气管哮喘、变应性鼻炎或 EB,将此类咳嗽定义为变应性咳嗽。其与变应性咽喉炎、UACS 及感染后咳嗽的关系、发病机制等有待进一步明确。该疾病由日本学者定义,目前只有日本和我国承认该诊断;但定义有所差别。日本定义的 AC 包含有 NAEB,因此在日本的慢性咳嗽指南中 AC 是最主要的慢性咳嗽病因。根据我国广州呼吸病研究所最新的流行病学调查资料,AC 是第四大最常见的慢性咳嗽病因(占 13.2%)。

2.临床表现

AC 常表现为刺激性干咳,多为阵发性,白天或夜间均可咳嗽,油烟、灰尘、冷空气、讲话等容易诱发咳嗽,常伴有咽喉发痒。辅助检查:肺通气功能正常,支气管激发试验阴性;诱导痰细胞学检查嗜酸粒细胞比例不高;呼出气 NO 正常;变应原皮试检查常呈阳性;血清总 IgE 或特异性 IgE 常增高;咳嗽敏感性增高。

3.诊断标准

目前尚无公认的标准,以下标准供参考:慢性咳嗽,多为刺激性干咳;肺通气功能正常,气道高反应性阴性;具有下列指征之一:①有过敏性疾病史或过敏物质接触史。②变应原皮试阳性。③血清总 IgE 或特异性 IgE 增高。④咳嗽敏感性增高。

4.治疗

对抗组胺药物治疗有一定效果,大约 60% 的患者治疗有效,但抗组胺药物治疗往往不能完全消除咳嗽,临床上常常加入糖皮质激素治疗,首选吸入性糖皮质激素。咳嗽剧烈或不适合使用吸入性糖皮质激素者,可短期(1 周左右)口服糖皮质激素,泼尼松 20~30mg/d。抗白三烯类药物孟鲁司特治疗无效。本病预后良好,对肺功能影响不大,但易复发。

(六)气管-支气管结核

气管-支气管结核是发生在气管-支气管黏膜或黏膜下层的结核病,过去国内习惯称为支气管内膜结核。气管-支气管结核在慢性咳嗽病因中所占的比例尚不清楚,女性发病率高于男性;患者大多为青中年,且多合并有肺内结核,也有不少患者仅表现为单纯性支气管结核。其主要症状为慢性咳嗽,干咳或仅有少量黏痰;常有反复咯血;可伴有低热、盗汗、消瘦等结核中毒症状;有些患者咳嗽是唯一的临床表现,查体有时可闻及局限性吸气相干啰音。X 线胸片常无明显异常改变。该病在国内并不罕见,临床上极易误诊及漏诊。

对怀疑气管—支气管结核的患者应首先进行普通痰涂片找抗酸杆菌。部分患者结核分枝杆菌培养可阳性。X 线胸片的直接征象不多,可见气管、主支气管的管壁增厚、管腔狭窄或阻塞等病变。CT 特别是高分辨率 CT 显示支气管病变征象较 X 线胸片更为敏感,尤其能显示叶以下支气管的病变,可以间接提示诊断。支气管镜检查是确诊气管—支气管结核的主要手段,镜下常规刷检和组织活检阳性率高。治疗原则与肺结核相同,需要进行规范化的全身抗结核治疗。诊断时间和治疗时机是决定预后的关键因素,早期以炎性浸润为主,疗效明显,如出现肉芽肿增殖或纤维瘢痕组织形成,疗效不佳,易出现支气管狭窄、肺不张及反复的肺部感染。

(七)ACEI 诱发的咳嗽

ACEI 是目前治疗各类高血压疾患的主要用药。咳嗽是服用 ACEI 类降压药物的常见不良反应,发生率在 10%~30%,占慢性咳嗽病因的 1%~3%。其中,亚洲人群咳嗽发病率要高于欧美,女性多于男性。ACEI 诱发的咳嗽以阵发性干咳为主,咳嗽与剂量无关;咳嗽发生时间与用药时间关系不定,通常在服药 1 周左右出现,短则服药后数小时即发作,长则治疗后数周或数月才出现;停用 ACEI 后咳嗽可以缓解,但再次服药后,咳嗽可重新出现甚至加重。诊断要点:①目前在服用 ACEI。②停药后咳嗽明显减轻或消失可以确诊,通常停药 4 周后咳嗽基本消失。可用血管紧张素Ⅱ受体拮抗剂替代 ACEI 类药物。

(八)其他引起慢性咳嗽的原因

如慢性支气管炎、支气管扩张症、肺间质纤维化、结节病、肺癌等,虽可有慢性咳嗽,但严格而言不属于影像学阴性的慢性咳嗽范畴。因具有其相应的或特征性的临床表现,临床易于诊断。

四、慢性咳嗽病因诊断程序

慢性咳嗽的病因诊断应遵循以下几条原则:

(1)重视病史,包括耳鼻咽喉和消化系统疾病病史。

(2)根据病史选择有关检查,由简单到复杂。

(3)先检查常见病,后少见病。

(4)诊断和治疗应同步或顺序进行。如不具备检查条件时,可根据临床特征进行诊断性治疗,并根据治疗反应确定咳嗽病因,治疗无效时再选择有关检查。治疗部分有效,但未完全缓解时,应除外复合病因。

慢性咳嗽病因诊断程序如下。

(1)详细询问病史和查体:有时病史可直接提示相应病因,通过病史询问缩小诊断范围。内容应包括:吸烟史、暴露于环境刺激因素或正在服用 ACEI 类药物。有特殊职业接触史应注意职业性咳嗽的可能。

(2)X 线胸片:建议将 X 线胸片作为慢性咳嗽患者的常规检查。X 线胸片有明显病变者,可根据病变的形态、性质选择进一步检查。X 线胸片无明显病变者,如有吸烟、环境刺激物暴露或服用 ACEI,则戒烟、脱离刺激物接触或停药观察 4 周。若咳嗽仍未缓解或无上述诱发因素者,则进入下一步诊断程序。

(3)肺功能检查:首先进行通气功能检查,如果存在明确的阻塞性通气功能障碍(FEV$_1$ 低于 70%正常预计值),则进行支气管舒张试验判断气道阻塞的可逆性;如果 FEV$_1$ 高于 70%正常预计值,可通过支气管激发试验检测是否存在气道高反应性。24h 峰流速变异率测定有助于哮喘的诊断与鉴别。通气功能正常、支气管激发试验阴性,有条件者应进行诱导痰细胞学检查,以帮助诊断 EB。

(4)病史存在鼻后滴流或频繁清喉时,可先按 UACS/PNDS 治疗,联合使用第一代抗组胺药和减充血剂。对变应性鼻炎可鼻腔局部使用糖皮质激素。治疗 1~2 周症状无改善者,可摄鼻窦 CT 或行鼻咽镜检查。

(5)如上述检查无异常,或患者伴有反流相关症状,有条件者可考虑进行 24h 食管 pH 值监测。无条件进行 pH 值监测且高度怀疑者可进行经验性治疗。

(6)怀疑变应性咳嗽者,可行变应原皮试、血清 IgE 和咳嗽敏感性检测。

(7)通过上述检查仍不能确诊,或经验治疗后仍继续咳嗽者,应考虑做肺部高分辨率 CT、支气管镜和心脏等方面检查,以除外支气管扩张症、肺间质病变、支气管结核、肿瘤、支气管异物及左心功能不全等少见的肺内及肺外疾病。

(8)经相应治疗后咳嗽缓解,病因诊断方能确立。但需注意部分患者可同时存在多种病因。若治疗后患者咳嗽症状仅部分缓解,应考虑是否同时合并其他病因。

五、慢性咳嗽的经验性治疗

上述诊断流程是慢性咳嗽诊断治疗的基础,可减少治疗的盲目性,提高治疗成功率。但病因诊断需要一定的设备和技术条件,在很多条件有限的医院或经济条件有限的患者难于实施。因此,经验性治疗可以作为一种替代措施。

慢性咳嗽的经验性治疗主要应遵循以下六条原则:

(1)治疗必须是针对慢性咳嗽的常见病因。国内外研究结果显示,慢性咳嗽的常见病因为CVA、UACS/PNDS、EB、AC 和 GERC 等。

(2)根据病史推测可能的慢性咳嗽病因。如患者的主要表现为夜间刺激性咳嗽,则可先按CVA 治疗;咳嗽伴有明显反酸、暖气、胃灼热者,则考虑按 GERC 治疗;如感冒后继发咳嗽迁延不愈,可按感染后咳嗽进行处理。咳嗽伴流涕、鼻塞、鼻痒、频繁清喉、鼻后滴流感者,先按UACS/PNDS 进行治疗。

(3)推荐使用覆盖范围较广、价格适中的复方制剂进行经验治疗,如美敏伪麻溶液、复方甲氧那明等,这些制剂对 UACS/PNDS、变应性咳嗽、感染后咳嗽等均有一定的治疗作用。怀疑CVA 及 EB 者(排除 GERD 者),可予小剂量口服糖皮质激素 3～5d,然后予吸入性糖皮质素联合 β2 受体激动剂治疗。

(4)咳嗽、咳脓痰或流脓鼻涕者可用抗生素治疗。多数慢性咳嗽病因与感染病因无关,经验治疗时应避免滥用抗生素。

(5)UACS、CVA、EB 或 AC 的经验性治疗常为 1～2 周,GERC 至少 2～4 周。口服糖皮质激素一般不超过 1 周。经验治疗有效者,继续按相应咳嗽病因的标准化治疗方案进行治疗。

(6)经验性治疗无效者,应及时到有条件的医院进行相关检查明确病因。密切随访,避免漏诊早期支气管恶性肿瘤、结核和其他肺部疾病。

虽然我国在慢性咳嗽方面的研究起步较晚,但疾病资源丰富。在借鉴欧美研究经验的同时,结合近几年国内的病因诊断、流行病学等相关研究结果,我国医学界也已陆续推出了两版咳嗽诊治指南,对于提高慢性咳嗽诊治水平意义重大。慢性咳嗽规范化诊治在很大程度上减少了患者的就诊时间和频率,降低医疗费用,节约医疗资源。我国人口众多,医疗资源有限,诊治水平极不均衡,大多数慢性咳嗽患者在基层医院就诊,慢性咳嗽规范化诊治工作的普及仍然任重道远。

第五节　肺　癌

肺癌是我国最常见的恶性肿瘤之一,亦是世界范围内肿瘤死亡的首位原因。我国 2002 年世界人口调整肺癌男性发病率为 42.4/10 万,死亡率为 33.21/10 万;女性调整发病率为 19.0/10 万,死亡率为 13.45/10 万。

　　肺癌又称原发性支气管肺癌,指的是源于支气管黏膜上皮的恶性肿瘤,生长在叶、段支气管开口以上的肿瘤称为中央型肺癌;位于段以下支气管的肺癌称为周围型肺癌。生长在气管或其分叉处的为气管癌,比较少见。根据生物学特性和组织学类型,肺癌可分为非小细胞肺癌(NSCLC)和小细胞肺癌(SCLC)两大类,前者包括鳞癌、腺癌、大细胞肺癌和鳞腺癌。肺癌患者中80%～85%为 NSCLC,且多数患者在初次诊断时已处于晚期(Ⅲb/Ⅳ期),80%的肺癌在诊断后的1年内死亡。如果不予以相应的治疗,晚期 NSCLC 的中位生存期只有5～6个月,患者1年生存率不到10%。

一、诊断

　　肺癌疗效得不到有效提高的主要障碍是诊断时疾病往往已处于晚期,提高早期诊断率对提高患者预后非常重要。临床医师应具有高度警惕性,详细采集病史,对肺癌症状、体征、影像学检查有一定经验,及时进行细胞学及纤支镜等相关检查,可使80%～90%的肺癌患者得到确诊。

(一)早期肺癌的症状和体征

　　应对具有以下临床特征的患者,尤其是年龄大于40岁,有吸烟史的患者,尽早进行相应检查并做出相应诊断和鉴别诊断:①持续2周以上的持续性咳嗽,治疗无效。②原有慢性呼吸道疾病,近期出现咳嗽性质改变。③单侧局限性哮鸣音,不因咳嗽改变。④反复同一部位肺炎,特别是肺段肺炎。⑤原因不明的肺脓肿,无异物吸入史和中毒症状,抗生素治疗效果差。⑥原因不明的关节疼痛及杵状指(趾)。⑦影像学发现局限性肺气肿,肺段或肺叶不张,相同支气管有可疑狭窄。⑧孤立性圆形、类圆形病灶和单侧肺门阴影增大、增浓。⑨原有稳定性肺结核病灶,其他部位出现新病灶,抗结核治疗后病灶反而增大或形成空洞,痰结核菌阴性。⑩不明原因的迁移性、栓塞性下肢静脉炎。

(二)影像学检查

　　有5%～10%的肺癌患者可无任何症状,单凭 X 线检查发现肺部病灶。怀疑肺癌的患者应常规进行胸部正侧位片检查,胸部正侧位片检查是发现、诊断肺癌和提供治疗参考的重要基本方法。对于胸部正侧位片疑诊肺癌的患者,应常规进行胸部 CT 检查。与 X 线相比,胸部CT 的优点在于能发现小于1cm 和常规胸片难于发现的位于重叠部位的肺部病变,判断肺癌与周围组织器官的关系,对肺门尤其是纵隔淋巴结的显示也比常规 X 线检查更好。胸部 CT检查目前已成为估计肺癌胸内侵犯程度及范围的常规方法,尤其是在肺癌的分期上,更有无可替代的作用。其他部位包括脑、肝、肾上腺的 CT 或 MRI 检查,主要目的用于明确肺癌的远处转移,一般是在临床有怀疑转移时或进行术前分期才进行检查。临床诊断为肺上沟瘤,建议行脊柱十胸廓入口的 MRI 检查,以了解锁骨下动脉和椎动脉与肿瘤的解剖关系。

(三)细胞学检查

　　痰细胞学检查对肺癌的诊断有很大帮助,如果收集痰标本得当,3次以上的系列痰标本可使中央型肺癌的诊断率达到80%,周围型肺癌的诊断率达到50%。另外,纤支镜检查时的灌洗物、刷检物.浅表淋巴结穿刺,经皮或经纤支镜穿刺标本的细胞学检查也可对诊断提供重要帮助。对于有胸腔积液的患者,可行胸腔穿刺抽液后,离心沉淀涂片找癌细胞。

(四)纤维支气管镜检查

已被广泛用于肺癌的诊断。对于纤支镜可见的支气管内病变,刷检的诊断率可达92%,活检的诊断率可达93%。其缺点在于得到的标本量少,特别是在处理黏膜下病变时,常不能取得恶性细胞。经纤维支气管镜针吸活检(TBNA)作为纤维支气管镜的重要辅助检查手段,具有创伤小、使用便捷、阳性率高的特点,可对气管周围、隆突下和肺门旁淋巴结进行活检,同时对黏膜下病变、肺周围结节和肿块的支气管内病变进行活检,其运用在一定程度上可减少创伤大、费用高的纵隔镜和开胸活检的必要性。经支气管镜肺活检(TBLB)可显著提高周围型肺癌的诊断率,对于病变直径大于4cm,诊断率可达到50%～80%,对于直径小于2cm的病变,诊断率仅有20%左右。支气管肺泡灌洗液(BAL)中收集的脱落细胞对于弥漫型和周围型肺癌的诊断亦有较大的价值。经纤维支气管镜腔内超声(EUS)是将微型超声探头通过纤支镜进入支气管管腔,通过实时超声扫描,获得管壁层次的组织学特征及周围邻近器官的超声图像,有助于精确定位并提高诊断水平。目前联合两者的支气管内镜超声—透壁针吸活检(EBUS-TBNA)已经被证实在疾病分期和纵隔病灶诊断方面具有一定的优势。还可通过血卟啉荧光纤支镜或自发荧光检查来定位诊断肉眼未能观察到的原位癌或隐形肺癌。

(五)针吸细胞学检查

可在超声波、X线或CT引导下进行经皮或经纤支镜进行针吸细胞学检查。

1.浅表淋巴结针吸细胞学检查

可在局麻下对体表肿大或怀疑转移的淋巴结进行针吸细胞学检查。特别是质地硬、活动度差的淋巴结可得到很高的诊断率。

2.经皮针吸细胞学检查

对于病变靠近胸壁者可在超声或CT引导下进行穿刺针吸或活检。同样,由于取得的活检组织量少,可出现假阴性结果。可重复检查以提高阳性率。对于高度疑似恶变的患者,应重复多次活检,直到病理支持或排除恶性病变。经皮针吸细胞学检查的常见并发症为气胸,发生率为25%～30%,处理同自发性气胸。

3.经纤支镜针吸细胞学检查

对于周围型病变和气管、支气管旁淋巴结肿大或肿块,可经纤支镜针吸细胞学检查,与TBLB合用时,可将中央型肺癌的诊断率提高到95%,以弥补活检钳对于黏膜下病变的不足之处。

(六)其他活组织检查

可手术摘除浅表淋巴结判断有无肿瘤转移及明确肿瘤病理类型,以明确肿瘤分期。纵隔镜检查被认为是评估纵隔淋巴结是否转移的金标准,通过纵隔镜检查明确有无纵隔淋巴结转移,对判断手术切除肿瘤可能性颇有帮助。胸腔镜下胸膜活检或肺活检也可明确病理类型。

对于高度疑恶的患者,经上述检查方法或临床经验性治疗无效的,不能明确诊断的,应及时剖胸探查,以免失去手术切除机会。

(七)核医学检查

某些核素,如^{67}镓(^{67}Ga)-枸橼酸、^{169}镱(^{169}Yb)-枸橼酸、^{57}钴(^{57}Co)-博来霉素、^{113}铟(^{113}In)-博来霉素,或^{99m}锝(^{99m}Tc)-博来霉素等有亲肿瘤特性,在正常和非肿瘤部位聚集较少,可以此

来鉴别肺部肿瘤的良恶性,但特异性差,诊断价值有限。正电子发射断层成像(PET)能对生命分子 18F-FDG(荧光脱氧葡萄糖)直接成像,利用正常组织与肿瘤组织的代谢差异对肿瘤做出诊断,其借助 SUV 值的量化分析及高分辨 CT 形态学特点,可明显提高肺癌的确诊率。一般来说,SUV≥2.5 的患者高度疑恶。与 CT 相比,PET 具有更高的敏感性和特异性,已被用于评估肿瘤侵犯范围,对肺癌进行更精确的分期,属于既能定位又能定性的检查。对于怀疑淋巴结转移或远处转移者建议做此项检查,对于 PET/CT 扫描纵隔淋巴结阳性,需经病理证实。而对于怀疑骨转移的患者,如果不能做 PET/CT 则应作骨扫描。

(八)肿瘤标志物检查

部分肺癌患者的血清和切除的肿瘤组织中,含有一种或多种生物活性物质,如激素、酶、抗原和癌胚抗原等。其中癌胚抗原(CEA)在 30%～70%肺癌患者中异常升高,肺腺癌中阳性率更是高达 60%～80%,小细胞肺癌患者亦有 20%～60%出现异常升高,可用于判断疾病预后及对治疗的应答。神经特异性烯醇化酶(NSE)在小细胞肺癌中的阳性率可达 40%～100%,敏感性为 70%,且与肿瘤的分期、肿瘤负荷密切相关,可考虑作为小细胞肺癌的血清标志物,亦可作为评价治疗效果的指标。鳞癌相关抗原(SCC)和细胞角蛋白 19 片段(CY211)对于诊断及鉴别诊断、疗效评估亦有所帮助,但其敏感性不高。胸水中的肿瘤标志物的诊断价值有时高于血清检查。

(九)免疫组化染色

免疫组化在鉴别原发性肺腺癌和转移性肺腺癌、鉴别恶性胸膜间皮瘤和肺腺癌、确定肿瘤的神经内分泌状况方面极具价值。癌胚抗原(CEA)、B72.3、Ber-EP4 和 MOC31 在胸膜间皮瘤染色阴性,而腺癌染色为阳性。胸膜间皮瘤对 WT-1、钙结合素、D2-40 和角蛋白 5/6 染色敏感,呈特异性表达。TTF-1 是 NKX2 基因家族中的一个包含同源结构域的核转录蛋白,大部分原发性肺腺癌 TTF-1 阳性,而肺的转移性腺癌 TTF-1 阳性,而肺的转移性腺癌 TTF-1 通常为阴性。原发性肺腺癌通常 CK7$^+$ 而 CK20$^-$,结直肠腺癌肺转移 CK7$^-$ 而 CK20$^+$,两者可鉴别。CDX-2 是转移性肠道肿瘤的一个高度特异和敏感的标记物,可用于鉴别原发肺癌和胃肠道肿瘤肺转移。检测嗜铬素和突触素可用于诊断肺的神经内分泌肿瘤,所有的典型和不典型类癌均为嗜铬素和突触素染色阳性,而小细胞肺癌中 25%染色为阳性。

二、分期

肺癌的分期对制订治疗方案和判断预后极为重要。TNM 分期系统独立的基于疾病解剖学程度,反映的是病变的解剖部位,大小,肺外生长情况,有无局部、肺门和纵隔淋巴结的转移和远处脏器的转移。

关于 SCLC 的分期,由于确诊时大部分患者已达到晚期,故 TNM 分期系统很少应用,目前较多采用的局限和广泛两期分类(表 2-8)。局限期指肿瘤局限于一侧胸腔内,包括有锁骨上和前斜角肌淋巴结转移的患者,但无明显上腔静脉压迫、声带麻痹和胸腔积液。对局限期 SCLC 应进一步按 TNM 分期进行临床分期,以能更准确地对不同期别的患者给予个体化的综合治疗。广泛期则指超出上述范围者。

表 2-8　UICC 肺癌 TNM 分期与临床分期(2009 年)

隐匿期	$T_x N_0 M_0$
0 期	$T_{is} N_0 M_0$
IA 期	$T_1 N_0 M_0$
IB 期	$T_{2a} N_0 M_0$
ⅡA 期	$T_{2b} N_0 M_0$, $T_1 N_1 M_0$, $T_{2a} N_1 M_0$
ⅡB 期	$T_{2b} N_1 M_0$, $T_3 N_0 M_0$
ⅢA 期	$T_{1\sim2} N_2 M_0$, $T_3 N_{1\sim2} M_0$, $T_4 N_{0\sim1} M_0$
ⅢB 期	$T_4 N_2 M_0$, $T_{any} N_3 M_0$
Ⅳ期	$T_{any} N_{any} M_1$

三、治疗

肺癌的治疗应根据患者的身体状况、肿瘤的具体部位、病理类型、侵犯范围(病期)和发展趋向,结合细胞分子生物学的改变,有计划地、合理地应用现有的有效的多学科综合治疗手段,制订个体化治疗方案,以最适合的经济费用取得最好的治疗效果,最大限度地改善患者的生活质量。

(一)NSCLC

1.早期(Ⅰ期和Ⅱ期)NSCLC

(1)手术切除:根治性手术是早期 NSCLC 患者的首选治疗手段。对于隐形肺癌患者详细检查确定肿瘤部位再决定手术方式。Ⅰ期($T_1 N_0 M_0$ ⅠA 期和 $T_1 N_0 M_0$ ⅠB 期)肺癌首选治疗为肺叶切除加肺门纵隔淋巴结清扫术。切缘阳性的不完全性切除Ⅰ期肺癌,应再次手术。Ⅱ期($T_1 N_1 M_0$ ⅡA 期和 $T_2 N_1 M_0$、$T_3 N_0 M_0$ ⅡB 期)肺癌的治疗方法仍以手术为主,可行肺叶切除、双叶切除或全肺切除术加肺门纵隔淋巴结清扫术等。肺功能较差不能耐受肺叶切除者考虑更小范围的切除。对于完全切除的 N_1 Ⅱ期肺癌,推荐辅助化疗。T_3 Ⅱ期肺癌的特点是没有淋巴结转移、原发性肿瘤有外侵但有可能切除无须重建,按其外侵范围将其分为 4 类:侵犯胸壁、侵犯纵隔、侵及距隆突<2cm 的主支气管和肺上沟瘤(pancoast)。T_3 Ⅱ期肺癌仍以手术切除为主要手段。如果侵犯胸壁或纵隔或接近气管的 T_3 Ⅱ期肺癌术前评价可切除,首选治疗方法为包括受侵软组织在内的肺叶或全肺切除和纵隔淋巴结清扫。肺上沟瘤位置较为特殊,肿瘤若直接侵犯脊柱或椎管、臂丛神经上干(颈 8 或以上)或包绕锁骨下动脉为 T_4,否则为 T_3。T_3 期肺上沟瘤应在同步化放疗后行手术切除,并序贯辅助化疗。

对于Ⅰ期和Ⅱ期纵隔淋巴结阴性而不能手术者,可行根治性放疗或局限性手术切除。局限性手术切除包括肺段切除术(首选)或楔形切除术,仅用于三类特殊人群:①可保留肺组织很少或者因其他重要并发症而不能接受根治术。②周围型结节≤2cm,并至少符合组织学类型为单纯细支气管肺泡癌或 CT 显示结节毛玻璃样改变≥50％中的一项。③影像学随诊证实肿瘤倍增时间≥400d。对于切缘阳性的患者建议再次手术,否则应给予放疗联合化疗。

(2)放疗和化疗:完全性切除的 IA 期及非高危 IB 期肺癌,无须辅助化疗或放疗,而肿瘤直径>4cm 的 I B 期应考虑辅助化疗。 I A 期术后切缘阳性的患者应首选再次手术。对肿瘤>4cm、脏层胸膜受累、Nx(无法评价淋巴结状态)的高危 I B 期或 I B 期切缘阳性的患者,由于手术切缘距离肿瘤偏近,可能导致切除不充分,而 Nx 则提示淋巴结可能清扫不足,故应进行术后辅助化疗。

对于有不良因素(淋巴结清扫不充分、淋巴结囊外侵犯、多站淋巴结阳性以及切缘不足)并且切缘阴性的 ⅡA、ⅡB 期患者应行同步放化疗。T_3 Ⅱ期包括>7cm 的肿瘤、同一肺叶卫星结节以及直接侵犯胸壁或纵隔胸膜的 T3。对于病灶>7cm、同一肺叶中有分开的结节的 Ⅱ 期患者的治疗模式为完全性切除十术后辅助化疗。如果对于侵犯胸壁、纵隔或接近气管的 T_3 Ⅱ期肺癌术前评价为不可切除,首选同期放化疗,2～3 个周期化疗和 40Gy 放疗后重新评估手术切除可能性,如果可切除则行手术,如果不可切除则继续放化疗。对部分基础条件差的患者无法行根治性手术,若能行根治性放疗或局限陘手术切除,可提高其 5 年生存率。

2.局部晚期 NSCLC(LANSCLC)的治疗

Ⅲ 期肺癌也称局部晚期 NSCLC(LANSCLC),是指已有纵隔淋巴结转移(N_2)或侵犯纵隔重要结构(T_4)或有锁骨上淋巴结转移(N_3)的非小细胞肺癌,包括 $T_3N_1M_0$、$T_{1～3}N_2M_0$、$T_{any}N_3M_0$、$T_4N_{any}M_0$ 患者。侵犯纵隔重要结构是指侵犯心包、心脏、大血管、食管和隆突的 NSCLC。局部晚期 NSCLC(LANSCLC)可从治疗角度分为可切除和不可切除两大类。

Ⅲ A 期 NSCLC 包括:$T_{1～2}N_2M_0$,$T_3N_{1～2}M_0$,$T_4N_{0～1}M_0$,具有手术根治的可能。其中同侧纵隔淋巴结转移(N_2)是 Ⅲ 期 NSCLC 主要的一个临床期别。N_2 淋巴结阳性包括两类,一为"偶然性"N_2 阳性,即术前未发现而在术后病理检查中发现阳性,此类患者称为"偶然性"Ⅲ A 期 NSCLC,应行术后辅助化疗序贯放疗,因其常可局部复发,应尽早行放疗。另一为术前即已评价为 N_2 阳性,可行新辅助化疗后手术切除,但诱导化放疗后外科切除并不能提高总体生存率,其中接受肺叶切除者生存率优于直接同步化放疗,但全肺切除者生存劣于直接同步化放疗。对肿瘤>7cm 的 $T_3N_2M_0$ 患者应在新辅助化放疗或诱导化疗后进行手术可能性评估,而对其他 $T_3N_2M_0$ 则推荐行根治性同步化放疗。而对 $T_4N_{0～1}$ Ⅲ A 期患者,应由有经验的外科医生评价手术可能性,对可切除肿瘤的首选治疗手段为手术,也可选择术前行新辅助化放疗或化疗,以达到降期及减少潜在微转移、改善无病生存的目的。如为完全性切除,则应考虑第三代含铂方案的术后辅助化疗,化疗不宜超过 4 个周期;如切缘阳性,则应术后放疗和化疗。

不可切除的局部晚期 NSCLC 主要是指局部病灶太晚期(Ⅲ B 期)不适合手术切除或者患者心肺功能差不能耐受手术切除的 Ⅲ 期 NSCLC,其规范治疗方案为同步放化疗。其适应证包括:病理确诊、分期明确的 LANSCLC;PS 评分 0～1;年龄<70 岁、无胃溃疡、糖尿病、高血压;以往肿瘤史者需已无病生存超过 3 年;实验室检查:白细胞计数≥$1.8×10^9$/L,血小板≥$100×10^9$/L,血红蛋白≥100g/L,肺功能≥1.5L,肝功能 AST、ALT 均<2.5 倍正常值上限,胆红素正常,肾功能正常。禁忌证包括:不稳定心绞痛;心肌梗死或心力衰竭且 6 个月内住院;急性细菌、真菌感染;慢性阻塞性肺病发作,且 3 个月内因此住院者;肝功能不全造成的黄疸、凝血障碍;对同步放化疗中的化疗药物过敏。同步放化疗的方案有:①顺铂 50mg/m^2,d1、8、29、36,VP-1650mg/m^2,d1～5、29～33,同步胸部放疗总剂量为 61 Gy。②顺铂 100mg/m^2,d1、29,长春碱每周 5mg/m^2,共 5 周,同步胸部放疗总剂量为 60 Gy。③卡铂 AUC=2,30min 以上,紫

杉醇每周 45~50mg/m², 1h 以上,同步胸部放疗总剂量为 63 Gy/ 34 f,7 周完成。同步放化疗的疗效优于单纯放疗及序贯放化疗,但其毒副作用亦相应增加,

3.Ⅳ 期 NSCLC 的治疗

Ⅳ 期 NSCLC 的标准治疗方案是以化疗为主的综合治疗,治疗目的为延长生命,提高生活质量。

(1)手术切除:在伴有远处转移的 Ⅳ 期 NSCLC 患者中存在一个孤立性转移的亚型,对于肺癌孤立转移瘤患者来说,手术治疗无疑是改善预后的重要方式。①肺内转移:对侧肺或同侧肺其他肺叶的孤立结节,可分别按两个原发瘤各自的分期进行治疗。②脑转移:如未接受有效治疗,肺癌患者一旦发现脑转移,预后极差,目前治疗肺癌脑转移的一线方案仍为全颅放疗,但是大剂量全颅放疗后极易出现慢性神经损伤,且接受治疗后中位生存期也仅有 3~6 个月,全颅放疗给患者带来的生存受益实际有限。对于原发病灶已控制的肺癌脑转移患者,接受手术联合全颅放疗比单独全颅放疗,可明显延长患者的生存期。③肾上腺转移:肾上腺是肺癌常见的转移位置,发生率可达 18%~42%。由于即使使用 MRI 扫描或 PET-CT 扫描都很难对其良恶性进行鉴别,因此,对于可疑的肾上腺肿块影应在肺手术前进行组织病理学分析。对于孤立性肾上腺转移而肺部病变又为可切除的非小细胞肺癌,肾上腺病变应手术切除,而肺部原发病变则按分期治疗原则进行。由于放疗(三维适形放疗或 SBRT)或射频消融对于不能手术的肺癌可以带来积极的生存获益,对肾上腺转移灶的处理除手术之外尚可选择放疗或射频消融等治疗方法。

(2)化疗:对 PS≤2 分的 Ⅳ 期 NSCLC 患者,应当首选一线含铂两药联合方案,尤其是铂类联合第三代化疗药物包括:紫杉类(紫杉醇、多烯他赛)、长春瑞滨、依托泊苷、培美曲赛和吉西他滨,可进一步提高临床疗效,其总缓解率可达 50%,中位生存期可达 14.2 个月,1 年生存率达 30%~40%。对 PS>2 分的 Ⅳ 期 NSCLC 患者,并不能从联合化疗中获益,首选单药化疗或最佳支持治疗。常用的 NSCLS 化疗方案见表 2-9。

表 2-9　常用的非小细胞肺癌化疗方案

化疗方案	剂量(mg/m²)	用药时间	时间及周期
EP			
依托泊苷	100	d1-3	
顺铂	80	d1	Q28d＊4
NP			
长春瑞滨	25~30	d1,d8	
顺铂	75~80	d1	Q21d＊4
TP			
紫杉醇	135(24h)~175(3h)	d1	
顺铂	75	d1	
或卡铂	AUC=5~6V	d1	Q21d＊4

化疗方案	剂量（mg/m²）	用药时间	时间及周期
GP			
吉西他滨	1250	d1,d8	
顺铂	75	d1	
或卡铂	AUC＝5～6	d1	Q21d＊4
DP			
多西紫杉醇	75	d1	
顺铂	75	d1	
或卡铂	AUC＝5～6	d1	Q21d＊4
PP			
培美曲赛*	500	d1	
顺铂	75	d1	Q21d＊4

＊用于腺癌、大细胞癌和 NSCLC NOS（组织学类型不明确者），不适用于鳞癌患者。

以上含铂二药方案具有相似的客观缓解率和生存率，在毒性反应、使用方便性和费用上略有差异，临床医师可根据患者的情况施行个体化治疗。每化疗两个周期应评价肿瘤反应，对于缓解或稳定的患者可继续化疗，总疗程以 4～6 周期。延长治疗周期并不能改善生存期，反而增加毒副作用。化疗常见的毒副作用：①骨髓抑制：出现红细胞、白细胞、血小板一系或三系下降，可予以红细胞生成素、粒细胞集落刺激因子（或巨-粒细胞集落刺激因子）、IL-11 等对症处理，必要可输注红细胞悬液、单采血小板等。监测出血或感染的征象，并根据最低粒细胞计数调整化疗药物剂量。还可应用化疗保护剂（如：氨磷汀）以保护正常组织免于化疗药物的影响。②恶心、呕吐、食欲降低、腹泻等胃肠道不适：可予以 5-羟色胺受体拮抗剂、糖皮质激素、甲氧氯普胺（胃复安）等缓解症状，同时可予以甲羟孕酮改善食欲。③脏器功能损害：a.肾脏毒性：早期可无明显症状，尿素氮、肌酐升高往往是慢性或急性肾功能不全的征兆。使用大剂量的铂类药物治疗时，必须足量水化、碱化利尿以保护肾脏；b.肝脏毒性：轻者出现腹胀、恶心、食欲不振甚至黄疸等，严重者出现肝脏功能障碍；c.心脏毒性：可导致出现心肌损害、心律失常，严重者出现心力衰竭。④过敏反应：轻症表现为瘙痒、皮疹、药物热等，严重者表现为气管痉挛、呼吸困难和低血压等，故常于药物（如紫杉醇、多烯紫杉醇、培美曲赛等）静滴之前，应用地塞米松。

（3）维持治疗：晚期 NSCLC 的维持治疗是指 NSCLC 患者在完成标准周期化疗且疾病治疗已客观缓解或稳定后再接受的治疗。对于 NSCLC 患者接受 4～6 个周期的一线化疗方案后是观察随访还是维持治疗，成为近年关注焦点，维持治疗作为提高肺癌长期生存的一个新的重要手段已经引起了临床工作者的极大重视。维持治疗可分为两类：①继续维持治疗，指在一线治疗 4～6 个周期之后，如果无疾病进展，使用至少一种一线治疗曾用药物进行治疗。②换药维持治疗，指在一线治疗 4～6 个周期之后，若无疾病进展，使用另一种不包含在一线方案中的药物进行治疗。一般不推荐传统的细胞毒药物用于继续维持治疗。目前用于继续维持治疗药物包括：①贝伐珠单抗：须在 4~6 个周期含铂两药化疗联合贝伐珠单抗治疗后使用。②西妥昔单抗：须在 4~6 个周期顺铂＋长春瑞滨联合西妥昔单抗治疗后使用。③培美曲塞：仅针对非鳞癌患者。用于换药维持治疗的药物包括：①培美曲塞：仅针对非鳞癌患者。②厄罗替尼：目前对于多西他赛用于维持治疗的分歧较大。

（4）靶向治疗：NSCLC 靶向治疗药物中研究最多的是表皮生长因子受体（EGFR）和血管内皮生长因子（VEGF）。以 EGFR 为靶点的靶向药物主要有两类：酪氨酸激酶抑制剂（TKI）和抗 EGFR 单克隆抗体，前者包括厄罗替尼和吉非替尼等；后者主要为西妥昔单抗。VEGF 类靶向治疗药物为 VEGF 单克隆抗体：贝伐单抗；而作用于 VEGFR 的 TKI 尚未进入临床。

1）EGFR-TKI：吉非替尼为首个用于临床的 EGFR-TKI，其单药治疗或联合化疗虽然可以改善复发的 NSCLC 患者的总体有效率，但并不能改善总体生存时间。吉非替尼可能较适宜作为晚期转移或复发的 NSCLC 患者的二线或三线治疗药物，尤其亚裔、非吸烟、腺癌、EGFR 突变（＋）的 NSCLC 患者可能获益更大。相比于吉非替尼，厄罗替尼单药治疗能够延长晚期转移或复发 NSCLC 患者的生存时间，且总体缓解率与其他二线化疗方案（如多西他赛、培美曲塞等）相似，但不良反应显著减小，可作为经至少一种化疗方案治疗失败的晚期 NSCLC 患者的二线或三线治疗药物或用于晚期 NSCLC 的维持治疗。其最常见不良反应为轻度皮疹和腹泻。厄罗替尼相关性皮疹的发生率为 70%，然而皮疹严重程度与疾病缓解率和患者生存时间有关，且皮疹越严重 MST 越长。

西妥昔单抗（cetuximab）为嵌合型抗 EGFR 单克隆抗体，西妥昔单抗联合 NP 方案可用于晚期 NSCLC 的一线治疗。不良反应主要为皮疹、腹泻和输液反应，其中皮疹的严重程度也和患者的生存时间成正相关，西妥昔单抗联合 NP 方案引起中性粒细胞减少性发热的发生率明显增高。

2）VEGF 单克隆抗体：目前批准用于临床的抗 VEGF 类靶向治疗药物为 VEGF 单克隆抗体，而作用于 VEGFR 的 TKI 尚未进入临床。贝伐单抗（bevacizumab）为抗 VEGF-A 的单克隆抗体，联合化疗用于 NSCLC 患者治疗的临床疗效已得到多项Ⅲ期临床研究的支持，贝伐单抗主要的不良反应包括高血压、蛋白尿、出血、中性粒细胞减少性发热、低钠血症、皮疹和头痛等，而出血（包括肺出血、胃肠道出血、中枢神经系统出血等）是其最严重的不良反应，鳞癌可能是严重肺出血的危险因素，贝伐单抗并不增加经治疗脑转移患者发生颅内出血的风险。贝伐单抗联合 PC 方案可作为非鳞癌 NSCLC 的一线治疗方案。

EGFR 和 VEGF 是调节肿瘤发生发展的两种不同途径。激活 EGFR 信号通路可诱导血管生成因子（包括 VEGF）生成，而 VEGF 途径活化却可导致 EGFR-TKI 耐药，同时抑制 VEGF 和 EGFR 可改善 EGFR 靶向药物的耐药。因此，抗 EGFR 和 VEGF 类靶向治疗药物联合应用可能发挥协同作用。目前研究最多的是贝伐单抗联合埃罗替尼用于晚期 NSCLC 患者，可以延长患者总体生存率和无疾病进展时间，且不良反应的发生率较低，并取得了令人鼓舞的结果。

3）多靶点 TKI：酪氨酸激酶不仅存在于 EGFR，也是癌细胞增生、浸润和转移等相关细胞信号通路的关键酶，在血管内皮细胞增生及肿瘤新生血管的生成过程中，酪氨酸激酶均起到关键的作用。多靶点 TKI 在肿瘤细胞和肿瘤血管生长不同环节抑制肿瘤生长和肿瘤微环境的形成。多靶点 TKI 有以下优点：①可口服给药。②半衰期较短，调整剂量方便，可减轻毒副反应。③可抑制多种信号通道的酪氨酸激酶活性，作用强于单克隆抗体。目前正在研究的用于 NLCLC 的多靶点 TKI 包括凡德他尼、索拉非尼、舒尼替尼和拉帕替尼等，多处于临床研究阶段。

分子靶向治疗药物显示了其在晚期 NSCLC 的治疗中良好的应用前景，但对其适应证仍有严格的限制，如：吉非替尼、埃罗替尼对于亚裔、非吸烟、腺癌、EGFR 突变（＋）的 NSCLC 患者获益更大；贝伐单抗联合化疗用于晚期 NSCLC 的一线治疗适应证为非鳞癌、无咯血史、无未经治疗的中枢神经系统转移灶，而西妥昔单抗联合长春瑞滨/顺铂用于晚期 NSCLC 一线治疗的标准为Ⅲ b/Ⅳ期、免疫组化检测的 EGFR 表达（≥1 个阳性肿瘤细胞）、≥18 岁、PS 评分 0～2、无明确的脑转移灶、既往未接受过化疗或抗 EGFR 治疗。随着临床研究不断深入，特别是肿瘤分子生物学的研究进展，基于生物学标志物或耐药基因检测的个体化治疗是今后非小细胞肺癌的主要治疗模式，其中尤以根据 EGFR 的基因检测指导Ⅳ期 NSCLC 的一线治疗最受瞩目：对于 EGFR 突变者，优先考虑 EGFR-TKI 治疗，而对于 EGFR 未突变者，则首选联合化疗。

（5）放疗：对有远处转移的Ⅳ期 NSCLC，放射治疗可作为原发灶或远处转移灶的姑息治疗方法。如果患者出现阻塞性肺炎、上呼吸道或上腔静脉阻塞症状应当考虑放疗，也可对无症状的患者给予预防性治疗，防治胸内病变进展（详见复发和转移性 NSCLC 的治疗）。

（6）复发和转移性 NSCLC 的治疗：对于化疗后出现复发或转移的 NSCLC 患者，应根据 PS 状态进行进一步分组。化疗期间疾病进展但 PS 评分≤2 分者，可考虑二线治疗方案：多西紫杉醇（$75mg/m^2$，q3w）或培美曲赛（$500mg/m^2$，q3w）单药治疗，或靶向治疗埃罗替尼、吉非替尼等。而对于 PS 评分＞2 分者，则以采用最佳支持治疗为主，包括姑息性放疗、增进食欲、营养支持、维持内环境稳定、止痛治疗和心理社会支持等。在全身治疗基础上针对具体的局部情况选择恰当的局部治疗方法以求改善症状、提高生活质量。

1）肺癌所致的胸腔积液除进行全身化疗外，应当进行胸腔穿刺抽液，中等以上积液应考虑胸腔内置管引流。成功的胸腔内治疗的前提是尽量引流干净胸腔积液。目前胸腔内治疗的药物包括：化疗药物、细胞因子、细菌制剂和中药制剂等。常用方法是经胸腔穿刺排液后注入化疗药物，必要时可相隔 1 周再次注入。包括：顺铂、卡铂、博来霉素等。细菌制剂有短小棒状杆菌、假单胞菌注射液等；中药制剂有榄香烯、香菇多糖等。生物制剂的主要不良反应为胸痛、发热，少部分伴恶心呕吐等。亦可向胸腔内注射滑石粉、四环素等，其共同的特点是引起强烈的化学性胸膜炎而产生相应部分胸膜发生无菌性炎症，致使胸膜腔粘连闭锁。近年来也有用电视胸腔镜技术（VAST）及喷粉装置使滑石粉均匀覆盖于胸膜表面，进一步提高疗效。

2）肺内的转移性结节与恶性浆膜腔积液或其他脏器转移相比，预后明显不同，可手术切除，有治愈的可能。肺内的转移性结节可分为 3 种：与原发灶同一肺叶（T_3）、同侧肺但不同肺叶（T_4）以及对侧肺内转移（M_{1a}）。对于前两者，如果原发灶可切除，应当考虑行手术治疗，对术后切缘阴性者行辅助化疗，对切缘阳性、能耐受者建议行同步化放疗。对于对侧肺内转移，可根据情况选择以下两种治疗模式之一。一为术前行新辅助治疗（包括诱导化放疗或诱导化疗），术后切缘阴性者可观察，或根据患者对术前化疗的敏感性和耐受性选择辅助化疗方案；切缘阳性者若术前未行放疗，术后应先行放疗，否则进行挽救化疗。另一为直接手术治疗，对术后切缘阴性者行辅助化疗，切缘阳性者则行同步化放疗序贯化疗。对于孤立性肺转移，如果原发灶和转移灶均可治愈,可按原发癌分别进行处理。

3)支气管阻塞的局部复发造成呼吸困难者,可考虑的治疗方法包括激光、支架、手术;近距离放疗;光动力学治疗。

4)上腔静脉阻塞的局部复发,可考虑外照射放疗或上腔静脉内置支架。

5)可切除的局部复发,可考虑再手术切除或外照射。

6)局部复发引起的严重血痰,可考虑外照射放疗;近距离放疗;激光治疗;光动力学治疗;支气管动脉栓塞;手术治疗。

7)多发脑转移可考虑姑息性全脑放疗。

8)全身骨转移可考虑姑息性外照射治疗和双磷酸盐药物治疗,必要时使用整形外科固定术。

9)远处转移伴局部症状可考虑局部的姑息性外照射。

10)孤立性转移灶可考虑手术切除或外照射。

4.支气管肺泡细胞癌

支气管肺泡细胞癌(bronchioloalveolar cell carcinoma,BAC)是一种特殊病理类型的非小细胞肺癌。病理上沿着肺泡结构鳞片状扩散,没有基质、血管和胸膜侵犯的肿瘤,被称为单纯的 BAC,可分为非黏液型(60%~65%)、黏液型(20%~25%)和混合型(12%~14%)3 种。具有支气管肺泡细胞癌特征但侵犯基质、脉管和胸膜的肺癌应归类为腺癌。因此,支气管肺泡细胞癌伴局部浸润,具有支气管肺泡细胞癌特征的腺癌实际上是腺癌的混合型亚型。影像学上,支气管肺泡细胞癌可分为:孤立型(单个周围型结节)、多结节病灶型(3 个以上病灶)、肺炎型 3 种类型。

这 3 种病理类型的肺癌具有相似的临床过程,即相对较长的生存期、较高的胸内复发、较少的远处转移和容易发生第二原发性肺癌。非黏液型的 BAC 预后最好,黏液型 BAC 倾向形成卫星结节和肺炎型,预后差于非黏液型的 BAC。具有支气管肺泡细胞癌成分的腺癌预后好于单纯的腺癌,而且支气管肺泡细胞癌成分越多,预后越好。治疗上,小于 2cm 的孤立型非浸润性 BAC 可为手术切除治疗。多结节病灶型支气管肺泡细胞癌可分为可切除和不可切除型两大类。如能完全切除,同一肺叶或同一侧肺的结节病灶型支气管肺泡细胞癌应积极地手术治疗。不宜手术的孤立型或局部复发的单病灶支气管肺泡细胞癌首选放疗。而对于不能手术切除的晚期支气管肺泡细胞癌,化疗仍是值得考虑的一线全身治疗方案,其对一线化疗方案的有效率低于其他类型的 NSCLC,但生存期却好于其他类型的 NSCLC,亦可采用 EGFR-TKI靶向治疗。只有极少部分的 BAC 患者可能从肺移植中获益。

(二)SCLC

SCLC 是一种恶性程度高、倍增时间短、生长速度快、远处转移早、预后极差的病理类型,约占所有新发肺癌的 16%~20%,且绝大多数患者为长期吸烟者。在发现时多已转移,难以通过外科手术根治,主要依赖化疗或放化疗综合治疗。未经治疗的 SCLC 的中位生存期为 6~17 周,联合化放疗可以延长患者中位生存期至 40~70 周。无论是局限期还是广泛期SCLC,化疗都是其主要治疗手段。

1.手术切除

SCLC 患者在接受手术之前,应行纵隔镜淋巴结活检术或其他的外科分期方法,以排除隐

匿性 N_2 区淋巴结转移,手术方式为肺叶切除十纵隔淋巴结清扫术,如术后病理显示有纵隔淋巴结转移者,推荐全身化疗同时加纵隔野的放疗。临床分期为 $T_{1\sim2}N_0M_0$ Ⅰ期的局限期小细胞肺癌,应首选手术切除,术后给予化放疗。Ⅱ期 SCLC 患者先给予诱导同步放化疗,而后重新手术评估,如果疗效确切,可考虑手术。ⅢA 期患者如果考虑进一步手术,术前纵隔镜淋巴结活检术明确纵隔淋巴结有无转移,如果放化疗后 N_2 区淋巴结仍为阳性,则不应选择手术。对于常规放化疗后未获缓解的局限期 SCLC,且可完全切除的,应手术切除。对于复合型 SCLC 或二次原发的 SCLC 可考虑手术切除。

2.化疗

(1)对于局限期 SCLC,与无法接受治疗的患者相比,有效的联合化疗能提高患者的中位生存期 4～5 倍。目前最佳的联合化疗方案的总缓解率可达 $80\%\sim90\%$,完全缓解率 $40\%\sim50\%$,中位生存期可达 20 个月。对于广泛期 SCLC,联合化疗方案的有效率大约 60%,中位生存期 7～9 个月,有效率和生存率均低于局限期 SCLC。大多数 SCLC 患者在化疗后 10～12 个月内复发。目前依托泊苷联合铂类方案(EP 方案)仍是治疗各期 SCLC 的标准方案,伊立替康、拓扑替康等新的细胞毒药物联合顺铂亦为 SCLC 的治疗提供新的方向(表 2-10)。

表 2-10　常用的小细胞肺癌化疗方案

化疗方案	剂量(mg/m^2)	用药时间	时间及周期
EP			
依托泊苷(足叶乙苷)	80	d1-5	
顺铂	20	d1-5	Q21d＊4
VIP			
依托泊苷(足叶乙苷)	75	d1-4	
异环磷酰胺	1 200	d1-4	
顺铂	20	d1-4	Q21d＊4
CAV			
环磷酰胺	1000	d1	
多柔比星(阿霉素)	40～50	d1	
长春新碱	1	d1	Q21d＊6
CDE			
环磷酰胺	1000	d1	
表柔比星(表阿霉素)	50～60	d1	
依托泊苷(足叶乙苷)	100	d1-4	Q21 d＊6
IP			
伊立替康	60	d1,8,15	
顺铂	60	d1	Q28d＊4

（2）复发 SCLC 的治疗：由于复发的 SCLC 预后差，减轻症状和保持生活质量是二线治疗的主要目的，但是延长生存时间仍为终极目标。要根据复发的 SCLC 患者 PS 状态和对一线治疗的敏感性，评估化疗耐受程度、一线治疗的累积毒性，权衡二线治疗对患者获益与风险，来制定个体化的治疗方案。大多数 SCLC 患者在化疗后 10～12 个月内复发。6 个月以内的复发被称为早期复发，对此类患者二线方案治疗是否有效存在较大争议。一般认为，3 个月以内复发，应考虑改换化疗方案，可选择异环磷酰胺、紫杉醇、多烯紫杉醇、吉西他滨。3～6 个月复发者，可选药物托泊替康、伊立替康、环磷酰胺/多柔比星/长春新碱、吉西他滨、紫杉类药物，口服依托泊苷、长春瑞滨。而对于 6 个月以后复发者称为晚期复发 SCLC，可考虑选用初始治疗有效的方案。对于一般状况差的患者考虑减量及加强支持治疗。

3.放疗

由于化疗并未明显提高长期生存率，局部病灶复发率高，且由于 SCLC 对放射线高度敏感，胸部放射治疗可以提高肿瘤的局部控制率，因此，局限期 SCLC 的标准治疗方案为同步放化疗。对于不适合手术的 $cT_{1\sim2}N_0$ I 期的局限期 SCLC，应同步放化疗的治疗模式。除了 $cT_{1\sim2}N_0$ 以外的局限期 SCLC，如果 PS≤2，推荐同步放化疗的治疗模式。如果 PS>2，推荐首选化疗，必要时加上放疗。传统的局限期 SCLC 的照射野包括整个化疗前的肿瘤范围以及肿瘤周围 1.5～2cm 的亚临床病变及肺门，纵隔区及双侧锁骨上淋巴结引流区。但由于放疗范围较大，容易产生正常组织的严重放射性损伤。随着现代影像学技术和计算机的高速发展，与三维放射治疗计划系统（TPS）的结合，可最大限度地精确设计适形照射野，尽可能避免正常组织的放射损伤。同步放化疗模式优于序贯放化疗，一般于化疗的第 1 周或第 2 周开始。放射治疗的剂量为 1.5 Gy，每日两次，总剂量为 45 Gy 或 1.8～2 Gy，每日 1 次，总剂量至少为 54 Gy。完全缓解的局限期 SCLC，推荐预防性全脑照射（PCI），剂量为 24 Gy/8 次～36 Gy/18 次。

对伴有局部症状如：上腔静脉阻塞综合征、骨转移或脊髓压迫的广泛期 SCLC，可在全身化疗的基础上联合局部放疗。远处转移灶完全缓解的广泛期 SCLC，应考虑行胸部原发灶的同期化放疗。对明确有颅脑转移者应给予全身化疗＋全脑高剂量放疗（40Gy），但由于全脑照射可使患者神经系统损害和智力改变，尤其见于全脑高剂量放疗或每次放疗 4Gy 的患者，因此，对于无症状的颅脑转移者可在化疗结束后行全脑放疗。完全缓解的广泛期 SCI.C 常规行预防性颅脑照射（PCI）。

4.靶向治疗

SCLC 一线治疗复发率高，且对于早期复发的患者缺乏标准的二线治疗方案，因此 SCLC 的分子靶向药物治疗是值得研究和探索的领域。正在研究的用于 SCLC 的靶向药物包括：①小分子酪氨酸激酶抑制剂：索拉非尼、伊马替尼、舒尼替尼、AZD2171。②血管生存抑制剂：贝伐单抗、沙利度胺。③Bcl-2 家族抗凋亡蛋白抑制剂：Bcl-2 家族抗凋亡蛋白之间的相互作用在线粒体凋亡途径中起着关键性调节作用，大约 80% 的 SCLC 有 Bcl-2 的过表达，抗凋亡蛋白的过表达可能和化疗耐药有关，抑制其活性可能增强化疗敏感性。目前在研的药物主要有：AT-101、ABT-263、GX15-070 等。但对于 SCLC 的靶向治疗，不管是局限期还是广泛期 SCLC 均未得出像 NSCLC 有意义的结论。

四、预后及疗效的评估

肿瘤的病理学类型、分期及患者的 PS 评分是临床上公认的评估患者预后和疗效预测指标。然而，随着肿瘤分子生物学的发展，传统的临床病理学特征可能仅是影响治疗选择的一项潜在因素，探索预测肿瘤预后或疗效的分子生物学标志才能更好地指导临床个体化治疗。

目前核苷酸剪切修复交叉互补组 1（ERCCl）、核糖核酸还原酶调节亚基 1（RRMl）、乳腺癌易感基因 1（BRCAl）、I3Ⅲ-tubulin、表皮生长因子受体（EGFR）、K-RAS 基因、胸苷酸合成酶（TS）等已成为 NSCLC 的预后判断、疗效预测以及进行个体化治疗的重要分子标志物。ERCC1 基因是核苷酸切除修复环路中的重要基因，参与 DNA 的损伤识别和 DNA 链的切割，ERCC1 基因的过表达与顺铂耐药有关，ERCC1 低表达者对铂类的化疗反应好于过表达者，抑制 ERCC1 基因的表达可以减少细胞对顺铂-DNA 复合物的修复，降低细胞的耐药性。RRM1 是核苷酸还原酶的亚结构，核糖核酸还原成脱氧核糖核苷酸是 DNA 合成的重要步骤。RRM1 与吉西他滨耐药密切相关，RRMl mRNA 过表达可导致吉西他滨疗效下降。BRCA1 是第一个被发现的家族性乳腺癌易感基因，主要通过 DNA 修复、mRNA 转录、细胞周期调节以及蛋白泛素化等途径参与细胞的各种应答反应。BRCA1 高表达者肿瘤侵袭性强、对化疗效果差、预后差，且 BRCA1 的表达水平与顺铂敏感性呈负相关。紫杉醇和长春新碱是作用于微管的化疗药物，紫杉醇能增加微管的稳定性，长春新碱能降低微管的稳定性，两种药物都可影响微管的动力学，诱导细胞凋亡，微管的聚合状态影响紫杉醇及长春新碱与微管的结合。βⅢ-tubulin 表达水平与紫杉类药物抵抗密切相关，紫杉类药物对 βpⅢ-tubulin mRNA 低表达者化疗有效率高于过表达者；βⅢ-tubulin 低表达者在接受顺铂/长春新碱治疗的反应率较高，且无疾病进展时间和总生存时间均长于高表达者，提示 βⅢ-tubulin 可作为预测 NSCLC 患者对长春新碱疗效的重要指标。培美曲赛是一种新型抗叶酸代谢细胞毒药物，能竞争性抑制 TS、二氢叶酸还原酶等叶酸依赖性酶，造成叶酸代谢和核苷酸合成过程的异常，从而抑制肿瘤细胞的生长。胸苷酸合成酶（TS）在鳞癌的表达高于腺癌，而培美曲赛对于鳞癌的疗效低于肺腺癌，提示胸苷酸合成酶（TS）可作为培美曲赛的疗效预测指标。

EGFR-TKIs 已在晚期 NSCLC 患者中得到广泛的应用，但 EGFR-TKIs 临床应用的关键是如何选择合适的患者以获得更好的疗效，因此，评估患者是否具有特异性 EGFR 靶向药物的疗效预测指标尤为重要。EGFR 基因酪氨酸激酶段的突变，尤其是 19 和 21 外显子突变的 NSCLC 患者，对 EGFR-TKIs 可以显示出良好的效果，有效率达 70%～80%，野生型 EGFR 患者应用 EGFR-TKIs 反而增加疾病进展风险。北美洲和西欧 NSCLC 患者中 EGFR 突变的比例大约为 10%，而东亚的 NSCLC 患者有 30%～50% 发生 EGFR 突变，这也部分解释了亚裔患者从 EGFR-TKIs 治疗中获益更多的原因。多项研究显示亚裔、女性、不吸烟、腺癌患者更能从 EGFR-TKIs 中获益。EGFR 和 HER2 拷贝数增加、EGFR 蛋白表达增加、EGFR 基因突变和 pAKT 过度表达的患者有效率明显增高，但是只有 EGFR 基因拷贝数增加、EGFR 蛋白表达增加的患者可显著改善生存率。西妥昔单抗联合化疗，可明显改善荧光原位杂交技术 FISH（＋）患者的 PFS 和疾病控制率（DCR），但其 OR 和 FISH（-）患者无明显差别。EGFR 和 K-RAS 突变在肺癌患者中相互排斥。K-RAS 基因突变与 TKI 耐药有关，对 K-ras 测序可能有助于选择患者接受 TKI 治疗，K-RAS 突变的患者接受埃罗替尼联合卡铂/紫杉醇治疗的生存时间明显短于单纯化疗组,提示 K-RAS 基因突变预示着临床疗效较差。因此,EGFR 基因突变、免疫组化检测(IHC)EGFR 蛋白的表达和 FISH(-)检测 EGFR 基因扩增可以作为 EGFR-TKIs 临床疗效的预测指标,而 K-RAS 基因突变预示着临床疗效较差。

由于 SCLC 生物学的复杂性,虽然在 SCLC 的疗效预测及判定预后的分子标志物方面亦进行了积极的探讨,并取得了一定的突破,但是尚未找到指导治疗的生物标志物。研究发现:ERCC1 基因低表达的局限期 SCLC 有显著的生存获益,而 Top02a 低表达者缓解率较高。另 SCLC 的 TS mRNA 表达水平明显高于 NSCLC,这可以解释培美曲赛治疗 SCLC 的阴性结果。

五、随访

治疗后肺癌患者随访时间安排为前两年每 3 个月 1 次,两年后每 6 个月 1 次直到 5 年,以后每年 1 次。随访内容应包括:病史和体检,特别是注意双锁骨上淋巴结情况,胸部 CT。每次随访都应进行吸烟状态评估,行戒烟宣教,从效价比角度,当患者出现症状时,才相应进行胸腹部的 CT、脑 CT 或 MRI、骨扫描、支气管镜等检查。

综上所述,随着肿瘤分子生物学研究的不断深入,肺癌的治疗手段和治疗理念已进入一个新的阶段,特别是根据肿瘤的病理学特征、分期、患者的 PS 评分及细胞的分子生物学改变,制订个体化的综合治疗方案成为今后研究和探索的方向。

第三章　循环系统常见疾病

第一节　稳定型心绞痛

稳定型心绞痛是由于劳力引起心肌耗氧量增加,而病变的冠状动脉不能及时调整和增加血流量,从而引起可逆性心肌缺血,但不引起心肌坏死。这是由于心肌供氧与耗氧之间暂时失去平衡而发生心肌缺血的临床症状,是在一定条件下冠状动脉所供应的血液和氧不能满足心肌需要的结果。本病多见于男性,多数患者年龄在 40 岁以上,常合并高血压、吸烟、糖尿病、脂质代谢异常等心血管疾病危险因子。大多数为冠状动脉粥样硬化导致血管狭窄引起,还可由主动脉瓣病变、梅毒性主动脉炎、肥厚型心肌病、先天性冠状动脉畸形、风湿性冠状动脉炎、心肌桥等引起。

一、发病机制

心肌内没有躯体神经分布,因此机械性刺激并不引起疼痛。心肌缺血时产生痛觉的机制仍不明确。当冠状动脉的供氧与心肌的氧耗之间发生矛盾时,心肌急剧的、暂时的缺血缺氧,导致心肌的代谢产物如乳酸、丙酮酸、磷酸等酸性物质以及一些类似激肽的多肽类物质在心肌内大量积聚,刺激心脏内自主神经传入纤维末梢,经 1～5 胸交感神经节和相应的脊髓段,传至大脑,产生疼痛感觉。因此,与心脏自主神经传入处于相同水平脊髓段的脊神经所分布的区域,如胸骨后、胸骨下段、上腹部、左肩、左上肢内侧等部位可以出现痛觉,这就是牵涉痛产生的可能原因。由于心绞痛并非躯体神经传入,所以常不是锐痛,不能准确定位。

心肌产生能量的过程需要大量的氧供,心肌耗氧量(MVO_2)的增加是引起稳定型心绞痛发作的主要原因之一。心肌耗氧量由心肌张力、心肌收缩强度和心率所决定,常用心率与收缩压的乘积作为评估心肌耗氧程度的指标。在正常情况下,冠状循环有强大的储备力量,在剧烈运动时,其血流量可增加到静息时的 6～7 倍,在缺氧状况下,正常的冠状动脉可以扩张,也能使血流量增加 4～5 倍。动脉粥样硬化而致冠状动脉狭窄或部分分支闭塞时,冠状动脉对应激状态下血流的调节能力明显减弱。稳定型心绞痛患者虽然冠状动脉狭窄,心肌的血液供应减少,但在静息状态下,仍然可以满足心脏的需要,故安静时患者无症状;当心脏负荷突然增加,如劳力、激动、寒冷刺激、饱食等,使心肌张力增加(心腔容积增加、心室舒张末期压力增高)、心肌收缩力增加(收缩压增高、心室压力曲线最大压力随时间变化率增加)或心率增快,均可引起心肌耗氧量增加,引起心绞痛的发作。

在其他情况下,如严重贫血、肥厚型心肌病、主动脉瓣狭窄/关闭不全等,由于血液携带氧的能力下降,或心肌肥厚致心肌氧耗增加,或心排血量过少/舒张压过低,均可以造成心肌氧供和氧耗之间的失平衡,心肌血液供给不足,遂引起心绞痛发作。在多数情况下,稳定型心绞痛常在同样的心肌耗氧量的情况下发生,即患者每次在某一固定运动强度的诱发下发生症状,因此症状的出现很具有规律性。当发作的规律性在短期内发生显著变化时(如诱发症状的运动强度明显减低),常提示患者出现了不稳定型心绞痛。

二、病理和病理生理

一般来说,至少 1 支冠状动脉狭窄程度大于 70% 才会导致心肌缺血。

(一)心肌缺血、缺氧时的代谢与生化改变

在正常情况下,心肌主要通过脂肪氧化的途径获得能量,供能的效率比较高。但相对于对糖的利用供能来说,对脂肪的利用需要消耗更多的氧。

1.心肌的缺氧代谢及其对能量产生和心肌收缩力的影响

缺血缺氧引起心肌代谢的异常改变。心肌在缺氧状态下无法进行正常的有氧代谢,从三磷腺苷(ATP)或肌酸磷酸(CP)产生的高能磷酸键减少,导致依赖能源的心肌收缩和膜内外离子平衡发生障碍。缺血时由于乳酸和丙酮酸不能进入三羧酸循环进行氧化,无氧糖酵解增强,乳酸在心肌内堆积,冠状静脉窦乳酸含量增高。由于无氧酵解供能效率较低,而且乳酸的堆积限制了无氧糖酵解的进行,心肌能量产生障碍以及乳酸积聚引起心肌内的乳酸性酸中毒,均可导致心肌收缩功能的下降。

2.心肌细胞离子转运的改变对心肌收缩及舒张功能的影响

正常心肌细胞受激动而除极时,细胞内钙离子浓度增高,钙离子与原肌凝蛋白上的肌钙蛋白 C 结合后,解除了肌钙蛋白 I 的抑制作用,促使肌动蛋白和肌浆球蛋白合成肌动球蛋白,引起心肌收缩。当心肌细胞缺氧时,细胞膜对 Na^+ 的渗透性异常增高,细胞内 Na^+ 增多以及细胞内的酸中毒,使肌浆网内的 Ca^{2+} 流出障碍,细胞内 Ca^{2+} 浓度降低并妨碍 Ca^{2+} 与肌钙蛋白的结合,使心肌收缩功能发生障碍。缺氧也使心肌松弛发生障碍,可能因心肌高能磷酸键的储备降低,导致细胞膜上 Na^+-Ca^{2+} 交换系统功能的障碍以及肌浆网钙泵对 Ca^{2+} 的主动摄取减少,因此 Ca^{2+} 与肌钙蛋白的解离缓慢,心肌舒张功能下降,左室顺应性减低,心室充盈的阻力增加。

3.心肌缺氧对心肌电生理的影响

肌细胞受缺血性损伤时,Ca^{2+} 在细胞内积聚而钾离子向细胞外漏出,使细胞膜在静止期处于部分除极化状态,当心肌细胞激动时,由于除极不完全,从而产生损伤电流。在心电图上表现为 ST 段的偏移。由于心腔内的压力,在冠状动脉血供不足的情况下,心内膜下的心肌更容易发生急性缺血。受急性缺血性损伤的心内膜下心肌,其静息电位较外层为高(部分除极化状态),而在心肌除极后其电位则较外层为低(除极不完全);因此,在左心室表面记录的心电图上出现 ST 段的压低。当心肌缺血发作时主要累及心外膜下心肌,则心电图可以表现为 ST 段抬高。

(二)左心室功能及血流动力学改变

缺血部位心室壁的收缩功能,在心肌缺血发生时明显减弱甚至暂时完全丧失,而正常心肌区域代偿性收缩增强,可以表现为缺血部位收缩期膨出。但存在大面积的心肌缺血时,可影响整个左心室的收缩功能,心室舒张功能受损,充盈阻力增加。在稳定型心绞痛患者,各种心肌代谢和功能障碍是暂时、可逆性的,心绞痛发作时患者自动停止活动,使缺血部位心肌的血液供应恢复平衡,从而减轻或缓解症状。

三、临床表现

稳定型心绞痛通常均为劳力性心绞痛,其发作的性质通常在 3 个月内并无改变,即每日和每周疼痛发作次数大致相同,诱发疼痛的劳力和情绪激动程度相同,每次发作疼痛的性质和部位无改变,用硝酸甘油后,也在相同时间内发生疗效。

(一)症状

稳定型心绞痛的发作具有其较为特征性的临床表现,对临床的冠心病诊断具有重要价值,可以通过仔细的病史询问获得这些有价值的信息。心绞痛以发作性胸痛为主要临床表现,疼痛的特点有以下几点。

1.性质

心绞痛发作时,患者常无明显的疼痛,而表现为压迫、发闷或紧缩感,也可有烧灼感,但不尖锐,非针刺样或刀割样痛,偶伴濒死、恐惧感。发作时,患者往往不自觉地停止活动,至症状缓解。

2.部位

主要位于心前区、胸骨体上段或胸骨后,界限不清楚,约有手掌大小。常放射至左肩、左上肢内侧达无名指和小指、颈、咽或下颌部,也可以放射至上腹部甚至下腹部。

3.诱因

常由体力劳动或情绪激动(如愤怒、焦急、过度兴奋等)、饱食、寒冷、吸烟、心动过速等诱发。疼痛发生于劳力或激动的当时,而不是在劳累以后。典型的稳定型心绞痛常在类似活动强度的情况下发生。早晨和上午是心肌缺血的好发时段,可能与患者体内神经体液因素在此阶段的激活有关。

4.持续时间和缓解因素

心绞痛出现后常逐步加重,在患者停止活动后 3～5 分钟逐渐消失。舌下含服硝酸甘油症状也能在2～3 分钟内缓解。如果患者在含服硝酸甘油后 10 分钟内无法缓解症状,则认为硝酸甘油无效。

5.发作频率

稳定型心绞痛可数天或数星期发作一次,也可一日内发作多次。一般来说,发作频率固定,如短时间内发作频率较以前明显增加,应该考虑不稳定型心绞痛(恶化劳力型)。

(二)体征

稳定型心绞痛患者在心绞痛发作时常见心率增快、血压升高。通常无其他特殊发现,但仔细的体格检查可以明确患者存在的心血管病危险因素。体格检查对鉴别诊断有很大的意义,例如,在胸骨左缘闻及粗糙的收缩期杂音应考虑主动脉瓣狭窄或肥厚梗阻型心肌病的可能。在胸痛发作期间,体格检查可能发现乳头肌缺血和功能失调引起的二尖瓣关闭不全的收缩期杂音;心肌缺血发作时可能出现左心室功能障碍,听诊时有时可闻及第四或第三心音奔马律、第二心音逆分裂或出现交替脉。

四、辅助检查

(一)心电图

心电图是发现心肌缺血、诊断心绞痛最常用、最便宜的检查方法。

1.静息心电图检查

稳定型心绞痛患者静息心电图多数是正常的,所以静息心电图正常并不能除外冠心病。一些患者可以存在 ST-T 改变,包括 ST 段压低(水平型或下斜型),T 波低平或倒置,可伴有或不伴有陈旧性心肌梗死的表现。单纯、持续的 ST-T 改变对心绞痛并无显著的诊断价值,可以见于高血压、心室肥厚、束支传导阻滞、糖尿病、心肌病变、电解质紊乱、抗心律失常药物或化疗药物治疗、吸烟、心脏神经官能症患者。因此,单纯根据静息心电图诊断心肌缺血很不可靠。虽然冠心病患者可以出现静息心电图 ST-T 异常,并可能与冠状动脉病变的严重程度相关,但绝对不能仅根据心电图存在 ST-T 的异常即诊断冠心病。

心绞痛发作时特征性的心电图异常是 ST-T 较发作前发生明显改变,在发作以后恢复至发作前水平。由于心绞痛发作时心内膜下心肌缺血常见,心电图改变多表现为 ST 段压低(水平型或下斜型)0.1 mV 以上,T 波低平或倒置,ST 段改变往往比 T 波改变更具特异性;少数患者在发作时原来低平、倒置的 T 波变为直立(假性正常化),也支持心肌缺血的诊断。虽然 T 波改变对心肌缺血诊断的特异性不如 ST 段改变,但如果发作时的心电图与发作之前比较有明显差别,发作后恢复,也具有一定的诊断意义。部分稳定型心绞痛患者可以表现为心脏传导系统功能异常,最常见的是左束支传导阻滞和左前分支传导阻滞。此外,心绞痛发作时还可以出现各种心律失常。

2.心电图负荷试验

心电图负荷试验是对疑有冠心病的患者,通过给心脏增加负荷(运动或药物)而激发心肌缺血来诊断冠心病。运动试验的阳性标准为运动中出现典型心绞痛,运动中或运动后出现 ST 段水平或下斜型下降≥1 mm(J 点后 60～80 ms),或运动中出现血压下降者。心电图负荷试验检查的指征为:临床上怀疑冠心病,为进一步明确诊断;对稳定型心绞痛患者进行危险分层;冠状动脉搭桥及心脏介入治疗前后的评价;陈旧性心肌梗死患者对非梗死部位心肌缺血的监测。禁忌证包括急性心肌梗死,高危的不稳定型心绞痛,急性心肌、心包炎,严重高血压[收缩压≥26.7 kPa(200 mmHg)和(或)舒张压≥14.7 kPa(110 mmHg)]心功能不全;严重主动脉瓣狭窄,肥厚型梗阻性心肌病,静息状态下有严重心律失常,主动脉夹层。负荷试验终止的指标为 ST-T 降低或抬高≥0.2 mV;心绞痛发作;收缩压超过 29.3 kPa(220 mmHg);血压较负荷前下降;室性心律失常(多源性、连续 3 个室性期前收缩和持续性室性心动过速)。

通常运动负荷心电图的敏感性可达到约 70%,特异性 70%～90%。有典型心绞痛并且负荷心电图阳性,诊断冠心病的准确率达 95%以上。运动负荷试验为最常用的方法,运动方式主要为分级踏板或蹬车,其运动强度可逐步分期升级。目前通常是以达到按年龄预计的最大心率(HRmax)或 85%～90%的最大心率为目标心率,前者为极量运动试验,后者为次极量运动试验。运动中应持续监测心电图、血压的改变并记录,运动终止后即刻和此后每 2 分钟均应重复心电图记录,直至心率恢复运动前水平。

Duke 活动平板评分是可以用来进行危险分层的指标。

Duke 评分=运动时间(min)-5×ST 段下降(mm)-(4×心绞痛指数)

心绞痛指数:0,运动中无心绞痛;1,运动中有心绞痛;2,因心绞痛需终止运动试验。

Duke 评分≥5 分低危,1 年病死率 0.25%;-10～+4 分中危,1 年病死率 1.25%;≤-11

高危,1 年病死率 5.25%。Duke 评分系统适用于 75 岁以下的冠心病患者。

3.心电图连续监测(动态心电图)

连续记录 24 小时的心电图,可从中发现心电图 ST-T 改变和各种心律失常,通过将 ST-T 改变出现的时间与患者症状的对照分析,从而确定患者症状与心电图改变的意义。心电图中显示缺血性 ST-T 改变而当时并无心绞痛发作者称为无痛性心肌缺血,诊断无痛性心肌缺血时,ST 段呈水平或下斜型压低≥0.1 mV,并持续 1 分钟以上。进行 12 导联的动态心电图监测对心肌缺血的诊断价值较大。

(二)超声心动图

稳定型心绞痛患者的静息超声心动图大部分无异常表现,但在心绞痛发作时,如果同时进行超声心动图检查,可以发现节段性室壁运动异常,并可以出现一过性心室收缩与舒张功能障碍的表现。超声心动图负荷试验是诊断冠心病的手段之一,可以帮助识别心肌缺血的范围和程度,敏感性和特异性均高于心电图负荷试验。超声心动图负荷试验按负荷的性质可分为药物负荷试验(常用多巴酚丁胺)、运动负荷试验、心房调搏负荷试验以及冷加压负荷试验。根据负荷后室壁的运动情况,可将室壁运动异常分为运动减弱、运动消失、矛盾运动及室壁瘤。

(三)放射性核素检查

^{201}Tl-MIBI 静息和负荷心肌灌注显像:^{201}Tl(铊)随冠状动脉血流很快被正常心肌所摄取。静息时铊显像所示灌注缺损主要见于心肌梗死后瘢痕部位;而负荷心肌灌注显像可以在运动诱发心肌缺血时,显示出冠状动脉供血不足导致的灌注缺损。不能运动的患者可做双嘧达莫(潘生丁)试验,静脉注射双嘧达莫使正常或较正常的冠状动脉扩张,引起"冠状动脉窃血",产生狭窄血管供应的局部心肌缺血,可取得与运动试验相似的效果。近年还用腺苷或多巴酚丁胺做药物负荷试验。近年用 ^{99m}Tc-MIBI 做心肌显像取得良好效果,并已推广,它在心肌内分布随时间变化相对固定,无明显再分布,显像检查可在数小时内进行。

(四)多层 CT 或电子束 CT

多层 CT 或电子束 CT 平扫可检出冠状动脉钙化并进行积分。人群研究显示钙化与冠状动脉病变的高危人群相联系,但钙化程度与冠状动脉狭窄程度却并不一致,因此,不推荐将钙化积分常规用于心绞痛患者的诊断。

CT 冠状动脉造影(CTA)为显示冠状动脉病变及形态的无创检查方法,具有较高的阴性预测价值,若 CTA 未见狭窄病变,一般无需进行有创检查。但 CT 冠状动脉造影对狭窄部位病变程度的判断仍有一定局限性,特别当存在明显的钙化病变时,会显著影响狭窄程度的判断,而冠状动脉钙化在冠心病患者中相当普遍,因此,CTA 对冠状动脉狭窄程度的显示仅能作为参考。

(五)左心导管检查

主要包括冠状动脉造影术和左心室造影术,是有创性检查方法,前者目前仍然是诊断冠心病的金标准。左心导管检查通常采用穿刺股动脉(Judkins 技术)、肱动脉(Sones 技术)或桡动脉的方法。选择性冠状动脉造影将导管插入左、右冠状动脉口,注射造影剂使冠状动脉主支及其分支显影,可以较准确地反映冠状动脉狭窄的程度和部位。左心室造影术是将导管送入左心室,用高压注射器将造影剂以 12~15 mL/s 的速度注入左心室以评价左心室整体收缩功能及局部室壁运动状况。心导管检查的风险与疾病的严重程度以及术者经验直接相关,并发症大约 0.1%。根据冠状动脉的灌注范围,将冠状动脉分为左冠状动脉优势型、右冠状动脉优势型和均衡型。"优势型"是指哪一支冠状动脉供应左室间隔和左室后壁,85% 为右冠状动脉优势型;7% 为右冠状动脉和左冠的回旋支共同支配,即均衡型;8% 为左冠状动脉优势型。

五、危险分层

通过危险分层,定义出发生冠心病事件的高危患者,对采取个体化治疗、改善长期预后具有重要意义。根据以下各个方面对稳定型心绞痛患者进行危险分层。

(一)临床评估

患者病史、症状、体格检查及实验室检查可为预后提供重要信息。冠状动脉病变严重、有外周血管疾病、心力衰竭者预后不良。心电图有陈旧性心肌梗死、完全性左束支传导阻滞、左心室肥厚、二至三度房室传导阻滞、心房颤动、分支阻滞者,发生心血管事件的危险性也增高。

(二)负荷试验

Duke 活动平板评分可以用来进行危险分层。此外运动早期出现阳性(ST 段压低>1 mm)、试验过程中 ST 段压低>2 mm、出现严重室律失常时,预示患者高危。超声心动图负荷试验有很好的阴性预测价值,年死亡或心肌梗死发生率<0.5%。而静息时室壁运动异常、运动引发更严重的室壁运动异常者高危。

核素检查显示运动时心肌灌注正常则预后良好,年心脏性猝死、心肌梗死的发生率<1%,与正常人群相似;运动灌注明显异常提示有严重的冠状动脉病变,预示患者高危,应动员患者行冠状动脉造影及血运重建治疗。

(三)左心室收缩功能

左心室射血分数(LVEF)<35% 的患者年病死率>3%。男性稳定型心绞痛伴心功能不全者 5 年存活率仅 58%。

(四)冠状动脉造影

冠状动脉造影显示的病变部位和范围决定患者预后。CASS 注册登记资料显示正常冠状动脉 12 年的存活率为 91%,单支病变为 74%,双支病变为 59%,三支病变为 50%,左主干病变预后不良,左前降支近端病变也能降低存活率,但血运重建可以降低病死率。

六、诊断和鉴别诊断

(一)诊断

根据典型的发作特点,结合年龄和存在的其他冠心病危险因素,除外其他疾病所致的胸痛,即可建立诊断。发作时典型的心电图改变为:以 R 波为主的导联中,ST 段压低,T 波平坦或倒置,发作过后数分钟内逐渐恢复。心电图无改变的患者可考虑做心电图负荷试验。发作不典型者,诊断要依靠观察硝酸甘油的疗效和发作时心电图的变化,如仍不能确诊,可以考虑做心电图负荷试验或 24 小时的动态心电图连续监测。诊断困难者可考虑行超声心动图负荷试验、放射性核素检查和冠状动脉非创伤性血管成像技术(CTA)。考虑介入治疗或外科手术者必须行选择性冠状动脉造影。在有 CTA 设备的医院,单纯进行冠心病的诊断已经很少使用选择性冠状动脉造影检查。

(二)鉴别诊断

稳定型心绞痛尤其需要与以下疾病进行鉴别。

1.心脏神经症

患者胸痛常为短暂(几秒钟)的刺痛或持久(几小时)的隐痛,胸痛部位多在左胸乳房下心尖部附近,部位常不固定。症状多在劳力之后出现,而不在劳力的当时发生。患者症状多在安静时出现,体力活动或注意力转移后症状反而缓解,常可以耐受较重的体力活动而不出现症状。含服硝酸甘油无效或在10多分钟后才"见效",常伴有心悸、疲乏及其他神经衰弱的症状,常喜欢叹息性呼吸。

2.不稳定型心绞痛和急性心肌梗死不稳定型心绞痛

包括初发型心绞痛、恶化劳力型心绞痛、静息型心绞痛等。通常疼痛发作较频繁、持续时间延长、对药物治疗反应差,常伴随出汗、恶心呕吐、濒死感等症状。

3.肋间神经痛

本病疼痛常累及 1～2 个肋间,沿肋间神经走向,疼痛性质为刺痛或灼痛,持续性而非发作性,咳嗽、用力呼吸和身体转动可使疼痛加剧,局部有压痛。

4.其他疾病

包括主动脉严重狭窄或关闭不全、冠状动脉炎引起的冠状动脉口狭窄或闭塞、肥厚型心肌病、X综合征等疾病均可引起心绞痛,要根据其他临床表现来鉴别。此外,还需与胃食管反流、食管动力障碍、食管裂孔疝等食管疾病以及消化性溃疡、颈椎病等鉴别。

七、治疗

治疗有两个主要目的:一是预防心肌梗死和猝死,改善预后;二是减轻症状,提高生活质量。

(一)一般治疗

症状出现时立刻休息,在停止活动后 3～5 分钟症状即可消除。应尽量避免各种确知的诱发因素,如过度的体力活动、情绪激动、饱餐等,冬天注意保暖。调节饮食,特别是一次进食不宜过饱,避免油腻饮食,禁绝烟酒。调整日常生活与工作量,减轻精神负担;同时治疗贫血、甲状腺功能亢进等相关疾病。

(二)药物治疗

药物治疗的目的是预防心肌梗死和猝死,改善生存率;减轻症状和缺血发作,改善生活质量。在选择治疗药物时,应首先考虑预防心肌梗死和死亡。此外,应积极处理心血管病危险因素。

1.预防心肌梗死和死亡的药物治疗

(1)抗血小板治疗:冠状动脉内血栓形成是急性冠心病事件发生的主要特点,而血小板的激活和白色血栓的形成,是冠状动脉内血栓的最早期形式。因此,在冠心病患者,抑制血小板功能对于预防事件、降低心血管死亡具有重要意义。

阿司匹林:通过抑制血小板环氧化酶从而抑制血栓素 A_2(TXA$_2$)诱导的血小板聚集,防止血栓形成。研究表明,阿司匹林治疗能使稳定型心绞痛患者心血管不良事件的相对危险性降低 33%,在所有缺血性心脏病的患者,无论有否症状,只要没有禁忌证,应常规、终身服用阿司匹林 75～150 mg/d。阿司匹林不良反应主要是胃肠道症状，并与剂量有关。阿司匹林引起消化道出血的年发生率为 1‰～2‰，其禁忌证包括过敏、严重未经治疗的高血压、活动性消化性溃疡、局部出血和出血体质。因胃肠道症状不能耐受阿司匹林的患者，在使用氯吡格雷代替阿司匹林的同时，应使用质子泵抑制药（如奥美拉唑）。

二磷酸腺苷（ADP）受体拮抗药：通过 ADP 受体抑制血小板内 Ca^{2+} 活性，从而发挥抗血小板作用，主要抑制 ADP 诱导的血小板聚集。常用药物包括氯吡格雷和噻氯匹定，氯吡格雷的应用剂量为 75 mg，每日 1 次；噻氯匹定为 250 mg，1～2 次/d。由于噻氯匹定可以引起白细胞、中性粒细胞和血小板减少，因此要定期做血常规检查，目前已经很少使用。在使用阿司匹林有禁忌证时可口服氯吡格雷。对稳定型心绞痛患者，目前尚无足够证据推荐联合使用阿司匹林和氯吡格雷。

（2）β 肾上腺素能受体阻滞药（β 受体阻滞药）：β 受体阻滞药对冠心病病死率影响的荟萃分析显示，心肌梗死后患者长期接受 β 受体阻滞药治疗，可以使病死率降低 24％。而具有内在拟交感活性的 β 受体阻滞药心脏保护作用较差，故推荐使用无内在拟交感活性的 β 受体阻滞药（如美托洛尔、比索洛尔、阿罗洛尔、普萘洛尔等）。β 受体阻滞药的使用剂量应个体化，从较小剂量开始，逐级增加剂量，以达到缓解症状、改善预后的目的。β 受体阻滞药治疗过程中，以清醒时静息心率不低于 50 次/min 为宜。

β 受体阻滞药长期应用可以显著降低冠心病患者心血管事件的患病率和病死率，为冠心病二级预防的首选药物，应终身服用。如果必须停药时应逐步减量，突然停用可能引起症状反跳，甚至诱发急性心肌梗死。对慢性阻塞性肺部/支气管哮喘、心力衰竭、外周血管病患者，应谨慎使用 β 受体阻滞药，对显著心动过缓（用药前清醒时心率＜50 次/min）或高度房室传导阻滞者不用为宜。

（3）HMG-CoA 还原酶抑制药（他汀类药物）：他汀类药物通过抑制胆固醇合成，在治疗冠状动脉粥样硬化中起重要作用，大量临床研究和荟萃分析均证实，降低胆固醇（主要是低密度脂蛋白胆固醇，LDL-C）治疗与冠心病病死率和总死亡率的降低有明显的相关性。他汀类药物还可以改善血管内皮细胞的功能、抑制炎症反应、稳定斑块、促使动脉粥样硬化斑块消退，从而发挥调脂以外的心血管保护作用。稳定型心绞痛的患者（高危）应长期接受他汀类治疗，建议将 LDL-C 降低至 2.6 mmol/L（100 mg/dL）以下，对合并糖尿病者（极高危），应将 LDL-C 降低至 2.1 mmol/L（80 mg/dL）以下。

（4）血管紧张素转换酶抑制药（ACEI）：ACEI 治疗在降低稳定型冠心病缺血性事件方面有重要作用。ACEI 能逆转左心室肥厚、血管增厚，延缓动脉粥样硬化进展，能减少斑块破裂和血栓形成，另外有利于心肌氧供/氧耗平衡和心脏血流动力学，并降低交感神经活性。推荐用于冠心病患者的二级预防，尤其是合并高血压、糖尿病和心功能不全的患者。HOPE、PEACE 和 EUROPA 研究的荟萃分析显示，ACEI 用于稳定型心绞痛患者，与安慰剂相比，可以使所有原因死亡降低 14％、非致死性心肌梗死降低 18％、所有原因卒中降低 23％。下述情况不应使用：收缩压＜12 kPa（90 mmHg）、肾衰竭、双侧肾动脉狭窄和过敏者。其不良反应包括干咳、低血压和罕见的血管性水肿。

2.抗心绞痛和抗缺血治疗

(1)β受体阻滞药:通过阻断儿茶酚胺对心率和心收缩力的刺激作用。减慢心率、降低血压、抑制心肌收缩力,从而降低心肌氧耗量,预防和缓解心绞痛的发作。由于心率减慢后心室射血时间和舒张期充盈时间均延长,舒张末心室容积(前负荷)增加,在一定程度上抵消了心率减慢引起的心肌耗氧量下降,因此与硝酸酯类药物联合可以减少舒张期静脉回流,而且β受体阻滞药可以抑制硝酸酯给药后对交感神经系统的兴奋作用,获得药物协同作用。

(2)硝酸酯类药物:这类药物通过扩张容量血管、减少静脉回流、降低心室容量、心腔内压和心室壁张力,同时对动脉系统有轻度扩张作用,降低心脏后负荷,从而降低心肌耗氧量。此外,硝酸酯可以扩张冠状动脉,增加心肌供氧,从而改善心肌氧供和氧耗的失平衡,缓解心绞痛症状。近期研究发现,硝酸酯还具有抑制血小板聚集的作用,其临床意义有待于进一步证实。

硝酸甘油:为缓解心绞痛发作,可使用起效较快的硝酸甘油舌下含片,1～2片(0.3～0.6 mg),舌下含化,通过口腔黏膜迅速吸收,给药后1～2分钟即开始起作用,约10分钟后作用消失。大部分患者在给药3分钟内见效,如果用药后症状仍持续10分钟以上,应考虑舌下硝酸甘油无效。延迟见效或无效时,应考虑药物是否过期或未溶解,或应质疑患者的症状是否为稳定型心绞痛。硝酸甘油口腔气雾剂也常用于缓解心绞痛发作,作用方式同舌下含片。用2%硝酸甘油油膏或贴片(含5～10 mg)涂或贴在胸前或上臂皮肤而缓慢吸收,适用于预防心绞痛发作。

二硝酸异山梨酯:二硝酸异山梨酯(消心痛)口服3次/d,每次5～20 mg,服后半小时起作用,持续3～5小时。本药舌下含化后2～5分钟见效,作用维持2～3小时,可用5～10 mg/次。口服二硝酸异山梨酯肝脏首过效应明显,生物利用度仅20%～30%。气雾剂通过黏膜直接吸收,起效迅速,生物利用度相对较高。

5-单硝酸异山梨酯:为二硝酸异山梨酯的两种代谢产物之一,半衰期长达4～6小时,口服吸收完全,普通剂型每日给药2次,缓释剂型每日给药1次。

硝酸酯药物持续应用的主要问题是产生耐药性,其机制尚未明确,可能与体内巯基过度消耗、肾素－血管紧张素－醛固酮(RAS)系统激活等因素有关。防止发生耐药的最有效方法是偏心给药,保证每天足够长(8～10小时)的无硝酸酯期。硝酸酯药物的不良作用有头晕、头胀痛、头部跳动感、面红、心悸等,偶有血压下降(静脉给药时相对多见)。

(3)钙通道阻滞药:本类药物抑制钙离子进入心肌内,抑制心肌细胞兴奋收缩耦联中 Ca^{2+} 的作用。因而抑制心肌收缩,扩张周围血管,降低动脉压,降低心脏后负荷,因此减少心肌耗氧量。钙通道阻滞药可以扩张冠状动脉,解除冠状动脉痉挛,改善心内膜下心肌的供血;此外,实验研究发现钙通道阻滞药还可以降低血黏度,抑制血小板聚集,改善心肌的微循环。常用制剂包括二氢吡啶类钙通道阻滞药(氨氯地平、硝苯地平等)和非二氢吡啶类钙通道阻滞药(硫氮卓酮等)。

钙通道阻滞药在减轻心肌缺血和缓解心绞痛方面,与β受体阻滞药疗效相当。在单用β受体阻滞药症状控制不满意时,二氢吡啶类钙通道阻滞药可以与β受体阻滞药合用,获得协同的抗心绞痛作用。与硝酸酯联合使用,也有助于缓解症状。应避免将非二氢吡啶类钙通道阻滞药与β受体阻滞药合用,以免两类药物的协同作用导致对心脏的过度抑制。

推荐使用控释、缓释或长效剂型,避免使用短效制剂,以免明显激活交感神经系统。常见的不良反应包括胫前水肿、便秘、头痛、面色潮红、嗜睡、心动过缓和房室传导阻滞等。

(三)经皮冠状动脉介入治疗

经皮冠状动脉介入治疗(PCI)包括经皮冠状动脉球囊成形术(PTCA)、冠状动脉支架植入术和粥样斑块消蚀技术。自 1977 年首例 PTCA 应用于临床以来,PCI 术成为冠心病治疗的重要手段之一。COURAGE 研究显示,与单纯理想的药物治疗相比,PCI+理想药物治疗能减少血运重建的次数,提高患者的生活质量(活动耐量增加),但是心肌梗死的发生和病死率与单纯药物治疗无显著差异。对 COURAGE 研究进一步分析显示,对左心室缺血面积大于 10% 的患者,PCI+理想药物治疗对硬终点的影响优于单纯药物治疗。随着新技术的出现,尤其是药物洗脱支架(DES)及新型抗血小板药物的应用,远期疗效明显提高。冠状动脉介入治疗不仅可以改善生活质量,而且可明显降低高危患者的心肌梗死发生率和病死率。

(四)冠状动脉旁路手术

冠状动脉旁路手术(CABG)是使用患者自身的大隐静脉、内乳动脉或桡动脉作为旁路移植材料,一端吻合在主动脉,另一端吻合在有病变的冠状动脉段的远端,通过引流主动脉血流以改善病变冠状动脉所供血心肌区域的血流供应。CABG 术前进行选择性冠状动脉造影,了解冠状动脉病变的程度和范围,以供制定手术计划(包括决定移植血管的根数)的参考。目前在发达的国家和地区,CABG 已成为最普通的择期心脏外科手术,对缓解心绞痛、改善冠心病长期预后有很好效果。随着动脉旁路手术的开展,极大提高了移植血管桥的远期开通率;微创冠状动脉手术及非体外循环的 CABG 均在一定程度上减少创伤及围手术期并发症的发生,患者能够很快恢复。目前 CABG 总的手术死亡率为 1%～4%。

对于低危(年病死率<1%)的患者,CABG 并不比药物治疗给患者更多的预后获益。因此,CABG 的适应证主要包括:①冠状动脉多支血管病变,尤其是合并糖尿病的患者。②冠状动脉左主干病变。③不适合于行介入治疗的严重冠状血管病变患者。④心肌梗死后合并室壁瘤,需要进行室壁瘤切除的患者。⑤闭塞段的远段管腔通畅,血管供应区有存活心肌。

(五)其他治疗措施

1.患者的教育

对患者进行疾病知识的教育,对长期保持病情稳定,改善预后具有重要意义。有效的教育可以使患者全身心参与治疗和预防,并减轻对病情的担心与焦虑,协调患者理解其治疗方案,更好地依从治疗方案和控制危险因素,从而改善和提高患者的生活质量,降低病死率。

2.戒烟

吸烟能使心血管疾病病死率增加 50%,心血管死亡的风险与吸烟量直接相关。吸烟还与血栓形成、斑块不稳定及心律失常相关。资料显示,戒烟能降低心血管事件的风险。医务工作者应向患者讲明吸烟的危害,动员并协助患者完全戒烟,并且避免被动吸烟。一些行为及药物治疗措施,如尼古丁替代治疗等,可以协助患者戒烟。

3.运动

运动应与多重危险因素的干预结合起来,成为冠心病患者综合治疗的一部分。研究显示,适当运动能减少心绞痛发作次数、改善运动耐量。建议每日运动 30 分钟,每周运动不少于 5

天。运动强度以不引起心绞痛发作为度。

4.控制血压

目前高血压治疗指南推荐,冠心病患者的降压治疗目标应将血压控制在 17.3/10.7 kPa(130/80 mmHg)以下。选择降压药物时,应优先考虑 β 受体阻滞药和 ACEI。

5.糖尿病

糖尿病合并稳定型心绞痛患者为极高危患者,应在改善生活方式的同时及时使用降糖药物治疗,使糖化血红蛋白(HbA_{1c})在正常范围(≤7％)。

6.肥胖

按照中国肥胖防治指南定义,体重指数(BMI)24～27.9 kg/m^2 为超重,BMI≥28 kg/m^2 为肥胖;腹形肥胖指男性腰围≥90 cm,女性≥80 cm。肥胖多伴随着其他冠心病发病的危险因素,如高血压、胰岛素抵抗、HDL-C 降低和 TG 升高等。减轻体重(控制饮食、活动和锻炼、减少饮酒量)有利于控制其他多种危险因素,也是冠心病二级预防的重要组成部分。

八、预后

稳定型心绞痛患者在接受规律的冠心病二级预防后,大多数患者的冠状动脉粥样斑块能长期保持稳定,患者能够长期存活。决定稳定型心绞痛患者预后的主要因素包括冠状动脉病变的部位和范围、左心室功能、合并的心血管危险因子(如吸烟、糖尿病、高血压等)控制情况、是否坚持规律的冠心病二级预防治疗。一旦患者心绞痛发作在短期内变得频繁、程度严重、对药物治疗反应差,应考虑发生急性冠脉综合征,应采取更积极的药物治疗和血运重建治疗。

第二节　不稳定性心绞痛

一、定义

临床上将原来的初发型心绞痛、恶化型心绞痛和各型自发性心绞痛广义地统称为不稳定性心绞痛(UAP)。其特点是疼痛发作频率增加、程度加重、持续时间延长、发作诱因改变,甚至休息时亦出现持续时间较长的心绞痛。含化硝酸甘油效果差或无效。本型心绞痛介于稳定型心绞痛和急性心肌梗死(AMI)之间,易发展为心肌梗死,但无心肌梗死的心电图及血清酶学改变。

不稳定性心绞痛是介于稳定型心绞痛和急性心肌梗死之间的一组临床心绞痛综合征。有学者认为除了稳定的劳力性心绞痛为稳定型心绞痛外,其他所有的心绞痛均属于不稳定型心绞痛,包括初发劳力型心绞痛、恶化劳力型心绞痛、卧位型心绞痛、夜间发作的心绞痛、变异型心绞痛、梗死前心绞痛、梗死后心绞痛和混合型心绞痛。如果劳力性和自发性心绞痛同时发生在一个患者身上,则称为混合型心绞痛。

不稳定性心绞痛具有独特的病理生理机制及临床预后,如果得不到恰当及时的治疗,可能发展为急性心肌梗死。

二、病因及发病机制

目前认为有 5 种因素与产生不稳定性心绞痛有关,它们相互关联。

(一)冠脉粥样硬化斑块上有非阻塞性血栓

为最常见的发病原因,冠脉内粥样硬化斑块破裂诱发血小板聚集及血栓形成,血栓形成和自溶过程的动态不平衡过程导致冠脉发生不稳定的不完全性阻塞。

(二)动力性冠脉阻塞

在冠脉器质性狭窄基础上,病变局部的冠脉发生异常收缩、痉挛导致冠脉功能性狭窄,进一步加重心肌缺血,产生不稳定型心绞痛。这种局限性痉挛与内皮细胞功能紊乱、血管收缩反应过度有关,常发生在冠脉粥样硬化的斑块部位。

(三)冠状动脉严重狭窄

冠脉以斑块导致的固定性狭窄为主,不伴有痉挛或血栓形成,见于某些冠脉斑块逐渐增大、管腔狭窄进行性加重的患者,或 PCI 术后再狭窄的患者。

(四)冠状动脉炎症

近年来研究认为斑块发生破裂与其局部的炎症反应有十分密切的关系。在炎症反应中感染因素可能也起一定作用,其感染物可能是巨细胞病毒和肺炎衣原体。这些患者炎症递质标志物水平检测常有明显增高。

(五)全身疾病加重的不稳定型心绞痛

在原有冠脉粥样硬化性狭窄基础上,由于外源性诱发因素影响冠脉血管导致心肌氧的供求失衡,心绞痛恶化加重。常见原因有:①心肌需氧增加,如发热、心动过速、甲状腺功能亢进等。②冠脉血流减少,如低血压、休克。③心肌氧释放减少,如贫血、低氧血症。

三、临床表现

(一)症状

临床上不稳定型心绞痛可表现为新近发生(1 个月内)的劳力型心绞痛,或原有稳定型心绞痛的主要特征近期内发生了变化,如心前区疼痛发作更频繁、程度更严重、时间也延长,轻微活动甚至在休息时也发作。少数不稳定型心绞痛患者可无胸部不适表现,仅表现为颌、耳、颈、臂或上胸部发作性疼痛不适,或表现为发作性呼吸困难,其他还可表现为发作性恶心、呕吐、出汗和不能解释的疲乏症状。

(二)体格检查

一般无特异性体征。心肌缺血发作时可发现反常的左室心尖冲动,听诊有心率增快和第一心音减弱,可闻及第三心音、第四心音或二尖瓣反流性杂音。当心绞痛发作时间较长,或心肌缺血较严重时,可发生左室功能不全的表现,如双肺底细小水泡音,甚至急性肺水肿或伴低血压。也可发生各种心律失常。

体检的主要目的是努力寻找诱发不稳定型心绞痛的原因,如难以控制的高血压、低血压、心律失常、梗阻性肥厚型心肌病、贫血、发热、甲状腺功能亢进、肺部疾病等,并确定心绞痛对患者血流动力学的影响,如对生命体征、心功能、乳头肌功能或二尖瓣功能等的影响,这些体征的存在高度提示预后不良。

体检对胸痛患者的鉴别诊断至关重要,有几种疾病状态如得不到及时准确诊断,即可能出现严重后果。如背痛、胸痛、脉搏不整,心脏听诊发现主动脉瓣关闭不全的杂音,提示主动脉夹层破裂,心包摩擦音提示急性心包炎,而奇脉提示心脏压塞,气胸表现为气管移位、急性呼吸困难、胸膜疼痛和呼吸音改变等。

(三)临床类型

1.静息心绞痛

心绞痛发生在休息时,发作时间较长,含服硝酸甘油效果欠佳,病程1个月以内。

2.初发劳力型心绞痛

新近发生的严重心绞痛(发病时间在1个月以内),CCS(加拿大心脏病学会的劳力型心绞痛分级标准,表3-1)分级Ⅲ级以下的心绞痛为初发性心绞痛,尤其注意近48小时内有无静息心绞痛发作及其发作频率变化。

表3-1 加拿大心脏病学会的劳力型心绞痛分级标准

分级	特点
Ⅰ级	一般日常活动例如走路、登楼不引起心绞痛,心绞痛发生在剧烈、速度快或长时间的体力活动或运动后
Ⅱ级	日常活动轻度受限,心绞痛发生在快步行走、登楼、餐后行走、冷空气中行走、逆风行走或情绪波动后活动
Ⅲ级	日常活动明显受限,心绞痛发生在以一般速度行走时
Ⅳ级	轻微活动即可诱发心绞痛,患者不能做任何体力活动,但休息时无心绞痛发作

3.恶化劳力型心绞痛

既往诊断的心绞痛,最近发作次数频繁、持续时间延长或痛阈降低(CCS分级增加1级以上或CCS分级Ⅲ级及以上)。

4.心肌梗死后心绞痛

急性心肌梗死24小时以后至1个月内发生的心绞痛。

5.变异型心绞痛

休息或一般活动时发生的心绞痛,发作时ECG显示暂时性ST段抬高。

四、辅助检查

(一)心电图

不稳定型心绞痛患者中,常有伴随症状而出现的短暂的ST段偏移伴或不伴有T波倒置,但不是所有不稳定型心绞痛患者都发生这种ECG改变。ECG变化随着胸痛的缓解而常完全或部分恢复。症状缓解后,ST段抬高或降低、T波倒置不能完全恢复,是预后不良的标志。伴随症状产生的ST段、T波改变持续超过12小时者可能提示非ST段抬高心肌梗死。此外临床表现拟诊为不稳定型心绞痛的患者,胸导联T波呈明显对称性倒置($\geqslant 0.2$ mV),高度提示急性心肌缺血,可能系前降支严重狭窄所致。胸痛患者ECG正常也不能排除不稳定型心绞痛可能。若发作时倒置的T波呈伪性改变(假正常化),发作后T波恢复原倒置状态;或以前心电图正常者近期内出现心前区多导联T波深倒,在排除非Q波性心肌梗死后结合临床也应考虑不稳定型心绞痛的诊断。

不稳定型心绞痛患者中有75%～88%的一过性ST段改变不伴有相关症状,为无痛性心肌缺血。动态心电图检查不仅有助于检出上述心肌缺血的动态变化,还可用于不稳定型心绞痛患者常规抗心绞痛药物治疗的评估以及作为是否需要进行冠状动脉造影和血管重建术的参考指标。

(二)心脏生化标记物

心脏肌钙蛋白:肌钙蛋白复合物包括 3 个亚单位,即肌钙蛋白 T(TnT)、肌钙蛋白 I(TnI)和肌钙蛋白 C(TnC),目前只有 TnT 和 TnI 应用于临床。约有 35％不稳定型心绞痛患者显示血清 TnT 水平增高,但其增高的幅度与持续的时间与 AMI 有差别。AMI 患者 TnT＞3 ng/mL者占88％,非 Q 波心肌梗死中仅占 17％,不稳定型心绞痛中无 TnT＞3.0 ng/mL 者。因此,TnT 升高的幅度和持续时间可作为不稳定型心绞痛与 AMI 的鉴别诊断之参考。

不稳定型心绞痛患者 TnT 和 TnI 升高者较正常者预后差。临床怀疑不稳定型心绞痛者 TnT 定性试验为阳性结果者表明有心肌损伤(相当于 TnT＞0.05 $\mu g/L$),但如为阴性结果并不能排除不稳定型心绞痛的可能性。

(三)冠状动脉造影

目前仍是诊断冠心病的金标准。在长期稳定型心绞痛的基础上出现的不稳定型心绞痛常提示为多支冠脉病变,而新发的静息心绞痛可能为单支冠脉病变。冠脉造影结果正常提示可能是冠脉痉挛、冠脉内血栓自发性溶解、微循环系统异常等原因引起,或冠脉造影病变漏诊。

不稳定型心绞痛有以下情况时应视为冠脉造影强适应证:①近期内心绞痛反复发作,胸痛持续时间较长,药物治疗效果不满意者可考虑及时行冠状动脉造影,以决定是否急诊介入性治疗或急诊冠状动脉旁路移植术(CABG)。②原有劳力性心绞痛近期内突然出现休息时频繁发作者。③近期活动耐量明显减低,特别是低于 Bruce Ⅱ 级或 4METs 者。④梗死后心绞痛。⑤原有陈旧性心肌梗死,近期出现由非梗死区缺血所致的劳力性心绞痛。⑥严重心律失常、LVEF＜40％或充血性心力衰竭。

(四)螺旋 CT 血管造影(CTA)

近年来,多层螺旋 CT 尤其是 64 排螺旋 CT 冠状动脉成像(CTA)在冠心病诊断中正在推广应用。CTA 能够清晰显示冠脉主干及其分支狭窄、钙化、开口起源异常及桥血管病变。有资料显示,CTA 诊断冠状动脉病变的灵敏度为 96.33％,特异度为 98.16％,阳性预测值为 97.22％,阴性预测值为 97.56％。其中对左主干、左前降支病变及大于 75％的病变灵敏度最高,分别达到 100％和 94.4％。CTA 对冠状动脉狭窄病变、桥血管、开口畸形、支架管腔、斑块形态均显影良好,对钙化病变诊断率优于冠状动脉造影,阴性者可排除冠心病,阳性者应进一步行冠状动脉造影检查。另外,CTA 也可以作为冠心病高危人群无创性筛选检查及冠脉支架术后随访手段。

(五)其他

其他非创伤性检查包括运动平板试验、运动放射性核素心肌灌注扫描、药物负荷试验、超声心动图等,也有助于诊断。通过非创伤性检查可以帮助决定冠状动脉造影单支临界性病变是否需要做介入性治疗,明确缺血相关血管,为血运重建治疗提供依据。同时可以提供有否存活心肌的证据,也可作为经皮腔内冠状动脉成形术(PTCA)后判断有否再狭窄的重要对比资料。但不稳定型心绞痛急性期应避免做任何形式的负荷试验,这些检查宜放在病情稳定后进行。

五、诊断

(一)诊断依据

对同时具备下述情形者,应诊断为不稳定型心绞痛。

(1)临床新出现或恶化的心肌缺血症状表现(心绞痛、急性左心衰竭)或心电图心肌缺血图形。

(2)无或仅有轻度的心肌酶(肌酸激酶同工酶)或 TnT、TnI 增高(未超过 2 倍正常值),且心电图无 ST 段持续抬高。应根据心绞痛发作的性质、特点、发作时体征和发作时心电图改变以及冠心病危险因素等,结合临床综合判断,以提高诊断的准确性。心绞痛发作时心电图 ST 段抬高或压低的动态变化或左束支阻滞等具有诊断价值。

(二)危险分层

不稳定型心绞痛的诊断确立后,应进一步进行危险分层,以便于对其进行预后评估和干预措施的选择。

1.中华医学会心血管分会关于不稳定型心绞痛的危险度分层

根据心绞痛发作情况,发作时 ST 段下移程度以及发作时患者的一些特殊体征变化,将不稳定型心绞痛患者分为高、中、低危险组(表 3-2)。

表 3-2 不稳定型心绞痛临床危险度分层

组别	心绞痛类型	发作时 ST 降低幅度(mm)	持续时间(min)	肌钙蛋白 T 或 I
低危险组	初发、恶化劳力型,无静息时发作	≤1	<20	正常
中危险组	1 个月内出现的静息心绞痛,但 48 小时内无发作者(多数由劳力型心绞痛进展而来),或梗死后心绞痛	>1	<20	正常或轻度升高
高危险组	48 小时内反复发作静息心绞痛或梗死后心绞痛	>1	>20	升高

注:①陈旧性心肌梗死患者其危险度分层上调一级,若心绞痛是由非梗死区缺血所致时,应视为高危险组。②左心室射血分数(LVEF)<40%,应视为高危险组。③若心绞痛发作时并发左心功能不全、二尖瓣反流、严重心律失常或低血压[SBP≤12 kPa(90 mmHg)],应视为高危险组。④当横向指标不一致时,按危险度高的指标归类。例如:心绞痛类型为低危险组,但心绞痛发作时 ST 段压低>1 mm,应归入中危险组。

2.美国 ACC/AHA 关于不稳定型心绞痛/非 ST 段抬高心肌梗死危险分层

见表 3-3。

表 3-3 ACC/AHA 关于不稳定型心绞痛/非 ST 段抬高心肌梗死的危险分层

危险分层	高危(至少有下列特征之一)	中危(无高危特点但有以下特征之一)	低危(无高中危特点但有下列特点之一)
①病史	近 48 小时内加重的缺血性胸痛发作	既往 MI、外围血管或脑血管病,或 CABG,曾用过阿司匹林	近 2 周内发生的 CCS 分级 Ⅲ 级或以上伴有高、中度冠脉病变可能者

危险分层	高危(至少 有下列特征之一)	中危(无高危特点 但有以下特征之一)	低危(无高中危特点 但有下列特点之一)
②胸痛性质	静息心绞痛>20分钟	静息心绞痛>20分钟,现已缓解,有高、中度冠脉病变可能性;静息心绞痛<20分钟,经休息或含服硝酸甘油缓解	无自发性心绞痛>20分钟持续发作
③临床体征或发现	第三心音、新的或加重的奔马律,左室功能不全(EF<40%),二尖瓣反流,严重心律失常或低血压[SBP≤12 kPa(90 mmHg)]或存在与缺血有关的肺水肿,年龄>75岁	年龄>75岁	
④ECG变化	休息时胸痛发作伴ST段变化>0.1 mV;新出现Q波,束支传导阻滞;持续性室性心动过速	T波倒置>0.2 mV,病理性Q波	胸痛期间心电图(ECG)正常或无变化
⑤肌钙蛋白监测	明显增高(TnT或TnI>0.1 μg/mL)	轻度升高(即TnT>0.01,但<0.1 μg/mL)	正常

六、鉴别诊断

在确定患者为心绞痛发作后,还应对其是否稳定做出判断。

与稳定型心绞痛相比,不稳定型心绞痛症状特点是短期内疼痛发作频率增加、无规律,程度加重、持续时间延长、发作诱因改变或不明显,甚至休息时亦出现持续时间较长的心绞痛,含化硝酸甘油效果差,或无效,或出现了新的症状如呼吸困难、头晕甚至昏厥等。不稳定型心绞痛的常见临床类型包括初发劳力型心绞痛、恶化劳力型心绞痛、卧位型心绞痛、夜间发作的心绞痛、变异型心绞痛、梗死前心绞痛、梗死后心绞痛和混合型心绞痛。

临床上,常将不稳定型心绞痛和非ST段抬高心肌梗死(NSTEMI)以及ST段抬高心肌梗死(STEMI)统称为急性冠脉综合征。

不稳定型心绞痛和非ST段抬高心肌梗死(NSTEMI)是在病因和临床表现上相似、但严重程度不同而又密切相关的两种临床综合征,其主要区别在于缺血是否严重到导致足够量的心肌损害,以至于能检测到心肌损害的标记物肌钙蛋白(TnI、TnT)或肌酸激酶同工酶(CK-MB)水平升高。如果反映心肌坏死的标记物在正常范围内或仅轻微增高(未超过2倍正常值),就诊断为不稳定型心绞痛;而当心肌坏死标记物超过正常值2倍时,则诊断为NSTEMI。

不稳定型心绞痛和ST段抬高心肌梗死(STEMI)的区别在于,后者在胸痛发作的同时出现典型的ST段抬高并具有相应的动态改变过程和心肌酶学改变。

七、治疗

不稳定型心绞痛的治疗目标是控制心肌缺血发作和预防急性心肌梗死。治疗措施包括内科药物治疗、冠状动脉介入治疗(PCI)和外科冠状动脉旁路移植手术(CABG)。

不稳定型心绞痛的危险分层和治疗过程可以参考图 3-1。

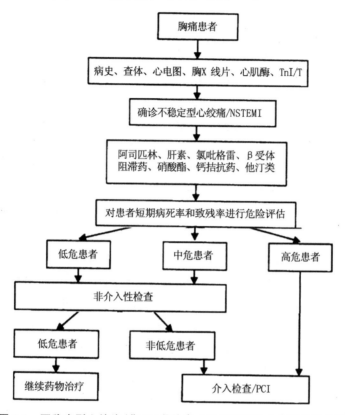

图 3-1 **不稳定型心绞痛/非 ST 段抬高心肌梗死危险分层和处理流程**

(一)一般治疗

对于符合不稳定型心绞痛诊断的患者应及时收住院治疗(最好收入监护病房),急性期卧床休息1～3天,吸氧,持续心电监测。对于低危险组患者留观期间未再发生心绞痛,心电图也无缺血改变,无左心衰竭的临床证据,留观 12～24 小时期间未发现有 CK-MB 升高,TnT 或 TnI 正常者,可在留观 24～48 小时后出院。对于中危或高危组的患者特别是 TnT 或 TnI 升高者,住院时间相对延长,内科治疗亦应强化。

(二)药物治疗

1.控制心绞痛发作

(1)硝酸酯类:硝酸甘油主要通过扩张静脉,减轻心脏前负荷来缓解心绞痛发作。心绞痛发作时应舌下含化硝酸甘油,初次含硝酸甘油的患者以先含 0.5 mg 为宜。对于已有含服经验的患者,心绞痛发作时若含0.5 mg无效,可在 3～5 分钟追加 1 次,若连续含硝酸甘油1.5～2 mg仍不能控制疼痛症状,需应用强镇痛药以缓解疼痛,并随即采用硝酸甘油或硝酸异山梨酯静脉滴注,硝酸甘油的剂量以 5 μg/min 开始,以后每5～10 分钟增加 5 μg/min,直至症状缓解或收缩压降低 1.3 kPa(10 mmHg),最高剂量一般不超过80～100 $\mu g/min$,一旦患者出现头痛或血压降低[SBP<12 kPa(90 mmHg)]应迅速减少静脉滴注的剂量。维持静脉滴注的剂量以 10～30 $\mu g/min$ 为宜。对于中危和高危险组的患者,硝酸甘油持续静脉滴注 24～48 小时即可,以免产生耐药性而降低疗效。

常用口服硝酸酯类药物:心绞痛缓解后可改为硝酸酯类口服药物。常用药物有硝酸异山梨酯(消心痛)和 5-单硝酸异山梨酯。硝酸异山梨酯作用的持续时间为 4～5 小时,故以每日 3～4 次口服为妥,对劳力性心绞痛患者应集中在白天给药。5-单硝酸异山梨酯可采用每日 2 次给药。若白天和夜间或清晨均有心绞痛发作者,硝酸异山梨酯可每 6 小时给药 1 次,但宜短期治疗以避免耐药性。对于频繁发作的不稳定型心绞痛患者口服硝酸异山梨酯短效药物的疗效常优于服用 5-单硝类的长效药物。硝酸异山梨酯的使用剂量可以从 10 mg/次开始,当症状控制不满意时可逐渐加大剂量,一般不超过 40 mg/次,只要患者心绞痛发作时口含硝酸甘油有效,即是增加硝酸异山梨酯剂量的指征,若患者反复口含硝酸甘油不能缓解症状,常提示患者有极为严重的冠状动脉阻塞病变,此时即使加大硝酸异山梨酯剂量也不一定能取得良好效果。

(2)β受体阻滞药:通过减慢心率、降低血压和抑制心肌收缩力而降低心肌耗氧量,从而缓解心绞痛症状,对改善近、远期预后有益。

对不稳定型心绞痛患者控制心绞痛症状以及改善其近、远期预后均有好处,除有禁忌证外,主张常规服用。首选具有心脏选择性的药物,如阿替洛尔、美托洛尔和比索洛尔等。除少数症状严重者可采用静脉推注β受体阻滞药外,一般主张直接口服给药。剂量应个体化,根据症状、心率及血压情况调整剂量。阿替洛尔常用剂量为 12.5～25 mg,每日 2 次;美托洛尔常用剂量为 25～50 mg,每日 2 或 3 次;比索洛尔常用剂量为 5～10 mg 每日 1 次,不伴有劳力性心绞痛的变异性心绞痛不主张使用。

(3)钙拮抗药:通过扩张外周血管和解除冠状动脉痉挛而缓解心绞痛,也能改善心室舒张功能和心室顺应性。非二氢吡啶类有减慢心率和减慢房室传导作用。常用药物有两类:①二氢吡啶类钙拮抗药。硝苯地平对缓解冠状动脉痉挛有独到的效果,故为变异性心绞痛的首选用药,一般剂量为 10～20 mg,每 6 小时 1 次。若仍不能有效控制变异性心绞痛的发作还可与地尔硫䓬合用,以产生更强的解除冠状动脉痉挛的作用,当病情稳定后可改为缓释和控释制剂。对合并高血压病者,应与β受体阻滞药合用。②非二氢吡啶类钙拮抗药。地尔硫䓬有减慢心率、降低心肌收缩力的作用,故较硝苯地平更常用于控制心绞痛发作。一般使用剂量为 30～60 mg,每日 3～4 次。该药可与硝酸酯类合用,亦可与β受体阻滞药合用,但与后者合用时需密切注意心率和心功能变化。

如心绞痛反复发作,静脉滴注硝酸甘油不能控制时,可试用地尔硫䓬短期静脉滴注,使用方法为5～15 $\mu g/(kg \cdot min)$,可持续静脉滴注 24～48 小时,在静脉滴注过程中需密切观察心率、血压的变化,如静息心率低于 50 次/min,应减少剂量或停用。

钙通道阻滞药用于控制下列患者的进行性缺血或复发性缺血症状:①已经使用足量硝酸酯类和β受体阻滞药的患者。②不能耐受硝酸酯类和β受体阻滞药的患者。③变异性心绞痛的患者。因此,对于严重不稳定型心绞痛患者常需联合应用硝酸酯类、β受体阻滞药和钙拮抗药。

2.抗血小板治疗

阿司匹林为首选药物。急性期剂量应在 150～300 mg/d,可达到快速抑制血小板聚集的作用,3 天后可改为小剂量即 50～150 mg/d 维持治疗,对于存在阿司匹林禁忌证的患者,可采用氯吡格雷替代治疗,使用时应注意经常检查血常规,一旦出现明显白细胞或血小板降低应立即停药。

(1)阿司匹林:阿司匹林对不稳定型心绞痛治疗目的是通过抑制血小板的环氧化酶快速阻断血小板中血栓素 A_2 的形成。因小剂量阿司匹林(50～75 mg)需数天才能发挥作用。故目前主张:①尽早使用,一般应在急诊室服用第一次。②为尽快达到治疗性血药浓度,第一次应采用咀嚼法,促进药物在口腔颊部黏膜吸收。③剂量300 mg,每日 1 次,3 天后改为 100 mg,每日 1 次,很可能需终身服用。

(2)氯吡格雷:为第二代抗血小板聚集的药物,通过选择性地与血小板表面腺苷酸环化酶耦联的 ADP 受体结合而不可逆地抑制血小板的聚集,且不影响阿司匹林阻滞的环氧化酶通道,与阿司匹林合用可明显增加抗凝效果,对阿司匹林过敏者可单独使用。噻氯匹啶的最严重不良反应是中性粒细胞减少,见于连续治疗 2 周以上的患者,易出现血小板减少和出血时间延长,亦可引起血栓性血小板减少性紫癜,而氯吡格雷则不明显,目前在临床上已基本取代噻氯匹啶。目前对于不稳定型心绞痛患者和接受介入治疗的患者多主张强化血小板治疗,即二联抗血小板治疗,在常规服用阿司匹林的基础上立即给予氯吡格雷治疗至少 1 个月,亦可延长至9 个月。

(3)血小板糖蛋白Ⅱb/Ⅲa 受体抑制药:为第三代血小板抑制药,主要通过占据血小板表面的糖蛋白Ⅱb/Ⅲa 受体,抑制纤维蛋白原结合而防止血小板聚集。但其口服制剂疗效及安全性令人失望。静脉制剂主要有阿昔单抗和非抗体复合物替洛非班、lamifiban、xemilofiban、eptifiban、lafradafiban 等,其在注射停止后数小时作用消失。目前临床常用药物有盐酸替罗非班注射液,是一种非肽类的血小板糖蛋白Ⅱb/Ⅲa 受体的可逆性拮抗药,能有效地阻止纤维蛋白原与血小板表面的糖蛋白Ⅱb/Ⅲa 受体结合,从而阻断血小板的交联和聚集。盐酸替罗非班对血小板功能的抑制的时间与药物的血浆浓度相平行,停药后血小板功能迅速恢复到基线水平。对不稳定型心绞痛患者盐酸替罗非班静脉输注可分两步,在肝素和阿司匹林应用条件下,可先给予负荷量 0.4 μg/(kg·min)(30 分钟),而后以 0.1 μg/(kg·min)维持静脉点滴48 小时。对于高度血栓倾向的冠脉血管成形术患者盐酸替罗非班两步输注方案为负荷量10 μg/kg于5 分钟内静脉推注,然后以 0.15 μg/(kg·min)维持 16～24 小时。

3.抗凝血酶治疗

目前临床使用的抗凝药物有普通肝素、低分子肝素和水蛭素,其他人工合成或口服的抗凝药正在研究或临床观察中。

(1)普通肝素。是常用的抗凝药,通过激活抗凝血酶而发挥抗栓作用,静脉滴注肝素会迅速产生抗凝作用,但个体差异较大,故临床需化验部分凝血活酶时间(APTT)。一般将 APTT延长至 60～90 秒作为治疗窗口。多数学者认为,在 ST 段不抬高的急性冠状动脉综合征,治疗时间为 3～5 天,具体用法为75 U/kg体重,静脉滴注维持,使 APTT 在正常的 1.5～2 倍。

(2)低分子肝素。低分子肝素是由普通肝素裂解制成的小分子复合物,分子量为 2500～

7000,具有以下特点:抗凝血酶作用弱于肝素,但保持了抗因子Ⅹa的作用,因而抗因子Ⅹa和凝血酶的作用更加均衡;抗凝效果可以预测,不需要检测APTT;与血浆和组织蛋白的亲和力弱,生物利用度高;皮下注射,给药方便;促进更多的组织因子途径抑制物生成,更好地抑制因子Ⅶ和组织因子复合物,从而增加抗凝效果等。许多研究均表明低分子肝素在不稳定型心绞痛和非ST段抬高心肌梗死的治疗中起作用至少等同或优于经静脉应用普通肝素。低分子肝素因生产厂家不同而规格各异,一般推荐量按不同厂家产品以千克体重计算皮下注射,连用一周或更长。

(3)水蛭素。是从药用水蛭唾液中分离出来的第一个直接抗凝血酶制药,通过重组技术合成的是重组水蛭素。重组水蛭素理论上特点有:无需通过AT-Ⅲ激活凝血酶;不被血浆蛋白中和;能抑制凝血块黏附的凝血酶;对某一剂量有相对稳定的APTT,但主要经肾脏排泄,在肾功能不全者可导致不可预料的蓄积。多数试验证实水蛭素能有效降低死亡与非致死性心肌梗死的发生率,但出血危险有所增加。

(4)抗血栓治疗的联合应用。①阿司匹林加ADP受体拮抗药:阿司匹林与ADP受体拮抗药的抗血小板作用机制不同,一般认为,联合应用可以提高疗效。CURE试验表明,与单用阿司匹林相比,氯吡格雷联合使用阿司匹林可使死亡和非致死性心肌梗死降低20%,减少冠状动脉重建需要和心绞痛复发。②阿司匹林加肝素:RISC试验结果表明,男性非ST段抬高心肌梗死患者使用阿司匹林明显降低死亡或心肌梗死的危险,单独使用肝素没有受益,阿司匹林加普通肝素联合治疗的最初5天事件发生率最低。目前资料显示,普通肝素或低分子肝素与阿司匹林联合使用疗效优于单用阿司匹林;阿司匹林加低分子肝素等同于甚至可能优于阿司匹林加普通肝素。③肝素加血小板GPⅡb/Ⅲa抑制药:PUR-SUTT试验结果显示,与单独应用血小板GPⅡb/Ⅲa抑制药相比,未联合使用肝素的患者事件发生率较高。目前多主张联合应用肝素与血小板GPⅡb/Ⅲa抑制药。由于两者连用可延长APTT,肝素剂量应小于推荐剂量。④阿司匹林加肝素加血小板GPⅡb/Ⅲa抑制药:对合并急性缺血的非ST段抬高心肌梗死的高危患者,主张三联抗血栓治疗,是目前最有效地抗血栓治疗方案。对持续性或伴有其他高危特征的胸痛患者及准备做早期介入治疗的患者,应给予该方案。

4.调脂治疗

血脂增高的干预治疗除调整饮食、控制体重、体育锻炼、控制精神紧张、戒烟、控制糖尿病等非药物干预手段外,调脂药物治疗是最重要的环节。近代治疗急性冠脉综合征的最大进展之一就是3-羟基-3甲基戊二酰辅酶A(HMGCoA)还原酶抑制药(他汀类)药物的开发和应用,该类药物除降低总胆固醇(TC)、低密度脂蛋白胆固醇(LDL-C)、三酰甘油(TG)和升高高密度脂蛋白胆固醇(HDL-C)外,还有缩小斑块内脂质核、加固斑块纤维帽、改善内皮细胞功能、减少斑块炎性细胞数目、防止斑块破裂等作用,从而减少冠脉事件,另外还能通过改善内皮功能减弱凝血倾向,防止血栓形成,防止脂蛋白氧化,起到了抗动脉粥样硬化和抗血栓作用。随着长期的大样本的实验结果出现,已经显示他汀类强化降脂治疗和PTCA加常规治疗可同样安全有效地减少缺血事件。所有他汀类药物均有相同的不良反应,即胃肠道功能紊乱、肌痛及肝损害,儿童、孕妇及哺乳期妇女不宜应用。常见他汀类降调脂药见表3-4。

表 3-4　临床常见他汀类药物剂量

药物	常用剂量(mg)	用法
阿托伐他汀(立普妥)	10～80	每天 1 次,口服
辛伐他汀(舒将之)	10～80	每天 1 次,口服
洛伐他汀(美将之)	20～80	每天 1 次,口服
普伐他汀(普拉固)	20～40	每天 1 次,口服
氟伐他汀(来适可)	40～80	每天 1 次,口服

5.溶血栓治疗

国际多中心大样本的临床试验(TIMI ⅢB)业已证明采用 AMI 的溶栓方法治疗不稳定型心绞痛反而有增加 AMI 发生率的倾向,故已不主张采用。至于小剂量尿激酶与充分抗血小板和抗凝血酶治疗相结合是否对不稳定型心绞痛有益,仍有待临床进一步研究。

6.经皮冠状动脉介入治疗和外科手术治疗

在高危险组患者中如果存在以下情况之一则应考虑行紧急介入性治疗或 CABG。

(1)虽经内科加强治疗,心绞痛仍反复发作。

(2)心绞痛发作时间明显延长超过 1 小时,药物治疗不能有效缓解上述缺血发作。

(3)心绞痛发作时伴有血流动力学不稳定,如出现低血压、急性左心功能不全或伴有严重心律失常等。

不稳定型心绞痛的紧急介入性治疗的风险一般高于择期介入性治疗,故在决定之前应仔细权衡。紧急介入性治疗的主要目标是以迅速开通“罪犯”病变的血管,恢复其远端血流为原则,对于多支病变的患者,可以不必一次完成全部的血管重建。对于血流动力学不稳定的患者最好同时应用主动脉内球囊反搏,力求稳定高危患者的血流动力学。除以上少数不稳定型心绞痛患者外,大多数不稳定型心绞痛患者的介入性治疗宜放在病情稳定至少 48 小时后进行。

目前认为,当不稳定型心绞痛患者经积极的药物治疗或 PCI 治疗效果不满意,或由于各种原因不能进行 PCI 时,可考虑冠脉搭桥术(CABG)治疗。对严重的多支病变和严重的主干病变,特别是左心室功能严重障碍的患者,应首先考虑 CABG。

7.不稳定型心绞痛出院后的治疗

不稳定心绞痛患者出院后仍需定期门诊随诊。低危险组的患者 1～2 个月随访 1 次,中、高危险组的患者无论是否行介入性治疗都应 1 个月随访 1 次,如果病情无变化,随访半年即可。

UA 患者出院后仍需继续服阿司匹林、β 受体阻滞药。阿司匹林宜采用小剂量,每日 50～150 mg 即可,β 受体阻滞药宜逐渐增量至最大可耐受剂量。在冠心病的二级预防中阿司匹林和降胆固醇治疗是最重要的。降低胆固醇的治疗应参照国内降血脂治疗的建议,即血清胆固醇＞4.68 mmol/L(180 mg/dL)或低密度脂蛋白胆固醇＞2.6 mmol/L(100 mg/dL)均应服他汀类降胆固醇药物,并达到有效治疗的目标。血浆三酰甘油>2.26 mmol/L(200 mg/dL)的冠心病患者一般也需要服降低三酰甘油的药物。其他二级预防的措施包括向患者宣教戒烟、治疗高血压和糖尿病、控制危险因素、改变不良的生活方式、合理安排膳食、适度增加活动量、减少体重等。

八、影响不稳定型心绞痛预后的因素

(1)左心室功能:为最强的独立危险因素,左心室功能越差,预后也越差,因为这些患者的心脏很难耐受进一步的缺血或梗死。

(2)冠状动脉病变的部位和范围:左主干病变和右冠开口病变最具危险性,三支冠脉病变的危险性大于双支或单支者,前降支病变危险大于右冠或回旋支病变,近段病变危险性大于远端病变。

(3)年龄:是一个独立的危险因素,主要与老年人的心脏储备功能下降和其他重要器官功能降低有关。

(4)合并其他器质性疾病或危险因素:不稳定型心绞痛患者如合并肾衰竭、慢性阻塞性肺疾患、糖尿病、高血压、高血脂、脑血管病以及恶性肿瘤等,均可影响不稳定型心绞痛患者的预后。其中肾功能状态还明显与 PCI 术预后有关。

第三节　急性心肌梗死

急性心肌梗死(AMI)是目前影响公众健康的主要疾病之一。根据发病后心电图有无ST 段抬高,目前将 AMI 分为两大类,即 ST 段抬高的 AMI 和非 ST 段抬高的 AMI。本节主要阐述 ST 段抬高的 AMI。

一、AMI 的病理学及发病机制

冠脉内血栓形成是 AMI 的主要发病原因。

冠状动脉内血栓形成是由于冠状动脉粥样硬化斑块的破裂,一些足够数量的致血栓形成的物质暴露,冠状动脉腔就可能被纤维蛋白、血小板凝聚物和红细胞集合而堵塞。如果有丰富的侧支循环可以防止心肌坏死发生,使冠脉闭塞不出现症状。如果冠脉完全闭合而无充足的侧支循环的支持,最终发展到冠状动脉相关的心肌完全或几乎完全坏死(所谓透壁性心肌梗死),在心电图上表现为 ST 段抬高,往往有 Q 波产生。使管腔不完全闭塞的血栓和(或)那些由较少比例的稳定纤维蛋白和较大比例的血小板组成的血栓产生不稳定型心绞痛和非 Q 波AMI,后者在心电图上典型表现为 ST 段压低和 T 波倒置。

虽然绝大多数 AMI 与冠脉粥样硬化有关,但 AMI 与冠脉粥样硬化所致管腔的狭窄程度之间常无恒定关系。多支较大冠脉及其分支有严重粥样硬化阻塞性病变的患者可长期不发生AMI;相反,有些患者冠脉粥样硬化程度较轻,因粥样斑块出血、破溃和(或)新鲜血栓形成致使管腔急性阻塞,或者冠脉无明显器质性狭窄,可因发生严重痉挛而发生 AMI。前者可能是由于粥样硬化的斑块性质不同所造成的,这种轻度狭窄的粥样硬化斑块可能为软斑块或脆性斑块容易破裂、出血引发血栓形成。

冠脉阻塞几秒之内,细胞代谢转向无氧糖原酵解。心肌收缩停止、磷酸肌酸盐、ATP 等高能贮备耗尽,最后损伤不可逆,细胞死亡前从心内膜扩向心外膜而终致穿壁性心肌坏死。细胞完全坏死所需要的缺血时间平均 2～6 小时;若无再灌注,6～8 小时内首先从光镜见到细胞损伤,12 小时内梗死区边缘出现轻度的细胞浸润,而 24 小时发生明显肌细胞断裂及凝固性坏死。在第 4 天呈现单核细胞浸润及肌细胞迁移,使梗死心肌易于扩展或破裂。在 10～12 天后开始胶原纤维沉着于梗死周围。而于 4～6 周大多愈合为致密瘢痕形成,但大面积梗死不在此时限内。

当梗死过程中早期发生再灌注时,恢复的血流使组织水分、钠及钙大大增加,不可逆损伤的肌细胞不可能调控其细胞容量而发生爆炸性断裂。但挽救了心室壁中层及心外膜下层缺血但仍存活的心肌,因而常常只发生心内膜下梗死。

严重缺血一开始,最早引起心肌舒张期僵硬度增加并升高舒张末期压力、受累的心室壁活动消失或活动障碍,进而使收缩功能也降低。但在较小的梗死中,非梗死心肌代偿活动增强可保持心脏排血功能无明显降低。如果梗死面积较大则可进展到严重心脏收缩功能障碍,并且由于梗死节段内室壁张力增高发生心室扩张及心室重塑。

二、临床表现

(一)症状

1.诱发因素

(1)过于剧烈的运动是诱发 AMI 的一个因素,尤其是情绪激动的患者,过于剧烈的运动以及高度紧张等可以触发斑块破裂,导致 AMI。

(2)不稳定型心绞痛可发展而导致 AMI。

(3)急性失血的外科手术也是 AMI 的诱因。

(4)休克、主动脉瓣狭窄、发热、心动过速和焦虑不安等也可能是心肌梗死的诱因。AMI 的发生也有昼夜周期性,上午 6～12 点是 AMI 发生的高峰。可能与清晨数小时有血浆儿茶酚胺、皮质醇浓度升高和血小板聚集性增加有关。

不稳定型心绞痛可能是 AMI 的前驱症状。在 AMI 前常有全身不适或显著疲倦。

2.缺血性胸痛

AMI 胸痛强度轻重不一。大部分患者程度严重,有些甚至难以忍受。疼痛时间长,常超过 30 分钟,可达数小时。对于 AMI 患者胸部不适感的性质可有缩窄、压榨、压迫等描述,患者自觉为窒息、压榨样痛或闷痛较为常见,但也有刺痛、刀割样、钻痛或烧灼痛等。疼痛的部位通常在胸骨后,多向胸廓两侧传播,尤以左侧为甚。这种疼痛常向左臂尺侧放射,在左腕部、手掌及手指部产生刺痛的感觉。有些患者仅仅在腕部有钝痛或者麻木,伴有严重的胸骨后或心前区不适,有些患者疼痛发生在上腹部易误诊为消化道病变。也有一些患者疼痛放射到肩胛部、上肢、颈部、下颌和肩胛间区,通常以左侧为多。对于原有心绞痛的患者,梗死的疼痛部位经常与心绞痛的部位一致,但是疼痛的程度加重,疼痛的时间延长,并不能为休息和服用硝酸甘油所缓解。

在某些患者,特别是老年人,AMI 的临床表现不是胸痛而是急性左心衰竭和胸腔发紧,也有表现为显著虚弱或症状明显的昏厥。这些症状常伴有出汗、恶心和呕吐。AMI 的疼痛一般镇痛药是难以缓解的。吗啡常可缓解疼痛。这种疼痛是由于围绕坏死中央部位的心肌缺血区神经纤维受刺激而产生,而不是坏死的心肌引起疼痛。因此,疼痛意味着缺血而不是梗死,疼痛可作为心肌缺血的一种标记。

3.其他症状

50%以上的透壁性 AMI 和严重胸痛患者有恶心、呕吐,这是由于迷走神经反射活动或左室受体作为 Bezold-Jarisch 反射弧的一部分受刺激而引起,下壁梗死时更常见。偶尔也有患者伴有腹泻及剧烈的排便感。其他还可以出现显著无力、眩晕、心悸、出冷汗、濒死感。

4.无痛性 AMI

有的患者发生 AMI 时无明显症状,而仅在以后的心电图检查中发现。未察觉或无痛性 AMI 多见于无前驱心绞痛的患者和并有糖尿病、高血压的老年患者。无痛性 AMI 之后常有无症状心肌缺血。无痛性和有症状的 AMI 患者预后可能相似。

(二)体格检查

1.一般情况

AMI 患者常有焦虑、痛苦面容,如胸痛严重则可能坐立不安。患者常常按摩或抓紧胸部,用握紧的拳头放在胸骨前描述疼痛。对于左室衰竭和交感兴奋的患者,出冷汗和皮肤苍白明显;典型患者坐位,或撑在床上,屏住呼吸。咳泡沫状粉红色或血丝痰是 AMI 发生急性左心衰竭的表现。心源性休克的患者常有精神疲惫,皮肤湿冷,四肢皮肤有蓝色花斑,面色苍白,口唇和甲床重度青紫。

2.心率、血压、体温和呼吸

(1)心率变化不一,起初常有心率快,当患者疼痛和焦虑减轻时心率减慢,室性早搏多见。无并发症的 AMI 患者血压大部分正常。

(2)发病前血压正常者发病后偶有高血压反应,由于疼痛、焦虑也可使血压高的患者更高。发病前有高血压的患者,部分患者在 AMI 后不用降压药而血压常可正常,在以后的 3～6 个月部分患者可再次出现血压升高。一般情况下,下壁心梗患者中一半以上有副交感神经过度逆转症状,伴有低血压、心动过缓;而前壁心梗患者中一半显示交感神经兴奋体征,有高血压、心动过速。

(3)大部分广泛 AMI 患者有发热,一般发生在梗死后的 24～48 小时,也可在 4～8 小时开始升高,5～6 天可消退。

(4)AMI 患者在发病后呼吸频率可加快,常与左心衰竭程度相关。

3.肺部体征

在左室衰竭和(或)左室顺应性下降的 AMI 患者两肺均可出现湿啰音,严重者两肺可满布哮鸣音。

4.心脏检查

即使有严重症状和大面积心梗的心脏检查也可能没有值得重视的异常情况。部分患者出现心脏搏动弥散,少数人可触及收缩期膨出。听诊可有第一心音低钝,常可出现第四心音,但临床意义不大。出现第三心音常反映心室充盈压升高的左室功能不全。一过性或持续性收缩期杂音在 AMI 患者也多见,往往继发于二尖瓣装置功能不全。一个新出现的、心前区伴有震颤的全收缩期杂音提示可能有乳头肌部断裂。室间隔破裂的杂音和震颤沿着胸骨左缘更明显,胸骨右缘也可听见。6%～30% 的 AMI 患者有心包摩擦音,透壁性心梗患者发生率较高。可发生在病后 24 小时以内及延迟至 2 周内发现,一般 2～3 天最多见。广泛心肌梗死的心包摩擦音可持续数日。延迟发生的心包摩擦音和伴有心包炎症状(迟至梗死后 3 个月)是心肌梗死后综合征的典型表现。心包摩擦音在胸骨左缘或心尖冲动内侧处最清楚。

(三)实验室检查

心肌细胞坏死时,细胞膜的完整性遭到破坏,细胞内的大分子物质(血清心脏标记物)开始弥散至心脏间质组织并最后进入梗死区的微血管和淋巴管。目前临床所测的血清标记物有如下几种。

1.肌酸磷酸激酶(CK)及其同工酶

血清 CK 升高是一项检出 AMI 的敏感分析方法,CK 升高的量与心肌坏死量有直接定量关系。

CK 可用电泳法分出 3 种同工酶(MM、BB、MB)。心肌内主要含有 CK-MB,也含有 CK-MM。CK-MB 的升高多考虑心肌受损,这是诊断 AMI 的主要酶学根据。CK-MB 上升及峰值略早于 CK 酶,AMI 在胸痛后 1～6 小时即升高,6～8 小时达峰值,36～72 小时内恢复正常。

2.肌红蛋白

血清肌红蛋白在梗死发生后 1～4 小时内即可查出,再灌注后,血清肌红蛋白上升更快,所以将其测定数值作为成功再灌注的指标以及梗死范围大小的有价值的指标。但是由于其升高的时间短(<24 小时)和缺乏特异性(骨骼肌受损可使其升高);所以早期检出肌红蛋白后,应再测定 CK-MB,肌钙蛋白 I(cTnI)或肌钙蛋白 T(cTnT)等更具特异性的标记物予以证实。

3.心肌特异性肌钙蛋白

测定 cTnT、cTnI 已作为诊断心肌梗死的新标准,而且对诊断 AMI 的特异性和敏感性均高于其他酶学指标。cTnT、cTnI 在正常情况下周围循环血液中不存在,因此只要比参考值的上限略高即有诊断价值。能够检出非常小量的心肌坏死,cTnT 可能查出用 CK-MB 不能检出的心肌坏死。

4.乳酸脱氢酶(LDH)

此酶在 AMI 后 24～48 小时超过正常范围,胸痛后 3～4 天达到峰值,梗死后 8～14 天恢复正常。尽管具有诊断敏感度,但是总 LDH 缺乏特异性。LDH 有 5 种同工酶($LDH_{1\sim5}$),LDH_1 在心肌含量较高。在 AMI 发生 8～24 小时血清 LDH_1 即早于总 LDH 出现升高。

5.天冬氨酸转氨酶(AST)

由于其假阳性较高,可在大多数肝病(ALT>AST)、骨骼肌病、肌内注射或肺栓塞及休克时出现升高,所以目前已不作为常规诊断方法。

AMI 诊断时常规采用的血清心肌标记物及其检测时间见表 3-5。

表 3-5　AMI 的血清心肌标记物及其检测时间

项目	肌红蛋白	心肌肌钙蛋白		CK	CK-MB	AST	LDH
		cTnI	cTnT				
出现时间(h)	1~2	2~4	2~4	6	3~4	6~12	24~48
100%敏感时间(h)	4~8	8~12	8~12		8~12		
峰值时间(h)	4~8	10~24	10~24	24	10~24	24~48	3~6天
持续时间(d)	0.5~1	5~10	5~14	3~4	2~4	3~5	8~14

(四)心电图检查

由于心电图检查方便、无创,广泛用于临床,连续的心电图检测不仅可明确 AMI 的诊断,而且可对梗死部位、范围、程度以及心律失常情况作出判断。

AMI 的心电图表现主要特点有坏死性 Q 波、损伤性 ST 波段抬高和缺血性 T 波的直接征象,此外尚有梗死对应导联出现 R 波增高、ST 段压低和 T 波直立增大的间接征象。

1.病理变化和心电图改变

可将 AMI 的心电图分为 4 期,各期心电图特点如下。

(1)AMI 早期心电图改变:①T 波高尖,(胸前导联 T>1 mV)两臂对称,这是 AMI 早期最先出现的心电图征象,可以在 ST 段抬高之前出现。②ST 段抬高,先呈上斜型抬高,继之呈弓背向上抬高,当 ST 段抬高至 R 波时,形成 QRS-T 单向曲线。③急性损伤阻滞,呈损伤区除极延缓所形成的心电图表现,有 R 波上升速度缓慢,室壁激动时间延长≥0.045 秒;QRS 增宽,可达 0.12 秒;QRS 振幅增高;无病理性 Q 波。

(2)AMI 急性期心电图改变:①坏死性 Q 波,常先出现小 Q 波,随着 R 波降低,Q 波增大,最后形成 QS。②ST 段抬高呈弓背形向上或抛物线形,对侧导联的 ST 段呈对应性压低。如在同一导联中有 ST 异常移位,又同时有 QRS 及 T 波改变,几乎都是由 AMI 所引起。③T 波倒置,在 ST 段还处于抬高时,其 T 波则开始倒置。

总之,Q 波、ST 段和 T 波呈现有相关联的动态变化,应结合起来诊断。

(3)新近期的心电图特点:坏死型 Q 波仍存在,ST 段回到等电线,T 波倒置加深,呈冠状 T 波。这种改变常在 2~3 周达高峰,5~9 个月后逐渐消退。

(4)慢性期心电图特点:坏死型 Q 波不变或变浅,Q 波有 7%~15%消失,ST 正常,T 波转直立或倒置变浅。

2.心电图对 AMI 的定位诊断

AMI 发生的部位不同其心电图改变也不同。体表心电图定位,基本上可反映心室解剖的梗死部位,详见下表 3-6。

表 3-6　心肌梗死心电图定位

心肌梗死部位	心电图改变的导联	
前间壁	V₁、V₂	左前降支近段
前壁心尖部	V₂~V₄	左前降支或其分支
前侧壁	V₄、V₅、V₆、I、aVL	左前降支中段或回旋支

心肌梗死部位	心电图改变的导联	
广泛前壁	$V_1 \sim V_6$	左前降支近段
高侧壁	I、aVL	左回旋支
下壁	II、III、aVF	右冠脉回旋支,前降支远端(不常见)
后壁	V_7、V_8、V_9、(V_1 及 V_{2R}波增高,ST 段下降,T 高尖)	后降支
后室	V_{3R}、V_{4R}、V_{5R}、及 V_1	右冠脉

心肌梗死的典型心电图改变也可被其他心电图异常所掩盖,特别是左束支阻滞。表现对左束支阻滞时诊断心肌梗死有高度特异性,但不敏感,即:①I、aVL、V_3 至 V_6 两个导联有病理 Q 波。②心前区导联R 波逐渐变小。③$V_1 \sim V_4$ 导联的 S 波升支有切迹。④ST 段与 QRS 主波同向偏移。

(五)超声心动图检查

符合 AMI 的胸痛患者,在心电图不能确认是 AMI 时,此时超声心动图的表现对诊断可能有帮助,出现明确的异常收缩区支持心肌缺血诊断。AMI 患者几乎都有室壁运动异常区,对于非透壁性梗死的患者可能较少表现为室壁运动异常。早期行超声检查,对检出可能存活而处于顿抑状态的心肌有收缩功能储备,残留心肌有缺血可能,AMI 后有充血性心衰及 AMI 后有机械性并发症的患者的早期发现都有帮助。

(六)核素显像

放射性核素心血管造影、心肌灌注显像、梗死区核素闪烁显像和正电子发射断层显像已用于检查 AMI 患者。核素心脏显像技术对检出 AMI,估价梗死面积、侧支循环血流量和受损心肌范围有用。可测定 AMI 对心室功能产生的效应,确定 AMI 患者的预后。但是要搬动患者,限制了这项技术的应用。

三、诊断及鉴别诊断

(一)急诊科对疑诊 AMI 患者的诊断

AMI 早期诊断,及时治疗可提高患者存活率、改善左室收缩功能。医生对送达的急性缺血性胸痛和疑诊 AMI 的患者,应迅速、准确作出诊断。询问缺血性胸痛史和描记心电图是急诊科医生迅速筛查心肌缺血和 AMI 的主要方法。

1.缺血性胸痛史

除了注意典型的缺血性胸痛外,还要注意非典型的缺血性胸痛。后者常见于女性患者和老年人。要与急性肺动脉栓塞、急性主动脉夹层、急性心包炎及急性胸膜炎引起的胸痛相鉴别。

2.迅速评价

初始 18 导联心电图应在 10 分钟内完成,18 导联心电图是急诊科诊断的关键,可用以确定即刻处理方案。

(1)对 ST 段抬高或新发左束支传导阻滞的患者,应迅速评价溶栓禁忌证,也开始抗缺血治疗,有适应证者尽快开始溶栓或 PTCA 治疗。

(2)对 ST 段明显下移、T 波倒置或有左束支传导阻滞,临床高度提示心肌缺血的患者,应入院抗缺血治疗,并做心肌标记物及常规血液检查。

（3）对心电图正常或呈非特征性心电图改变的患者,应在急诊科继续对病情进行评价和治疗,并进行床旁监测,包括心电监护、迅速测定心肌标记物浓度及二维超声心动图检查等。

(二)诊断及鉴别诊断

1.AMI 的诊断

必须至少具备下列 3 条标准中的两条:①缺血性胸痛的临床病史。②心电图的动态演变。③心肌坏死的血清心肌标记物浓度的动态变化。

部分 AMI 患者心电图不表现为 ST 段抬高,因此血清心肌标记物浓度的测定对 AMI 的诊断起更重要的作用。在应用心电图诊断 AMI 时应注意到超急性期 T 波改变、后壁心肌梗死、右室梗死及非典型心肌梗死的心电图表现,伴有左束支传导阻滞时可造成心电图诊断 AMI 困难。

如果已具备 AMI 的典型表现,即开始紧急处理,如果心电图表现无决定性的诊断意义,早期血液化验结果为阴性,但临床表现高度可疑,则应进行血清心肌标记物连续监测。

2.AMI 的鉴别诊断

详见下表 3-7。

表 3-7　AMI 应与下列疾病鉴别

心绞痛	疼痛持续时间短、程度轻,休息及用硝酸甘油可缓解
主动脉夹层	撕裂样剧痛,放射至背部,常发生神经症候,可有脉搏丧失,可有主动脉瓣关闭不全,胸部及腹部 CT 扫描或主动脉造影可证实诊断
急性肺栓塞	呼吸困难,低血压,发生肺梗死时,可出现胸膜性疼痛,心电图为非特异性,LDH 可升高,但 CK 不高,肺灌注扫描和肺动脉造影可肯定诊断
心包炎	可先有病毒感染史,胸部锐痛、体位性和胸膜性疼痛,前倾位可缓解,常有心包摩擦音,广泛 ST 段抬高而不发生 Q 波,CK 一般正常,偶可升高,对抗感染药物有效
心肌炎	有病毒感染史,胸痛轻度、含糊,CK 常升高,偶尔发生 Q 波,常有心律失常
骨髓肌肉病变	包括肋软骨炎、颈椎骨关节炎、脊神经根炎。疼痛不典型、锐痛、局限性、活动可加重,无心电图改变
胃肠道、食管疾病	餐后常发生,可伴有反酸、呕吐,用抗酸药可缓解,饮寒冷液体可诱发痉挛发作,硝酸酯类不缓解,上消化道钡透、内镜或食管压力计可确定诊断。溃疡病、胰腺炎及胆囊炎时在腹部有相应部位的压痛,超声和血清淀粉酶的检查可有助于诊断
气胸	突发胸膜性锐痛及呼吸困难,可有气管移位、病侧呼吸音消失、胸部 X 线检查可确诊。
胸膜炎	胸部锐痛,深吸气加重,可有病侧摩擦音和叩浊音,胸部 X 线检查可确定诊断

四、治疗

(一)院前急救

院前急救的主要任务是将 AMI 患者安全、迅速地转运到医院,以便尽早开始再灌注治疗。应使有 AMI 高危因素的患者提高识别 AMI 的能力,以便自己一旦发病立即采取以下急救措施:①停止任何活动,立即卧位或坐位休息。②立即舌下含服硝酸甘油 1 片(0.5 mg),每 5 分钟可重复含服。如含服 3 片仍无效,应拨打急救电话。由急诊专业医护人员用救护车运送至有条件的医院进行急救治疗。在此过程中专业医护人员应根据患者的病史、查体和心电图结果作出初步诊断和急救处理。AMI患者被送达急诊室后,应迅速作出诊断并尽早给予再灌注治疗。力争在10~20分钟完成病史采集、临床检查和记录18导联心电图以明确诊断。对ST段抬高的AMI患者,应在30分钟内收住CCU开始溶栓,或90分钟内开始行急诊PTCA治疗。

(二)一般治疗

AMI住院后立即开始持续心电、血压和血氧饱和度的监测,并同时建立静脉通道开始一般治疗。

1.卧床休息

无并发症的患者一般卧床休息1~3天,病情不稳定及高危患者卧床时间适量延长。

2.吸氧

AMI患者初起即使无并发症,也应给予鼻导管吸氧,以纠正因肺瘀血和肺通气/血流比例失调所致的缺氧。严重左心衰竭、肺水肿和并发机械并发症的患者多伴有严重低氧血症,需面罩加压给氧或气管插管机械通气。

3.镇痛

剧烈胸痛可使交感神经过度兴奋、心动过速、血压升高、心肌收缩力增强,从而增加心肌耗氧量,易诱发快速性室性心律失常,应立即给予最有效的镇痛剂。可给吗啡3 mg静脉注射,必要时每5分钟重复1次,总量不宜超过15 mg。但要注意其不良反应,有恶心、呕吐、低血压和呼吸抑制,尤其有慢阻肺的老年人,一旦出现呼吸抑制,可立即静脉注射纳洛酮0.4 mg,每隔3分钟1次(最多3次)以拮抗之。

4.饮食和通便

AMI患者需要禁食至胸痛消失,然后给予流质和半流质饮食,逐步过渡到普通饮食。所有AMI患者均应服用缓泻剂,以防便秘时排便用力导致心脏破裂或引起心律失常、心力衰竭。

(三)再灌注治疗

1.溶栓治疗

冠脉完全闭塞至心肌透壁性坏死有一时间窗,大约为6小时。在该时间内使冠脉再通,可挽救濒临坏死的心肌。症状出现后越早溶栓,病死率越低。但对6~12小时仍有胸痛及ST段抬高的患者进行溶栓仍可获益。

(1)溶栓适应证:①持续性胸痛≥半小时,含服硝酸甘油不缓解。②两个以上相邻导联ST段抬高(胸导联≥0.2 mV,肢导联≥0.1 mV)。③发病≤6小时者。对于发病6~12小时者如仍有ST段抬高及胸痛也可溶栓。④年龄<75岁。

对前壁心肌梗死、低血压(SBP<100 mmHg)或心率增快(>100次/min)患者治疗意义更大。对于≥75岁的患者无论是否溶栓死亡的危险均很大,应权衡利弊后再行溶栓。AMI发病时血压高[SBP>180 mmHg和(或)DBP>110 mmHg]的患者进行溶栓发生颅内出血的危险较大,应首先镇痛,降低血压,将血压降至150/90 mmHg以下再行溶栓。

(2)溶栓的禁忌证和注意事项:①既往任何时间发生过出血性脑卒中,1年内发生过缺血性脑卒中或脑血管事件。②颅内肿瘤。③近期(2~4周)活动性内脏出血(月经除外)。④可疑主动脉夹层。⑤未控制的高血压(180/110 mmHg)或慢性严重高血压病史。⑥目前正在使用治疗量的抗凝药,已知的出血倾向。⑦近期(2～4周)创伤史,包括创伤性心肺复苏或较长时间(>10分钟)的心肺复苏,外科手术。⑧近期(<2周)在不能压迫部位的大血管穿刺。⑨曾使用链激酶(尤其5天～2年内使用者)或对其过敏的患者,不能重复使用链激酶。⑩妊娠及有活动性消化性溃疡者。

(3)静脉用药的种类和方法:①尿激酶(UK),为我国应用最广的溶栓药物,目前建议剂量为150万IU(约2.2万IU/kg)用10 mL生理盐水溶解,再加入100 mL 5%或10%的葡萄糖液中于30分钟内静脉滴入。滴完6小时,酌情皮下注射肝素7500 IU,每12小时一次,或低分子肝素皮下注射,每日2次,持续3～5天。②链激酶或重组链激酶(SK或r-SK),150万IU用10 mL生理盐水溶解,再加入100 mL 5%或10%的葡萄糖内,于60分钟内滴入。配合肝素皮下注射7500～10000 IU,每12小时一次,或低分子肝素皮下注射,每日2次。③重组组织型纤维溶酶原激活剂(rt-PA),国外较为普遍的用法是加速给药方案(即GUSTO方案),首先静脉注射15 mg,继之在30分钟内静脉滴注0.75 mg/kg(不超过50 mg),再于60分钟内静脉滴注0.5 mg/kg(不超过35 mg)。给药前静脉注射肝素5000U,继之以1000 U/h的速度静脉滴注,以APTT结果调整肝素的药剂量,使APTT维持在60～80秒。

2.介入治疗

(1)直接PTCA:直接PTCA与溶栓治疗比较,梗死相关血管(IRA)再通率高,达到心肌梗死溶栓试验(TIMI)3级血流者明显增多,再闭塞率低,缺血复发少,且出血(尤其脑出血)的危险性低。

直接PTCA的适应证:①在ST段抬高和新出现或怀疑新出现左束支传导阻滞的AMI患者,直接PTCA作为溶栓治疗的替代治疗。于发病12小时内或虽超过12小时但缺血症状仍持续时,对梗死相关动脉进行PTCA。②急性ST段抬高/Q波心肌梗死或新出现左束支阻滞的AMI并发心源性休克患者,年龄<75岁,AMI发病在36小时内,并且血管重建术可在休克发生18小时完成者,应首先直接PTCA治疗。③适宜再灌注治疗而有溶栓治疗禁忌者,可直接PTCA治疗。④AMI患者非ST段抬高,但IRA严重狭窄,血流减慢(TIMI血流≤2级),可在发病12小时内完成PTCA治疗。

直接PTCA在AMI急性期不应对非梗死相关动脉行选择性PTCA;对发病12小时以上或已接受溶栓治疗且已无心肌缺血证据者,不应进行PTCA。直接PTCA应迅速完成,时间的延误不能达到理想效果,治疗的重点应放在早期溶栓。

近年来提倡AMI行原发性支架置入术,常规置入支架在降低心脏事件的发生率和减少靶血管重建术方面优于直接PTCA和仅在夹层、急性闭塞或濒临闭塞时紧急置入支架,因此,支架置入可较广泛用于AMI患者的机械性再灌注治疗。

(2)补救性PTCA:对溶栓治疗未再通的患者使用PTCA恢复前向血流即为补救性PTCA。其目的是尽早开通梗死相关动脉,挽救缺血但仍存活的心肌,从而改善生存率和心功能。对溶栓后仍有胸痛,ST段抬高无显著回落者,应尽快行PTCA,使梗死相关动脉再通。尤其对发病12小时内广泛前壁心肌梗死、再次梗死及血流动力学不稳定的高危患者意义更大。

(3)溶栓治疗再通者PTCA的选择:对溶栓治疗冠脉再通者不主张立即行PTCA,因为立即 PTCA 并不能完全挽救心肌及预防再梗死和死亡,且接受 PTCA 者不良心脏事件发生率可能增加。因此,对溶栓成功的患者,若无缺血复发,应在 7～10 天后进行择期冠脉造影,若病变适宜可行 PTCA 或支架置入。

(四)药物治疗

1.硝酸酯类药物

该药主要作用是松弛血管平滑肌产生血管扩张作用,对静脉的扩张作用明显强于对动脉的扩张作用。扩张静脉和动脉可减轻心脏前后负荷,从而减少心脏做功和心肌耗氧量。还可直接扩张冠状动脉,增加心肌血流,预防和解除冠状动脉痉挛,对已有严重狭窄的冠脉,硝酸酯类药物可扩张侧支血管增加缺血区血流,改善心内膜下心肌缺血,并可预防左室重塑。常用的有硝酸甘油、硝酸异山梨酯和 5-单硝酸异山梨醇酯。

AMI 患者硝酸酯治疗可轻度降低病死率,AMI 早期通常给予硝酸甘油静脉滴注 24～48 小时。尤其适宜用于 AMI 伴发再发性心肌缺血、充血性心力衰竭和高血压患者。

用法:静脉滴注硝酸甘油应从低剂量开始,即 10 μg/min,以后酌情逐渐增加剂量,每 5～10 分钟增加 5～10 μg,直至症状控制、血压正常者 SBP 降低 10 mmHg 或高血压患者 SBP 降低 30 mmHg 为有效治疗剂量。最高剂量以不超过 100/(μg·min)为宜,过高剂量可增加低血压危险。应用硝酸甘油 24 小时内一般不会产生耐药,24 小时以后如产生耐药出现疗效减弱或消失可增加滴注剂量。

静脉滴注二硝基异山梨酯的剂量从 30 μg/min 开始,观察 30 分钟以上,如无不良反应可逐渐加量。静脉用药后症状改善可改用口服制剂如硝酸异山梨酯 10～20 mg,每日 3 次或 4 次,或 5-单硝酸异山梨醇酯 20～40 mg,每日 2 次。

硝酸酯类药物常见的不良反应有头痛、反射性心动过速和低血压等。该药禁忌证为 AMI 合并低血压(SBP≤90 mmHg)或心动过速(心率＞100 次/min),下壁伴右室梗死时易发生低血压故应慎用。

2.抗血小板治疗

在急性血栓形成中血小板活化起着十分重要的作用,抗血小板治疗已成为 AMI 的常规治疗,溶栓前即应使用。阿司匹林和噻氯匹啶或氯吡格雷是目前临床上常用的抗血小板药物。

(1)阿司匹林:阿司匹林通过抑制血小板内的环氧化酶使血栓素 A_2(TXA$_2$)合成减少,达至抑制血小板聚集的作用。AMI 急性期,阿司匹林使用剂量应为 300 mg/d,首次服用时应选择水溶性阿司匹林或肠溶阿司匹林嚼服以达到迅速吸收的目的,3 天后改为小剂量 50～150 mg/d 维持。

(2)噻氯匹啶和氯吡格雷:噻氯匹啶作用机制是抑制 ADP 诱导的血小板聚集。口服后 24～48 小时起作用,3～5 天达高峰。开始服用的剂量为 250 mg,每日 2 次,1～2 周后改为 250 mg,每日 1 次维持。该药起作用慢,不适合急需抗血小板治疗的临床情况(如 AMI 溶栓前),多用于对阿司匹林过敏或禁忌的患者或者与阿司匹林联合用于置入支架的 AMI 患者。该药的主要不良反应是中性粒细胞及血小板减少,应用时需注意经常检查血常规,一旦出现上述不良反应立即停药。

氯吡格雷是新型 ADP 受体拮抗药,其化学结构与噻氯匹啶十分相似,与后者不同的是口服后起效快,不良反应明显低于噻氯匹啶,现已成为噻氯匹啶替代药物。初始剂量 300 mg,以后剂量 75 mg/d 维持。

3.抗凝治疗

凝血酶是使纤维蛋白原转变为纤维蛋白最终形成血栓的关键环节,因此抑制凝血酶至关重要。

(1)普通肝素:在临床应用最普遍,对于 ST 段抬高的 AMI,肝素作为溶栓治疗的辅助用药;对于非 ST 段抬高的 AMI,静脉滴注肝素为常规治疗。一般使用方法是先静脉推注 5000 U 冲击量,继之以 1000 U/h 维持静脉滴注,每 4~6 小时测定 1 次 APTT 或 ACT,以便于及时调整肝素剂量,保持其凝血时间延长至对照的 1.5~2 倍。静脉肝素一般使用时间为 48~72 小时,以后可改用皮下注射 7500 U 每 12 小时 1 次,注射 2~3 天。

rt-PA 溶栓前先静脉注射肝素 5000 U 冲击量,继之以 1000 U/h 维持静脉滴注 48 小时,根据 APTT 或 ACT 调整肝素剂量(方法同上)。48 小时后改用皮下肝素 7500 U 每日 2 次,治疗 2~3 天。尿激酶和链激酶溶栓后 6 小时开始测定 APTT 或 ACT,待 APTT 恢复到对照时间 2 倍以内时(约 70 秒)开始给予皮下肝素治疗。对于大面积前壁心肌梗死静脉未再通的患者有增加心脏破裂的倾向,采用皮下注射肝素治疗较为稳妥。

(2)低分子量肝素:其抗因子 Xa 的作用是普通肝素的 2~4 倍,但抗 IIa 的作用弱于后者。预防血栓形成的总效应优于普通肝素。低分子量肝素有应用方便、不需监测凝血时间、出血并发症低等优点,可代替普通肝素。

4.β 受体阻滞药

β 受体阻滞药通过减慢心率,降低血压和减弱心肌收缩力来减少心肌耗氧量,对改善缺血区的氧供需失衡、缩小心肌梗死面积、降低急性期病死率有肯定的疗效。常用的 β 受体阻滞药有美托洛尔 25~50 mg,每日 2 次;阿替洛尔 6.25~25 mg,每日 2 次。使用剂量必须个体化。

β 受体阻滞药治疗的禁忌证:①心率<60 次/min。②动脉收缩压<100 mmHg。③中重度左心衰竭(≥Killip Ⅲ级)。④二、三度房室传导阻滞或 PR 间期>0.24 秒。⑤严重慢性阻塞性肺部疾病或哮喘。⑥末梢循环灌注不良。相对禁忌证:①哮喘病史。②周围血管疾病。③胰岛素依赖性糖尿病。

5.血管紧张素转换酶抑制药(ACEI)

ACEI 主要作用机制是通过影响心肌重塑、减轻心室过度扩张而减少充盈性心力衰竭的发生率和死亡率。在无禁忌证的情况下,溶栓治疗后血压稳定即可开始使用 ACEI。ACEI 使用的剂量应视患者情况而定,一般来说,AMI 早期 ACEI 应从低剂量开始逐渐增加剂量。对于 4~6 周后无并发症和无左心室功能障碍的 AMI 患者,可停服 ACEI 制剂;若 AMI 特别是前壁心肌梗死合并左心功能不全,ACEI 治疗期应延长。

ACEI 的禁忌证:①AMI 急性期动脉收缩压<90 mmHg。②临床出现严重肾衰竭(血肌酐>265 μmol/L)。③有双侧肾动脉狭窄病史者。④对 ACEI 制剂过敏者。⑤妊娠、哺乳期妇女等。

6.钙拮抗药

钙拮抗药在 AMI 治疗中不作为一线用药。临床试验研究显示,无论是 AMI 早期或晚期、

Q波或非Q波心肌梗死、是否合用β受体阻滞药,给予速效硝苯地平均不能降低再梗死率和死亡率,对部分患者甚至有害,这可能与该药反射性增加心率,抑制心脏收缩力和降低血压有关。因此,在AMI常规治疗中钙拮抗药被视为不宜使用的药物。对于无左心衰竭临床表现的非Q波AMI患者,服用地尔硫䓬可以降低再梗死发生率,有一定的临床益处。AMI并发心房颤动伴快速心室率,且无严重左心功能障碍的患者,可使用静脉地尔硫䓬缓慢注射10 mg(5分钟内),随之以5～15 μg/(kg·min)维持静脉滴注,静脉滴注过程中需密切观察心率、血压的变化。

7.洋地黄制剂

AMI 24小时之内一般不使用洋地黄制剂,目前一般认为,AMI恢复期在ACEI和利尿药治疗下仍存在充血性心力衰竭的患者,可使用地高辛。对于AMI左心衰竭并发快速心房颤动的患者,使用洋地黄制剂较为适合,可首次静脉注射西地兰0.4 mg,此后根据情况追加0.2～0.4 mg,然后口服地高辛维持。

(五)并发症及处理

1.左心功能不全

AMI时左心功能不全由于病理改变的程度不同,临床表现差异很大。血流动力学监测可为左心功能的评价提供可靠指征。当肺毛细血管压(PCWP)<18 mmHg、心脏指数(CI)<2.5 L/(min·m²)时为左心功能不全;PCWP>18 mmHg、CI<2.2 L/(min·m²)、收缩压<80 mmHg时为心源性休克。

(1)急性左心衰竭:临床上表现为程度不等的呼吸困难,严重者可端坐呼吸,咳粉红色泡沫痰。

急性左心衰竭的处理:①适量利尿药,Killip Ⅲ级(肺水肿)时静脉注射速尿20 mg。②静脉滴注硝酸甘油,由10 μg/min开始,逐渐加量,直到收缩压下降10%～15%,但不低于90 mmHg。③尽早口服ACEI,急性期以短效ACEI为宜,小剂量开始,根据耐受情况逐渐加量。④肺水肿合并严重高血压时是静脉滴注硝普钠的最佳适应证。小剂量(10 μg/min)开始,根据血压逐渐加量并调整至合适剂量。⑤洋地黄制剂在AMI发病24小时内使用有增加室性心律失常的危险,故不主张使用。在合并快速心房颤动时,可用西地兰减慢心室率。在左室收缩功能不全,每搏量下降时,心率宜维持在90～110次/min,以维持适当的心排血量。⑥急性肺水肿伴严重低氧血症者可行人工机械通气治疗。

(2)心源性休克:AMI伴心源性休克时有严重低血压,收缩压<80 mmHg,有组织器官低灌注表现,如四肢凉、少尿或神志模糊等。伴肺瘀血时有呼吸困难。心源性休克可突然发生,为AMI发病时的主要表现,也可在入院后逐渐发生。

心源性休克的处理:①在严重低血压时,应静脉滴注多巴胺5～15 μg/(kg·min),一旦血压升至90 mmHg以上,则可同时静脉滴注多巴酚丁胺,以减少多巴胺用量。轻度低血压时,可用多巴胺或与多巴酚丁胺合用。②对AMI心源性休克升压治疗无反应的患者,主动脉内囊球反搏(IABP)可有效逆转器官低灌注。IABP对支持患者接受冠状动脉造影、PTCA或CABG均可起到重要作用。③迅速使完全闭塞的梗死相关血管开通,恢复血流至关重要,AMI合并心源性休克提倡PTCA或CABG再灌注治疗,可提高AMI合并心源性休克的生存率。

主动脉内球囊反搏适应证:①心源性休克药物治疗难以恢复时,作为冠状动脉造影和急诊血管重建术前的一项稳定措施。②AMI并发机械性并发症,如乳头肌断裂、室间隔穿孔时,作为冠状动脉造影和修补手术及血管重建术前的一项稳定性治疗手段。③顽固性室性心动过速反复发作伴血流动力学不稳定。④AMI后顽固性心绞痛在冠状动脉造影和血管重建术前的一种治疗措施。

2.右室梗死和功能不全

急性下壁心肌梗死中,近一半存在右室梗死,下壁伴右室梗死者死亡率大大增加。右胸导联(尤为 V4R)ST 段抬高≥0.1 mV 是右室梗死最特异的改变。下壁梗死时出现低血压、无肺部啰音、伴颈静脉充盈或 Kussmaul 征(吸气时颈静脉充盈)是右室梗死的典型三联征。但临床上常因血容量减低而缺乏颈静脉充盈体征,主要表现为低血压。维持右心室前负荷为其主要处理原则。下壁心肌梗死合并低血压时应避免使用硝酸酯和利尿药,需积极扩容治疗,若补液 1～2 L 血压仍不回升,应静脉滴注正性肌力药物多巴酚丁胺。

3.并发心律失常的处理

急性心肌梗死由于缺血性心电不稳定可出现室性早搏、室性心动过速、心室颤动或加速性心室自主心律;由于泵衰竭或过度交感兴奋可引起窦性心动过速、房性早搏、心房颤动、心房扑动或室上性心动过速;由于缺血或迷走神经反射可引起缓慢性心律失常(如窦性心动过缓、房室传导阻滞)。

首先应加强针对急性心肌梗死、心肌缺血的治疗。溶栓、血管重建术(急诊 PTCA、CABG)、β受体阻滞药、主动脉内球囊反搏、纠正电解质紊乱等均可预防或减少心律失常发生。

(1)AMI并发室上性快速心律失常的治疗:①房性早搏。与交感兴奋或心功能不全有关,本身不需特殊治疗。②阵发性室上性心动过速。伴快速心室率,必须积极处理。维拉帕米、硫氮䓬酮或美多洛尔静脉用药;合并心力衰竭、低血压者可用直流电复律或心房起搏治疗。洋地黄制剂有效,但起效时间较慢。③心房扑动。少见且多为暂时性。④心房颤动。常见且与预后有关,治疗如下。血流动力学不稳定的患者,如出现血压降低、脑供血不足、心绞痛或心力衰竭者需迅速作同步电复律;血流动力学稳定的患者,以减慢心室率为首要治疗。无心功能不全、支气管痉挛或房室传导阻滞者,可静脉使用β受体阻滞药如美多洛尔2.5～5 mg在5分钟内静脉注入,必要时可重复,15分钟内总量不超过 15 mg。同时监测心率、血压及心电图,如收缩压<100 mmHg 或心率<60 次/min,终止治疗。也可使用洋地黄制剂,如西地兰静脉注入,其起效时间较β阻滞药静脉注射慢。心功能不全者应首选洋地黄制剂。无心功能不全者,也可静脉使用维拉帕米或硫氮䓬酮。维拉帕米 5～10 mg(0.075～0.75 mg/kg)缓慢静脉注射,必要时可重复;硫氮䓬酮静脉缓慢注入,然后静脉滴注,用法见前述。以上药物静脉注射时必须同时观察血压及心率;胺碘酮对中止心房颤动、减慢心室率及复律后维持窦性心律均有价值,可静脉用药并随后口服治疗。

(2)AMI并发室性快速心律失常的治疗:在有良好监护条件的病房不主张常规用利多卡因预防性治疗。①心室颤动、持续性多形室性心动过速,立即非同步直流电复律,起始电能量200 J,如不成功可给予300 J重复。②持续性单形室性心动过速伴心绞痛、肺水肿、低血压(<90 mmHg),应予同步直流电复律,电能量同上。③持续性单形室性心动过速不伴上述情况,

可首先给予药物治疗。如利多卡因 50 mg 静脉注射,需要时每 15~20 分钟可重复,最大负荷剂量 150 mg,然后 2~4 mg/min 维持静脉滴注,时间不宜超过 24 小时。或胺碘酮 150 mg 于 10 分钟内静脉注入,必要时可重复,然后 1 mg/min 静脉滴注 6 小时,再 0.5 mg/min 维持滴注。④频发室性早搏、成对室性早搏、非持续性室速可严密观察或利多卡因治疗(使用不超过 24 小时)。⑤偶发室性早搏、加速的心室自主心律可严密观察,不作特殊处理。⑥AMI、心肌缺血也可引起短阵多形室性心动过速,酷似尖端扭转型室性心动过速,但 QT 间期正常,可能与缺血引起的多环路折返机制有关,治疗方法同上,如利多卡因、胺碘酮等。

(3)缓慢性心律失常的治疗:①无症状窦性心动过缓,可暂作观察,不予特殊处理。②症状性窦性心动过缓、二度房室传导阻滞、三度房室传导阻滞伴窄 QRS 波逸搏心律,患者常有低血压、头晕、心功能障碍、心动缓慢<50 次/min 等,可先用阿托品静脉注射治疗。阿托品剂量以 0.5 mg 静脉注射开始,3~5 分钟重复一次,至心率达 60 次/min 左右。最大可用至 2 mg。③出现下列情况,需行临时起搏治疗:三度房室传导阻滞伴宽 QRS 波逸搏、心室停搏;症状性窦性心动过缓、窦性停搏(>3 秒)、二度房室传导阻滞或三度房室传导阻滞伴窄 QRS 波逸搏经阿托品治疗无效;双侧束支传导阻滞,包括交替性左、右束支阻滞或右束支传导阻滞伴交替性左前、左后分支阻滞;新发生的右束支传导阻滞伴左前或左后分支阻滞和新发生的左束支传导阻滞并发一度房室传导阻滞。

4.机械性并发症

AMI 机械性并发症为心脏破裂,包括左室游离壁破裂、室间隔穿孔、乳头肌和腱索断裂等。常发生在 AMI 发病第一周,多发生在第一次及 Q 波心肌梗死患者。临床表现为突然或进行性血流动力学恶化伴低心排血量、休克和肺水肿。药物治疗死亡率高。

(1)游离壁破裂:左室游离壁破裂引起急性心脏压塞时可突然死亡,临床表现为电-机械分离或停搏。亚急性心脏破裂在短时间内破口被血块封住,可发展为亚急性心脏压塞或假性室壁瘤。症状和心电图不特异,心脏超声可明确诊断。对亚急性心脏破裂者应争取冠状动脉造影后行手术修补及血管重建术。

(2)室间隔穿孔:病情恶化的同时,在胸骨左缘第 3、4 肋间闻及全收缩期杂音,粗糙、响亮,50%伴震颤。二维超声心动图一般可显示室间隔破口,彩色多普勒可见经室间隔破口左向右分流的血流束。室间隔穿孔伴血流动力学失代偿者提倡在血管扩张剂和利尿药治疗及 IABP 支持下,早期或急诊手术治疗。如室间隔穿孔较小,无充血性心力衰竭,血流动力学稳定,可保守治疗,6 周后择期手术。

(3)急性二尖瓣关闭不全:乳头肌功能不全或断裂引起急性二尖瓣关闭不全时在心尖部出现全收缩杂音,但在心排血量降低时,杂音不一定可靠。二尖瓣反流还可能由乳头肌功能不全或左室扩大所致相对性二尖瓣关闭不全引起。超声心动图和彩色多普勒是明确诊断并确定二尖瓣反流机制及程度的最佳方法。急性乳头肌断裂时突然发生左心衰竭和(或)低血压,主张血管扩张剂、利尿药及 IABP 治疗,在血流动力学稳定的情况下急诊手术。因左室扩大或乳头肌功能不全引起的二尖瓣反流,应积极药物治疗心力衰竭,改善心肌缺血并主张行血管重建术以改善功能和二尖瓣反流。

五、冠心病的心理治疗

(一)冠心病与心理的关系

(1)冠心病的发病与社会因素、自身心理因素、行为因素、生物因素有关,是多种因素综合导致的。其中,社会因素包括生活事件、职业、文化、人际关系、家庭;自身心理因素包括神经质性人格、焦急、紧张、压力、心理、应激、A 型行为等,这些都会引起冠心病。

(2)国外用焦虑量表、抑郁量表发现:急性心肌梗死患者 80% 有焦虑、58% 有抑郁。此外,还有敌对情绪 22%,不安情绪 16%,否认情绪 20%。流行病学研究表明,心理因素不仅与冠状动脉病变的发生相关,而且可能增加冠心病患者发生心脏事件的危险。

(二)心理情绪应激引发冠心病的机制

心理情绪应激是指人对外界有害物、威胁、挑战等刺激因素,经认识评价,并告知其将危害个人的生存和处境所产生的生理、心理和行为反应,是机体在某种环境因素刺激作用下,由于客观要求和应付能力不平衡而产生的一种适应环境的紧张反应状态。

情绪应激包括急性和慢性两种形式。引起急性应激的因素有车祸、亲友离世、遭遇抢劫、恐惧手术、公众面前演讲、法院出庭等情况。慢性应激则常有家庭或婚姻困境、经济负担、工作或学习紧张、夜班工作、吸毒或烟酒嗜好、照顾年迈的父母和抚养子女的压力、孤独感等。

急性或慢性的情绪应激可通过生理或心理介导机制,使交感-肾上腺、下丘脑-垂体-肾上腺皮质系统、垂体-甲状腺等神经内分泌系统发生功能障碍,从而产生某些急性或慢性疾病,包括心脑血管疾病、支气管哮喘、溃疡病、皮肤病和肿瘤等。

心脏性猝死是心血管疾病的主要死亡原因之一。心脏性猝死大多由恶性室性心律失常,如室性心动过速、心室颤动引起的。一些负性事件导致的情绪激动、心理应激、劳累等都是心脏性猝死的诱因。

情绪应激除可引起心肌缺血、心功能障碍以外,尚可促发各种心律失常甚至猝死。据统计,至少 20% 的严重室性心律失常或猝死的发作是由强烈的情绪应激而诱发。精神因素引起的情绪激动多出现在致命性心律失常发作前 1 小时之内,人际冲突、当众受辱、丧偶、事业失败、失业等心理因素均可成为心律失常的触发因素。一项研究对 42 例置入心脏复律除颤器(ICD)患者 107 次电复律的室性心律失常事件进行分析,发现 ICD 放电前较为常见的情绪应激因素是生气,由此而诱发的心律失常频率较快、较难终止。另有研究提示,促发室颤和室速的情绪应激的基础有所不同,室速由愤怒或恐惧导致迅速促发,而室颤多发生于较长时间的应激状态之后。

(三)心理应激的分级与冠心病的关系

1 级:表现为不高兴。

2 级:出现烦躁和忙乱。

3 级:发生轻度争吵。

4 级:中度争吵,音量提高。

5 级:大声争吵,紧握拳头。

6 级:极度愤怒,拍桌子,几乎失控。

7 级:狂怒,完全失控,乱扔东西,伤害他人或自伤。

凡是≥3级就成为有害的心理应激,≥5级的激怒可能引起急性心肌梗死等严重的心血管事件。

(四)冠心病患者存在抑郁障碍的表现

(1)失眠或早醒,或睡眠过多。

(2)食欲缺乏,或体重明显减轻。

(3)对日常活动丧失兴趣,无愉快感。

(4)精力明显减退,无原因的持续疲乏感。

(5)自我评价过低,自责,有内疚感,可达妄想程度。

(6)觉得生活没有意义,反复出现想死的念头,或有自杀行为。

(7)联想困难,自觉思考能力和集中注意力显著下降。

(8)精神运动性迟滞或激越。

(9)性欲明显减退。

(10)无价值感。

(11)感到前途暗淡。

(五)急性心肌梗死患者的心理反应

抑郁和焦虑是急性心肌梗死后的两种最主要的心理反应。由于急性心肌梗死剧烈胸痛的严重躯体症状,以及在抢救过程中紧张气氛的影响,从而加深了人们对心肌梗死可能导致的危险恐惧心理,使患者容易产生明显的心理障碍。急性心肌梗死后,15%的患者有焦虑抑郁症状,40%的患者自诉有焦虑抑郁情绪。焦虑反应多于抑郁反应,焦虑最容易出现在急性心肌梗死的1~3天。

(六)焦虑抑郁对心肌梗死的影响

焦虑抑郁可增加心肌梗死后急性期(3星期)内的病死率。原因之一是出现恶性心律失常,二是对心功能的影响。大多数患者急性心肌梗死后的焦虑抑郁症状被视为一种情绪反应,可以随着疾病的好转而消退。但是如果患者心肌梗死后,仍存在焦虑抑郁障碍,则会使患者康复不良,再次发生心肌梗死及猝死的风险就明显增高。

(七)冠心病心理障碍的治疗目标

(1)减少或消除心理障碍所引起的症状和体征。

(2)改善患者躯体疾病的预后。

(3)提高患者的生活质量。

(4)恢复患者的社会功能。

(5)降低患者复发或再发心理障碍的危险。

(八)冠心病心理障碍治疗的措施

冠心病心理障碍治疗措施有:药物治疗、心理治疗和自我调节。

它们的关系是:药物治疗是及时改善心理障碍症状、控制急性发作的有效手段。在此基础上,配合心理治疗、自我调节才能巩固治疗效果,防止疾病复发。

1.冠心病心理障碍的药物治疗

(1)抗焦虑紧张及镇静催眠药。以苯二氮䓬类为主,小剂量起到抗焦虑紧张作用,较大剂量则起到镇静催眠作用。

(2)抗抑郁药。抗抑郁的治疗原则：①诊断基本明确,全面考虑患者症状特点,个体化合理用药;剂量逐步递增,采用最小有效剂量,使不良反应减至最小,提高服药依从性。②小剂量疗效不佳时,根据不良反应和耐受情况,增至足量(有效药物上限)和用足够长的疗程(>4~6周)。③如无效可考虑换药(同类另一种或作用机制不同的另一类药)。④尽可能单一用药,足量、足疗程治疗。一般不主张联用2种以上抗抑郁药。

2.冠心病心理治疗的具体方法

心理治疗的具体方法有:说理疏导法,认识疗法,暗示疗法,自我控制疗法,松弛疗法,轻松疗法。系统脱敏法,疏泄疗法,移情疗法。行为矫正治疗,爆破疗法,厌恶疗法。音乐疗法,生物反馈治疗等。

(1)冠心病心理障碍的治疗除了药物治疗,还要配合心理治疗。这有利于提高缓解率,巩固治疗效果,减少复发。

(2)心理治疗时医生要对患者的病情表示理解,对患者的病痛表示同情。

(3)了解患者对自身心脏疾病的认识,了解患者发病之初有无亲人病故、病重以及其他重大精神创伤和压力。

(4)对患者进行合情合理的安慰,打消其顾虑,使患者看到希望,恢复患者战胜疾病的勇气和信心。

3.自我调节

对于患有冠心病的中老年人来说,生活中的过度忧虑、激动、发怒等情绪常为急性心肌梗死的诱因。那么如何减少生活中的情绪波动呢?这就要注意情绪稳定中的"六多六少"。

一是多看一些情景喜剧类的欢快节目;少看一些悲伤、恐惧的节目。

二是多回忆一些有意义值得回味的事;少想一些苦恼、不愉快的事。

三是多做一些自己想做力所能及的事;少去干涉儿女和晚辈的事。

四是多参与一些对社会有益的事;少和别人攀比,和别人攀比你心理永远不会平衡。

五是多与亲朋好友来往,多交朋友;少议论他人的家事或不愉快的事。

六是多从客观角度来看问题,不管生活上也好,社会上也好,人与人之间客观地看问题;少去推理,少去劳神琢磨事,人活着,不能总是郁闷,应该拿得起、放得下。

只有保持平和的心态,心肌梗死患者才能避免情绪波动而引起的心绞痛发作。

4.心绞痛发作时患者心理状态的调节

突然的胸痛发作,可使患者产生"不会就这样地死去吧"或"那种疼痛会不会再发生"等恐惧和焦虑心理。这种精神上的不稳定状态,可导致交感神经的功能亢进、增加心脏的负担。了解患者对胸痛的心理活动,并做好精神心理方面的评估,给患者提供适宜的护理支持。

5.怎样做才能不成为冠心病的残疾人

每当患者出院时,医务人员总是告诉他们:"悠着点儿!"过去这样说是可以理解的。因为过去还不了解得过病的心脏究竟能承受多大的活动量。但却对患者如何安排今后活动只给出了模糊的概念。

随着医学研究的深入,目前主张冠心病恢复期应循序渐进地加大活动量。这对冠心病患者的康复非常有利,患者也应保持积极的心态面对心肌梗死后的恢复。记住,一次心肌梗死并不意味着将被禁锢在轮椅上。通过积极地控制危险因素,你仍可以乐观地面对生活,不能做冠心病的残疾人。

第四节 原发性高血压

大多数高血压患者病因不明,称为原发性高血压(又称高血压病),占高血压患者的95%以上,除了高血压本身有关的症状以外,长期高血压还可成为多种心血管疾病的重要危险因素,并影响重要脏器如心、脑、肾的功能,最终可导致这些器官的功能衰竭;在不足5%的患者中,血压升高是某些疾病的一种临床表现,本身有明确而独立的病因,称之为继发性高血压。

一、高血压定义、分类、测量

(一)定义

目前成人高血压的定义是收缩压≥18.7 kPa(140 mmHg)或舒张压≥12 kPa(90 mmHg)。正常血压和血压升高的划分并无明确界线,因此,高血压的标准是根据临床及流行病学资料人为界定的。但由于血压变化很大,在确定一个患者为高血压和决定开始治疗之前,必须在数周内多次测量核实血压水平升高。对于轻度或临界高血压范围内的血压值,监测应延续3~6周,对血压明显升高或有并发症者,所需观察期就短一些。

(二)高血压分类

高血压可以用3种方式分类,即血压、器官损害程度和病因学。目前,我国采用国际上统一的血压分类标准,根据血压升高水平,又进一步将高血压分为1、2、3级。下面所列的是《1999年WHO/ISH高血压治疗指南》的分类标准。它将18岁以上成人的血压,按不同水平分类(表3-8)。

高血压与总体心血管危险:在有心血管病史的老年患者中,每年100人中至少有3~5人将出现一次更严重的疾病。值得注意的是,中国和俄罗斯的脑卒中发病率高,是美国和西欧的4倍,但平均血压仅稍微增高。因此,在我国进行轻度高血压的治疗可能尤为有益。

表3-8 血压水平的定义和分类(WHO/ISH)

类别	收缩压(mmHg)	舒张压(mmHg)
理想血压	<120	<80
正常血压	<130	<85
正常高值	130~139	85~89
1级高血压(轻度)	140~159	90~99
亚组:临界高血压	140~149	90~94
2级高血压(中度)	160~179	100~109
3级高血压(重度)	≥180	≥110

类别	收缩压(mmHg)	舒张压(mmHg)
单纯收缩性高血压	≥140	<90
亚组：临界高血压	140～149	<90

注：1 kPa＝0.133 mmHg，患者收缩压与舒张压属不同级别时，应按两者中较高的级别分类；患者既往有高血压史，目前正服用抗高血压药，血压虽已低于140/90 mmHg，亦应诊断为高血压。

(三)血压测量

这里只是在一般的测量技术基础上提出几点值得注意的地方。①根据 WHO 的建议，首先听到声响时的血压为收缩压(SBP)，舒张压(DBP)则是声音消失(第五期)时刻的血压。多数主要研究均采用这一点，即以声音消失点确认舒张压；采用声音突然变小而低沉(第四期)来确认舒张压则导致舒张压值明显升高，这是应该避免的。②多数首次就诊者，还建议应测量坐位和站立位时的双臂血压。另外，老年患者的直立性低血压可能更多见，应定期测量站立位血压。③医生在场，即使影响程度稍小一些的护士在场，均能导致一些情绪性的血压升高(白大衣效应，可以更恰当地描述为单纯性诊室高血压)。④应当注意，家庭和动态血压读数较临床值平均要低数个毫米汞柱，老年人尤其如此，并且应把高血压的分界值和治疗的目标血压设定在较低的水平，以避免漏诊和漏治。

二、流行病学

流行病学研究不断发现高血压与多种疾病，尤其是冠心病、脑卒中、充血性心力衰竭和肾功能损害有某种重要的独立的关联。患高血压或糖尿病的中年人的认知能力与未患此病的中年人相比有明显的下降。

高血压患病率和发病率在不同国家、地区或种族之间有差别，工业化国家较发展中国家高，美国黑人约为白人的2倍。高血压患病率、发病率及血压水平随年龄增加而升高，高血压在老年人较为常见，尤其是收缩期高血压。

我国高血压患病率总体上呈明显上升趋势，估计现有高血压患者超过1亿人。流行病学调查显示，我国高血压患病率和流行存在地区、城乡和民族差别，北方高于南方；沿海高于内地，城市高于农村；高原少数民族地区患病率较高。男、女性高血压患病率差别不大。

由于高血压的危险性会因其他危险因素如吸烟、血清胆固醇升高和糖尿病的存在和程度增高而大大增加。当危险因素组合不同时，同等血压水平会带来不同的危险性。评估总体的心血管疾病危险性对确定高血压个体的干预阈值具有重要意义。

需要重视在整个人群而不是仅高危人群降低血压，研究血压分布也是有价值的。不论以何种标准判断，血压增高的群体构成一个危险性金字塔，基底部的人数最多，相对危险性增加但并不太高，顶部人数最少而相对危险性最大。因此，高血压所致的并发症大多数发生在金字塔基底部，也就是分布在轻度高血压的那部分。

三、病因

原发性高血压的病因复杂，是遗传易感性和环境因素相互作用的结果，亦受其他因素的影响。

（一）影响血压的一般因素

1.年龄

横断面调查以及前瞻性观察序列分析都证明了在不同地理、文化和社会经济特征的多数群体中，年龄和血压存在正相关关系。在大多数西方人群中，收缩压有从儿童、青少年到成年人逐渐增高的倾向，至 70 或 80 岁达到 18.7 kPa（140 mmHg）的平均值。舒张压也倾向于随年龄增加而增加，但速度较收缩压慢，且平均值在 50 岁以后倾向于保持原水平或下降。这就导致了脉压的增加，而随年龄增长单纯收缩压增高更为常见。

但是在某些与外界隔绝的人群，这种年龄相关的血压增高并不明显。低盐摄入的人群这点更突出。另外还观察到在未开化的社会，当他们接纳西方生活方式时易获得年龄相关的血压增高倾向，体现了环境的影响（尤其是饮食改变）。可见年龄相关的血压增高既不是不可避免的，也不是一个正常衰老过程的生物学伴随现象。

2.性别

从青春期开始，男性血压倾向于一个较高的平均水平。这种差异在青年人和中年人中最为明显。中年后，女性高血压发生所占比率的改变，部分是由于中年高血压男性的过早死亡率较高所致。

3.种族

黑人群体血压水平高于其他种族。非洲裔美国黑人被证实比非洲黑人血压高，提示种族易感性的放大效应。

4.体育活动

规律的至少中等水平体格强度的需氧体育活动对预防和治疗高血压均有益处。

5.心率

高血压患者的心率均较快。

6.社会心理因素

急性精神应激、噪声污染、空气污染和软水都被视为高血压的危险因素。精神应激、城市脑力劳动者高血压患病率超过体力劳动者，从事精神紧张度高的职业者发生高血压的可能性较大，长期生活在噪声环境中听力敏感性减退者患高血压也较多。休息后往往症状和血压可获得一定改善。新的研究结果支持关于蓄积性铅暴露与高血压危险性增高有关的假设，骨铅（而非血铅）水平与高血压的发病率增高有关，这表明铅对高血压的影响很可能是一个缓慢的过程而非一种急性现象。

（二）遗传因素

可能存在主要基因显性遗传和多基因关联遗传两种方式。在遗传表型上，不仅血压升高发生率体现遗传性，而且在血压高度、并发症发生以及其他有关因素（如肥胖）方面，也有遗传性。高血压有明显的家族聚集性，父母均有高血压，子女的发病概率高达 46%，约 60% 高血压患者可询问到有高血压家族史。

（三）环境因素

1.饮食

不同地区人群血压水平和高血压患病率与钠盐平均摄入量显著相关，摄盐越多，血压水平和患病率越高,但是同一地区人群中个体间血压水平与摄盐量并不相关,摄盐过多导致血压升高主要见于对盐敏感的人群。钾摄入量与血压呈负相关。多数人认为饮食低钙与高血压发生有关。高蛋白质摄入属于升压因素,动物和植物蛋白质均能升压。饮食中饱和脂肪酸或饱和脂肪酸/不饱和脂肪酸比值较高也属于升压因素。饮酒与血压水平呈线性相关,尤其与收缩压,每天饮酒酒精量超过 50 g 者高血压发病率明显增高。

2.其他因素

(1)体重:体重常是衡量肥胖程度的指标,约 1/3 高血压患者有不同程度肥胖。超重或肥胖是血压升高的重要危险因素。一般采用体重指数(BMI),即体重(kg)/身高(m)^2(以 20~24 为正常范围)。血压与 BMI 呈显著正相关。肥胖的类型与高血压发生关系密切,腹型肥胖者容易发生高血压。

(2)避孕药:服避孕药妇女血压升高发生率及程度与服用时间长短有关。35 岁以上易出现血压升高。口服避孕药引起的高血压一般为轻度,可逆转,在终止避孕药 3~6 个月后血压常恢复正常。

(3)阻塞性睡眠呼吸暂停综合征(OSAS):是指睡眠期间反复发作性呼吸暂停。OSAS 常伴有重度打鼾,其病因主要是上呼吸道咽部肌肉收缩或狭窄、腺样体和扁桃体组织增生、舌根部脂肪浸润后垂以及下腭畸形。OSAS 患者 50% 有高血压,血压高度与 OSAS 病程有关。

四、发病机制

从血流动力学角度,血压主要决定于心排血量和体循环周围血管阻力,平均动脉血压(MBP)=心排血量(CO)×总外周血管阻力(PR)。高血压的血流动力学特征主要是总外周血管阻力相对或绝对增高。从总外周血管阻力增高出发,目前高血压的发病机制较集中在以下几个环节。

(一)交感神经系统活性亢进

各种病因因素使大脑皮质下神经中枢功能发生变化,各种神经递质浓度与活性异常,包括去甲肾上腺素、肾上腺素、多巴胺、神经肽、5-羟色胺、血管加压素、脑啡肽、脑钠肽和中枢肾素-血管紧张素系统,导致交感神经系统活性亢进,血浆儿茶酚胺浓度升高,阻力小动脉收缩增强。

(二)肾性水钠潴留

各种原因引起肾性水钠潴留,机体为避免心排血量增高使组织过度灌注,全身阻力小动脉收缩增强,导致外周血管阻力增高,压力-利钠机制可将潴留的水钠排泄出去。也可能通过排钠激素分泌释放增加,例如内源性类洋地黄物质,在排泄水钠同时使外周血管阻力增高。这个学说的理论意义在于将血压升高作为维持体内水钠平衡的一种代偿方式,而水钠潴留是其基本的病理生理变化。

有较多因素可引起肾性水钠潴留,例如亢进的交感活性使肾血管阻力增加;肾小球有微小结构病变;肾脏排钠激素(前列腺素、激肽素、肾髓质素)分泌减少,或者肾外排钠激素(内源性类洋地黄物质、心房肽)分泌异常,或者潴钠激素(18-羟脱氧皮质酮、醛固酮)释放增多等。

(三)肾素-血管紧张素-醛固酮系统(RAAS)激活

肾小球入球动脉的球旁细胞分泌肾素,激活从肝脏产生的血管紧张素原,生成血管紧张素

Ⅰ,然后经肺循环的转换酶(ACE)生成血管紧张素Ⅱ(AngⅡ),AngⅡ是RAAS的主要效应物质,作用于血管紧张素Ⅱ受体(AT₁),使小动脉平滑肌收缩,刺激肾上腺皮质球状带分泌醛固酮,通过交感神经末梢突触前膜的正反馈使去甲肾上腺素分泌增加。这些作用可使血压升高,参与高血压发病并维持。近年来发现很多组织,例如血管壁、心脏、中枢神经、肾脏及肾上腺,也有RAAS各种组成成分。组织RAAS对心脏、血管功能和结构的作用,可能在高血压发生和维持中有更大影响。

(四)细胞膜离子转运异常

血管平滑肌细胞有许多特异性的离子通道、载体和酶,组成细胞膜离子转运系统,维持细胞内外钠、钾、钙离子浓度的动态平衡。遗传性或获得性细胞膜离子转运异常,包括钠泵活性降低,钠、钙离子协同转运缺陷,细胞膜通透性增强,钙泵活性降低,可导致细胞内钠、钙离子浓度升高,膜电位降低,激活平滑肌细胞兴奋—收缩耦联,使血管收缩反应性增强和平滑肌细胞增生与肥大,血管阻力增高。

(五)胰岛素抵抗

胰岛素抵抗(IR)是指必须以高于正常的血胰岛素释放水平来维持正常的糖耐量,表明机体应用胰岛素处理葡萄糖的能力减退。约50%原发性高血压患者存在不同程度的IR,在肥胖、血三酰甘油升高、高血压与糖耐量减退同时并存的四联征患者中最为明显。近年来认为IR是2型糖尿病和高血压发生的共同病理生理基础,但是IR是如何导致血压升高,尚未明确。多数认为是IR继发性高胰岛素血症引起的,因为IR主要影响胰岛素对葡萄糖的利用效应,胰岛素的其他生物学效应仍然保留,继发性高胰岛素血症使肾脏水钠重吸收增强,交感神经系统活性亢进,动脉弹性减退,从而血压升高。IR所致交感活性亢进使机体产热增加,是对肥胖的一种负反馈调节,这种调节以血压升高和血脂代谢障碍为代价。

上述从总外周血管阻力增高出发的机制尚不能解释单纯收缩期性高血压和脉压明显增大。大动脉弹性和外周血管的压力反射波是收缩压与脉压的主要决定因素,因此,近年来重视动脉弹性功能在高血压发病中的作用。覆盖血管内膜面的内皮细胞能生成、激活和释放各种血管活性物质,例如,一氧化氮(NO)、前列腺素(PGI₂)、内皮素(ET-1)、内皮依赖性血管收缩因子(EDCF)等,调节心血管功能。随着年龄增长以及各种心血管危险因素,例如血脂异常、血糖升高、吸烟、高同型半胱氨酸血症等,氧自由基产生增加,NO灭活增强,氧化应激反应等均影响动脉弹性功能和结构。由于大动脉弹性减退,脉搏波传导速度增快,反射波抵达中心大动脉的时相从舒张期提前到收缩期,出现收缩期延迟压力波峰,可以导致收缩压升高,舒张压降低,脉压增大。阻力小动脉结构(血管数目稀少或壁/腔比值增加)和功能(弹性减退和阻力增大)改变,影响外周压力反射点的位置或反射波强度,也对脉压增大起重要作用。

五、临床表现及并发症

(一)症状

一般无特殊临床表现,多起病缓慢。常见症状有头晕、头痛、颈项板紧、疲劳、心悸等,呈轻度持续性,在紧张或劳累后加重,不一定与血压水平有关,多数可自行缓解。也可出现视力模糊、鼻出血等较重症状。约1/5无症状,仅在测量血压时或发生心、脑、肾等并发症时才被发现。

(二)体征

血压随季节、昼夜、情绪等因素有较大波动。冬季血压较高,夏季较低;血压有明显昼夜波动,一般夜间血压较低,清晨起床活动后血压迅速升高,形成清晨血压高峰。患者在家中的自测血压值往往低于诊所血压值。体格检查听诊时可有主动脉瓣区第二心音亢进、收缩期杂音或收缩早期喀喇音,少数在颈部或腹部可听到血管杂音。

(三)恶性或急进型高血压

发病较急骤,血压显著升高,舒张压持续≥17.3 kPa(130 mmHg);头痛、视力模糊、眼底出血、渗出和视盘水肿;肾脏损害突出,表现为持续蛋白尿,血尿及管型尿,并可伴肾功能不全;进展迅速,如不给予及时治疗,预后不佳,可死于肾衰竭、脑卒中或心力衰竭。

(四)并发症

1.高血压急症

高血压急症是指原发性或继发性高血压在病情发展过程中或在某些诱因的作用下,血压急剧升高,病情迅速恶化,常伴有心、脑、肾功能障碍。除考虑血压升高的水平和速度外,靶器官受累的程度也很重要,当合并有急性肺水肿、心肌梗死、主动脉夹层动脉瘤及急性脑血管病变时,即使血压仅中度升高,也视为高血压急症。

(1)高血压危象:在高血压病程中,由于周围血管阻力突然上升,血压明显升高,出现头痛、烦躁、眩晕、恶心、呕吐、心悸、气急及视力模糊等症状。伴靶器官病变者可出现心绞痛、肺水肿或高血压脑病。以收缩压显著升高为主,也可伴舒张压升高。发作一般历时短暂,控制血压后病情可迅速好转,但易复发。危象发作时交感神经活动亢进,血中儿茶酚胺升高。

(2)高血压脑病:是指在高血压病程中发生急性脑血液循环障碍,引起脑水肿和颅内压增高而产生的临床征象。发生机制可能为过高的血压突破了脑血管的自身调节机制,脑灌注过多,液体渗入脑血管周围组织,引起脑水肿。临床表现有严重头痛、呕吐,甚至神志改变,较轻者仅有烦躁、意识模糊,严重者可发生抽搐、昏迷。

2.高血压相关靶器官损害

未治的高血压增加血管损害的危险,累及小动脉(阻力血管)、中等动脉及大动脉(传输血管)。这些损害使心、肾、脑血管致残致死。在中国,脑血管意外仍是高血压最常见的表现,恶性及急进型高血压也常观察到。常见的高血压并发症包括左心室肥大、冠状动脉疾病、充血性心力衰竭、脑血管病(包括脑出血、脑血栓形成、腔隙性脑梗死、短暂性脑缺血发作)、视网膜病变、颈动脉粥样硬化、肾功能不全及主动脉和周围动脉疾病等。

3.主动脉夹层

血液渗入主动脉壁中层形成的夹层血肿,并沿着主动脉壁延伸剥离的严重心血管急症,也是猝死的病因之一。高血压是导致本病的重要因素。突发剧烈的胸痛易误诊为急性心肌梗死。疼痛发作时心动过速,血压更高。可迅速出现夹层破裂(如破入心包引起急性心脏压塞)或压迫主动脉大分支的各种不同表现。

(五)老年人的高血压

由于老年人口的增多,高血压的患病率随年龄而增长,60岁以上的老年人中40%～45%有高血压。流行病学提示,老年高血压患者的糖尿病、主动脉钙化、心肌梗死、脑卒中、间歇性跛行的发病率和心血管病病死率以及老年人总死亡率高于同龄血压正常人。美国高血压检测和随访结果表明,60～69 岁老年收缩期高血压患者,收缩压每增加 0.1 kPa(1 mmHg),每年死亡率增加 1%。这说明,老年人的抗高血压治疗的绝对利益特别高。由 Dahlof 等开展的 STOP-高血压研究表明,更老的患者(≥80 岁)接受治疗也有显著益处。然而对老年患者的药物应用应当谨慎,应当注意,小剂量药物治疗通常能控制老年患者的高血压。

老年高血压病的临床特点:①单纯收缩期高血压,动脉粥样硬化是其主要原因。②血压波动大,易发生直立性低血压,由于老年人存在不同程度的器官退行性变,体内各种血压调节机制敏感性降低,这些障碍影响对血压波动的缓冲能力,导致老年人血压波动大,尤其是收缩压,且易发生直立性低血压。③并发症多且严重。④假性高血压。由于老年人肱动脉僵硬,以致不能被血压计袖带所压迫而得出了错误的高读数。因此,当患者周围动脉僵硬,血压很高,而又无明显的靶器官损伤时,应考虑"假性高血压"的可能性。这类患者不易耐受降压治疗,服用降压药物会出现严重症状或并发症。

六、高血压诊断

全面而正确的高血压诊断非常重要,因为临床状况的严重程度取决于患者心血管危险状况和靶器官损害情况,特别是后者。

(一)血压测量

高血压诊断主要根据门诊测量的血压值,必须以未服用降压药物情况下≥2 次非同日多次血压测定所得的平均值为依据。采用经核准的水银柱或电子血压计,测量静息坐位时上臂肱动脉部位血压。必要时还应测量平卧位和站立位血压。

(二)病史采集

应注意危险因素、继发性高血压征象以及器官损害的症状等病史资料的收集。

(三)体格检查

应重视发现器官损害的可能体征及支持继发性高血压的体征。

(四)实验室检查

包括尿分析、血肌酐、血钾、血糖、血胆固醇和心电图。

(五)高血压诊断的分期、分级和危险分层

基础收缩压(SBP)每升高 1.3 kPa(10 mmHg),舒张压(DBP)每升高 0.7 kPa(5 mmHg),脑卒中发病危险分别增高 49% 及 46%。我国冠心病危险因素的前瞻性研究显示 SBP 16～18.5 kPa(120～139 mmHg),冠心病发病的相对危险比＜16 kPa(120 mmHg)者增高 40%,SBP 18.7～21.2 kPa(140～159 mmHg)者增高 1.3 倍。高血压的治疗决策不仅根据其血压水平,还要根据下列诸方面:①其他危险因素的存在情况。②并存的临床情况如糖尿病、心、脑、肾、血管病;③靶器官损害。④患者的个人医疗情况等。为便于危险性分层,WHO/ISH 指南委员会根据"弗明汉心脏研究"观察对象(年龄 45～80 岁,平均 60 岁)的 10 年心血管病死亡、非致死性脑卒中和非致死性心肌梗死的患者资料,计算出年龄、性别、吸烟、糖尿病、胆固醇、早发性心血管病、靶器官损伤及心血管病和肾脏病史中某几项合并存在的刈日后心血管事件绝对危险的影响,列于表 3-9。因此,确立高血压后,应根据影响预后的因素对高血压患者进行危险性分层,将其量化为低危、中危、高危和极高危 4 组。

表 3-9　影响高血压预后的因素

心血管疾病的危险因素	靶器官损害（TOD）	并存的临床情况
1.WHO 用于危险性分层的危险因素：收缩压和舒张压的水平（1～3 级）；男性＞55 岁，女性＞65 岁；吸烟总胆固醇＞5.72 mmol/L（220 mg/dL）；糖尿病早发；心血管疾病家族史（发病年龄男＜55 岁，女＜65 岁） 2.加重预后的其他危险因素：高密度脂蛋白胆固醇降低；低密度脂蛋白胆固醇升高；糖尿病伴微清蛋白尿葡萄糖耐量减低；肥胖；以静息为主的生活方式；血浆纤维蛋白原增高	左心室肥厚（心电图、超声心动图或 X 线） 蛋白尿和（或）血浆肌酐浓度轻度升高，106～177 pmol/L（1.2～2 mg/dL） 超声或 X 线证实有动脉粥样斑块（颈、髂、股或主动脉） 视网膜普遍或灶性动脉狭窄	1.脑血管疾病缺血性卒中脑出血短暂性脑缺血发作（TIA） 2.心脏疾病心肌梗死心绞痛冠状动脉血运重建充血性心力衰竭 3.肾脏疾病糖尿病肾病肾衰竭［血肌酐浓度＞177 μmol/L（2 mg/dL）］ 4.血管疾病夹层动脉瘤症状性动脉疾病 5.重度高血压性视网膜病变出血或渗出视盘水肿

注：从以上可看出，①靶器官损害相当于以前 WHO 制订的 2 期高血压；②与高血压有关的临床疾病相当于以前 WHO 的 3 期高血压。

表 3-10 按危险因素、靶器官损伤及并存临床情况的合并作用将危险量化为低危、中危、高危、极高危 4 档。每一档既反映疾病的绝对危险，各档内又因患者的危险因素的数量与严重性还有程度的不同。

表 3-10　按危险分层，量化估计高血压预后

其他危险因素和病史	血压（mmHg）		
	1 级：SBP140～159 或 DBP90～99	2 级：SBP160～179 或 DBP100～109	3 级：SBP≥180 或 DBP≥110
1.无其他危险因素	低危	中危	高危
2.1～2 个危险因素	中危	中危	极高危
3.≥3 个危险因素或靶器官损害或糖尿病	高危	高危	极高危
4.并存临床情况	极高危	极高危	极高危

注：1 mmHg=0.133 kPa。

（1）低危组：男性年龄＜55 岁、女性年龄＜65 岁，高血压 1 级、无其他危险因素者，属低危组。典型情况下，随后 10 年随访中发生主要心血管事件的危险＜15％。临界高血压患者的危险尤低。

（2）中危组：高血压 2 级或 1～2 级同时有 1～2 个危险因素，应否给予药物治疗，开始药物治疗前应经多长时间的观察，医生需予十分缜密的判断。典型情况下，该组患者随后 10 年内发生主要心血管事件的危险为 15％～20％，若患者属高血压 1 级，兼有一种危险因素，10 年内

发生心血管事件的危险约 15%。

(3)高危组:高血压危险因素、兼患糖尿病或靶器官损伤或高血压 3 级而无其他危险因素者属高危组。典型情况下,随后 10 年间发生主要心血管事件的危险为 20%~30%。

(4)极高危组:高血压 3 级同时有 1 种以上危险因素或 TOD,或高血压 1~3 级并有临床相关疾病,典型情况下,随后 10 年间发生主要心血管事件的危险最高(≥30%),应迅速开始最积极的治疗。

患者收缩压与舒张压属于不同级别时,应按两者中较高的级别分类。高血压分类中将"期"改为"级",认为术语"期"有疾病随时间进展的含义,这一点不完全适宜判断高血压程度,应以"级"为佳。原来应用的"临界高血压"概念不肯定,现改为 1 级高血压亚组,明确为高血压。因此,完整的高血压诊断应包括高血压水平分级和危险性分层。

七、治疗

(一)降压药物治疗原则

药物治疗降低血压可有效地降低心血管并发症的发病率和病死率,防止脑卒中、冠心病、心力衰竭和肾病的发生和发展。应采取以下原则。

(1)采用最小的有效剂量以获得可能的疗效而使不良反应减至最小。如有效,可以根据年龄和反应逐步递增剂量以获得最佳的疗效。

(2)为了有效地防止靶器官损害,要求 24 小时内降压稳定,并能防止从夜间较低血压到清晨血压突然升高而导致猝死、脑卒中和心脏病发作。要达到此目的,最好应用 1 次给药而有持续 24 小时降压作用的药物。其标志之一是降压谷峰比值>50%,即给药后 24 小时仍保持 50% 以上的最大降压效应,这还可增加治疗的依从性。

(3)提高降压效果而不增加不良反应,用低剂量单药治疗疗效不够时可采用 2 种或 2 种以上药物联合治疗。

(4)判断某一种或几种降压药物是否有效以及是否需要更改治疗方案时,应充分考虑该药达到最大疗效所需的时间。在药物发挥最大效果前过于频繁的改变治疗方案是不合理的。

(5)高血压是一种终身性疾病,一旦确诊后应坚持终身治疗。应用降压药治疗时尤为如此。

(二)治疗策略

全面评估患者的总危险性后,判断患者属低危、中危、高危或极高危。高危及极高危患者:无论经济条件如何,必须立即开始对高血压及并存的危险因素和临床情况进行药物治疗。中危患者:先观察患者的血压及其他危险因素数周,进一步了解情况,然后决定是否开始药物治疗。低危患者:观察患者相当一段时间,然后决定是否开始药物治疗。监测患者的血压和各种危险因素。改变生活方式:所有患者,包括须予药物治疗的患者均应改变生活方式。

(三)高血压的控制与治疗

1.改善生活方式

改善生活方式是抗高血压的重要措施,同时应加强对健康保健价值的认识,作为医生,要担负随访和部分的教育责任。

(1)降低血压的生活方式措施:能明显降低血压的干预包括减轻体重、减少酒精摄入、加强体育活动和减少钠盐摄入。作用有限或未能证明效应的干预措施包括微量元素改变,饮食补充钾、鱼油、钙、镁和纤维素。如在人群中平均体重下降 5 kg,高血压患者体重减少 10%,则可使胰岛素抵抗、糖尿病、高脂血症和左心室肥厚改善。超重大于 10% 的高血压患者,减轻体重能降低其中大多数人的血压,同时对相关的危险因素也有有益的效应。饮酒和血压水平以及高血压患病率之间呈线性关系,提倡高血压患者应戒酒。建议男性每日饮酒的酒精量应少于 20～30 g,女性则应少于 10～15 g。规律的锻炼对高血压的预防和治疗可能是有益的。运动降低收缩压和舒张压 0.7～1.3 kPa(5～10 mmHg)。每个参加运动特别是中老年人和高血压患者在运动前最好了解一下自己的身体状况,以决定自己的运动种类、强度、频度和持续时间。可选择步行、慢跑、太极拳、门球、气功、迪斯科等。动态的等张运动如步行较静态的等长运动如举重更为有效。运动强度须因人而异,常用运动强度指标可用运动时最大心率达到 180 次/min(或 170 次/min)减去平时心率,如要求精确则采用最大心率的 60%～85% 作为运动适宜心率,需在医师指导下进行。运动频度一般要求每周 3～5 次,每次持续 20～60 分钟即可,可根据运动者身体状况和所选择的运动种类及气候条件等确定。减少钠盐摄入,我国膳食中约 80% 的钠来自烹调或含盐高的腌制品,WHO 建议每人每日摄入量不超过 6 g。注意补充钾和钙:MRFIT(multiple risk factor intervention trial)资料表明钾与血压呈明显负相关,这一相关在 INTERSALT 研究中被证实。中国膳食低钾、低钙,应增加含钾多、含钙高的食物,如绿叶菜、鲜奶、豆类制品等。

(2)治疗相关危险因素的生活方式:①戒烟。吸烟是一个主要的心血管病危险因素。吸烟的高血压患者脑卒中和冠心病的发病率是不吸烟者的 2～3 倍。虽然尼古丁只使血压一过性地升高,但它降低服药的顺应性并增加降压药物的剂量。控制吸烟是心血管疾病一级预防的一个不可分割的部分。②减少脂肪摄入。高血胆固醇,高 LDL 和低 HDL 可增加高血压动脉粥样硬化并发症的危险。高三酰甘油血症是一个更值得探讨的心血管病危险因素,常与胰岛素依赖或非胰岛素依赖型糖尿病及胰岛素抵抗有关。改善动物性食物结构,减少含脂肪高的猪肉,增加含蛋白质较高而脂肪较少的禽类及鱼类。蛋白质占总热量 15% 左右,动物蛋白占总蛋白质 20%。③控制糖尿病:糖尿病需要综合的保健计划,包括具体的营养指导和恰当地应用胰岛素及口服降糖药物。改善生活方式(规律锻炼,适度地减轻体重及低脂肪、低糖、高纤维素饮食)能改善胰岛素敏感性及有助于降低胰岛素抵抗对血压增高的作用。④减轻精神压力,保持心理平衡,长期精神压力和心情抑郁是引起高血压和其他一些慢性病的重要原因之一,对于高血压患者,这种精神状态常使他们较少采用健康的生活方式,如酗酒、吸烟等,并降低对抗高血压治疗的顺应性。

2.抗高血压药物治疗

治疗目标应该是可耐受的最大限度降低血压。收缩压和舒张压在正常范围时,血压越低,发生脑卒中和冠脉事件的危险就越小。近年来明确提出高血压治疗的主要目标是最大限度地减少心血管发病和死亡的危险。由于心血管事件的危险与血压之间呈连续性相关,因此,控制血压的目标应是和血压诊断标准一致,即将血压降到"正常"甚至降到"理想"水平。临床实验观点建议对已有肾炎表现的患者,当尿清蛋白0.25～1 g/d,理想血压＜17.3/10.7 kPa(130/80 mmHg);尿清蛋白＞1 g/d 时,理想血压＜16.7/11.3 kPa(125/75 mmHg),这样才能延缓和逆转肾实质损害,明显降低心血管病的危险性。老年患者收缩压＜18.7 kPa(140 mmHg),舒张压＜12 kPa(90 mmHg)比较理想。而对于纯收缩期高血压患者,应使收缩压至少降到18.7 kPa(140 mmHg),舒张压＜12 kPa(90 mmHg)但不低于8.7～9.3 kPa(65～70 mmHg),舒张压降得过低可能抵消收缩压下降得到的益处。

当前用于降压的药物主要为以下 6 类,即利尿药、β受体阻滞药、血管紧张素转换酶抑制药(ACEI)、血管紧张素Ⅱ受体阻滞药(ARB)、钙拮抗药(CCB)和α受体阻滞药(已较少应用),见表3-11。

表 3-11　口服降压药物种类及用法和不良反应列表

药物分类	每天剂量分服次数	主要不良反应
利尿药		血钠下降,尿酸升高
氢氯噻嗪	12.5～25 mg,每日 1 次	血钾下降,血钙升高,血胆固醇、血糖升高
吲达帕胺	1.25～2.50 mg,每日 1 次	血钾下降
布美他尼	0.5～4 mg,每日 2 次或 3 次	血钾下降
呋塞米	40～240 mg,每日 2 次或 3 次	血钾下降
螺内酯	20～100 mg,每日 1 次	血钾升高,男性乳房发育
交感神经阻滞药		
利血平	0.05～0.25 mg,每日 1 次	鼻充血,抑郁,心动过缓,消化性溃疡
中枢性阻滞药		
可乐定	0.2～1.2 mg,每日 2 次或 3 次	低血压
α受体阻滞药		直立性低血压
哌唑嗪	2～30 mg,每日 2 次货或 3 次	
特拉唑嗪	1～20 mg,每日 1 次	
β受体阻滞药		支气管痉挛,心功能抑制
普萘洛尔	30～90 mg,每日 2 次或 3 次	
美托洛尔	50～100 mg,每日 1 次	
阿替洛尔	12.5～50 mg,每日 1 次或 2 次	
倍他洛尔	5～20 mg,每日 1 次	
比索洛尔	2.5～10 mg,每日 1 次	
α、β受体阻滞药		直立性低血压,支气管痉挛,心功能抑制
拉贝洛尔	200～600 mg,每日 2 次	
卡维地洛	12.5～25 mg,每日 1 次或 2 次	支气管痉挛,直立性低血压
血管扩张药		
肼屈嗪	50～200 mg,每日 2 次	狼疮综合征
钙拮抗药		
二氢吡啶类		水肿,头痛,颜面潮红

药物分类	每天剂量分服次数	主要不良反应
硝苯地平缓释片、胶囊	10～20 mg,每日 2 次	
控释片、胶囊	30～120 mg,每日 1 次	
尼群地平	20～60 mg,每日 2 次或 3 次	
非洛地平缓释片	2.5～20 mg,每日 1 次	
拉西地平	4～6 mg,每日 1 次	
氨氯地平	2.5～10 mg,每日 1 次	
非二氢吡啶类		
地尔硫䓬缓释片、胶囊	90～360 mg,每日 3 次	心脏传导阻滞,心功抑制
血管紧张素转换酶抑制药		咳嗽,血钾高,血管性水肿
卡托普利	25～150 mg,每日 2 次或 3 次	
依那普利	5～40 mg,每日 2 次	
贝那普利	5～40 mg,每日 1 次或 2 次	
赖诺普利	5～40 mg,每日 1 次	
福辛普利	10～40 每日 1 次或 2 次	
血管紧张素 Ⅱ 受体阻滞药		血管性水肿(罕见)、高血钾
氯沙坦	50～100 mg,每日 1 次	
缬沙坦	80～160 mg,每日 1 次	
依贝沙坦	150～130 mg,每日 1 次	

降压药的选择应根据治疗对象的个体状况参考以下各点做出决定:①治疗对象是否存在心血管病危险因素。②治疗对象是否已有靶器官损害,心血管疾病(尤其是冠心病)、肾脏、糖尿病的表现。③治疗对象是否合并有受降压药影响的其他疾病。④与治疗合并疾病所使用的药物之间有无可能发生相互作用。⑤选用的药物是否已有降低心血管病发病率与病死率的证据及其力度。⑥所在地区降压药物品种供应与价格状况及治疗对象的支付能力。首先提高治疗率,然后在此基础上逐步提高控制率。因此,可先用一类药物,如达到疗效而不良反应少,可继续应用;如疗效不满意,则改用另一类药物,或按合并用药原则加用另一类药物;如出现不良反应而不能耐受,则改用另一类药物,如果几种降压药物中任何一类的某个药物对某一特定患者降压无效,那么就应从另一类中选择某一药物代替。如果单独使用某一种药物治疗,仅部分有效,最好是从另一类中择用某一药物作为第二种治疗用药,且小剂量联合使用,而不是增加原来用药的剂量。这样,使不同药物的主要疗效叠加,同时降低了限制血压下降的内环境代偿作用。通过鼓励小剂量、联合用药治疗,减少了药物的不良反应。

(1)利尿药:主要用于轻中度高血压,尤其在老年人高血压或并发心力衰竭时。痛风患者禁用,糖尿病和高脂血症患者慎用。小剂量可以避免低血钾、糖耐量降低和心律失常等不良反应。可选择使用氢氯噻嗪 12.5 mg,每日 1～2 次;吲达帕胺 1.25～2.50 mg,每日 1 次。呋塞米仅用于并发肾衰竭时。

(2)β受体阻滞药:主要用于轻中度高血压,尤其在静息时心率较快(＞80 次/min)的中青年患者或合并心绞痛时。心脏传导阻滞、哮喘、慢性阻塞性肺疾病与周围血管病患者禁用。1型糖尿病患者慎用。可选择使用美托洛尔 25 mg,每日 1～2 次;阿替洛尔 25 mg,每日 1～2次;比索洛尔 2.5～5 mg,每日 1 次;倍他洛尔 5～10 mg,每日 1 次。β受体阻滞药可用于心力衰竭,但用法与降压完全不同,应加注意。

(3)钙拮抗药:可用于各种程度高血压,尤其在老年人高血压或合并稳定性心绞痛时。心脏传导阻滞和心力衰竭患者禁用非二氢吡啶类钙拮抗药。不稳定性心绞痛和急性心肌梗死时禁用速效二氢吡啶类钙拮抗药。优先选择使用长效制剂,例如非洛地平缓释片 5～10 mg,每日 1 次;硝苯地平控释片 30 mg,每日 1 次;氨氯地平 5～10 mg,每日 1 次;拉西地平 4～6 mg,每日 1 次;维拉帕米缓释片 120～240 mg,每日 1 次。一般情况下也可使用硝苯地平或尼群地平普通片 10 mg,每日 2～3 次。慎用硝苯地平速效胶囊。

(4)血管紧张素转换酶抑制药:主要用于高血压合并糖尿病或者并发心脏功能不全、肾脏损害有蛋白尿的患者。妊娠和肾动脉狭窄、肾衰竭(血肌酐＞265 μmol/L 或 3 mg/dL)患者禁用。可以选择使用以下制剂:卡托普利 12.5～25 mg,每日 2～3 次;依那普利 10～20 mg,每日1～2 次;培哚普利 4～8 mg,每日 1 次;西拉普利 2.5～5 mg,每日 1 次;贝那普利 10～20 mg,每日 1 次;雷米普利 2.5～5 mg,每日 1 次;赖诺普利 20～40 mg,每日 1 次。

(5)血管紧张素Ⅱ受体(ATⅡ)拮抗药:例如氯沙坦 50～100 mg,每日 1 次,缬沙坦 80～160 mg,每日 1 次。适用和禁用对象与 ACEI 同,目前主要用于 ACEI 治疗后发生干咳的患者。

降压药的联合应用:联合用药时每种药物的剂量不大,药物的治疗作用应有协同或至少相加的作用,其不良反应可以相互抵消或至少不重叠或相加。联合用药时药物种数不宜过多,过多则有复杂的药物相互作用。现今认为比较合理的配伍为:①ACEI(或 ARB)与利尿药。②CCB 与 β受体阻滞药。③ACEI 或 ARB 与 CCB。④利尿药与 β受体阻滞药。⑤α受体阻滞药与 β受体阻滞药。合理的配伍还应考虑到各药作用时间的一致性。合并用药可以采用各药的按需剂量配比,其优点是易根据临床调整品种和剂量,另一种是采用固定配比的复方,其优点是方便,有利于提高患者的依从性。

3.其他药物治疗

对高血压患者的其他危险因素和临床疾病进行治疗也同样重要,如糖尿病、高胆固醇血症、冠心病、脑血管病或肾脏疾病合并存在时,应对上述疾病制定适宜的生活方式和药物治疗。

(1)抗血小板治疗:阿司匹林或其他抗血小板药物的应用已被证明可减少冠心病和脑血管患者的致死性和非致死性冠心病事件、脑卒中和心血管病死亡的危险。根据 HOT 研究,如果血压已得到严格的控制,或者是高危冠心病的高血压患者,无胃肠道和其他部位出血危险,可推荐较小剂量的阿司匹林治疗。

(2)降脂治疗:高血压伴脂质代谢紊乱,使冠心病和缺血性脑卒中的危险增加。对伴脂质代谢紊乱者,应积极进行降脂治疗。

4.降压治疗的效果评估

抗高血压治疗对心血管病危险的绝对效益:据国外临床试验结果,收缩压每降低 1.3～1.9 kPa(10～14 mmHg)和舒张压每降低 0.7～0.8 kPa(5～6 mmHg),脑卒中减少 2/5,冠心病减少 1/6,人群总的主要心血管事件减少 1/3。据我国 4 项临床试验的综合分析,收缩压每降低 1.2 kPa(9 mmHg)和舒张压每降低 0.5 kPa(4 mmHg),脑卒中减少 36%,冠心病减少 3%,人群总的主要心血管事件减少 34%。患者的危险分层高低不同,治疗的绝对益处亦大小不一。越高危者治疗受惠越大。极高危组患者获益最大,每治疗 1000 例患者一年至少防止 17 例事件发生。低危组患者获益最少,每治疗 1000 例患者一年仅防止 5 例以下事件发生。治疗对脑卒中及冠心病的绝对效益因心力衰竭及肾脏疾病的绝对效益较小而显得更为突出。

(四)治疗随诊

1.随诊目的及内容

开始治疗后的一段时间,为了评估治疗反应,使血压稳定地维持于目标水平须加强随诊,随诊相隔时间须较短。密切监测血压及其他危险因素和临床情况的改变并观察疗效,向患者进行宣教:让患者了解自己的病情及控制血压的重要性和终生治疗的必要性。应强调按时服药,让患者了解可能出现的不良反应,解释改变生活方式的重要性,长期坚持。

若患者血压升高仅属正常高值或 1 级,危险分层属低危,仅服一种药物治疗,可每6个月随诊 1 次;较复杂病例随诊间隔应较短,经治疗后血压降低达标,其他危险因素得到控制,可减少随诊次数。若治疗6个月后血压仍未达标,可将患者转至高血压专科门诊。

减药:高血压患者一般须终生治疗,若自行停药,其血压(或迟或早)终将回复到治疗前水平。但血压若已长期控制,可小心、逐步地减少服药数或剂量。在"逐步减药"时,应仔细地监测血压。

2.剂量的调整

重症或急症高血压,不宜降压太快,开始可给小剂量药物,1 个月后如疗效不够而不良反应少或可耐受,可增加剂量;如出现不良反应不能耐受,则改用另一类药物。随访期间测定血压应在每天的同一时间,对重症高血压,须及早控制血压,可较早递增剂量和联合用药。随访时还要做必要的化验检查,以了解靶器官状况和有无不良反应。对于非重症或急症高血压,血压长期稳定达 1 年以上,可考虑减小剂量,以减小药物的不良反应,但以不影响疗效为前提。

(五)高血压的社区防治

国内外经验表明控制高血压最有效的方法是社区防治。社区防治应采用"高危人群策略"(只对高血压患者进行检出、治疗减少并发症)和"全人群策略"(对全体人群进行预防,减少发病)相结合的方法。社区高血压防治计划的根本目的是:在社区人群中实施以健康教育和健康促进为主导,以高血压防治为重点的干预措施,提高整个人群的健康水平和生活质量。其主要目标是在一般人群中预防高血压的发生;在高危人群中降低血压水平,提高高血压患者的管理率、服药率和控制率,最后减少并发症的发生。社区控制计划成功的 3 个关键因素是:公众教育、专业人员教育和高血压患者教育。

第四章　泌尿系统常见疾病

第一节　急性肾小球肾炎

一、疾病概述

急性肾小球肾炎简称急性肾炎,是一组常见的肾小球疾患。起病急,以血尿、少尿、蛋白尿、水肿及高血压等为其临床特征。急性肾炎可由多种病因所致,其中最常见的为链球菌感染后肾炎。在我国上呼吸道感染占60%～70%,皮肤感染占1%～20%,除链球菌之外,葡萄球菌、肺炎球菌、脑膜炎双球菌、淋球菌、流感杆菌及伤寒杆菌等感染都可引起肾小球肾炎。任何年龄均可发病,但以学龄儿童为多见,青年次之,中年及老年少见。一般男性发病率较高,男女之比约为2：1。

本病发病机制多与抗原抗体介导的免疫损伤有关。机体感染链球菌后,其菌体内某些成分作为抗原,经过2～4周与体内产生的相应抗体结合,形成免疫复合物,通过血液循环,沉积于肾小球内,当补体被激活后,炎症细胞浸润,导致肾小球损伤而发病。肾小球毛细血管的免疫性炎症使毛细血管腔变窄,甚至闭塞,并损害肾小球滤过膜,可出现血尿、蛋白尿及管型尿等,并使肾小球滤过率下降,因而对水和各种溶质(包括含氮代谢产物、无机盐)的排泄减少,发生水钠潴留,继而引起细胞外液容量增加,因此临床上有水肿、尿少、全身循环充血状态如呼吸困难、肝大、静脉压增高等表现。本病的高血压,目前认为是由于血容量增加所致,是否与"肾素－血管紧张素－醛固酮系统"活力增强有关,尚无定论。

近年来,认为链球菌感染后肾炎不止一种抗原,与链球菌有关的内源性抗原抗体系统可能也参与发病。致肾炎链球菌通过酶作用或其产物与机体的免疫球蛋白(Ig)结合,改变Ig化学组成或其抗原性,然后形成免疫复合物而致病。如致肾炎链球菌能产生唾液酸酶(sialiadase)使Ig发生改变。目前认为致肾炎链球菌抗原先植入肾小球毛细血管壁,然后与抗体作用而形成免疫复合物(原位形成)是主要的发病机制。

本病预后一般良好,儿童85%～99%、成人50%～75%可完全恢复,就儿童急性肾炎来说,6个月内血尿消失者达90%,持续或间歇蛋白尿超过1年者占58%,在2年以上仍有蛋白尿者占32%,急性肾炎演变为慢性肾炎者不超过10%。

急性肾小球肾炎起病较急,与患者体质有一定关系,临床表现以水肿、血尿为主要特征。水不自行,赖气以动,故水肿一证是全身气化功能障碍的一种表现,涉及的脏腑也较多,但与肺、脾、肾三脏的关系最为密切,其中又以肾为本。究其病因主要为:①先天不足,房劳过度:先天不足,肾元亏虚,复遭外邪侵袭,则气化失司,水湿内蕴而成本病;若肾津亏虚,则阴虚不能制阳,可致虚热伤络,发为血尿。②外邪侵袭,风水相搏:风邪外袭,内舍于肺,肺失宣通肃降,以致风遏水阻,风水相搏。风鼓水溢,内犯脏腑经络,外溢四肢肌肤。③湿毒浸淫,内归脾肺:湿热之邪蕴于肌肤,郁久则热甚成毒,湿毒之邪蕴于局部,则化为痈疡疮痍,邪归脾肺,致脾失健运,肺失宣降,水湿不行,运行受阻,溢于肌肤四肢。④食居不节,水湿困脾:水湿之邪内盛则湿困脾胃,运化转输功能失司,水湿不运,溢于肌肤四肢。综上,风邪与寒、热、湿、毒等邪气兼挟侵袭是本病的主要原因,肾元亏虚则是发病的内因,过度劳累、汗出当风、冒雨涉水等则为本病发病的诱因。

本病病机的转化主要表现为主导病邪的转化和虚实的转化。病初以风寒为主者,病程中可以化热;以风热为主者,可以化火生毒,或伤阴耗气;风热夹湿可化为湿热火毒,湿热伤及脾肾,火热灼伤脉络,耗气伤阴,可致阴虚阳亢而生变症等。病程短者以邪实为主;病程长者,正气耗伤,正虚邪存,难以痊愈,不仅损伤身体,而且涉及肺、脾、肝、心等诸脏。疾病发生发展过程中还可出现气滞、血瘀、痰湿等兼挟证。当分别缓急,详审轻重。

二、诊断要点

(一)临床表现

本病起病较急,病情轻重不等。多数患者有明确的链球菌感染史,如上呼吸道感染、咽炎、扁桃体炎及皮肤感染等。潜伏期相当于致病抗原初次免疫后诱导机体产生免疫复合物所需的时间,呼吸道感染者的潜伏期较皮肤感染者短,一般经过2～4周(上呼吸道感染、咽炎、扁桃体炎一般6～10天,皮肤感染者约2周后)突然起病,首发症状多为水肿和血尿,呈典型急性肾炎综合征表现,重症者可发生急性肾衰竭。本病可见于各年龄组,但以儿童最为常见。

1.全身症状

起病时症状轻重不一,患者常有头痛、食欲减退、恶心、呕吐、疲乏无力、腰酸等,部分患者先驱感染没有控制,可有发热,咽喉疼痛,体温一般在38 ℃上下,发热以儿童为多见。

2.水肿及少尿

常为本病之首发症状,出现率为80％～90％。在发生水肿之前,患者都有少尿,每日尿量常在500 mL左右,少数患者可少至400 mL以下,发生尿闭者少见。轻者仅晨起眼睑水肿,面色较苍白,呈"肾炎面容",重者延及全身,体重亦随之增加。水肿多先出现于面部,特别以眼睑为著,下肢及阴囊亦显著。晨起以面部为著,活动后下肢为著。水肿出现的部位主要决定于两个因素,即重力作用和局部组织的张力,儿童皮肤及皮下组织较紧密,则水肿的凹陷性不十分明显,水肿的程度还与食盐的摄入量有密切关系,食盐摄入量多则水肿加重,反之亦然。大部分患者经过2～4周,可自行利尿退肿,严重者可有胸腔积液、腹腔积液。产生原因主要是全身毛细血管壁通透性增强,肾小球滤过率降低,而肾小管对钠的重吸收增加致水钠潴留。

3.血尿

肉眼血尿为常见初起症状之一,40％～70％的患者可见到。尿呈浑浊红棕色,为洗肉水样,一般在数天内消失,也可持续1～2周才转为显微镜血尿。镜下血尿多在6个月内消失,也可因感染、劳累而暂时反复,也有持续1～3年才完全消失。此外,也有少数患者肾小球病变基本消退,而镜下血尿持续存在,认为无多大临床意义。

4.蛋白尿

多数患者均有不同程度蛋白尿,主要为清蛋白,20％～30％表现为肾病综合征(尿蛋白超过3.5 g/24小时。血浆清蛋白低于30 g/L),经2～4周后可完全消失。蛋白尿持续存在提示病情迁延,或转为慢性肾炎的可能。

5.高血压

见于80%的病例,多为轻中度高血压,收缩压及舒张压均增高。急性肾炎之血压升高多为一过性,往往与水肿及血尿同时发生,一般持续2~3周,多随水肿消退而降至正常。产生原因主要为水、钠潴留使血容量扩张所致,经利尿、消肿后血压亦随之下降。重度高血压者提示肾损害严重,可并发高血压危象、心力衰竭或视网膜病变等。

6.神经系统症状

主要为头痛、恶心、呕吐、失眠、反应迟钝;重者可有视力障碍。甚至出现昏迷、抽搐。此与血压升高及水、钠潴留有关。

(二)体征

急性肾炎的主要体征是程度轻重不一的水肿,以组织疏松及低垂部位为明显,晨起时眼睑、面部可见水肿,活动后下肢水肿明显。随病情发展至全身,严重者可出现胸腔、腹腔、阴囊,甚至心包腔的大量积液,重度高血压者眼底检查可出现视网膜小动脉痉挛或视盘水肿。

(三)检查与检验

1.尿液检查

血尿为急性肾炎重要所见,或肉眼血尿或镜下血尿,尿沉渣检查中,红细胞多为严重变形红细胞,但应用袢利尿药时可暂为非变形红细胞,此外还可见红细胞管型,提示肾小球有出血渗出性炎症,是急性肾炎的重要特点。尿沉渣还常见肾小管上皮细胞、白细胞、大量透明和颗粒管型。

尿蛋白通常为(+)~(++),1~3 g/d,多属非选择性蛋白,若病情好转,则尿蛋白减少,但可持续数周至数月。如果蛋白尿持续在1年以上,多数提示为慢性肾炎或演变为慢性肾炎。

尿常规一般在4~8周内大致恢复正常,残余镜下血尿(或爱迪计数异常)或少量蛋白尿(可表现为起立性蛋白尿)可持续半年或更长。

2.血常规检查

严重贫血少见,红细胞计数及血红蛋白可稍低,系因血容量扩大,血液稀释所致,白细胞计数可正常或增高,此与原发感染灶是否继续存在有关。

急性肾炎时血沉几乎都增快,一般在30~60 mm/h,随着急性期缓解,血沉在2~3个月内也逐渐恢复正常。

3.肾功能检查

急性肾炎患者肾小球滤过率(GFR)呈不同程度下降,但肾血浆流量仍可正常,因而滤过分数常减少,与肾小球滤过功能受累相比较,肾小管功能相对良好,肾浓缩功能多能保持。临床常见一过性氮质血症,血中尿素氮、肌酐增高,不限进水的患儿,可有轻度稀释性低钠血症,此外还可有高血钾及代谢性酸中毒。

4.血浆蛋白和脂质测定

血清蛋白浓度常轻度降低,此系水、钠潴留及血容量增加和稀血症所致,急性肾炎病程较短而尿蛋白量少,所以血清蛋白降低不是由于尿中大量蛋白丢失所造成,且利尿消肿后即恢复正常浓度。血清蛋白电泳多见清蛋白降低,γ球蛋白增高,少数病例伴有 α_2 和(或)β球蛋白增高,后者增高的病例往往并存高脂血症。

5.细胞学和血清学检查

急性肾炎发病后自咽部或皮肤感染灶培养出 β 溶血性链球菌的阳性率约 30%,早期接受青霉素治疗者更不易检出,链球菌感染后可产生相应抗体,常借检测抗体证实前驱的链球菌感染,如抗链球菌溶血素,抗体(ASO),其阳性率达 50%～80%。通常于链球菌感染后 2～3 周出现,3～5 周滴度达高峰,半年内恢复正常。判断其临床意义时应注意,其滴度升高仅表示近期有过链球菌感染,与急性肾炎的严重性无直接相关性;经有效抗生素治疗者其阳性率减低,皮肤感染灶患者阳性率也低,尚可检测抗脱氧核糖核酸酶B 及抗玻璃酸酶(anti-HAse)。并应注意于 2～3 周后复查,如滴度升高,则更具诊断价值。

6.血补体测定

除个别病例外,肾炎病程早期血总补体及 C_3 均明显下降,6～8 周后恢复正常,此规律性变化为本症的典型表现。血补体下降程度与急性肾炎病情轻重无明显相关,但低补体血症持续 8 周以上,应考虑有其他类型肾炎之可能,如膜增生性肾炎、冷球蛋白血症或狼疮肾炎等。

7.尿纤维蛋白降解产物(FDP)

血液和尿液测定中出现 FDP 意味着体内有纤维蛋白形成和纤维蛋白原及纤维蛋白分解代谢增强,尿液 FDP 测定能更正确地反映肾血管内凝血。

8.其他检查

部分病例急性期可测得循环免疫复合物及冷球蛋白,通常典型病例不需肾活检,但如与急进性肾炎鉴别困难或病后 3 个月仍有高血压、持续低补体血症或肾功能损害者建议肾活检检查,明确病理类型。

(四)鉴别诊断

1.热性蛋白尿

急性感染发热的患者可出现蛋白尿、管型或镜下血尿,极易与不典型或轻型急性肾炎相混淆,但前者没有潜伏期,无水肿及高血压,热退后尿常规迅速恢复正常。

2.急进性肾炎

起病过程与急性肾炎相似,但除急性肾炎综合征外,常早期出现少尿、无尿及肾功能急剧恶化为特征,重症急性肾炎呈现急性肾衰竭伴少尿或无尿持续不缓解,病死率高,与该病相鉴别困难时,应及时做肾活检以明确诊断。

3.慢性肾炎急性发作

发作时症状同本病,但有慢性肾炎史,诱发因素较多,如感染诱发者临床症状(多在 1 周内,缺乏间歇期)迅速出现,常有明显贫血、低蛋白血症、肾功能损害等,B超检查有的显示双肾缩小。急性症状控制后,贫血仍存在,肾功能不能恢复正常,对鉴别有困难的。除了肾穿刺进行病理分析之外,还可根据病程和症状、体征及化验结果的动态变化来加以判断。

4.IgA 肾病

该病潜伏期短,多于上呼吸道感染后 1～2 天内即以血尿起病,通常不伴水肿和高血压,链球菌培养阴性,ASO 滴度不升高。一般无血清补体下降,1/3 患者血清 IgA 增高,该病多有反复发作史,鉴别困难时需行肾活检,病理免疫荧光示 IgA 弥散沉积于系膜区。

5.全身系统性疾病引起的肾损害

如过敏性紫癜肾炎、狼疮性肾炎等,虽有类似本病之临床表现,但原发病症状明显,不难诊断。

6.急性泌尿系感染或肾盂肾炎

可表现有血尿、腰痛等与急性肾炎相似的临床表现,但急性肾盂肾炎一般无少尿表现,少有水肿和高血压,多有发热、尿路逆转症状。尿中以白细胞为主,尿细菌培养阳性可以区别,抗感染治疗有效等,均可帮助诊断。

三、现代医学治疗

(一)治疗原则

急性肾小球肾炎为自限性疾病,无特异疗法,主要是对症处理,改善肾功能,预防和控制并发症,促进机体自然恢复。

(二)一般治疗

1.休息

急性期应卧床休息,通常需 2～3 周,待肉眼血尿消失、血压恢复、水肿减退即可逐步增加室内活动量。对遗留的轻度蛋白尿及血尿应加强随访观察而无须延长卧床期,但如病情反复,应继续卧床休息,卧床休息能增加肾血流量,可改善尿异常改变,同时 3 个月内宜避免剧烈体力活动,并应注意防寒、防潮。

2.饮食治疗

(1)控制钠盐摄入:对有水肿、血压高者用无盐或低盐饮食,一般每日摄取钠 1.2 g/d,水肿严重时限制为 0.5 g/d,注意禁用腌制食品,尽量少用味精,同时禁食含碱主食及含钠高的蔬菜,如白萝卜、菠菜、小白菜或酱油。

(2)蛋白质摄入:一般认为血尿素氮＜14 mmol/L,蛋白质可不限制;尿素氮如超过 21.4 mmol/L,每日饮食蛋白质应限制到 0.5 g/kg 体重,蛋白质以乳类及鸡蛋为最好,羊肉除营养丰富、含优质蛋白质外,还有消肿利尿的作用,糖类及各种维生素应充分供给。

(3)水的摄入:对严重水肿且尿少者液体也应限制,目前多主张每日摄入水量以不显性失水量加尿量计算。儿童不显性失水每日为 15～20 mL/kg 体重,在条件许可下,每日测量体重,对决定摄入液体量是否合适较有帮助。

(三)药物治疗

1.感染灶的治疗

对有前驱感染且病灶尚存者应积极进行治疗,使其痊愈,即使找不到明确感染灶的急性肾炎患者。也有人主张用青霉素(过敏者用红霉素)常规治疗 10～14 天,也有人主张在 2 周青霉素疗程后,继续用长效青霉素 2～4 周。抗生素对预防本病的再发往往无效。因此不必预防性的使用,对反复扁桃体发炎的患者,在病情稳定的情况下,可做扁桃体切除术。

2.对症治疗

(1)水肿的治疗:对轻、中度水肿,限制钠水入量及卧床休息即可;高度水肿者应使用噻嗪类或髓襻利尿药,如呋塞米(速尿)2mg/kg 体重,每日 1～2 次治疗,一般不主张使用贮钾利尿药及渗透性利尿药,多巴胺等多种可以解除血管痉挛的药物也可应用,以促进利尿。

(2)高血压的治疗:轻度高血压经限制钠盐和卧床休息后可纠正,明显高血压者[儿童舒张压>13.3 kPa(100 mmHg)或成人舒张压>14.7 kPa(110 mmHg)]应使用抗高血压药物。一般采用利尿药、钙离子通道阻滞药、β-受体阻滞药及血管扩张药,如硝苯地平(硝苯吡啶)20～40 mg/d,或肼屈嗪(肼苯哒嗪)25 mg,每日3次以使血压适当降低。

3.抗凝疗法

肾小球内凝血是急性肾炎的重要病理改变之一,主要为纤维素沉积及血小板聚集。因此,采用抗凝疗法将有助于肾炎缓解,可以应用普通肝素静脉滴注或低分子肝素皮下注射,每日1次,10～14次为1个疗程,间隔3～5天,根据患者凝血指标调整,共2～3个疗程。双嘧达莫(潘生丁)口服,尿激酶2万～6万单位加入5%葡萄糖液250 mL静脉滴注,或每日1次,10天为1个疗程,根据病情进行2～3个疗程。注意肝素与尿激酶不可同时应用。

4.抗氧化药应用

(1)超氧歧化酶可使 O^- 转变成 H_2O_2。

(2)硒谷胱甘肽过氧化物酶,使 H_2O_2 还原为 H_2O。

(3)维生素E是体内血浆及红细胞膜上脂溶性清除剂,维生素E及辅酶 Q_{10} 可清除自由基,阻断由自由基触发的脂质过氧化连锁反应,保护肾细胞,减轻肾内炎症过程。

5.肾上腺糖皮质激素

一般不用,但急性期症状明显时可小剂量短期使用,一般不超过2周。

6.并发症的治疗

(1)高血压脑病:出现高血压脑病时应选用硝普钠50 mg溶于葡萄糖液250 mL中静脉滴注,速度为 $0.5\mu g/(kg \cdot min)$,随血压变化调整剂量。

(2)急性心力衰竭:近年研究认为,急性肾炎患者出现胸闷、心悸、肺底啰音、心界扩大等症状时,心排血量并不降低,射血指数亦不减少,与心力衰竭的病理生理基础不同,而是水钠潴留、血容量增加所致的淤血状态,因此洋地黄类药物疗效不理想,且易引起中毒。严格控制水钠摄入,静脉注射速尿、硝普钠或酚妥拉明等多能使症状缓解。

(3)继发细菌感染:急性肾炎由于全身抵抗力较低,易继发感染,最常见的是肺部和尿路感染。一旦发生应及时选用敏感、强效及无肾毒性的抗生素治疗,并加强支持疗法,常用的为青霉素类和第三代头孢菌素或四代抗生素。

(四)透析治疗

目前对急性肾炎所致的急性肾衰主张"早期、预防性和充分透析治疗",早期预防性透析是指在并发症出现之前即进行透析治疗,特别是高分解代谢型急性肾衰竭,可以有效降低病死率,血液透析或腹膜透析均可采用,血液透析疗效快速,适用于紧急透析,其中连续性血液透析滤过治疗效果最佳。腹膜透析适用于活动性出血、无法耐受血液透析和无血液透析设备的情况。

四、中医药治疗

(一)治疗原则

急性肾炎多由外感六淫或疮毒之邪,导致肺脾气虚,三焦水道不利,水湿停滞,郁而化热,导致诸症产生。因此,急性期以祛邪为主,发汗、利小便以消水肿,清热解毒以清除病灶;恢复期则重在调补,芳香清利、滋肾护津。

(二)辨证要点

本病总属标实邪盛为主,临床辨证时,须依据病机,辨明正邪盛衰情况。初期常以水肿为突出表现,以邪实为主,须辨明外邪、湿热、瘀毒的偏盛,病变重在肺脾两脏;而进入恢复期则表现为余邪未清,正虚邪恋,虚实错杂,病变重在脾肾二脏,亦有水肿甚,湿浊毒邪内盛者,出现呕恶、头痛、烦躁、心慌等症者。此属本虚标实,阳虚毒蕴之候,病情危重,更须详加辨证,分清标本缓急。

(三)辨证论治

1.风水泛滥

(1)主症:起病迅速,眼睑水肿,继则四肢及全身皆肿,尤以面部肿势为著。多有恶风、发热、肢节酸楚、小便不利,尿量减少,偏于风热者,多伴咽喉红肿疼痛,口干而渴,小便短赤,脉浮数或沉数;偏于风寒者,多兼恶寒、咳喘,舌苔薄白,脉浮紧或沉紧。

(2)分析:本证为风邪袭表,肺失宣降功能,不能通调水道,下输膀胱,故见恶风、发热、肢节酸楚,小便不利,全身水肿等症,风为阳邪,其性轻扬,风水相搏,推波助澜,故水肿起于面部,迅速遍及全身。若风邪兼热则热蕴局部而见咽喉红肿热痛,舌质红,脉浮数,若风邪兼寒,则寒束肌表,卫阳被遏,肺气不宣,故见恶寒、发热、咳喘,若肿势较甚,阳气内遏,则可见脉沉,或为沉数,或为沉紧。

(3)治法:散风清热,宣肺行水。

(4)选方:越婢加术汤加减。

(5)常用药:生麻黄、生石膏、白术、生姜、大枣、甘草等,方中麻黄宣散肺气,发汗解表,以祛其在肌表之水气;生石膏解肌清热;白术、甘草、生姜、大枣健脾化湿,有崇土制水之意,适用于急性肾炎初起,风邪袭表,风水搏击者。

(6)临证备要:本证由风遏水阻导致水肿,治疗时可酌加浮萍、泽泻、茯苓,以助宣肺利水消肿。若咽喉疼痛,可加板蓝根、桔梗、连翘,以清咽散结解毒;若热重尿少色赤或血尿,可加鲜茅根清热利尿,凉血止血;若属风寒偏盛,可去石膏,加紫苏叶、防风、桂枝,以助麻黄辛温解表之力;若咳喘较甚,可加前胡、杏仁,降气止喘;若见汗出恶风,卫阳已虚者,可改用防己黄芪汤加减,以助卫行水;若有尿频、尿急、尿痛者,可加生地黄、萹蓄、瞿麦、竹叶、鸭跖草等,养阴清热凉血利尿。

2.湿毒浸淫

(1)主症:眼睑水肿,迅速延及全身,小便不利,尿少色赤,身发疮痍,甚者脓疮溃烂,或见疮痕,恶风发热,舌质红,苔薄黄或黄腻,脉浮数或滑数。

(2)分析:脾主肌肉,肺外合皮毛,肌肤乃脾肺二脏所主之域,湿热之邪蕴于肌肤,郁而热盛成毒,毒热腐肉伤血,发为疮痍,甚则脓疮溃烂。湿热邪毒若不能及时清解消散,则内归脾肺,使中焦脾胃不能运化水湿,失其升清降浊之能,肺不能通调水道下输膀胱,水液代谢功能失调,水湿停聚,泛滥横溢,故见小便不利、水肿,风为百病之长,故病之初起多兼挟风邪,是以肿起眼睑,迅速波及全身,其舌质红,苔薄黄,脉浮数或滑数,皆为湿热毒邪挟风之象;苔黄腻是湿热蕴积所致。

(3)治法:清热解毒,利湿消肿。

(4)选方:麻黄连翘赤小豆汤合五味消毒饮加减。

(5)常用药:麻黄、连翘、赤小豆、桑白皮、杏仁、生姜皮、大枣、金银花、野菊花、蒲公英、紫花地丁、紫背天葵、甘草等,前方中麻黄、杏仁、桑白皮等宣肺行水,连翘清热散结,赤小豆利水消肿;后方以金银花、野菊花、蒲公英、紫花地丁、紫背天葵加强清解湿毒之力,适用于急性肾炎肿势严重、热象炽盛、尿改变严重,或继发感染,甚或导致高血压危象或氮质血症者。

(6)临证备要:若脓毒甚者,当重用蒲公英、紫花地丁等,以加强清热解毒之力;若湿盛而皮肤糜烂者,可加苦参、土茯苓以燥湿清热;若风盛而皮肤瘙痒者,可加白鲜皮、地肤子以疏风止痒;若血热而红肿甚者,可加牡丹皮、赤芍以清热凉血消肿;若大便不通者,可加大黄、芒硝以通腑泄热;若水肿较重者,可加茯苓皮、大腹皮以利水消肿。

3.水湿困脾

(1)主症:周身皆肿,按之没指,小便短少,身体困重、胸闷、纳呆、泛恶,苔白腻,脉沉缓。

(2)分析:水湿之邪,浸渍皮肤,壅滞不行,留阻中焦,脾为湿困,运化失职,水湿不得运化转输,聚积于内,泛溢肌肤,发为肢体水肿不退,水湿内聚,三焦决渎失司,膀胱气化失常。所以小便短少,水湿日增而无排出之路、横溢肌肤,故见肿势日甚,按之没指,脾位于中焦,主肌肉四肢,脾为湿困,阳气不得舒展,运化乏力,胃失和降,故见身体困重,胸闷、纳呆、泛恶等症。舌苔白腻、脉象沉缓等,皆为水湿内盛、脾为湿困之象。

(3)治法:健脾化湿,通阳利水。

(4)选方:五皮饮和胃苓汤加减。

(5)常用药:生姜皮、桑白皮、橘皮、大腹皮、茯苓皮、厚朴、苍术、猪苓、泽泻、白术、桂枝、甘草、生姜、大枣等,前方以桑白皮、橘皮、大腹皮、茯苓皮、生姜皮化湿行水;后方以白术、茯苓健脾化湿,苍术、厚朴燥湿健脾,猪苓、泽泻利尿消肿,肉桂温阳化气行水,适用于急性肾炎肿势严重、蛋白尿突出者,此时水势弥散,内外交困,外而肌肤,内而脏腑,易生各种变证。故治疗以利水为先,消肿除湿,防生它变。

(6)临证备要:若上半身肿甚,可加麻黄、杏仁、葶苈子,以宣肺泄水;若下半身肿甚者,可加川椒、防己,入下焦、散湿邪,以利水消肿;若身寒肢冷,脉沉迟者,可加附子、干姜以温经散寒;若水湿困阻阳气,心阳不振,水气上逆凌心,致心悸不安、胸闷发绀、形寒肢冷、小便不利、肿势严重,舌暗、苔白、脉微结代者,可用真武汤加枳实、丹参等以温阳利水;若浊毒内蕴,见有神倦欲睡、泛恶,甚至口有尿味、小便极少或无者,宜加附子、制大黄、黄连、半夏,以解毒降浊。

4.阴虚邪盛

(1)主症:尿血、呈肉眼血尿或洗肉水样尿,小便频数,有灼热感,多无尿痛,常伴烦热口渴,腰酸腿软,或可见水肿,舌质红,少苔,脉象细数。

(2)分析:先天肾气不足,或劳伤肾津,致肾元亏虚,功能失常,复遭外邪侵袭,致血热、湿聚、毒淫。一则阴精亏虚,阴虚火旺,虚热耗损阴液,无津上承,故见五心烦热,口干而渴;二则阴津亏乏,精不化气,阳气无以化生,致肾元亏虚,气化不行,关门不利,水湿内聚,故见小便频数而水肿;三则阴虚火旺,而遇水湿内聚,水火相合,煎熬成毒,合而为湿毒之邪,毒热之邪灼伤脉络,故见肉眼血尿。湿毒之邪挟血而下,故见尿呈洗肉水样,湿热下注,故尿有灼热感;肾阴不足,腰府失荣,故见腰酸腿软;至于舌红少苔,脉象细数等,皆阴虚血热之象。

(3)治法:清热凉血,养阴利水。

(4)选方:小蓟饮子(《济生方》)加减。

(5)常用药:生地黄、小蓟、滑石、通草、炒蒲黄、淡竹叶、藕节、当归、山栀子、炙甘草等。方中小蓟、生地黄、蒲黄、藕节凉血止血;通草、竹叶降心火、利小便;山栀子清泻三焦之火,滑石利水通淋,当归引血归经,适用于急性肾炎以血尿为主者。

(6)临证备要:若心烦少寐,加黄连、麦冬、夜交藤,以清心安神;若阴虚口渴甚者,加石斛、知母等,以养阴生津,清热止渴;若病久邪祛正伤,或正虚邪恋者,可加黄芪、黄精,以扶助正气;若瘀热盛,小便赤涩热痛甚者,可选加蒲公英、知母、黄柏、益母草等,以清热消瘀;尿道痛甚者,可加琥珀、海金砂、石韦等以通淋止痛。

(四)专病专方专药

1.常用单方验方

(1)康肾汤:黄芪 20 g,当归 15 g,川芎 10 g,白术 15 g,白茅根 25 g,防己 10 g,知母 20 g,黄柏 20 g,茯苓 15 g,生地黄 20 g,地龙 15 g,15～35 天为 1 个疗程,水煎内服,每日 1 剂,治疗湿热水肿。

(2)麻桂苏蝉白水汤:麻黄 10 g,桂枝 10 g,苏叶 10 g,蝉蜕 6 g,白术 30 g,生姜 3 g,水煎温服,每日1 剂,分 2～4 次服,治疗发热水肿。

(3)宣肺解毒汤:生麻黄 3 g,杏仁 9 g,桑白皮 12 g,金银花 15 g,连翘 15 g,冬葵子 30 g,河白草 15 g,石韦 50 g,水煎内服,每日 1 剂,治疗呼吸道感染后水肿。

(4)乌梢蛇饮:乌梢蛇 30 g,蝉蜕 30 g,浮萍 30 g,西河柳 30 g,白鲜皮 12 g,地肤子 12 g,蛇床子 12 g,麻黄 6 g,晚蚕沙 30 g,水煎服,每日 1 剂。

(5)蝉黄汤:蝉蜕 15 g,大黄 15 g,竹叶 15 g,萹蓄 15 g,瞿麦 15 g,水煎服,治疗发热水肿。

(6)鲜茅根 250 g,水煎服,每日 1 剂,治疗急性肾炎血尿显著者。

(7)仙鹤草 20～50 g,单味水煎,或在辨证处方中加上此药,对消除蛋白尿及尿中红细胞有确切疗效。

2.中成药

(1)肾炎解热片:疏风解表,宣肺利水,用于急性肾炎,每次 4～5 片,每日 3 次,口服。

(2)肾复康胶囊:益肾化浊,通利三焦,用于急性肾炎和慢性肾炎急性发作,每次 4～6 粒,每日 3 次,口服。

(3)六神丸:清热解毒,消肿止痛,用于急性肾炎,每次 5～10 粒,每日 1～3 次,口服。

3.食疗方

(1)乌鲤鱼汤:乌鲤鱼 1 尾,赤小豆 30 g,白术 10 g,陈皮 3 g,慢火熬汤,食鱼喝汤,可健脾益气,补肾利水。用于康复期,体质虚弱者,每周 1 次,连食 3～5 次即可。

(2)四红粥:粳米 30 g,赤小豆 30 g,花生 10 g,栗子 10 g,红糖 10 g,加水煮粥食用,可健脾补肾。

(五)其他疗法

1.针刺疗法

取足三里、内关、肾俞、阴陵泉、复溜等穴,留针 30 分钟,隔 10 分钟捻针 1 次,每日针治 1

次,2周为1个疗程。

2.耳针疗法

取肾、膀胱、肾上腺、交感等穴,一般留针 20～30 分钟,留针期间可捻针以加强刺激,每日 1 次,10 次为 1 个疗程。

第二节　慢性肾小球肾炎

一、疾病概述

慢性肾小球肾炎是由多种原因所致的表现为多种病理类型的一组肾小球疾病。临床表现以缓慢进展的肾功能减退,伴有蛋白尿、血尿和高血压为特征。绝大多数慢性肾炎的确切病因尚不清楚,起病即呈慢性,仅有少数慢性肾炎是由急性肾炎发展所致,慢性肾小球肾炎是临床常见病、多发病,慢性肾炎的病因、发病机制和病理类型不尽相同,但起始因素多为免疫介导炎症,导致病程慢性化的机制除免疫因素外,非免疫非炎症因素占有重要作用,其病理类型及常见疾病见表4-1。一般来说,膜增生性肾小球肾炎及重症 IgA 肾病常表现为进展性慢性肾小球肾炎,系膜增生性肾炎及膜性肾病等常表现为非进展性慢性肾小球肾炎,临床上仅少数患者表现为进展性慢性肾小球肾炎,根据其临床表现还可分为:普通型、高血压型、急性发作型。

慢性肾小球肾炎据其临床表现多归属于祖国医学的"虚劳""水肿""腰痛"等范畴,"凡水肿等证,乃肺脾肾三脏相干之病,盖水为至阴,故其本在肾;水化于气,故其标在肺;水唯畏土,故其制在脾,今肺虚则气不化精而化水,脾虚则土不制水而反克,肾虚则水无所主而妄行……虽分而言之,而三脏各有其主,然而合言之……而病本皆归于肾"(《景岳全书·杂证谟·肿胀》)。本病总属本虚标实之证,本虚主要责之于肺、脾、肾,与肾虚的关系最密切;标实是指外感、湿热、瘀血等,肾虚为本,湿热、瘀血贯穿始终。肾虚湿瘀是慢性肾炎的基本病机,肾虚是发病之本,湿热瘀血是本病进展和加重的重要病理因素。肾虚,或蒸化失常,水津失布,致水停气阻,酿湿生热;或肾气无以运血,"气虚不足以推血,则血必有瘀"(《读医随笔·虚实补泻论》);或肾阳虚失温煦,皆可使血行涩滞。"寒邪客于经脉之中则血泣,血泣则不通。"(《灵枢·痈疽》篇)《金匮要略》中所载:"男子脉虚沉弦,无寒热,短气里急,小便不利,面色白,时目瞑并衄,少腹满,此为劳使之然。"则是血瘀日久,气血亏乏。水湿泛滥等病理因素共存互转的典型,湿热生瘀:素有气阴不足之体者,感受湿热易夹瘀血为患;湿热易耗伤气阴,气虚则运血无力,血行不畅;阴虚则易蕴内热,煎液成瘀,湿瘀常胶结于肾,致病情缠绵难愈,缓慢进展。

在治疗上,至今未有特效药物,随着肾活检病理诊断技术的提高,慢性肾炎的治疗多针对不同的病理类型、病变程度选择不同的治疗方法。一般以降压、利尿等支持对症治疗为主,特殊病理类型可选择使用激素、细胞毒药物及免疫抑制药,配合中医药辨证论治,可取得较满意的疗效。

二、诊断要点

(一)临床表现

慢性肾炎临床表现呈多样性,个体间差异较大,可发生于任何年龄,以中年为主,男性多见,多数起病缓慢、隐袭,蛋白尿、血尿、高血压、水肿为其基本临床表现。可有不同程度肾功能减退、病情时轻时重、迁延渐进发展为慢性肾衰竭,早期患者可有乏力、疲倦、腰酸、胃灼热,水肿可有可无,一般不严重,有的患者没有明显临床症状,血压可正常或轻度升高,肾功能正常或轻度受损,这种情况可持续数年至数十年。有的患者除上述慢性肾炎的一般表现外,血压(特别是舒张压)持续性中等以上程度升高,可有眼底出血、视盘水肿等,如血压控制不好、肾功能恶化较快,预后较差。另外,部分患者因感染、劳累诱发呈急性发作,或使用毒性药物后病情急骤恶化,经及时清除诱因和适当治疗后病情可一定程度缓解,但也可能因此进入不可逆慢性肾衰竭。

(二)检查与检验

(1)尿液检查多为轻度尿异常,尿蛋白常在 $1\sim3$ g/d,尿沉渣镜检红细胞可增多,可见管型。

(2)血常规检查多数正常或有轻度贫血,白细胞和血小板大多正常。

(3)B超检查早期肾脏大小正常,晚期则可出现双侧对称性缩小,皮质变薄,光点增多等。

(4)肾活检穿刺术可见各种病理类型,见表 4-1。

表 4-1　慢性肾小球肾炎常见病理类型及疾病

原发性慢性肾小球肾炎	继发性慢性肾小球肾炎
系膜增生性肾小球肾炎	狼疮性肾炎
膜增生性肾小球肾炎	紫癜性肾炎
IgA 肾病	糖尿病肾病
膜性肾病	淀粉样变性
局灶节段性肾小球硬化性肾炎	类风湿关节炎相关性肾炎
硬化性肾炎	遗传性肾炎

(三)鉴别诊断

慢性肾炎常需与以下疾病相鉴别。

1.高血压肾损害

原发性高血压继发肾损害者,通常病史较长,高血压在先,患者年龄较大,尿蛋白不多,大多不伴肉眼或镜下血尿。

2.慢性肾盂肾炎

患者女性较多,有反复尿路感染病史,尿细菌学检查、尿沉渣及 B 超、静脉肾盂造影有助于诊断。

3.Alport 综合征

多于青少年起病,其主要特征是肾脏损害、双侧高频性神经性耳聋及眼部双侧圆锥状晶状体前突及黄斑周边微粒,有阳性家族史可资鉴别,表现为性连锁显性遗传、常染色体显性遗传及常染色体隐性遗传等方式。

4.隐匿性肾小球肾炎

临床上主要表现为无症状性血尿或(和)蛋白尿,无水肿、高血压和肾功能损害。

5.继发性肾病

狼疮性肾炎、糖尿病肾病、紫癜性肾炎等均可表现为水肿、蛋白尿等症状,但通常均存在原发疾病的临床特征及实验室检查,如狼疮性肾炎多见女性,常有发热、关节痛、皮疹、抗核抗体阳性等;糖尿病肾病则有长期糖尿病病史,血糖升高;紫癜性肾炎常有皮肤紫癜、关节痛、腹痛等症状。

6.链球菌感染后肾小球肾炎

慢性肾炎急性发作需与此相鉴别,前者无肾炎病史,在链球菌感染后 1～3 周发病,有低补体血症,8 周内恢复,是一种自限性疾病。肾活检病理示毛细血管内增生性肾炎,电镜下可见"驼峰"样电子致密物在基膜上皮侧沉积,而慢性肾炎急性发作常在感染后 1 周内发病。

三、现代医学治疗

(一)治疗原则

慢性肾炎的治疗应以防止或延缓肾功能进行性恶化、改善或缓解临床症状及防治严重并发症为主要目的,而不以消除尿蛋白及尿红细胞为目标。因此,一般不宜给糖皮质激素及细胞毒药物,应根据患者的具体情况进行针对性治疗。

(二)一般治疗

1.限制食物中蛋白及磷摄入量

根据肾功能状况,给予优质低蛋白饮食(每日 0.6～1 g/kg),同时控制磷的摄入,在低蛋白饮食时应避免营养不良,防止负氮平衡,可适当增加糖类的摄入量以满足每日生理代谢所需的热量,可配合必需氨基酸或 α-酮酸[如开同:0.1～0.2 g/(kg·d)],一般不需限盐,水肿明显时应进低盐饮食,一般每日摄取钠1.2 g/d。

2.避免加重肾脏损害的因素

感染、劳累、妊娠及应用肾毒性药物(如氨基糖苷类抗生素等),均可能损伤肾脏,导致肾功能恶化,应予以避免。近年来含马兜铃酸(Aristolochic acid,AA)的中成药、复方煎剂可导致肾小管间质损害,越来越受到人们的重视,故应避免过多、过量服用。常用的含马兜铃酸中草药有关木通、广防己、马兜铃、青木香、天仙藤、朱砂莲、寻骨风等,含马兜铃酸的中成药有龙胆泻肝丸、八正散、妇科分清丸、排石冲剂、甘露消毒单、纯阳正气丸、冠心苏合丸等。

(三)药物治疗

1.合理控制血压

(1)高血压是加速肾小球硬化、促进肾功能恶化的重要因素,积极控制高血压对延缓慢性肾脏疾病进展具有重要意义。治疗原则:①力争把血压控制在理想水平:有蛋白尿的肾脏病患者血压应控制在17.3/10.7 kPa(130/80 mmHg)以内,若蛋白尿>1 g/24 小时,血压应控制在16.7/10 kPa(125/75 mmHg),收缩压达标比舒张压达标对延缓肾功能进展更为重要。②选择能延缓肾功能恶化、具有肾脏保护作用的降压药物,降压治疗包括非药物治疗与药物治疗两部分,药物治疗一般以血管紧张素转换酶抑制药(ACEI)及血管紧张素受体拮抗药(ARB)为基础,当增加这两类药物的剂量仍未达到目标血压时,需根据患者的实际情况加用其他类型的降压药,非药物治疗包括适当运动、纠正不良生活习惯、戒烟等。

(2)ACEI 与 ARB 的临床应用:对临床表现以蛋白尿为主的慢性肾脏病,ACEI 和 ARB 具有降低血压、减少尿蛋白和延缓肾功能恶化的肾脏保护作用。研究显示延缓肾功能不全进展与 ACEI 及 ARB 减少蛋白尿的作用有关,而与这两类药物的降压作用无关。一般来说,对于蛋白尿>0.5~1 g/24 小时的慢性肾脏病患者,无论血压正常与否均应接受 ACEI 和(或)ARB 治疗,且最好在出现肾功能不全之前开始。近年来的研究显示 ACEI 与 ARB 这两类药物联用时剂量较单用时小,减少蛋白尿的作用更明显,不良反应与单药治疗相似,但尚需多中心、大样本的研究。常用药物:ACEI 类:贝那普利(洛汀新)、福辛普利。ARB 类:代文、科素亚、安博维,在用药过程中要注意患者肾功能、血钾及血容量的变化,伴肾动脉狭窄的患者要慎用。

(3)有研究认为长效二氢吡啶类钙通道阻滞药,如氨氯地平和非二氢吡啶类钙通道阻滞药,如维拉帕米具有一定的延缓肾功能恶化的肾脏保护作用,值得进一步验证。常用药物:氨氯地平(络活喜),5~10 mg/d,1 次/天;非洛地平(波依定),5~10 mg/d,1 次/天,注意部分患者可出现踝部水肿,需与肾炎水肿相鉴别。

2.应用抗血小板药及抗凝药

大剂量双嘧达莫(300~400 mg/d)、小剂量阿司匹林(40~300 mg/d)有抗血小板聚集作用,以往有报道长期服用能延缓肾功能衰退,目前的研究结果仅显示对系膜毛细血管性肾小球肾炎有一定疗效。低分子量肝素以抗 Xa 活性为主,抗凝作用强,出血危险性小,对肾小球疾病有一定的治疗作用尤其是增生性肾炎。常用的如速避凝 3075~6150 U/次,1 次/天,皮下注射,疗程8~12周。本品与抗血小板药合用会增加出血的危险性,许多具有活血化瘀作用的中成药因其作用平和,安全性高,在临床上常被选用,如三七总苷片等。

3.其他治疗

(1)纠正胰岛素抵抗(IR):胰岛素抵抗可刺激细胞外基质的聚集,促进多种炎症细胞因子的产生,增加钠潴留等,都会对肾脏造成有害影响。对肾脏病患者的胰岛素抵抗的治疗包括运动、低蛋白饮食、纠正酸中毒、补充卡尼汀(肉毒碱)、阻断 RAS 系统及应用 PPAR-γ 激动药等。在生理情况下肾脏髓质可表达 PPAR-γ(过氧化物酶增生活化因子受体 γ),肾小球不表达,但在病理情况下肾小球与系膜细胞均表达 PPAR-γ,PPAR-γ 激动药噻唑烷二酮类(TZDs)(又称胰岛素增敏药)与 PPAR-γ 结合后,具有不依赖血糖、血压水平变化的肾保护作用,包括减轻肾小球及系膜细胞的肥大,抑制 PAI-I 及 TGF-β 的表达等。动物实验表明 TZD 可降低血压、减少蛋白尿,延缓肾小球硬化的发生。目前常用的噻唑烷二酮类(TZDs):罗格列酮(文迪雅),2~4 mg/次,1~2 次/天;吡格列酮,15~45 mg/次,1 次/天,但这类药物有导致和加重肥胖的作用,在应用时需加注意。

(2)调脂治疗:高脂血症与肾脏病密切相关,是肾小球硬化发生发展的独立致病因素,降脂的目标是:低密度脂蛋白<2.5 mmol/L(降脂治疗的首要目标),总胆固醇<4.5 mmol/L,高密度脂蛋白>1.1 mmol/L,三酰甘油<1.5 mmol/L,目前常用的是他汀类药物(statins)。

四、中医药治疗

(一)治疗原则

益肾清利活血是治疗慢性肾炎的基本大法,益肾即扶正以固根本,避免触发因素,可分健脾益肾、滋养肝肾、养肺补肾;清利指清湿热、利小便,以祛标邪;活血即流畅气机、张显肾气,贯穿治疗始终,三者当综合应用,慢性肾炎病程长,注意守方守法。

(二)辨证要点

本病总属本虚标实之证,本虚主要责之于肺、脾、肾,与肾虚的关系最密切;标实是指外感、湿热、瘀血等,肾虚为发病之本;湿热为进展之基;瘀血为疾病之果,肾虚为本,湿热、瘀血贯穿始终,肾虚辨证不外脾胃阳虚、肺肾气虚,肝肾阴虚等,但肾虚是根本,湿热既有外感所致,更有湿热内生,还有内外合邪以及药物饮食等原因。

1.辨虚实

病程长,身疲乏力者以虚证为主,病程短无乏力者以实证为主,面色萎黄,少气乏力以气虚为主;面色㿠白,畏寒肢冷以阳虚为主;五心烦热、目睛干涩以阴虚为主。

2.辨病位

初起病多在肺、脾;久病多属脾、肾,腰脊酸痛,下肢水肿明显者,病在肾;纳少脘胀,大便溏者,病在脾;颜面水肿,咽痛,易感冒,病在肺;头晕耳鸣,视物模糊者,病在肝。

3.辨病邪性质

面肢水肿,苔腻脉沉为水湿;咽喉肿痛,皮肤疮疡,小便黄赤,苔黄,脉数为热邪;腰痛固定,舌暗红有瘀斑为血瘀;恶心呕吐,口有尿味为湿浊。

4.辨水肿

(1)阳水:发病急,每成于几日之间,肿多由上而下,心热烦渴,小便短涩色黄,大便多秘,形壮色红,气息粗长,多见于青壮年,脉多滑而有力。

(2)阴水:病多渐起,日积月累,或由阳水转来,病多内伤,由下而上,身冷不热、不渴,小便或短,但多不赤涩,大便或见溏薄,神疲气怯,劳则病加,病程较长,多见于正虚久病之人。

5.辨蛋白尿

慢性肾炎蛋白尿总由脾肾两虚所致,可由外邪引动而增加,神疲乏力,食少便溏者以脾虚为主;腰膝酸软,时头晕耳鸣者以肾虚为主;感受外邪,发热、咽痛、尿赤、口干苦,苔黄腻者为热毒内蕴;蛋白尿持续或伴镜下血尿,神疲乏力,咽干,苔黄,脉细数,为湿热留恋。

6.辨血尿

慢性肾炎血尿病因病机以热、虚、瘀三方面为主,发热、咽痛、咳嗽,苔薄脉浮,为风邪上扰;腰酸膝软,五心烦热,口干咽燥,尿赤灼热感,多为阴虚内热,血热妄行;神疲乏力,面色少华,腹胀便溏,多为脾不统血,血不归经;病程长者,多有瘀滞,应活血而止血。

(三)辨证论治

慢性肾炎总属本虚标实之证,治疗当分清本证与标证。

1.标证

(1)水湿证。

主症:颜面或肢体水肿。

次症:舌苔白或白腻,脉细或细沉。

分析:水湿内蕴,水渍肌肤,故颜面或肢体水肿;脉气壅滞,阳气内遏,故脉细或细沉;湿困脾阳,故舌苔白或白腻;三焦决渎失司,膀胱气化不利,可见小便短少;脾因湿困,故可有胸闷,纳呆,泛恶。

治法:利水消肿。

选方:五皮饮。

常用药:生姜皮、桑白皮、陈皮、大腹皮、茯苓皮等。方中以茯苓皮利水渗湿,健脾以助运化为君;生姜皮辛散水饮,桑白皮肃降肺气,通调水道,共为臣药助君药利水;大腹皮、陈皮理气除湿共为佐使。

临证备要:风水上行,面先肿,当发散宣肺,兼行水;湿渍下坠,足先肿,宜利小便,若腰以上肿甚兼风邪者,可加防风、羌活等以散风除湿;腰以下肿甚,当加防己、生薏苡仁等以利水消肿;身重腰酸无力,脘痞纳呆,可用除湿汤加大腹皮、宣木瓜;兼有寒象者,可加淡附片、干姜以温阳行水;兼有热象者,酌加滑石、车前草等以利湿清热。

(2)湿热证。

主症:皮肤疖肿、疮疡,咽喉肿痛,小便黄赤、灼热或涩痛不利,面目或肢体水肿。

次症:口苦或口干、口黏,脘闷纳呆,口干不欲饮,苔黄腻,脉濡数或滑数。

分析:湿热水邪,壅遏肌肤经隧,故面目肢体水肿,皮肤绷紧光亮;湿热外遏,气血不畅,故皮肤疖肿、疮疡,咽喉肿痛;湿热不化,可见小便黄赤不利;湿热内阻,津不上承,故口干,湿浊上蒸,故口苦,黏腻;苔黄腻、脉濡数或滑数为湿热壅遏之象。

治法:清利湿热。

选方:龙胆泻肝汤。

常用药:龙胆草、醋柴胡、泽泻、车前子(包煎)、生地黄、当归、炒栀子、炒黄芩、甘草等,方中以龙胆草清肝泻火,除下焦湿热而为君;黄芩、焦山栀苦寒泻火,共为臣药,助君药清利湿热;泽泻、车前子清热利湿,使邪从小便而出;湿热中阻,易伤阴生瘀,故以当归活血、生地黄滋阴养血,柴胡调畅中焦气机,甘草调和诸药。

临证备要:热结咽喉,咽喉肿痛明显。可用银翘散合玄麦甘橘汤加减;湿热壅于上焦,证见咳吐黄黏痰、口干苦黏腻者,可用杏仁滑石汤加减;肿势严重,兼见气粗喘满,倚息不得卧,脉弦有力,为水浊上逆胸中,选用葶苈大枣泻肺汤酌加杏仁、防己或五苓散。以泻肺利水。上下分消;湿热滞于中焦,证见腹胀痞满,口气臭秽者,可选黄连温胆汤加减;湿热蕴结下焦,证见小溲黄赤、灼热者,可选用八正散加减;湿热久羁,化燥伤阴,可选猪苓汤滋阴利水。

(3)血瘀证。

主症:面色黧黑或晦暗,腰痛固定或呈刺痛,舌色紫暗或有瘀点、瘀斑。

次症:脉象细涩,尿纤维蛋白降解产物(FDP)含量升高,血液流变学检测全血、血浆黏度升高。

分析:瘀血阻络,气血不通,故腰痛固定呈刺痛;瘀血内阻,新血不生,机体失养,故面色黧黑或晦暗,肌肤甲错或肢体麻木;舌紫暗或有瘀点瘀斑,脉细涩均为内有瘀血之象。

治法:活血化瘀。

选方:血府逐瘀汤。

常用药:柴胡、当归、生地黄、川芎、赤芍、怀牛膝、桔梗、枳壳、甘草、桃仁、红花等。方中当归、川芎、赤芍、桃仁、红花活血化瘀;怀牛膝活血通脉,引瘀血下行;柴胡舒肝解郁,升达清阳;桔梗、枳壳宽胸行气,使气行则血行;生地黄凉血清热,与当归共奏养血润燥之功,使祛瘀而不伤阴血。全方可行血分之瘀滞,解气分之郁结,活血而不伤阴,祛瘀而又生新,合而用之,气行瘀祛。

临证备要:患者兼气虚、阳虚者,可改用桂枝茯苓丸加味,以益气活血;久病入络,肾脏缩小者,可加服大黄䗪虫丸,以祛瘀生新、化瘀散结、缓中补虚;慢性肾炎病程绵长,病邪日久入络,致气血瘀滞,虫类药物能搜剔逐邪,通达经络,直达病所,可适当选用地龙、蝉蜕、全蝎、土鳖虫等以通经活络,搜剔余邪。

(4)湿浊证。

主症:纳呆,恶心或呕吐,口中黏腻,舌苔腻,血尿素氮、肌酐偏高。

次症:脘胀或腹胀,身重困倦,精神萎靡。

分析:湿浊中阻,脾为湿困,枢机不利,故腹胀、纳呆,浊气上逆,故时恶心、呕吐;湿浊熏蒸,故口中黏腻,苔腻,湿困脾阳,气机不利,故身重神萎。

治法:健脾化湿泄浊。

选方:胃苓汤加减。

常用药:制苍术、白术、茯苓、泽泻、猪苓、车前子、姜半夏、陈皮、制大黄、刘寄奴等。方中苍术燥湿健脾;白术、茯苓健脾化湿;泽泻、猪苓、车前子淡渗利水;姜半夏、陈皮和中降逆,燥湿运脾;制大黄荡涤泻下而去湿浊,诸药合用,共奏健脾理气,化湿泻浊之功。

临证备要:若呕吐明显者,可加姜竹茹以和胃降逆;湿郁化火,兼见头晕、头痛、口苦,目赤、溲赤,宜用龙胆泻肝汤以清利湿热;肾功能发生损害,血肌酐、尿素氮升高者,可合用生大黄、蒲公英、刘寄奴、生牡蛎以解毒降浊。

2.本证

(1)脾肾气虚证。

主症:腰有酸痛,疲倦乏力,或水肿,纳少或脘胀。

次症:大便溏,尿频或夜尿多,舌质淡红,边有齿痕,苔薄白,脉细。

分析:腰为肾之府,故肾虚则腰酸痛;肾虚膀胱失司,故尿频或夜尿多;脾气不足,运化无权,故纳少脘胀、便溏;中气不足,气机不利,故神疲乏力。

治法:补气健脾益肾。

选方:异功散加减。

常用药:党参、生黄芪、炒白术、茯苓、薏苡仁、杜仲、怀牛膝、泽泻、甘草等。方中生黄芪、潞党参补气健脾;炒白术、生薏苡仁健脾渗湿;厚杜仲、怀牛膝益肾补气;泽泻利水渗湿,甘草调和诸药,诸药合用,共奏益肾健脾之功。

临证备要:淡渗之后,水肿渐消,脾虚未复,见胃中胀满不食,应酌减渗利之品,不可久用疏利,以免伤正;若脾虚湿困者,可酌用苍术、藿香、佩兰等以加强化湿之功;脾虚便溏者,加大芡实、炒扁豆等或参苓白术散(《和剂局方》)健脾助运;水肿明显者,可用车前子、猪苓、茯苓皮以利水消肿,利水伤胃阴,见口燥舌干,大便干结。可选用致和汤加怀山药、潞党参等,以甘淡复胃,调补脾阴。

(2)肺肾气虚证。

主症:颜面水肿或肢体肿胀,疲倦乏力,少气懒言,易感冒,腰脊酸痛。

次症:面色萎黄,舌淡,苔白润,有齿印,脉细弱。

分析:肺气不足,卫外不固,故平素易感冒,通调水道失司,故颜面水肿;肺失通调,肾失开合,水湿潴留,故肢肿,气虚则机体失养,可见面色萎黄,少气懒言等;肾虚精气不足,故腰脊酸痛。

治法:补益肺肾。

选方:益气补肾汤加减。

常用药:人参、黄芪、白术、茯苓、山药、山茱萸、炙甘草等。方中以生黄芪、潞党参为君药,补益肺肾之气,以抗外邪;以怀山药、山茱萸肉平补肾气为臣药,以助君补肾;佐以炒白术、茯苓补益后天脾胃之气,以生气血;炙甘草补肺肾之气,又可调和诸药,诸药合用,共奏补肺益肾之功。

临证备要:兼外感表证,应先解表,兼风寒者,以麻黄汤加减;兼风热可用银翘散加减;若头面肿甚,咽干疼痛,可用麻黄连翘赤小豆汤加减;若水气壅滞,遍及三焦,水肿甚,便秘者,可用己椒苈黄丸合五苓散加减;尿蛋白多者可加用芡实、金樱子、猫爪草等;尿中红细胞多者可加用墨旱莲、茜草、青风藤等。

(3)脾肾阳虚证。

主症:全身水肿,面色㿠白,畏寒肢冷,腰脊冷痛(腰脊酸痛),纳少或便溏(泄泻,五更泄泻)。

次症:精神萎靡,性功能失常(遗精、阳痿、早泄),或月经失调,苔白,舌嫩淡胖,有齿痕,脉沉细或沉迟无力。

分析:脾阳不振,命门火衰,不能温运四肢,故畏寒肢冷,腰脊冷痛;脾运虚弱,水气不化,病归于肾,水聚皮下肌肉,故全身水肿;脾阳亏虚,中焦失运,故纳少便溏,肾不暖土,故五更泄;肾阳不足,精气亏虚,故男子阳痿早泄,女子月经失调,舌嫩淡胖,边有齿印,脉沉细或沉迟无力,为阳虚水盛之象。

治法:温补脾肾。

选方:附子理中丸或济生肾气丸加减。

常用药:附子、炙桂枝、党参、白术、生黄芪、茯苓皮、车前子、泽泻、干姜、炙甘草等。方中附子、桂枝温补脾肾阳气;生黄芪、潞党参补中益气,健脾行水;炒白术、茯苓健脾化湿;干姜辛热,温中扶阳;车前子、泽泻淡渗利水;炙甘草补中扶正,调和诸药,共奏温补脾肾之功。

临证备要:若肾阳虚甚,形寒肢冷、大便溏薄明显者,可加肉桂、补骨脂加强温脾肾之力;水肿明显者,可选实脾饮合真武汤;伴有胸腔积液,证见咳逆上气,不能平卧者,可加用葶苈大枣泻肺汤;阳虚水逆,胸胁支满,心悸气促,吐清涎痰涎者,可用苓桂术甘汤;兼腹腔积液者,可加用五皮饮以利水,正虚不甚肿势明显者,可酌情选用黑白丑、甘遂、芫花等。

(4)肝肾阴虚证。

主症:目睛干涩或视物模糊,头晕耳鸣,五心烦热或手足心热或口干咽燥,腰脊酸痛。

次症:遗精,滑精,或月经失调,舌红少苔,脉弦细或细数。

分析:肝肾亏虚,阴精不足,身失滋养,故目睛干涩,头晕耳鸣;阴虚则内热,故五心烦热、口干咽燥;肾阴不足,虚火扰动,故腰酸,男子遗精、滑精,女子月经失调;舌红少苔,脉细弦,为阴虚内热,脉气不利。

治法:滋养肝肾。

选方:杞菊地黄丸加减。

常用药:熟地黄、山茱萸、山药、泽泻、牡丹皮、茯苓、枸杞子、菊花等,方中以熟地益肾填精为君;辅以山萸肉滋养肝肾,怀山药补脾益阴,三药共用,并补三阴;又配茯苓健脾淡渗,以助怀山药之健脾;泽泻清泻肾火,以防熟地之滋腻;牡丹皮清泻肝火,以制山萸肉之温,诸药合用,使滋补而不留邪,降泻而不伤正,共奏滋养肝肾之功。

临证备要:阴精伤损,阴伤较甚者,可用补肾填精之左归丸;肝肾阴虚甚者,可加当归、赤白芍以助养肝阴之功;兼心阴虚者,可加柏子仁、酸枣仁、五味子等以养心安神;兼肺阴虚者,可加天冬、大麦冬、五味子等以滋养肺阴;兼阳亢者,可加天麻、钩藤等以平肝潜阳,水肿肾虚,滋阴补肾,注意勿过凉腻,以免损伤阳气,而助水湿。

(5)气阴两虚证。

主症:面色无华,少气乏力,或易感冒,午后低热或手足心热,腰痛或水肿。

次症:口干咽燥或咽部暗红、咽痛,舌红或偏红,少苔,脉细或弱。

分析:脾肾肺气虚,气血不能充于颜面及血脉,体失所养,故面色无华,少气乏力;肺卫不固,平素易感冒;阴虚内热,故午后低热,手足心热;虚火上扰,故口干咽燥咽红痛;肾精不足,失于濡养,故腰酸;肾失开合,膀胱气化失司,水湿内蕴,故肢肿。

治法:益气养阴。

选方:参芪地黄汤加人参、黄芪。

常用药:人参、黄芪、生地黄、山药、山茱萸、牡丹皮、泽泻、茯苓等。本方取六味地黄丸之补益肝肾之阴,加黄芪、人参以大补元气,共奏气阴双补之效。

临证备要:大便干者,可加大黄、生首乌、柏子仁等;若口干咽燥、干咳少痰、小便短赤,可用人参固本丸;若见咽痛日久,咽喉暗红,可加玄参、沙参、麦冬、赤芍等以养阴活血;兼心气虚者,可加大麦冬、五味子以养心气;兼肾气虚者,可加菟丝子、覆盆子等以补养肾气。

临床上慢性肾炎病机复杂,单纯的本证与标证并不多见,每多虚实错杂,标本同病,常见的虚实夹杂证型有:脾肾气虚,水湿内停;肺肾气虚,感受外邪;肝肾阴虚,湿热留恋;气阴两虚,瘀血阻络。《内经》云:"知标本者,万举万当,不知标本,是谓妄行。"此时当权衡缓急,标本同治,在临证时合理组方,根据正虚与邪实的程度,把握好补益与清利的尺度,适当配伍针对本证及标证的药物,不可过于清利以防伤正,同时切忌过早补益,以免留邪。

(四)专病专方专药

1.常用单方验方

(1)芪玉汤:黄芪 30 g,玉米须 15 g,糯稻根须 15 g,煎汤代茶频饮,可改善蛋白尿。

(2)茜草 9 g,白茅根 30 g,水煎服,适用于血尿患者。

(3)玉米须 60 g,海金砂 30 g,马鞭草 60 g,水煎服,适用于水肿兼见小便不利,尿频灼热感,或尿检有白细胞、红细胞或脓细胞者。

2.中成药

(1)雷公藤总苷片。①功效:祛风除湿,舒筋活络,清热解毒。②主治:慢性肾炎。③适应证:慢性肾炎各型,10～40 mg/次,3 次/天,1～2 个月为 1 个疗程,使用时应注意其肝损害、白细胞减少、月经不调、可逆性影响男性生育能力等不良反应。

（2）黄葵胶囊。①功效:清利湿热,解毒消肿。②主治:慢性肾炎。③适应证:慢性肾炎湿热证,5粒/次,3次/天,8周为1个疗程。

（3）火把花根片。①功效:疏风除湿,清热解毒。②主治:慢性肾炎各型。③用法:3～5片/次,3次/天,1～2个月为1个疗程,注意事项与雷公藤总苷片相似,但作用较平和。

（4）正清风痛宁。①功效:祛风除湿,清热解毒,活血通络,行水利尿。②主治:慢性1肾炎各型。③用法:3片/次,3次/天。④主要不良反应有:皮疹、消化道反应,肝损,白细胞下降等。

3.食疗方

（1）鲤鱼汤:鲜鲤鱼1条,约500 g,去内脏,生姜15 g,葱15～30 g,米醋30～50 mL,共炖,不放盐,喝汤吃鱼,适用于水肿日久不消者。

（2）玉米须煎剂:于玉米须60 g,洗净煎水服,连服6个月,用于儿童慢性肾炎轻度水肿或蛋白尿不消者。

（3）黄芪粥:黄芪60 g,粳米100 g,将黄芪煎煮后去渣,把粳米和药汁放入锅内,加清水适量,煮至米烂成粥,早晚各服1次,可改善蛋白尿。

（4）消蛋白粥:芡实30 g,白果10枚,糯米30 g,共煮粥,每日1次,10天为1个疗程,每次2～4个疗程,适用于慢性肾炎中后期,正气虚损,蛋白尿日久不消者。

（五）其他疗法

1.针灸治疗

取水分、气海、三焦俞、三阴交四穴针刺,每日一次,10天为1个疗程,有健脾益肾,利水消肿之功,用于慢性肾炎脾肾阳虚证,水肿明显者。

2.穴位注射

用板蓝根或鱼腥草注射液1 mL,取足三里或肾俞穴,两侧交替穴位注射,1次/天,10天为1个疗程,若兼见腹胀脘痞,恶心呕吐,乏力便溏,舌淡苔白厚腻者,选取脾俞、阴陵泉、足三里、内关等针刺。

第三节　肾病综合征

一、疾病概述

肾病综合征(NS)是指一组表现为蛋白尿、低蛋白血症、水肿、高脂血症的临床证候群。这些表现都直接和间接地与肾小球滤过膜对血浆清蛋白的滤过增加,致使大量清蛋白从尿中丢失有关,所以,诊断的关键应为大量蛋白尿和低蛋白血症。大量蛋白尿是肾小球疾病的特征,在肾血管疾病或肾小管间质疾病中出现如此大量的蛋白尿是十分少见的。由于低蛋白血症、高脂血症和水肿都是大量蛋白尿的后果,又有人将诊断的要点定为大量蛋白尿,但在严重低蛋白血症时,尿蛋白的排出量减少而达不到一定标准,并不能因此而排除肾病综合征的诊断。虽然肾病综合征作为一组临床证候群具有共同的临床表现、病理生理和代谢变化,甚至治疗方面也有共同的规律。但是,由于这是由多种病因、病理和临床疾病所引起的一组综合征,所以其表现、机制和防治各方面又各有其特点。肾病综合征不应被用作疾病的最后诊断。

肾病综合征不是一个独立的疾病,而是许多疾病过程之中,损伤了肾小球毛细血管滤过膜的通透性而发生的一个证候群。这些肾脏疾病大致可分为三类:①光镜下肾小球无明显病理改变的原发性肾病综合征;②原发性肾小球肾炎和继发性肾小球疾病导致的肾病综合征;③其他肾脏疾病。

临床上区分肾病综合征的病因时可概括为原发性和继发性两类。只有在认真排除了继发性肾病综合征的可能性,才可下原发性肾病综合征的诊断。继发性肾病综合征的原因很多,常见者为糖尿病性肾病、系统性红斑狼疮肾炎、过敏性紫癜性肾炎、肾淀粉样变、新生物、药物及感染引起的肾病综合征,我国又以前 3 种为最常见。一般说,儿童应着重除外遗传性疾病、感染性疾病及过敏性紫癜等引起的继发性肾病综合征;中青年则应着重除外结缔组织病、感染、药物引起的继发性肾病综合征;老年人则应着重排查有无代谢性疾病和新生物有关的肾病综合征。此外,原发性肾病综合征占小儿肾病综合征的 80%,而在成人仅为 25%;约有 50% 的成人肾病综合征病因为继发性肾小球肾炎,儿童则为 10%~15%。

引起原发性肾病综合征的病理类型也有多种,以微小病变肾病、系膜增生性肾炎、膜性肾病、系膜毛细血管性肾炎及肾小球局灶节段性硬化 5 种病理临床类型最为常见。其中儿童及青少年以微小病变肾病较多;中年以膜性肾病多见,国内资料提示系膜增生性肾炎占 25%~31.8%,应引起临床重视。

大量蛋白尿是肾病综合征的特征,亦是肾病综合征病理生理改变的基础。蛋白尿形成的机制,目前已确认肾小球基膜通透性变化是根本原因,包括电荷屏障、孔径屏障的变化。而肾小管上皮细胞重吸收原尿中的蛋白,并对之进行分解代谢的能力对蛋白尿的形成也有一定影响。蛋白尿还受血浆蛋白浓度及肾小球滤过率等因素的影响。由于大量清蛋白从尿中丢失,于是就出现了水肿、低蛋白血症、高脂血症、内环境紊乱和感染等一系列并发症。

肾病综合征是以水肿为主的症候群,在中医学中应归入"水肿"的范畴。水肿、精微流失与亏损为本综合征的中心证候。水肿几乎为必见症状,多数为全身性水肿,甚至有胸腔积液、腹腔积液。精微流失系指蛋白质等精微物质从尿液泄漏流失,尿液外观含多量泡沫,消散缓慢;精微亏损指血浆蛋白明显下降。引起本综合征的病因有:①风邪外袭:风邪上受,经由鼻窍、皮毛而袭肺,并循经络而及肾。肺气失于宣畅,肾气不能蒸化,则水液不能正常敷布,精微亦难以固摄;②水湿内侵:居处潮湿、冒雨涉水、恣饮生冷,皆可致水湿内侵,阻遏三焦气化功能,使清气不升,精微下泄;浊气不降,水道闭塞;③湿热疮毒:疮毒湿火、烂喉丹痧、猩红斑疹以及虫咬螫等诸毒,均可湿热弥散三焦,五脏功能障碍,使水液流行逆乱,不循常道而外溢肌肤;④劳倦饥饿:劳伤或纵欲,饥饱不一,均能耗气伤精,累及脾肾,致精血亏乏,水湿内生,横逆泛溢。以上病因导致肺、脾、肾三脏对水液代谢调节功能的失常。由于外邪侵袭,肺失治节、肃降,可以出现面部水肿,或加重原来脾肾两虚所引起的水肿;脾虚不能运化则水湿潴留泛溢;肾虚不能气化,州都之官失用,皆可引起水肿。故《景岳全书·肿胀》说:"凡水肿等证,乃肺脾肾相干之病。盖水为至阴,故其本在肾;水化于气,故其标在肺;水惟畏土,故其制在脾。"在水肿的形成过程中,还要注意水、气、血三者的关系。气行则水行,气滞则水停;"血不利则为水",血能病水,水能病血,实际上水与气血的关系,反映了肝与水液代谢的关系,肝气条达,则无气滞,亦不会产生瘀血;肝失疏泄,气机不畅、气滞血瘀,则可产生水肿。所以,水肿的发生间接的也与肝有关。

本综合征急性起病者,以感受风热或湿热之邪为主,或初感风寒湿邪,久而湿郁化热。风邪袭肺,肺失通调,水道不利;湿热壅遏、脾运失健,水津不布。随着治疗及病势发展的趋向,或邪去正安而病愈;或邪去正伤,由实转虚;或邪恋正伤,虚实夹杂。若为邪去正伤,可因伤及肾气而转化为肾气亏虚证;伤及脾肾之阳而转化为脾肾阳虚证。如为邪恋正伤者,风寒湿热之邪可循经络及肾,瘀阻肾络而转化为肾络瘀阻证;邪热入里,灼伤肝肾之阴,可转化为肝肾阴虚证;邪毒内陷,留着不去,耗伤正气,可转化为湿毒内留、正气耗竭之危重证候。其慢性起病者,起病即以正气虚弱为主要表现,其病机多循气虚-阳虚-阴阳两虚-虚中夹实的规律转化,亦有由气阴两虚转化为阴阳两虚者。病位则由肾-脾肾或肝肾-多脏器损伤的规律转化。

肾病综合征临床治疗困难。使用激素和免疫抑制药治疗,虽可使一部分患者完全缓解,但复发率高,对维持肾功能的远期疗效并不确切,同时这些药物也存在明显的不良反应。中医药发挥辨证施治的特长,结合专方专药治疗肾病综合征,或在结合激素和免疫抑制药治疗并克服其毒性和不良反应方面,取得了长足的进步,明显提高了疗效,还使不少难治性肾病综合征获得缓解,并能长时间地维持肾功能的稳定。

二、诊断要点

(一)临床表现

肾病综合征的起病方式不很固定,但常以水肿为主诉而就诊较多,也有仅仅发现尿沫较多,也有无任何症状偶然因体检发病的,症状和体征很少特异性。如有以下临床表现,可以临床诊断为肾病综合征。

1.高度蛋白尿(>3.5 g/d)

这是肾病综合征的标志,这样大量的蛋白尿在其他肾小球疾病是极少见到的。尿蛋白量与 GFR、血浆清蛋白浓度和饮食有关。为了避免烦琐,临床上可以测定尿蛋白/尿肌酐比值,>3.5(以 mg/dL 为单位)即属于肾病综合征程度的蛋白尿。

2.低蛋白血症(<30 g/L)

这是长期丢失大量蛋白尿的后果,但并不是所有有大量蛋白尿的患者都会出现低蛋白血症,只有当肝脏清蛋白合成等代偿作用无法弥补尿蛋白大量丢失时,才会出现低蛋白血症,并因此影响血浆渗透压,造成血浆有效容量减少,可出现直立性低血压、昏厥,甚至急性肾衰竭。

3.水肿

水肿常渐起,初起多见于踝部,呈凹陷性,而且与体位有明显相关。肾病综合征时水钠潴留主要在血管外,造成组织间液增加。一般来说出现凹陷性水肿时,水钠潴留已超过 5 kg。

4.高脂血症

血浆胆固醇升高(>6 mmol/L),而三酰甘油的水平正常,在严重时有极低密度脂蛋白(VLDL)增加,三酰甘油和胆固醇都增加。尿内可发现圆形脂肪小体和脂肪管型。高脂血症的严重程度与患者的年龄、吸烟史、营养状态、肥胖程度、有无糖尿病有关。狼疮性肾炎所致的肾病综合征可无高脂血症。长期的高脂血症,尤其是 LDL 上升及 HDL 下降,可加速冠状动脉粥样硬化的发生,增加患者发生急性心肌梗死的危险性。高脂血症与肾脏病密切相关,是继高血压、蛋白尿之后明确为促使肾脏病进展的非免疫性因素之一。是肾小球硬化发生发展的独立致病因素。高胆固醇血症和高密度脂蛋白血症两者与肾小球硬化的相关性已很明确,近年来高三酰甘油(TG)血症及富含 TG 的脂蛋白对肾脏的致病性研究受到越来越多学者的关注。

5.高凝状态和血栓形成

由于高胆固醇血症及高纤维蛋白原血症的联合影响,血浆黏稠度增加,容易发生高凝状态。肾静脉血栓(单侧或双侧性)是肾病综合征高凝状态的结果,也可能发生周围静脉或(及)动脉和肺动脉及静脉闭塞。

6.电解质和内分泌代谢的变化

(1)钠的潴留和钾排泄的增加。

(2)尿锌排泄增加,导致锌缺乏,引起发育障碍、性功能减退和创伤愈合延迟。

(3)丢失甲状腺-结合球蛋白使甲状腺功能试验异常。

(4)丢失与维生素 D_3 结合蛋白可引起维生素 D 缺乏症、继发性甲状旁腺功能亢进和骨病。

(5)丢失抗凝血酶等因子可能会引起高凝状态,增加血栓形成倾向,可导致肾静脉血栓形成。

(二)体征

肾病综合征的主要体征是程度轻重不一的水肿,以组织疏松及低垂部位为明显。晨起时眼睑、面部可见水肿,活动后下肢水肿明显。随病情发展,水肿可发展至全身,严重者可出现胸腔、腹腔、阴囊,甚至心包腔的大量积液。水肿的出现及其严重程度与低蛋白血症呈正相关,与病情及病变严重性无关。

(三)检查与检验

1.尿常规及肾功能检查

24 小时尿蛋白定量＞3.5 g,尿中可出现红细胞及管型。肾功能可正常或肾小球滤过功能下降。

2.血清蛋白电泳测定

原发性肾病综合征血清蛋白降低,α_2 及 β-球蛋白升高,γ-球蛋白可正常或降低。继发性肾病综合征血清蛋白降低,α_2 及 β-球蛋白升高不明显,而 γ-球蛋白增高明显。

3.血清补体测定

补体经典途径激活者,C_{1q}、C_4、C_2、C_3 活性降低,旁路途径激活者仅有 C_3 降低。

4.尿蛋白聚丙烯胺凝胶电泳

微小病变型以中分子蛋白尿为主;滤过膜损害较严重的往往以高分子蛋白尿为主;混合性蛋白尿主要见于肾小球滤过膜损害严重伴有肾小管-间质损害。

5.尿 C_3 测定

含量增加主要见于增生性及硬化性病例。

6.尿酶测定

尿 N-乙酰-β-氨基葡萄糖苷酶(NAG)与尿蛋白浓度之比[NAG(mu/mL)/尿蛋白(mg/mL)]在 10 以上多数提示为肾炎性肾病综合征,在 10 以下多为微小病变型肾病综合征。当病变影响到肾小管及间质时尿溶菌酶增高。

7.尿纤维蛋白降解产物(FDP)测定

多数微小病变型病例尿 FDP$<$1.25 μg/mL,而多数增生性肾炎病例尿 FDP$>$1.25 μg/mL。若尿 FDP 持续$>$3 μg/mL,提示病变活动较强。

8.肾穿刺活检

在充分排除继发性肾病综合征的基础上,才可做出原发性肾病综合征的诊断,而其病理诊断必须依据肾活检。肾活检对成年人,特别是年龄较大者,很有必要。因为成人肾病综合征,由微小病变引起者仅 20％左右,其病理类型多样化,肾活检对于正确地定出治疗计划和估计预后很有帮助。引起肾病综合征的常见病理类型有:

(1)微小病变(MCD):本型约占小儿原发性肾病综合征的 80％,随年龄增长而逐渐降低,在$>$16 岁的成人中,约占 20％。肾病综合征的临床表现常很典型,以单纯性蛋白尿为主,尿蛋白呈高度选择性,对激素治疗敏感(常于用药 1 个月左右出现明显效果),但易复发,较少进展为肾衰竭。

(2)系膜增生性肾小球肾炎(MsPGN):本型在我国原发性肾病综合征成人中约占 30％,在青少年较常见。在不知不觉中发现大量蛋白尿,或蛋白尿发生在前驱感染之后,多数患者有镜下血尿,约 30％患者有高血压,较易进展为肾功能不全。系膜增生轻微者,对激素的反应尚可,但疗程较长。

(3)局灶性节段性肾小球硬化(FSGS):可发生于各种年龄,多在 40 岁以前发生肾病综合征,在特发性肾病综合征中约占 15％,在肾病综合征之前多有长期的无症状蛋白尿,2/3 以上的病例在诊断时有明显的肾病综合征表现,伴有血尿和高血压。大部分病例对激素疗效不佳,肾小球滤过率进行性降低,低蛋白血症明显者,发展至尿毒症颇为迅速。

(4)膜性肾病(MN):可见于任何年龄,但年龄愈大愈常见,在诊断时患者常超过 30 岁,在我国约占肾病综合征的 10％,男性较女性多见。本病的病程进展缓慢,通常持续蛋白尿多年,肾功能才逐渐恶化,病情进行过程中逐渐出现高血压及肾小球滤过功能损害。肾病综合征可自发性缓解和复发交替。免疫抑制药治疗可使肾病综合征不同程度的缓解和保存肾功能,而且未见有近期的严重不良反应。

(5)膜增生性肾炎(MPGN):分为Ⅰ型和Ⅱ型,临床上较少见,仅占成人肾病综合征的 7％,约 60％膜增生性肾炎表现为肾病综合征,常有血尿、高血压或(及)肾功能损害,有持续性低补体血症存在,易发生肾静脉血栓形成。各种治疗对本型的药物疗效均不满意,自然缓解也不常见。目前常用治疗为隔日维持剂量激素与抗血小板凝集药物的长期联合应用。

(四)鉴别诊断

主要与引起继发性肾病综合征的疾病相鉴别。常见的疾病有以下几种。

1.糖尿病肾病

糖尿病肾病出现肾病综合征时,几乎都合并有视网膜病变,常伴有高血压和肾功能不全。因此对尚无视网膜病变且病程短于 10 年的糖尿病患者出现大量蛋白尿者,应做肾活检应明确病理诊断。

2.狼疮性肾炎

多见于年轻女性,常伴有系统性病变,特别是发热、关节痛、皮疹、血沉显著增快、贫血、血小板减少及球蛋白明显增高,血清抗核抗体阳性率可达 95%,补体测定可见 C_4、C_{1q} 与 C_3 一致显著下降。

3.肾淀粉样变性

淀粉样变性是一种全身性代谢性疾病。原发性淀粉样变性病因不详,约有 1/4 的病例肾脏受累。继发性淀粉样变性发生于某些慢性疾病,约 3/4 的病例肾脏受累。多发性骨髓瘤最常合并淀粉样变性,有 1/3 的病例发生肾损害。肾淀粉样变性的早期表现为无症状性蛋白尿,逐渐发展为肾病综合征,最后死于肾衰竭。本病多见于中老年,有舌、心脏、消化道的改变;肝、脾、骨髓也常受累。确立诊断需做肾穿刺活检。

4.过敏性紫癜性肾炎

多发生在 6～7 岁儿童。秋末至春初多见,可有上感或食物、药物过敏因素。临床上特征性过敏性紫癜、关节痛及胃肠道症状可帮助诊断。在不典型病例,特别是成年患者应仔细询问病史及细致的临床检查,努力发现肾外表现是重要的。

5.多发性骨髓瘤

多发于中老年男性患者,有骨痛、骨侵蚀、病理性骨折及贫血、出血倾向等病变;血清蛋白电泳出现异常的 M 蛋白成分或尿中轻链蛋白持续阳性;骨髓涂片或组织活检有异形浆细胞增生,且数目应在 10% 以上。轻链型多发性骨髓瘤多出现肾功能损害,称为"骨髓瘤肾"。但临床上此类患者常缺乏典型的临床表现,往往只能通过多部位的组织活检而得到确诊,应提高对此类疾病的重视。不能轻易诊断或排除。

6.肿瘤相关的肾病综合征

各种恶性肿瘤均可通过免疫机制或释放异常蛋白成分引起肾病综合征,如淋巴瘤、白血病、支气管肺癌及结肠癌等。肿瘤引起的肾损害主要表现为蛋白尿,极少引起肾功能损伤。肿瘤相关肾病的病理类型常见的有膜性肾病、肾小球系膜增生、微小病变、膜增生性病变、新月体肾炎、淀粉样变性等,病理类型多种多样,且与肿瘤的性质和部位无明显相关性。一般来说。实体肿瘤引起膜性病变最常见,其次为系膜增生性病变,霍奇金病主要引起肾脏微小病变。肾损害可以是肿瘤的首发症状,而且肿瘤引起肾损害的组织形态学改变缺乏特异性,因此必须重视临床病情分析。肿瘤相关肾病治疗的关键是积极治疗肿瘤,一般来说,肿瘤病灶切除或经有效放化疗而缩小,肾病即可得到缓解。

三、现代医学治疗

(一)一般治疗

1.休息

肾病综合征,尤其在水肿期,应以卧床休息为主,同时注意保证床上或床旁活动。在缓解期,可逐步增加活动量,但若因此增加了尿蛋白的漏出,又应酌情减少活动。

2.饮食治疗

(1)控制钠盐摄入:水肿时应进低盐饮食,一般摄取钠 1.2 g/d。水肿严重时限制为0.5 g/d。

(2)蛋白质和脂肪:由于大量蛋白尿,肾病综合征时患者往往呈现负氮平衡,机体处于营养不良的状态,同时肝脏合成清蛋白的功能增强,如果饮食内给予足够的蛋白质和热量,则患者每日可合成清蛋白22.6 g。因此,在肾病综合征的早期、极期,给予较高的高质量蛋白质摄入[1～1.5 g/(kg·d)]有助于缓解低蛋白血症及其并发症。但由于限制蛋白质入量可延缓慢性肾功能损害的进展,对于慢性、非极期的肾综合征应摄入较少量、高质量的蛋白质[0.7～1 g/(kg·d)]。至于出现慢性肾功能损害时,则应给予低蛋白饮食[一般 0.65 g/(kg·d)]。供给蛋白质的同时,热量的摄入也必须充分,每摄入 1 g 蛋白质,必须同时摄入非蛋白质热量138.1 kJ(33kcal)。但脂肪不能作为主要的热量来源。一般不应超过总热量的 1/3,低脂饮食对蛋白尿和高脂血症均有效。通过口服鱼油提供人体必需的、自身不能合成的多不饱和脂肪酸对肾病综合征的治疗有积极意义。黄芪当归合剂可促进肝脏合成蛋白质,可长期应用。

(3)足够热能:肾病综合征患者必须供应足够的热能,使蛋白质充分利用,避免氨基酸氧化。一般146.5 kJ,肥胖者可适当降低。

(4)丰富的维生素和矿物质:应选择富含铁及维生素 A、维生素 C 及 B 族维生素的食物。由于长期大量蛋白尿,可导致钙磷缺乏,易发生低钙血症,注意补钙。微量元素锌可适当补充,铜、铁等物质应根据血中浓度补充。

(二)药物治疗

1.水肿的治疗

(1)利尿药:如限制水钠仍不能控制水肿,则需要使用利尿药。首选利尿药是呋塞米,一般按先口服,后静脉注射的原则。口服从 20 mg,2 次/天开始,可递增至 60～120 mg/d。静脉注射较口服效果好,可将呋塞米(≤100 mg)加入葡萄糖液内,缓慢静脉注射。呋塞米长期用药(7～10 天)后,其利尿效果大为减弱,故最好采用间隙用药(停 3 天后再用)。使用呋塞米应注意出现低血钾可能。配合使用保钾利尿药可避免此不良反应并增强利尿效果。如螺内酯(安体舒通)20 mg/次,3 次/天;或氨苯喋啶 25 mg/次,3 次/天。于单独应用呋塞米后常规补钾是不必要的,可让患者多食用一些含钾丰富的食物。

(2)静脉补充清蛋白或血浆:于低血容量,特别是因低血容量而少尿时应用人体清蛋白或血浆,有很好的利尿作用,特别是输液结束时给予袢利尿药(如呋塞米)更可增加利尿效果。但不应将血浆制品作为营养品及利尿药而频繁使用。否则可增加肾小球滤过及近曲小管蛋白重吸收的负担,有资料表明给予血浆蛋白组的患者对激素治疗的反应性下降,蛋白尿缓解速度减慢。此外,也可造成其他不良反应。所以,仅在以下情况短暂输注清蛋白或血浆是适宜的。①有严重水肿,静脉注射呋塞米后仍不能达到利尿消肿的效果;②使用呋塞米后,患者出现血容量不足的表现,甚至引起肾前性肾功能减退。用法:静脉滴注清蛋白或血浆之后。接着立即静脉滴注呋塞米 80～120 mg(加入葡萄糖液体内)。缓慢滴注 40～60 分钟。

2.降蛋白尿的特异性药物治疗

部分患者如 MCD,单纯激素治疗即可取得满意疗效。一般来说,细胞毒药物及免疫抑制药不作为一线用药,应考虑其毒性和不良反应、具体病情及患者的经济能力。但对于单纯激素治疗不敏感的病例常需联合细胞毒、免疫抑制药等药物以增加巩固疗效。

(1)糖皮质激素:①使用原则:首剂要足,一般小于 40 mg/d 无效;疗程要长,维持 1 年以上者复发较少;减量要慢,快则易复发,使用 2 周即对垂体产生抑制,突然停药可造成不良反应。②用法:临床上使用激素可分为 3 阶段:诱导缓解阶段、逐渐减量阶段、小剂量维持阶段。

对于各种不同病因及病例类型患者应予个体化治疗。a.口服疗法:泼尼松 1 mg/(kg·d)开始,一般连续使用 4～8 周后减量,减量要慢,维持时间要长;b.大剂量糖皮质激素静脉冲击疗法:可迅速、完全的与糖皮质激素受体结合,使其达到饱和,并完全抑制一些酶的活性,从而发挥激素抗感染、免疫抑制及利尿的最大效应,且不良反应相对较少,但应注意血压明显升高、兴奋、消化道溃疡等的发生。剂量及疗程:目前常用 0.5～1 g 甲泼尼龙溶于 250 mL 葡萄糖溶液中静脉滴注,1 次/天,连用 3 天为 1 个疗程,必要时可重复使用 1～2 个疗程。疗程结束后继续给予中等剂量的泼尼龙(30～40 mg/d)口服,病情缓解后逐步减量。有学者使用地塞米松冲击治疗,用法:地塞米松 30～70 mg/d,或 1～2 mg/(kg·d),连用 3 天,疗程结束后该为泼尼松口服。由于地塞米松对下丘脑—垂体—肾上腺轴的抑制时间长(48～72 小时),而甲强龙为 12～36 小时,可引起肾上腺皮质功能减退,故一般不主张使用地塞米松冲击疗法。③注意事项:使用时应重视其不良反应,主要是糖皮质激素对三大代谢、消化系统、中枢神经系统、心血管系统、肌肉骨骼系统、泌尿系统、内分泌系统的不良影响,长期应用注意骨质疏松、感染及肿瘤的发生。长期激素治疗者应给予低盐、低糖、低脂、高蛋白饮食同时适当补充钙、钾、维生素 D 等。肾上腺皮质功能亢进、青光眼、精神病、癫痫、真菌感染、妊娠早期者忌用。

(2)细胞毒药物:①环磷酰胺(CTX):属于烷化剂类细胞毒药物,能增加激素治疗肾病综合征的缓解率,但本身没有降蛋白尿的作用。可采用口服和静脉给药方法。常规方案是每日口服 100 mg 或隔日 200 mg 静脉注射,当药物累积剂量达 6～8 g 时停药。亦可在激素诱导缓解的基础上,CTX 1 g 溶于 250 mg 葡萄糖注射液中静脉滴注,每月 1 次。根据具体病情可使用 6～8 次。目前多使用每月一次给药的方案,以减少不良反应。主要不良反应有:性腺抑制(尤其是女性的卵巢衰竭)、胃肠道反应、脱发、肝功能损害,少见远期致癌作用(主要是淋巴瘤等血液系统肿瘤),出血性膀胱炎、膀胱纤维化和膀胱癌在长期口服环磷酰胺治疗者常见,而间歇环磷酰胺冲击治疗罕见。②苯丁酸氮芥:也是一种烷化剂,对生殖系统的毒性作用少于 CTX,故临床上多用于儿童患者,因其局部刺激性较大,必须静脉给药。常用剂量为 0.1～0.2 mg/(kg·d),疗程 6～12 周。

(3)免疫抑制药。

环孢素 A(CsA,新山地明、田可):其免疫抑制机制主要是选择性抑制 Th 细胞的产生和释放,抑制其上 IL-1 受体的表达,抑制 IL-2 的产生及 T 细胞产生 IFN。CsA 对细胞免疫和胸腺依赖性抗原的体液免疫的抑制作用具有较高的选择性。

主要不良反应有:①肾毒性,可使血清肌酐(Scr)和尿素(BuN)水平呈剂量依赖性和可逆性的升高;长期应用可造成不可逆的小管萎缩和间质纤维化;CsA 剂量小于 5 mg/(kg·d)时,发生肾实质损害的危险性较小;②高血压;③病毒感染,可增加巨细胞病毒的感染;④肝损;⑤胃肠道症状等;CsA 用法:儿童的起始剂量为 100～150 mg/(m²·d),成人剂量不超过 5 mg/(kg·d),血药浓度保持在 150～200 ng/mL;若病情缓解,尿检蛋白转阴,可在 CsA 治疗 6～12 周后撤减,常以每月减量 1/4。至最少剂量 2 mg/(kg·d)维持,一般维持 2 年以上。

使用注意事项:①剂量不可过大,成人不超过 5 mg/(kg·d),儿童不超过 6 mg/(kg·d);②用药过程中若 Scr 持续升高超过原有水平的 30%时应减量至 0.5～1 mg/(kg·d);c.CsA治疗 3 个月以上临床效果不明显时,应停用;③治疗期间应定期检测血药浓度以指导治疗;④

肾功能受损者,开始剂量不应大于 2.5 mg/(kg·d);Scr 超过 $180\mu mol/L$ 者,最好不用;⑤应用 1 年以上的患者,应进行肾活检观察肾小管间质的病变情况。

霉酚酸酯(MMF,吗替麦考酚酯,商品名骁悉):口服后迅速水解为具有活性的霉酚酸(MPA),是一种新型抗代谢免疫抑制药。MPA 可通过抑制次黄嘌呤单核苷酸脱氢酶,来抑制鸟嘌呤核苷酸的合成,淋巴细胞比其他体细胞更依赖这条合成途径,故 MPA 具有更强的抑制淋巴细胞增生的能力,还可以诱导活化的淋巴细胞凋亡,减少炎症细胞的聚集、减轻炎症损伤。最初该药用于器官移植,20 世纪 90 年代后期该药用于治疗特殊类型的狼疮性肾炎、系统性血管炎及部分难治性肾病综合征取得明显疗效。MMF 的用法:诱导剂量 1~2 g/d,每天分 2 次空腹口服,持续 3~6 个月后减量至 0.5 g/d,维持治疗 6~12 个月。维持时间过短(不到 6 个月)则停药后易复发。MMF 一般需与激素合用,不可与硫唑嘌呤合用。MMF 短期不良反应较 CTX 及 CsA 等均轻,主要不良反应是骨髓抑制、感染、肝功能损害、胃肠道症状。对于 MMF 的适应证、治疗时间及长期应用的安全性还值得进一步研究。

FK506(他克莫司,普乐可复):是 20 世纪 90 年代新推出的一种免疫抑制药。可选择性抑制不同免疫应答中的淋巴细胞分泌的各种细胞因子,如 IL-2、IL-3、IL-4、γ-IFN 等,还能破坏同种异型抗原刺激的 T 细胞上 IL-2 受体的表达。其治疗作用与 CsA 相似,但肾毒性小于 CsA。目前 FK506 用于治疗肾脏病的研究尚不多。FK506 的用法:成人起始剂量为 0.1 mg/(kg·d),血药浓度维持在 5~15 ng/mL,疗程为 12 周,若病情缓解,FK506 可减量至 0.08 mg/(kg·d),再维持 12 周,6 个月后减至 0.05 mg/(kg·d)维持。

雷公藤(TW):具有抗感染及免疫抑制作用,但无激素不良反应。用法:儿童,治疗剂量为 1 mg/(kg·d),维持 3 个月以上;成人,1~2 mg/(kg·d),维持治疗 4~8 周,以后改为 1 mg/(kg·d),维持 6~12 个月。注意事项:少数患者服后可发生胃肠道反应,但可耐受;若出现白细胞减少、血小板减少、停药后可恢复正常;女性患者可出现月经紊乱,男性患者可引起精子数目减少、活力降低等不良反应;哺乳期妇女服此药需断奶,孕妇忌用。

(4)降脂治疗:重视高脂血症的治疗对肾病综合征的长短期疗效均有好处。首先应避免进食富含胆固醇的食物,鼓励进食富含不饱和脂肪酸的食物(如鱼油和向日葵油)、戒烟及适当地运动,在利尿治疗时应避免使用噻嗪类等可使血脂升高的药物。目前临床上尚无特效的药物能够控制血脂而无明显的不良反应。一般应以中药治疗为主。严重高脂血症时,可服降脂药物,目前比较推荐的是 3-羟基-3 甲基戊二酰辅酶 A(HMG-CoA)还原酶抑制药,即他汀类药物(statins)。最近大量研究发现他汀类药物除具有降脂作用以外,还有抗感染、免疫调节、抑制系膜细胞增生和细胞外基质产生等作用,能够延缓肾功能损害,具有非降脂的肾脏保护作用。常用的他汀类药物有:洛伐他汀(lovastatin。美降之、罗华宁、洛特),常用剂量 10~80 mg/d。每晚顿服;辛伐他汀(simvastatin。舒降之、苏之),5~80 mg/d。每晚顿服;普伐他汀(pravas-tatin,普拉固、美乐百镇),10~80 mg/d,每晚顿服;氟伐他汀(fluvastatin,来适可),20~80 mg/d,每晚顿服;阿伐他汀(atorvastatin,力普妥),10~80 mg/d,每晚顿服。他汀类药物可降低总胆固醇、LDL-C 和三酰甘油以及升高 HDL C。研究发现,其降低总胆固醇和 LDL-C 的作用虽与剂量有相关性,但并非呈直线相关关系。当药物剂量加大 1 倍时,其降低总胆固醇的幅度仅增加 5%,降低 LDL-C 的幅度增加 7%。他汀类药物不良反应少见,有腹痛、腹泻、便秘、肌肉痉挛、皮疹、视力模糊、肌酐激酶(CK)升高等。可有肝功能异常,多与药物剂量有关,当氨基转移酶超过正常上限的 3 倍时慎用。偶可出现肌病临床表现并伴显著的 CK 升高(超过正常值上限 10 倍),常为自限性,应迅速停药。其他常用的降脂药有苯氧芳酸类(或称贝特类)如非诺贝特(fenofibrate,力平之),0.2 g/d;鱼油制剂,如多烯康、脉络康及鱼烯康制剂,用量为 1.8 g/次,3 次/天。

(5)抗凝治疗:在肾病综合征患者具有明显的血液浓缩、血脂升高,并应用大量糖皮质激素及利尿药时,有可能增加血栓形成的危险,可给予抗凝治疗。如短期应用小剂量肝素 5 000 U/12 小时,伴抗血小板聚集药物双嘧达莫(300～600 mg/d)或小剂量阿司匹林(40～80 mg/次,1 次/天)。中药活血化瘀药物对抗凝、降低血液黏稠度有肯定的疗效,应积极应用。

(6)其他非特异性治疗:①血管紧张素转换酶抑制类药(ACEI)和 AT Ⅱ 受体拮抗药(AT1RA):理论上此二类药物可减少肾病综合征患者的蛋白尿,保护肾功能,但需大样本、前瞻性、有对照的临床研究。常用的 ACEI 类有:盐酸贝那普利(洛汀新),10～20 mg/d;胆肾双通道排泄的蒙诺(福辛普利),10～20 mg/d。AT1RA 类:代文(缬沙坦),80 mg/d;科素亚(氯沙坦),100 mg/d。对于合并高血压的患者可使用。血压应控制在 17.3/11.3 kPa(130/85 mmHg)以下,最好是 16/10.7 kPa(120/80 mmHg)左右。降压效果不理想可合用钙通道阻滞药。应用此类药物要注意高血钾、干咳、低血压,血肌酐升高等不良反应,血清肌酐超过 265μmol/L(3 mg/dL)者慎用。②非甾体类抗感染药(NSAIDs):此类药物降低蛋白尿是以减少肾脏血流量、降低肾小球滤过率为代价的,近年来已少用。新型的高选择性环氧化酶 Ⅱ(COX-2)抑制药(如塞来昔布,200 mg/次,1～2 次/天)已广泛用于风湿性疾病的治疗,动物实验证明使用 COX-2 抑制药可减少蛋白尿、减轻肾小球硬化、小管间质纤维化、降低 TGF-β 的表达,且对肾脏血流动力学的影响没有其他 NSAIDs 明显,但其肾毒性作用与传统的 NSAIDs 无显著区别,因此 COX-2 抑制药在肾脏病领域中的疗效到底如何,值得深入研究,目前使用此类药物应慎重。

(7)治疗策略:糖皮质激素、细胞毒药物和免疫抑制药对一些类型的肾病综合征可以起到治疗蛋白尿和保护肾功能的作用,但是所有这些药物的不良反应较大,复发率高,适应证窄。因此,必须对这些药物的不良反应和对不同类型的肾炎疗效十分清楚,以决定是否使用、如何使用和何时使用这些制剂,从而取得最佳疗效。以下简介上述制剂在一些肾病综合征常见病理类型中的应用。

(三)特殊病变的治疗

1.微小病变及轻度系膜增生性肾炎

这两种病理类型治疗方法和对激素的反应均较类似。微小病变型肾病综合征在小儿患者对激素治疗的反应良好(有效率 90%以上)且快(2 周左右),但成年人则稍逊(有效率 80%,平均起效时间为2～6 周)。但由于激素依赖和激素抵抗等原因,有时需要配合细胞毒药物和环孢霉素。

(1)激素治疗:①激素常规疗法:初治病例,小儿患者泼尼松 60 mg/(m² · d)(最大可至 80 mg),至蛋白尿消失 1 周后改为 40 mg/(m² · 48h),至少用 4 周,然后每月减少 5～10 mg/(m² · 48h),小剂量维持1～6 年;成人患者开始泼尼松为 1 mg/(kg · d)至缓解或服用至少 6 周,改为 0.95 mg/(kg·48h),每月的递减量为 0.2~0.4mg/(kg·48h)。本法治疗成功关键是初始剂量要足,大剂量诱导时间要充分,有效者减药速度要慢。②激素冲击疗法:本法可以降低长期大剂量激素应用所导致的不良反应。可采用甲泼尼龙 1 g 静脉滴注,3 天为 1 个疗程,冲击结束后服用泼尼松 30~40 mg/d。

(2)细胞毒药物:此类药物单独治疗肾病综合征较少应用,但对于"激素依赖型"和"激素抵抗型"者与激素联合治疗,可以提高疗效并减少激素的用量。首选环磷酰胺,静脉注射比口服的胃肠道不良反应小,较易耐受。用法:①环磷酰胺 0.2 g 加入生理盐水 20 mL 缓慢静脉注射,隔日 1 次,累积总量为150 mg/kg;②环磷酰胺 0.6 g 加入生理盐水 500 mL 静脉滴注,连续 2 天,2 周 1 次。共计 6~7 次。应用期间应注意监测血常规、肝功能。

(3)环孢霉素:虽然在小儿或成人"激素依赖型"和"激素抵抗型"中有效的报告,但在肾病综合征治疗中的应用尚未肯定,特别是本药的肾毒性(引起间质性肾炎)、停药后复发以及药费昂贵使本药的使用有较大的局限性。其用量是 4~5 mg/(kg·d),血药浓度维持在 150~200 ng/mL,联合使用小剂量激素,尿蛋白转阴 2 周后逐渐减量。无论效果如何,一般不超过 8 周,减量至停药总疗程不超过 6 个月。

(4)霉酚酸酯:观察性研究证实对于微小病变和系膜增生性肾炎(包括激素依赖型和激素抵抗型),MMF 联合糖皮质激素有肯定疗效,可用于 CTX 等药物无效或有严重不良反应时。

2.局灶节段性肾小球硬化

应用泼尼松伴(或不伴)细胞毒类药物的 2~3 个月足量疗法。用药方法及疗程同微小病变型肾病。但本病的多数患者对此类药物无治疗反应。在小儿有 50%~70% 的患者对激素治疗无反应并逐渐发展为慢性肾功能损害,在成人的反应更差。为此,以下思路可以试用:①大剂量、长时间激素及细胞毒药物治疗;②泼尼松龙冲击治疗及细胞毒类药物联合应用;③小剂量环孢霉素 A[4~7 mg/(kg·d)]配合泼尼松隔日 0.5~0.6mg/kg;④MMF 联合糖皮质激素可取得部分疗效。

3.膜性肾病

首先要区分原发性与继发性病变,注意寻找排除可以引起 MN 的各种原因。如结缔组织病、肿瘤、乙肝等。对那些病因不明者统称为特发性膜性肾病(IMN)。IMN 缺乏病因性治疗方法,治疗应有长期观点,分阶段用药。强调个体化处理,努力减少并发症。目前以下治疗策略可考虑:

(1)非免疫性治疗应该是处理病情的第一考虑,包括降蛋白尿、降血压及降血脂。较长期应用大剂量的血管紧张素转换酶抑制药(ACEI)及 ATⅡ受体拮抗药(AT1RA)常能减少尿蛋白量,但要有耐心。对那些蛋白尿<3 g/24 小时,肾功能正常者,不强调使用免疫抑制药。

(2)对尿蛋白量较多达 4~5 g/24 小时维持半年以上的病例,或长期应用非免疫治疗不能见效者,如肾功能正常,可应用 CsA 治疗。剂量为 3~5 mg/kg,初始剂量为 5 mg/kg,血药浓度 12 小时谷值维持在125~225 μg/L,60%~70% 的病例尿蛋白能明显减少或缓解。其缺点是停药后(4~6 个月)复发率高,疗程要长一些(1~2 年)复发率可以减低。

(3)对于肾活检组织伴有明显细胞浸润增生反应的病例,或是长期大量蛋白尿(>6~8 g/24h)反复发作者,血浆蛋白<25 g/L,尿蛋白谱显示大量高分子量蛋白者,或已有肾小球

滤过率减少趋势者,则应使用CTX联合激素的疗法。CTX可以口服$1.5\sim2$ mg/(kg·d),也可静脉注射。同时合用泼尼松0.5 mg/(kg·d),疗程半年,通常蛋白尿可以明显减少,有时也伴有肾功能的改善。

(4)国外有学者主张应用1 g甲泼尼龙连续3天冲击疗法,继以$0.4\sim0.5$ mg/(kg·d)口服泼尼松持续1个月,然后交替应用口服CTX1个月[0.2 mg/(kg·d)],上述方案轮回应用3次(共6个月)作为1个疗程。一般在那些肾病综合征很重或肾功能欠佳时才应用。

总的说来,大剂量激素单独应用疗效并不好,而带来的不良反应特别是感染并发症及静脉血栓形成往往使病情恶化。在使用上述各种免疫抑制药诱导治疗取得疗效后,都必须使用维持疗法,仍然是非免疫性治疗为主。

4.难治性原发性肾病综合征

微小病变及系膜增生性肾炎中激素依赖或抵抗型;膜性肾病、局灶节段性肾小球硬化及膜增生性肾炎中激素抵抗型[激素依赖:应用糖皮质激素有效,但撤药过程中复发2次或以上。激素抵抗:应用泼尼松或相当于泼尼松1 mg/(kg·d)以上达12周以上无效]。主要有两方面含义,一是部分合并明显血尿和(或)高血压和(或)贫血及肾功能减退,对激素抵抗的肾病综合征,病理上多为FSGS、MN、MPGN、RPGN、重症IgAN等;另一方面是本来对激素敏感的肾病综合征患者,由于感染、高凝状态、血栓栓塞或各种原因导致小管间质损害,而转化为难治性肾病综合征,病理上多为MCD、IgMN和轻度IgAN。

难治性肾病综合征患者对常规激素治疗无效,常需联合运用细胞毒药物及其他免疫抑制药。根据患者的具体病情,短期运用甲泼尼龙静脉冲击疗法联合细胞毒药物,若病情仍不缓解,可改用CsA、MMF等。近来FK506、血浆置换、大剂量免疫球蛋白静脉疗法已运用于肾脏病的治疗,其疗效有待于进一步研究。

四、中医药治疗

(一)治疗原则

肾病综合征的中医治疗,往往采用扶正祛邪并举的治法。需要注意有关要点:①扶正有调补气血阴阳之别,但补气容易补阴难,补阳不宜太辛热,气阴双补最常用;②祛邪当以清化湿热、活血化瘀贯穿治疗全过程,兼顾利水、泄浊、防外感;③发挥中医药在防治激素、细胞毒性药物不良反应方面的优势;④以辨证治疗为主,结合辨病。

(二)辨证要点

1.辨虚实

本病属本虚标实已有公认,但虚实之分,颇有分歧。在20世纪70年代末以前,均推脾肾阳虚为主,但现在由于生活条件的改善、治疗的进步及治疗方法的多样化等原因,脾肾阳虚证逐渐减少,气阴两虚和肝肾阴虚逐渐增多,脾肾气虚仍有相当的比例。标实之邪,应重视水湿、湿热和瘀血,外感也在起病和发病过程中起关键作用。要注意正虚各证之间、正虚与邪实的兼夹和转化,临床上几乎无纯虚纯邪之证。

2.辨水肿

可从病程、体质、二便、舌脉及水肿起始部位入手辨证。凡起病急、病程短、体质强、小便短赤、大便秘结、舌质红、苔黄或腻、脉浮数或沉实有力、水肿起始部位在腰以上者,有风寒湿热或疮毒等外邪所致者属湿热阳水居多;凡起病缓、病程长、体质差、小便清、大便溏、舌淡苔薄、脉象细弱、水肿起于腰以下者,由饥饿劳倦所致者属阴水虚证居多。

3.辨尿蛋白及血尿

尿蛋白、尿血等泄漏丢失,常归咎于肾的封藏失职,但并非专责肾虚,因虚实皆可影响肾的封藏。凡起病急、病程短、伴有风寒湿热外邪侵袭证候的蛋白尿或血尿,辨证属实;当起病隐匿、病程长、并结合证型、脉、舌具备虚证的辨证依据时,才属于肾虚。水肿伴单纯蛋白尿者,一般以虚为主,邪微病轻;水肿同时伴蛋白尿和血尿者,多属虚实夹杂,治疗棘手。

(三)辨证论治

1.风水泛溢

多见于肾病综合征因外感劳累为诱因而引发或因此在病情缓解期而复发。

主症:眼睑及颜面水肿,迅速遍及全身,肢节酸重,小便不利,可兼见恶风寒,鼻塞、咳嗽、舌苔薄白,脉浮紧,或兼见咽部红肿疼痛,舌质红,脉浮数。

分析:风为阳邪,善行数变,其性向上,故与水湿相合,多先见眼睑及颜面水肿,然后迅速波及全身;水湿困阻经络,下注膀胱,气化失常,则肢节酸痛,小便不利。如初起风寒犯肺,肺气失于宣肃,故见恶风寒、鼻塞、咳嗽、苔薄白等风寒表证;如因于风热外袭,则可见咽部红肿疼痛,舌红,苔黄,脉浮数。

治法:疏风行水。

选方:风寒为主者用五皮饮(《三因极一病证方论》)加麻黄、杏仁;风热为主者用越婢汤(《金匮要略》)和麻黄连翘赤小豆汤(《伤寒论》)加减。

常用药:麻黄、杏仁、茯苓皮、广陈皮、大腹皮、桑白皮、生姜皮、车前草、连翘、石膏、白茅根等。前方以麻黄、杏仁疏散在表之风寒,宣肺行水;佐以五皮以皮走皮,去除皮肤肌腠之水湿;复加车前子草渗利水湿,增加利水消肿效果。后方麻黄和石膏相合,去麻黄之温热之性,留行水消肿之效,又可辛凉宣达,以祛在表之风热;佐连翘、赤小豆并加白茅根、桔梗、黄芩清上通下,清热利湿,使表里之水气得以分消。

临证备要:①本证的治疗要注意疏风散邪,也要通利小便,有肺经症状者还须宣畅肺气,实为疏风、宣肺、利水同用之法。但疏风以微汗为佳,利尿不可猛浪,因汗多易伤及阳气,利水过度致阴液耗损;②临床上因外感而诱发本病者不少,但以风热为多见。故越婢汤和麻黄连翘赤小豆汤用得较多,但据经验,石膏用量应为麻黄用量的3~4倍,可起到利水而不发汗的效果。同时可加重疏风清热利咽之品,如板蓝根、射干、僵蚕、蝉衣等;③对于久患本病,脾肾本虚,卫阳已虚,复被风寒,见汗多、恶风、无热,当改用补虚固表,微佐行水法,方用防己黄芪汤加减;④若水肿严重,出现胸腔积液、喘息气逆不得平卧,乃水气犯肺,肺气不利者,可加用葶苈子、苏子等参伍应用,或以三拗汤(《太平惠民和剂局方》)和三子养亲汤(《韩氏医通》)加减以宣降肺气;颈项肿甚加海藻、昆布;下肢肿甚加禹州漏芦、木瓜。

2.湿热壅盛

多见于素体阳盛者,因皮肤、咽喉感染而发病;或使用激素助阳、湿与热合,胶结互着之时。

主症:遍身水肿,皮色润泽光亮,胸腹痞闷,烦热口渴,大便秘结,小便短赤,或皮肤有疮疡疖肿,舌质红,苔黄或腻,脉滑数。

分析：湿热壅阻，水气弥散三焦，外溢肌表，气急升降失常，故水肿遍及全身且皮色光亮绷急，胸腹痞闷；水湿化热，湿热壅结，津液不能上承，则口渴、便结、小便短赤；如湿热化毒，外发而见皮肤有疮疡疖肿。舌脉为湿热内壅之象。

治法：分利湿热。

选方：疏凿饮子（《重订严氏济生方·水肿门》）加减。

常用药：泽泻、赤小豆、商陆、羌活、大腹皮、椒目、茯苓皮、木通、黄柏、秦艽、生姜皮等。方中用商陆、槟榔破结逐水，通利二便，使水湿邪热从前后分消；再佐大腹皮、茯苓皮、生姜皮辛散淡渗皮肤之水，椒目、赤小豆、黄柏清利湿热，加强利水消肿的效果。羌活、秦艽疏风透表，风胜燥湿。

临证备要：①本证肿势颇重，单一治法恐难以见效，宜上下表里分消始能建功。故多选用本方，采取短暂攻逐之法，多可转机取效。但攻逐之法易伤正气，必须中病即止。亦可攻补兼施，交替而行。②本方疏散、破结、淡渗、利窍，"外散内利"。令上下表里之湿，分消走泄，但目的在于破浊消水，散去湿热之结滞，令水自下行而肿自消。表散之药，只是取疏风胜湿，风去湿自行之法，非主要之法，或去之不用，或易防风、防己、祛风利湿，更加的对。③湿热胶结，肠府热盛，有时可见大便不通，湿热郁闭而病势急迫者，可仿己椒苈黄丸意，倍大黄，加汉防己、葶苈子。④本证有兼咽喉肿痛或皮肤疮疖者，系湿热热毒为患，要加金银花、连翘、蒲公英、野菊花、赤芍、牡丹皮等清热凉血解毒，切断诱因。⑤湿热较重，口苦而黏，溲黄而混，或有尿频尿急尿痛，脉细濡而数，苔黄腻，宜改用胃苓汤（《丹溪心法》）合滋肾丸（《兰室秘藏·小便淋闭门》）加减。常用药有制苍术、生薏苡仁、法半夏、广陈皮、云茯苓、黄柏、肉桂、知母、白茅根、芦根、六一散、车前草等。

3.气阴两虚

多见于肾病综合征水肿减退或消退以及激素使用不当所致。

主症：双下肢轻度水肿，腰膝酸软，倦怠乏力，畏寒或肢冷手足心热，口干而不欲饮水，尿少色黄，大便时干时稀，舌质暗红、舌体胖大而有齿痕、苔薄黄，脉弦细或细数。

分析：脾肾两亏，水湿未尽，大肿虽退但水气犹存。脾肾气虚加之水气困遏，腰膝酸软和倦怠乏力之证依然。气虚一时不温肌肤，阴虚且虚阳浮越，故畏寒，或肢冷但手足心热。阴液亏少，水湿阻遏，津液不布，故口干而不欲饮水。二便苔脉所示，是气阴俱不足的表现。

治法：益气养阴。

选方：参芪地黄汤（《沈氏尊生书》）或大补元煎（《景岳全书》）加减。

常用药：党参、黄芪、生地黄、山药、山茱萸、牡丹皮、泽泻、茯苓、枸杞子、当归、杜仲、炙甘草等。前方系六味地黄丸滋阴泻火基础上加补益脾肾之气的党参、黄芪而成，气阴双补，有所清利。后方者则以滋补肾阴为主。当据气阴亏虚之比重不同而选用。

临证备要：①本证气阴两虚，水湿逗留，补气药应重用党参或太子参、黄芪、滋阴药则不宜厚味，做到补气而不伤阴，滋阴而不恋邪；②本证治疗时补气药、滋阴药比例的把握是关键。原则是补气不可过于温，尽可能选一些具有气阴双补作用的药物，如太子参、黄精、玉竹、杜仲等；滋阴药不可壅滞，恐脾运不健难以接受，也虑助湿，水湿难去，故应选麦冬、枸杞子、五味子等平补之品；③肾病综合征适用激素治疗后，或脾肾气虚、阳虚证水肿消退后，或肝肾阴虚久用滋阴药后，最常出现的虚证是气阴两虚证，同时又易兼有水湿、湿热、瘀血症，此时宜益气养阴和络渗湿,其中益气养阴为主,和络渗湿兼使,药物有:生黄芪、怀山药、墨旱莲、枸杞子、紫河车、车前子、生薏苡仁、益母草。治疗体会是,益气不宜太温,宜甘平;补阴不宜滋腻,宜甘微寒;除湿热不宜用燥,宜甘淡、甘凉;清热解毒不宜苦寒,宜甘寒。

4.脾肾阳虚

多见于肾病综合征水肿严重阶段、严重低蛋白血症的情况下。

主症:面色㿠白,形寒肢冷,遍体水肿,按之没指,甚至可伴胸腔积液、腹腔积液,乃至胸闷气急,小便短少,大便溏薄,舌淡体胖,苔薄或腻,脉沉细。

分析:阳气虚衰而面色㿠白,形寒肢冷。水湿不化,开阖失司,水液不循常道而停留体内,溢于肌肤,故见遍身悉肿,按之没指,甚至可伴胸、腹腔积液、湿浊上泛,气逆于上则胸闷气急。脾虚则运化失常,水湿渗于肠道而小溲短少、大便溏薄。脉沉细为水湿在里而脾肾虚,舌淡体胖、苔腻则水湿内盛而阳气已衰。

治法:温补脾肾,通阳利水。

选方:真武汤(《伤寒论》)合实脾饮(《重订严氏济生方·水肿门》)加减。

常用药:茯苓、白芍、白术、附子、生姜皮、厚朴、木瓜、木香、草果仁、大腹皮、干姜、甘草等。方中以附子、干姜为君,温养脾肾、扶阳抑阴,茯苓、白术、木瓜、生姜皮健脾和中,渗利水湿;厚朴、木香、草果仁、大腹皮下气导滞,化湿利水,共为臣药。以白芍、甘草和营敛阴,调和诸药。诸药同用,同补脾肾之阳,又起利水消肿之功。

临证备要:①本证为阴水重证,阳虚阴盛,本虚而标实,必须温补和利水药同用,不可偏执一端,实验证明两者同用利水效果强。温阳药主药为附子,剂量宜重,可用 30～60 g,但用时须久煎 150 分钟,以去其毒性而存温阳之效,见效即可减量;②真武汤原方中用芍药,后人有改为白芍,谓其用以制约术附之温燥,其实芍药能"破坚积。利小便"(《神农本草经》),《本草别录》称芍药能"通顺血脉,去水气,利膀胱大小肠",甄权谓"治脏腑壅气",用之能有破散水结、开水液下行之路。更得姜苓之助,使得内结水寒,从小便而出,从而免除了"水气上逆"之变。故芍药应选赤芍为好,并且用量可适当大些;③温脾肾药的选用除附子、干姜外,还可选用仙茅、淫羊藿、巴戟天等温润之品,少选鹿角片、鹿茸、牛鞭等温燥昂贵之品。

5.肝肾阴虚

易发生在肾病综合征经中西药结合治疗。水肿消退。但激素不良反应明显,或伴有高血压的患者。

主症:水肿不著,但腰酸痛,口干、咽喉干痛,头晕目眩,心烦易怒,尿赤,盗汗,舌红,苔薄,脉细数。

分析:肝肾阴虚而湿热留恋不去,水湿停滞但水肿不甚。湿热伤阴,扰于上则口干、咽喉干痛。阴虚阳亢而头目眩晕,上扰心神则性情急躁。肾虚则腰痛,阴虚则盗汗、烦热。上扰下注故尿赤。舌红、脉弦细数为肝肾阴虚之证。

治法:滋补肝肾。

选方:二至丸(《医方集解》)合杞菊地黄丸(《医级·杂病类方》)加减。

常用药:女贞子、墨旱莲、枸杞子、菊花、熟地黄、山茱萸肉、山药、泽泻、茯苓、牡丹皮、益母草、白芍等。二至丸是治肝肾不足的常用方,二药补益肝肾而不滋腻,墨旱莲还有清热凉血之功。再有枸杞子、菊花、地黄、山药、山茱萸肉补益肝肾潜阳,用茯苓、泽泻、益母草行水道,去除留恋之湿,牡丹皮有活血凉血的功能,防虚火炎上,灼伤血络。

临证备要:①有时本证虚阳上亢的表现较明显,原方可改用大补阴丸(《丹溪心法》)加减,药用黄柏、知母、熟地黄、龟甲等;②本证若伴有高血压、肝阳上亢的表现时,方中可加钩藤、白蒺藜、怀牛膝、磁石、龙骨等平肝潜阳;③若素体肝肾阴虚或相火妄动与湿热依附为虐,或湿热久稽伤及肝肾之阴,此种"阴虚湿热"之证,在治疗上矛盾重重单纯滋阴或清化湿热,都不能切合病机,当滋阴与清化并举,权衡轻重缓急,用药有所侧重。《三家医案》载滋荣养液膏,此方滋而不浊,正如其方解说,有承流宣化,滋水息肝,播植生机,激浊扬清之功,可以效法。肝肾阴虚症状的改善较缓慢,必须辨证准确,长期守方治疗,不可动辄更方,没有恒性;④肝肾阴虚兼有血尿时,切忌见血止血,否则,愈止愈瘀,血愈外溢。治当益阴固其本,通利顺其性,更忌温燥伤阴,苦寒耗液之品。养阴之品有人善用何首乌、桑葚子。因"何首乌养血益肝,固精补肾……为滋补良药,不寒不燥,功在地黄、天门冬之上"(《本草纲目》)。"桑葚子益肾脏而固精"(《滇南本草》)。并用女贞子、墨旱莲,凉而不寒,滋而不腻,于阴虚血热之证,最为合拍。阴虚生内热,或肾亏相火旺者,又当用知母、生地黄、黄柏、栀子折其火热之势。通利则用车前草、白茅根、泽泻等,利而不伤正。更有生地榆一味,其性寒味苦,善清下焦血分之热,不独便血用之,治疗血尿亦有奇功,则不过治便血以地榆炭为宜,治血尿以生地榆为佳。

6.肾虚络阻

可出现在多种类型的肾病综合征,尤其是病程长、治疗效果差,肾穿刺活检有肾小球硬化灶或肾间质纤维化的患者中。

主症:面浮肢肿,迁延日久,皮肤甲错或见红丝赤缕、瘀点瘀斑,或腰痛尿赤,舌淡或红,舌边有瘀点,舌下筋脉瘀紫,苔薄黄或腻,脉细涩。

分析:患病日久,湿热互结,脉络阻滞,水液不循常道,溢于肌肤故见水肿。瘀血阻滞,血液运行不畅,肌肤失于荣养而皮肤甲错,或见红丝赤缕、瘀点瘀斑。瘀滞于内,血不循经,溢于脉外而有腰痛尿赤之证。舌脉为瘀血内阻之象。

治法:益肾和络。

选方:桃红四物汤(《医宗金鉴·妇科心法要诀》)加减。

常用药:当归、赤芍、生地黄、川芎、桃仁、红花、益母草等。原方为治妇女经水不调兼有瘀血之证者。方中以四物汤益肾养血,桃仁、红花及益母草行瘀通肾络,益母草并有活血利水的作用。

临证备要:①以活血化瘀法治疗肾病综合征,是临床常用的重要一法。尽管临床表现瘀血症状可能不很明显,仍须参合应用,不必等瘀血症状毕现;②结合煎剂加上有关活血化瘀中药静脉制剂的应用可加大行瘀通络的力度;③配伍上注意两点,一是配补气药,起"气行血行"的作用,常配生黄芪、党参以益气行血;二是尽量选用具有活血利水双重作用的药物,如益母草、马鞭草、川牛膝、泽兰;④血瘀重症可试用虫类药,如水蛭、地鳖虫、蜈蚣、全蝎等,其中水蛭宜研粉装胶囊吞服效佳。

(四)专病专方专药

1.常用单方验方

(1)卢氏消肿丸:黑白丑65 g,红糖125 g,老姜500 g,大枣65 g,共研细末,泛丸。分3 g

服,3 次/天,饭前服。治湿热壅盛之水肿。

(2)加味化瘀肾炎方:益母草 30 g,丹参 15 g,当归 15 g,白茅根 15 g,车前子 15 g,泽泻 15 g,红花12 g,川芎 12 g,牛膝 12 g,白术 12 g,麻黄 10 g。水煎服,每日 1 剂。治肾络瘀阻之水肿。

(3)五白五皮汤:猪苓、云苓、白术、泽泻、桂枝、桑皮、陈皮、生姜皮、大腹皮、茯苓皮各 10～15 g,白茅根 30 g。水煎服,每日 1 剂。消肾病综合征之水肿。

(4)消蛋白方:丹参 30 g,石韦、益母草、黄芪各 15 g,对长期蛋白尿不消者,重用石韦和黄芪。水煎服,每日 1 剂。

(5)龙蜂方:龙葵 30 g,白英 30 g,蛇莓 30 g,露蜂房 9 g。水煎两汁,1 天分服。本方具有清热解毒、祛风利水之效,用治肾病蛋白尿反复不愈者。

(6)田螺肉 2～3 只,细盐半匙,捣烂敷脐和脐下二指处。每日换 1 次,可消除水肿、腹腔积液、尿闭。

2.中成药

(1)雷公藤总苷片:适用于肾病综合征的蛋白尿,但对微小病变型、系膜增生性肾炎型的蛋白尿效果明显。20～40 mg/次,3 次/天。使用时应注意其肝损及白细胞减少等不良反应。

(2)火把花根片:适用于肾病综合征的蛋白尿,2～3 片/次,3 次/天。注意事项:其不良反应与雷公藤总苷片相似,但较轻。

3.食疗方

(1)加味黄芪粥:生黄芪 30 g,陈皮 6 g,生薏苡仁 30 g,赤小豆 15 g,鸡内金(细末)9 g,糯米 30 g。①用法:先煎煮黄芪、陈皮后去渣取汁,再以生薏苡仁、赤小豆、鸡内金末及糯米同煮成粥,每日 1 剂。②功效:益气健脾、利水消肿。③主治:肾病综合征水肿、蛋白尿。

(2)车前子粥:车前子 15 g,粳米 100 g。①用法:洗净车前子,装入纱布袋内,加清水煎煮后,取出药袋。将药汁、粳米加水煮粥。2 次/天,早晚食用。②功效:利水消肿。③主治:肾病综合征水肿。

(3)大蒜蒸西瓜:西瓜 1 个,大蒜 60～90 g。①用法:在西瓜上挖一洞,剥去蒜皮入内,以瓜皮塞口,隔水煮熟,食蒜和瓜瓤。②功效:利水消肿。③主治:肾病综合征水肿。

(4)田鸡冬瓜汤:冬瓜(连皮)500 g,田鸡 2 只。①用法:田鸡去内脏,与冬瓜一起炖熟,按水肿程度加少许调味品,汤渣同服。②功效:利水消肿。③主治:水湿未化、傍晚足跗微肿、纳食无味等证。

(五)其他疗法

中药穴位注射:肾俞(双)、足三里(双),每日每穴注射 2 mL,鱼腥草注射液和板蓝根注射液交替应用。20 天为 1 个疗程,疗程之间,间隔 1 周。有效病例在 2～3 个疗程即能见效。

(六)并发症的治疗

1.感染

一旦发生应及时选用敏感、强效及无或肾毒性小的抗生素治疗,并加强支持疗法。常用的有青霉素、氨苄西林、阿莫西林、哌拉西林、头孢曲松、头孢哌酮、林可霉素、红霉素等。

2.肾功能损伤

NS 患者多有有效循环血量的不足,应预防肾前性肾衰竭的发生。对于急性肾衰竭患者应积极治疗基础病,应用祥利尿药以冲刷管型,碱化尿液以减少管型的形成,及早进行透析治疗。对于肾功能损伤缓慢进展的患者应按慢性肾衰竭治疗。

3.血栓、栓塞并发症

一旦确诊应立即给予抗凝治疗,对于急性起病者可阻止血栓扩展,慢性血栓患者可防止和减少新血栓及肺栓塞的发生。抗凝治疗以低分子肝素为首选,一般 25 mg 静脉滴注或皮下注射,1/4~6 小时,4 周为 1 个疗程;长期抗凝者可选用华法林口服,2.5 mg,1 次/天,一般持续半年以上,以凝血酶原时间延长 2 倍为度。抗血小板药物亦常用,双嘧达莫 300~600 mg/d 或阿司匹林 40~80 mg/d 口服。血栓一经证实,6 小时内溶栓效果最佳,常选用尿激酶、链激酶。尿激酶对于急性脑血栓、脑栓塞和外周动静脉血栓,2 万~4 万 U/d,1 次/天或分 2 次给药,可溶于 20~40 mL 灭菌生理盐水静脉推注,或溶于 5% 葡萄糖生理盐水或低分子右旋糖酐 500 mL 中静脉滴注;视网膜血管栓塞者,5 000~20 000 U/d,可做静脉滴注或静脉推注;急性心肌梗死者,50 万~150 万 U/d,溶于灭菌生理盐水或 5% 葡萄糖溶液 50~100 mL 中,30~60 分钟静脉滴注完毕。

(七)调护与转归

1.调摄

肾病综合征患者有明显水肿和高血压时,应卧床休息,水肿基本消退,血压平稳后可下床活动。病情缓解后应积极锻炼身体,增强体质,但应劳逸结合,避免病情反复或加剧。注意气候变化,及时增减衣被,避免受凉。

2.护理

一般护理应详细记录 24 小时液体出入量,观察呕吐、腹泻、出汗情况以及静脉补液与尿量的关系。注意观察尿液色泽及尿沫的变化。在治疗过程中应注意观察激素、雷公藤制剂、免疫抑制药、细胞毒药物的不良反应。平时做好皮肤的护理,尤其是高度水肿、卧床、高龄的患者,避免皮肤感染的发生。

3.预后转归

一般来说,肾病综合征无持续高血压,无持久肾功能不全,尿蛋白为高度选择性,对激素治疗反应良好的患者预后较好。肾病综合征的预后与转归与病理类型密切相关,微小病变型预后好,一般不会发生肾功能不全;局灶节段性肾小球硬化者 10 年内进展至肾功能不全者约为 40%;膜性肾病一般 1/3 患者可缓解,1/3 蛋白尿治疗效果不显但肾功能正常,另 1/3 患者会进展至肾功能不全;膜增生性肾炎多数在发病时即有肾功能受损,约 50% 的患者在 10 年左右发展到肾衰竭。

五、诊断与疗效标准

由 1992 年原发性肾小球疾病分型与诊断及疗效标准专题座谈会制定。

(一)诊断标准

(1)大量蛋白尿(>3.5 g/24 小时)。

(2)低蛋白血症(浆清蛋白<30 g/L)。

（3）明显水肿。

（4）高脂血症。

其中（1）、（2）项为必备。

（二）疗效标准

1.治愈标准

（1）尿常规正常。

（2）水肿消失、血浆蛋白及血脂恢复到正常范围。

（3）肾功能正常。

（4）停药后半年无复发。

2.好转标准

（1）完全缓解：①肾病综合征表现完全消除；②血浆清蛋白超过 35 g/L；③连续 3 天检查尿蛋白少于 0.3 g/24h；④肾功能正常。

（2）部分缓解：①肾病综合征表现完全消除；②连续 3 天检查尿蛋白 0.3～2 g/24h；③肾功能正常。

（3）无效标准：水肿等症状与体征无明显好转，24 小时尿蛋白定量大于 2 g，肾功能无好转。

第四节　狼疮性肾炎

系统性红斑狼疮（systemic lupus erythematosus，SLE）是一种累及多脏器、多系统的自身免疫性疾病，我国发病率约为 70/10 万人口。该病可发生于任何年龄，儿童期以 10～14 岁多见，婴幼儿少见，有报道 3 岁发病者。女性患者占绝大多数，女：男为（5～9）：1。SLE 并发肾损害时，称为系统性红斑狼疮性肾炎，简称狼疮性肾炎（lupus nephritis，LN）。狼疮性肾炎是常见的继发性肾小球疾病，儿童常比成人表现严重，其肾脏受累的比率与诊断标准有关。临床观察，肾受累占 50%～70%，通过肾活检诊断的肾受累病例达 90% 以上，多数病例都有轻重不同的肾损害，未成年女性以肾脏损害起病者尤甚。狼疮性肾炎是影响 SLE 预后的重要因素，也是死亡的重要原因。

一、病因

（一）体液免疫因素

由于病毒、细菌内毒素、脂多糖促发因素以及自体组织破坏、释放 DNA 等原因，导致中等相对分子质量的可溶性 DNA 免疫复合物经过血液循环至肾脏（或其他脏器）而沉积于肾小球。

（二）细胞免疫因素

本病发生时，抑制性 T 细胞功能及数量下降。

（三）遗传因素

SLE 发病且有明显的遗传倾向，如家族中发病率高，单卵双胎比双卵双胎发病率高等。

二、发病机制

其发病机制是多元性的,已公认本病是机体对内源性(自体)抗原所发生的免疫复合物性疾病,并伴有 T 细胞功能紊乱。

(一)自身抗体的产生

SLE 时自身抗原或与自身抗原结构相似的异体抗原刺激机体,使骨髓及外周血中的 B 细胞功能亢进,产生多种自身抗体。包括:抗核抗体、抗细胞质抗体、抗细胞膜抗体、抗球蛋白抗体等。抗 DNA 抗体滴度升高与 SLE 尤其是与 LN 的严重程度呈正相关。

(二)免疫复合物的形成与沉积

自身抗体与相应的抗原结合形成免疫复合物主要沉积于肾小球基膜或系膜区;也可沉积于肾小管、肾小管周围毛细血管壁上,引起组织损害。这是 LN 的主要发病机制。引起肾炎的主要是 DNA-抗 DNA 免疫复合物,包括循环免疫复合物、原位免疫复合物。

(三)细胞免疫改变

目前认为 T、B 淋巴细胞调控功能障碍是自身免疫性疾病的关键。本病血清中 TS 功能及数量下降,这可能是自身抗体产生增多的原因,而 TH 功能及数量增加,也促进了体液免疫反应。

三、临床表现

(一)肾外表现

1.一般症状

常见乏力、体重减轻及发热。

2.多系统损害表现

常见皮疹、毛细血管扩张、脱发、浅表淋巴结及肝脾肿大。90%病例有关节痛,30%有肌痛。心脏受累也常见,多表现为心包炎,少数为心肌炎。神经系统受累时常表现为精神异常、癫痫、头痛、舞蹈症、周围神经病及视网膜病变等。其他可见贫血、紫癜、腮腺肿大、间质性肺炎及胸膜炎等。或可发生多浆膜腔积液。

(二)肾损害表现

LN 病变可累及肾小球、肾小管和肾间质。临床表现可有以下几种。

1.血尿和(或)蛋白尿

患者不伴水肿和高血压,仅有轻至中度蛋白尿和(或)血尿。

2.肾炎综合征

常伴水肿或高血压,蛋白尿和血尿。急性起病者的临床表现类似急性肾炎,可伴肾功能损害。部分病例起病急剧,肾功能急剧恶化,短期内进展为肾衰竭。也有部分病例起病时可无肾功能损害,尿液改变也不显著,但经过几年逐渐发展为慢性肾衰竭。

3.肾病综合征

此型可占 LN 的 50%～60%,有水肿、大量蛋白尿、血尿、低蛋白血症和肾功能损害。

4.间质性肾炎

大约有半数患者病理证实有间质和小管病变。

四、实验室检查

(一)常规及相关检查

1.血常规

80％患者中度贫血(正细胞正色素性贫血)、血小板减少、1/4 的患者全血细胞减少。血沉明显加快。

2.尿常规

大量蛋白尿、血尿、管型尿,尿比重低。

3.血浆蛋白、免疫球蛋白抗体检查

血浆总蛋白降低,清蛋白低,球蛋白高,蛋白电泳示球蛋白明显增高,A/G 比值倒置,类风湿因子部分患者呈阴性。抗核抗体阳性,抗双链 DNA 抗体阳性,抗 SM 抗体阳性,循环免疫复合物增高,血清总补体下降。皮肤狼疮带阳性。

(二)其他检查

1.双肾 B 超、CT 检查

了解肾脏的大小、位置、厚薄及有无肾盂积液、结石、肿块、结核。

2.肾脏 ECT(发射性电子计算机扫描)

以了解肾脏的大小、血流量等。

3.放射性检索肾图

了解双肾分泌排泄功能。

4.腹部 X 线片和分泌性肾盂造影

以了解肾脏大小、形态,泌尿系有无结石;肾功能不全时慎作此项检查。

五、诊断和鉴别诊断

(一)诊断要点

(1)系统性红斑狼疮的多系统损害特点。

(2)肾脏受累的表现,如水肿、高血压及尿液异常。

(3)系统性红斑狼疮的实验室证据,如低补体血症、白细胞及血小板降低、高球蛋白血症、抗核抗体及狼疮细胞阳性。

(二)鉴别诊断

1.原发性肾小球疾病

狼疮性肾炎以肾脏损害为明显表现时需与原发性肾小球疾病鉴别。根据血抗核抗体、抗 dsDNA 抗体阳性,血清补体 C_3 下降,以及其他系统表现可资鉴别。必要时通过肾活检明确诊断。

2.紫癜性肾炎

两者均好发于青年,紫癜性肾炎伴有皮肤紫癜,以下肢内侧多见,部分患者伴腹痛、消化道出血,少数伴癫痫,血小板正常,免疫指标检查可助鉴别。

六、治疗

(一)肾上腺皮质激素

常用泼尼松每日 2 mg/kg 口服,病情缓解后逐步减量,以最适宜小剂量长期维持,一般疗

程至少一年以上。对有严重的肾损害者,可用大剂量甲基泼尼松龙(甲基强的松龙)冲击疗法,每次 15～30 mg/kg,每日或隔日静脉滴注,3 次为一个疗程。如病情不见好转,酌情重复应用 2 个疗程。

(二)免疫抑制药

1.环磷酰胺(CTX)

用于 LN 不能耐受激素;或对激素疗效不好;或用小剂量激素不能充分控制病情活动;或有明显的激素不良反应者。剂量:每次 CTX 0.5～1 g/m²,加入生理盐水 100 mL 静脉滴注 1 小时以上,每半月到 1 月 1 次,连用 6～8 次,总量 6～8 g。

2.环胞素 A

如经 4～8 周无效,可间隔 1～2 月增加 0.5～1 g/kg,最大剂量为 1 日 5 mg/kg,如有效则稳定 3 个月后可间隔 1～2 月减少 0.5～1 mg/kg。

3.麦考酚酸酯(骁悉)

每日儿童剂量为 20～25 mg/kg,疗程为 2 年,其不良反应有骨髓抑制、感染、肝功能受损、胃肠道反应,或有多毛、贫血。

(三)抗凝及血小板抑制药

1.肝素

每日 50～100 U/kg,稀释后静脉滴注,1 天 1 次,2 周为一个疗程,最长 4 周。

2.潘生丁片

每日 5～10 mg/kg,分 3 次口服,6 个月为一个疗程。

(四)血浆置换

用于狼疮肾急进性肾炎型,以及弥散性增生型或激素、免疫抑制药不能控制疾病活动。用法:每次每千克体重去除 40 mL 血浆,每周 3 次,共 2～6 周。但血浆置换价格昂贵,效果尚有争议,国内少用。

(五)ACEI 制剂

除降压作用外,也能降低肾小球内高压,并能直接影响肾小球基膜对蛋白质的通透性,消除蛋白尿,常用制剂有卡托普利、依那普利等。

(六)免疫球蛋白 IgG 静脉注射

可改变抗原与 IgG 的比例,从而溶解免疫复合物或起免疫调节作用。用法:每日 0.4 g/kg,静脉滴注,5 天为一个疗程,1 个月后可重复。

(七)透析治疗

对狼疮肾肾衰竭应积极采用透析,但同时仍应坚持药物治疗,只要双肾尚未完全萎缩,肾衰尚存在可逆性。

七、预后

狼疮性肾炎的预后与下列因素有关。

(1)年轻男性发生肾衰的危险性高。

(2)氮质血症缓慢进展预示慢性不可逆肾衰的来临,而肾功能迅速变坏表示存在活动性、可治性或潜在可逆性。

（3）持续低补体血症对预后狼疮性肾炎发生肾衰竭有一定参考价值。

（4）及时地、正确地控制狼疮性肾炎活动可明显改善狼疮性肾炎的预后。

（5）肾活检慢性指数与慢性肾衰发生呈正相关。狼疮性肾炎患者的病程和预后完全视疾病的恶化、缓解、组织学上的转化及治疗效果而不同。

第五节　乙肝病毒相关性肾炎

一、乙型肝炎病毒相关性肾炎概念及认识历程

（一）乙型肝炎病毒及其慢性感染的概述

乙型肝炎病毒（hepatitis B virus，HBV）是 1964 年在澳大利亚土著人血清中发现的一种 DNA 病毒，属于嗜肝 DNA 病毒科。HBV 只侵犯人类和其他灵长类动物。HBV 感染者血清中常存在具有传染性的完整病毒颗粒，又称 Dane 颗粒。Dane 颗粒呈球形，直径为 42nm，分为外壳和核心两部分，外壳含乙型肝炎表面抗原（hepatitis B surface antigen，HBsAg），核心含乙型肝炎核心抗原（hepatitis B core antigen，HBcAg）、环状双股 HBV DNA 和 HBV DNA 多聚酶。

HBV 基因组长约 3.2kb，由长链及短链组成。长链为负链，为长度固定的闭合环状 DNA；短链为正链，为长度可变的半闭合（有一缺口，未完全闭合）环状 DNA。HBV DNA 负链有四个开放区，分别称为 S、C、P 及 X，能编码全部已知的 HBV 蛋白质。S 区可分为二部分，S 基因和前 S 基因。S 基因负责编码 HBsAg，前 S 基因负责编码前 S1 及前 S2 蛋白。C 区基因包括前 C 基因和 C 基因，分别编码乙型肝炎 e 抗原（hepatitis B e antigen，HBeAg）和 HBcAg。HBeAg 的功能尚未完全阐明，其对病毒复制并非必要，但与免疫耐受及持续感染有关。P 区编码 HBV 的 DNA 多聚酶。X 区编码一个 16.5kd 的蛋白（HBxAg），具有信号传导、转录激活、DNA 修复和抑制蛋白降解等多种功能，X 蛋白对病毒复制是重要的，还与肝癌的发生相关。

HBV 在肝细胞内繁殖。首先，HBV 侵入肝细胞后，HBV DNA 进入胞核内，在 DNA 多聚酶作用下，以负链 DNA 为模板延长正链，修补正链中的缺口，形成共价闭合环状 DNA（covalently closed circular DNA，cccDNA）。然后仍在 DNA 多聚酶作用下，以 cccDNA 中负链为模板，转录成几种不同长度的 mRNA，进入胞质。这些 mRNA 在胞质中分别编码翻译 HBV 的各种抗原，而其中的 3.5kd mRNA 还能在反转录酶（即 DNA 多聚酶）作用下，作为模板，反转录生成新的 HBV DNA。cccDNA 半衰期较长，很难从肝细胞内被彻底清除。

HBV 有反转录的复制过程，故其基因变异率较一般 DNA 病毒高，容易逃脱宿主的免疫应答清除作用，导致病毒感染持续存在。目前已发现 HBV 有 9 个基因型，即 A 基因型至 I 基因型。HBV 基因型与疾病进展有关。目前一定的地域性在我国以 C 型和 B 型为主。与 C 基因型感染者相比，B 基因型感染者较早出现 HBeAg 血清学转换（即血清出现 HBeAb，HBeAg 转阴），较少进展为慢性肝炎、肝硬化和原发性肝细胞癌。

乙型病毒性肝炎是血源传播性疾病，主要通过血液（如静脉滥用毒品、输血制品和血液透析等）、母婴（即垂直传染）及性接触途径传播。HBV 感染于全世界流行，但是不同地区 HBV

感染的流行强度差异很大。据世界卫生组织报道,全球约 20 亿人口感染过 HBV,其中 3.5 亿人为慢性 HBV 感染者,每年约有 100 万人死于 HBV 感染所致肝衰竭、肝硬化和原发性肝细胞癌。持续性 HBeAg 阳性和(或)HBV DNA>2000U/mL(相当于 104 拷贝/mL)是肝硬化和原发性肝细胞癌发生的显著危险因素。

HBV 感染的肝外并发症包括血清病样综合征、肾小球肾炎、结节性多动脉炎和儿童丘疹性皮炎等。这些肝外并发症见于 1%～10% 的慢性 HBV 感染患者。其发病机制不明,一般认为是由免疫复合物引起,与高水平的病毒抗原血症相关。

(二)乙型肝炎病毒相关性肾炎的认识过程

HBV 相关性肾小球肾炎(hepatitis B virus associated glomerulonephritis,HBV-GN)是与 HBV 感染相关的肾小球疾病,它是 HBV 感染的常见肝外并发症。

HBV-GN 患者包括儿童及成人,伴或不伴明显的肝炎病史。1971 年 Combes 等首次报道一例 53 岁男性 HBV 携带者发生膜性肾病(MN),在其肾活检组织的肾小球内发现 HBsAg 免疫复合物。随后研究证实,在 HBV-GN 患者的肾小球中均可发现 HBsAg、HBcAg 或 HBeAg。HBV-GN 的病理类型以 MN 最常见,此外还有系膜增生性肾炎(MsPGN,伴或不伴系膜硬化病变)及膜增生性肾炎(MPGN),在亚洲还有 IgA 肾病(IgAN)的报道。

HBV-GN 中,儿童 MN 与 HBV 感染的关系已得到流行病学调查资料支持。20 世纪 80 年代的流行病学研究显示,在人群 HBsAg 感染率低(为 0.1%～1%)的美国和西欧,MN 患儿的血清 HBsAg 检出率为 20%～60%;而在 HBV 感染率高的亚洲和非洲(如我国感染率为 15%),MN 患儿的血清 HBsAg 检出率常高达 80%～100%。所以,儿童 MN 与慢性 HBV 感染之间存在密切关系。

HBV-MN 患儿的预后大多良好,但是部分 HBV-GN 成人病例可进展到终末肾脏病(ESRD),提示该病具有慢性进展性质。

文献关于该病的命名,除 HBV-GN 外,还包括乙型肝炎病毒相关性肾病和乙型肝炎病毒感染相关性肾小球肾炎等。

二、乙型肝炎病毒相关性肾炎发病机制的研究现状

一般认为,病毒导致肾小球疾病的发病机制可能有:①免疫复合物介导疾病,包括循环免疫复合物沉积及原位免疫复合物形成。②病毒感染引起的细胞病变效应。

(一)免疫复合物介导肾损害

许多学者认为病毒抗原与宿主抗体结合形成免疫复合物,激活补体系统导致肾小球损伤是 HBV-GN 的主要发病机制。支持证据包括以下内容:①患者循环中存在免疫复合物,而且从免疫复合物中分离出 HBsAg 及 HbcAg。②肾活检组织免疫病理检查常见肾小球内有 HBsAg、HBcAg 或(和)HBeAg,且上述抗原的分布与免疫球蛋白和补体的分布一致。③用患者肾活检组织作酸洗脱试验,可从洗脱液中找到抗 HBV 抗体。④动物实验早已证实注入 HBsAg 可诱发狒狒的免疫复合物性肾炎,肾组织出现 HBsAg 及免疫球蛋白沉积。

下文将对免疫复合物致肾损害的几个问题作一简要讨论。

1.HBV 抗原特性与免疫复合物形成

虽然在 HBV-MN 患者肾活检组织中可检出 HBsAg、HBeAg 或 HBcAg 等多种 HBV 抗

原,但是许多研究显示 HBeAg 是主要致病抗原。Lai 等(1989 年)用单克隆抗体的 F(ab′)2 片段进行检测肯定 HBeAg 是 HBV-MN 肾小球沉积的特异成分。Lin 等(1997 年)在 HBV-MN 患者的血清和肾脏中都发现了 HBeAg 和抗 HBe 抗体形成的免疫复合物,提示 HBeAg 在 HBV-MN 发病中起重要作用。Takekoshi 等(1991 年)发现 HBV-MN 患者循环中 HBeAg 存在两种形式,小分子的游离 HBeAg 和大分子的与 IgG 结合的 HBeAg,后者即可能为循环免疫复合物。此外,临床上还观察到 HBV-MN 患者蛋白尿的缓解与血清 HBeAg 清除相关,这也间接支持 HBeAg 在 HBV-GN 发病中具有重要作用。

除循环免疫复合物沉积于肾小球外,肾小球内原位免疫复合物形成也是 HBV-MN 的重要发病机制之一。一般认为,能够穿过肾小球基底膜(GBM)定位于上皮下的物质相对分子质量应较小[小于$(3\sim5)\times10^5$,最大不超过 1×10^6],并且携带电荷。在 HBV 抗原成分中,HBsAg 及 HBcAg 分子量皆大,并带负电荷,因此无法穿过 GBM 而于上皮下形成原位免疫复合物。HBeAg 的分子量小,仅为$(3.9\sim9)\times10^4$,因此有可能穿过 GBM 到达上皮下,再与抗 HBe 抗体结合原位形成免疫复合物。但是 HBeAg 也带负电荷,不一定能克服 GBM 的负电荷屏障到达上皮下,所以又有学者认为,是带强正电荷的抗 HBe-IgG(其分子量也小,约为 1.6×10^5)靠其电荷穿过 GBM 植入上皮下,然后再吸引 HBeAg 至上皮下原位形成免疫复合物。此外,抗 HBe-IgG 与 HBeAg 形成的循环复合物也可能沉积于上皮下,此循环免疫复合物分子量也较小$(2.4\sim5.4)\times10^5$,带正电荷,因此也能通过 GBM 到上皮下。

HBsAg 分子量大[可达$(3.7\sim4.6)\times10^6$],HBcAg 分子量更大[可达$(8.5\sim9)\times10^6$],都不能通过 GBM,但它们往往也能在 HBV-MN 患者的肾小球毛细血管壁上皮下检测到,如何解释?一种解释认为这是它们的肽链碎片所致。完整的 HBV 抗原在体内代谢,最后能分解成许多仍然含有抗原决定簇的小分子多肽亚单位,这些亚单位能到达上皮下形成原位免疫复合物,或形成循环免疫复合物再沉积至上皮下。

2.HBV 基因突变与机体免疫应答异常

HBV-GN 的发病涉及病毒、宿主以及二者间的相互作用。文献报道,HBV-MN 患者的血清检验 HBeAg 多阳性,反映病毒复制活跃,说明 HBV 持续感染是 HBV-GN 发生的一个必要条件。

HBV 感染持续存在有病毒方面因素,与 HBV 基因突变相关。有报道发现,感染 HBV-MN 患儿的 HBV 有 S 基因或(和)前 S 基因(前 S1,前 S2)的突变,这些基因突变都可能影响机体免疫应答,干扰宿主对病毒的清除。

HBV 感染持续存在也与机体免疫功能受损相关。Lin 等研究发现,HBV-MN 患者的 T 细胞亚群失调,CD4$^+$ 细胞较少,CD8$^+$ 细胞增多,CD4$^+$/CD8$^+$ 比率下降,这将使特异性抗体生成不足,清除 HBV 能力减低。另外,Lin 等还发现 HBV-MN 患者的细胞毒性 T 细胞活性降低,Th$_1$ 细胞相关的白介素-2(IL-2)和干扰素-γ(INF-γ)水平明显低,提示细胞免疫反应也存在缺陷,对清除 HBV 不利。

3.遗传因素

遗传因素对 HBV-GN 的发病也可能有影响。

(二)病毒感染引起细胞病变效应

许多病毒感染都可能通过细胞病变效应导致细胞变性死亡。2004 年 Bhimma 等在讨论HBVGN的发病机制时,认为 HBV 也可能通过细胞病变效应导致肾组织损害。但是,这一假说十分缺乏证据。

首先,HBV 是否能够感染肾脏细胞并复制? 尽管早年来自动物实验和尸体解剖的研究提示 HBV 除嗜肝外也具有轻度泛嗜性,而且一些原位杂交和原位 PCR 研究也发现在某些 HBV-GN 患者的肾小球系膜细胞中确有 HBV DNA 存在,这似乎十分支持 HBV 能感染系膜细胞并于胞内复制的看法。可是,近年的转基因动物实验已清楚显示 HBV 并不攻击系膜细胞,为此这些在系膜细胞内发现的 HBV DNA,很可能是被系膜细胞吞噬进入,并无其他意义。

其次,HBV-MN 是一种足细胞病,即使 HBV 真能感染系膜细胞并引起细胞病变效应的话,也无法解释 HBV-MN 的足细胞损害。

三、乙型肝炎病毒相关性肾炎的表现和诊断

(一)病理表现

1990 年中华内科杂志发表的"乙型肝炎病毒相关性肾炎座谈会纪要"指出:我国 HBV-GN 最常见的病理类型为 MN,其次为 MPGN 或 IgAN。2012 年美国出版的肾脏病学专著 *The Kidney*(第 9 版)认为:在 HBV-GN 的病理类型中,虽有系膜增生及硬化的报道,但是最常见者仍为 MN,而 MPGN(包括 Ⅰ 型、Ⅲ 型)及新月体肾炎(包括 MN 合并新月体肾炎及或原发性新月体肾炎)则报道较少。

国内外资料都公认 HBV-GN 最常见的病理类型是 MN,儿童尤其如此,在儿童罕见特发性 MN,MN 都主要继发于 HBV 感染或系统性红斑狼疮。HBV-MN 可呈现与特发性 MN 相同的病理改变,但也能出现与其不同的病理特征,例如:①免疫病理检查呈现"满堂亮"表现,即 IgG、IgA、IgM、C_3、C_{1q} 及纤维蛋白相关抗原均阳性,它们不但沉积于毛细血管壁,也能同时沉积于系膜区。②光镜检查不一定都出现基底膜"钉突样"改变,但是却经常出现"假双轨征"(并非由系膜插入形成的双轨征)及不同程度的系膜增生,嗜复红蛋白不但沉积于上皮下,也常同时沉积在基底膜内、内皮下及系膜区。③电镜检查除上皮下外,其他部位(基底膜内、内皮下和系膜区)也常见电子致密物沉积,而且有时还能见到病毒样颗粒及管网样包涵体。有学者将上述具有特殊表现的 MN 称为"非典型膜性肾病"。

当然,无论哪种病理类型的肾小球疾病,进行免疫病理检查时,都必须在肾小球内发现 HBV 抗原包括 HBsAg、HBcAg 或(和)HBeAg 才能诊断 HBV-GN。

(二)临床表现

HBV-GN 多发生于 HBV 感染流行区,患者包括成人及儿童,男性居多。一般而言,HBV-GN 的临床表现与相同病理类型的原发性肾小球肾炎相似,但是 HBV-MN 可能有如下特点与特发性 MN 不同:①HBV-MN 患者可偶见肉眼血尿。②发病初期血清补体 C_3、C_{1q} 及 C_4 水平下降。③循环免疫复合物增多。④在此免疫复合物中能发现 HBV 抗原。

文献报告 HBV-MN 病例诊断中血清 HBeAg 常阳性,例如在 Lai 等、Lin 等和 Tang 等报告的 HBVMN 病例中,血清 HBeAg 阳性率分别为 100%(5/5 例)、100%(20/20 例)和 70%(7/10 例)。临床观察发现,血清病毒复制指标(包括 HBeAg)阴转常伴随 HBV-MN 病情好转,HBV 不被清

除则肾病常逐渐进展。

HBV-MN 儿童患者的自发缓解率高达 30％～60％,尤其是出现 HBeAg 血清学转换者,而成人患者自发缓解率低,约 10％患者将最终进入 ESRD,需要进行透析或肾移植治疗。

(三)诊断标准

1.HBV-GN 诊断标准

国际上尚无 HBV-GN 的统一诊断标准。目前,我国成人患者仍在沿用 1990 年公布的"乙型肝炎病毒相关性肾炎座谈会纪要"建议的 HBV-GN 诊断标准包括:①血清 HBV 抗原阳性。②患肾小球肾炎,并可排除狼疮性肾炎等继发性肾小球病变。③在肾组织切片中找到 HBV 抗原,包括 HBsAg、HBcAg 及 HBeAg。

座谈会纪要强调,此中第③点为最基本条件,无此即不能下 HBV-GN 诊断,而第①点可以阙如,因为 HBV 感染者的血清 HBV 抗原滴度时高时低呈现波动,且血清中 HBV 抗原的消长也并不与组织中的消长同步。

2010 年中华医学会儿科学会制订了"儿童乙型肝炎相关性肾炎诊断治疗指南"规定 HBV-GN 的诊断依据为:①血清乙肝病毒标志物阳性,包括 HBV 抗原、抗体或(和)DNA 阳性。②患肾病或肾炎并能除外其它肾小球疾病。③肾小球中有 1 种或多种 HBV 抗原沉积。④肾脏病理改变绝大多数为膜性肾病,少数为膜增生性肾炎和系膜增生性肾炎。

确诊标准为:同时具有上述①②③三条;同时具有上述①②及④中的膜性肾病;个别患者具有上述②③两条,而血清乙肝病毒标志物阴性也能诊断。

2.HBV 复制指标

判断 HBV 有无复制对制订治疗方案意义很大,1990 年公布的《乙型肝炎病毒相关性肾炎座谈会纪要》讲述,如下血清 HBV 标志物阳性即提示病毒复制:HBeAg 阳性、HBV DNA 多聚酶阳性、HBV DNA 阳性及存在高滴度抗 HBc IgM 抗体。但是,一般医院都未开展血清 HBV DNA 多聚酶检测。

(四)关于 HBV-GN 检查法及诊断标准的思考

1.关于 HBV-GN 诊断标准

"乙型肝炎病毒相关性肾炎座谈会"制订的 HBV-GN 诊断标准已应用 20 余年尚未修订,此标准中存在一些问题值得商议:首先,标准第 1 条是企图证实患者有或曾经有 HVB 感染,如此仅写"血清 HBV 抗原阳性"不全面,应改为"血清乙肝病毒标志物阳性",包括 HBV 抗原、抗体及 HBV DNA 阳性。其次,标准第 3 条写"肾组织切片中找到 HBV 抗原"也不够准确,因为 HBVGN 是肾小球疾病,故应写为"肾小球中有 HBV 抗原沉积"。所以,应该讲 2010 年"儿童乙型肝炎相关性肾炎诊断治疗指南"中的诊断标准更为合理。至于此儿科标准认为血清 HBV 病毒标志物阳性、能除外狼疮性肾炎等其他肾小球疾病的 MN 也能诊断为 HBV-GN,这是因为儿童罕见特发性 MN,他们的 MN 主要继发于系统性红斑狼疮或 HBV 感染,所以除外狼疮性肾炎后即基本能诊断 HBV-MN。需要注意的是此条标准并不适用于成人患者。

除了在肾小球中发现 HBV 抗原外,还有两项检查技术对诊断 HBV-GN 也极有意义,即用肾组织切片做原位杂交在肾小球中发现 HBV DNA,以及用肾活检组织进行酸洗脱于洗脱液中查找到 HBV 抗体,但是这两项检查的技术要求都很高,很难应用于临床,所以它们一般只用于科研,而不作为临床诊断 HBV-GN 的依据。

2.关于组织中 HBV 抗原的检测

通过免疫病理检查(包括免疫荧光或免疫组化检查)在肾小球中发现 HBV 抗原(包括 HBsAg、HB-cAg 及 HBeAg)是诊断 HBV-GN 的最基本条件,因此保证检查的准确性很重要。除了高质量试剂及规范化操作外,有如下两点需要强调。

(1)要注意肾组织中具有抗球蛋白活性的 IgM 对试验的干扰,这常见于狼疮性肾炎。具有抗球蛋白活性的 IgM 能与试剂抗体分子 IgG 的 Fc 段结合造成假阳性结果,解决办法是用酸性缓冲液先将组织切片上的抗体全部洗脱,然后再重新染色。

(2)如果患者血清中存在高滴度的抗 HBV 抗体,而且它们已将肾切片上的 HBV 抗原位点全部饱和,此时试剂中的抗 HBV 抗体即无法与 HBV 抗原再结合而造成假阴性结果。假若临床高度怀疑有此情况,仍需应用酸洗脱术将切片上的抗体洗掉,再重新染色。

四、乙型肝炎病毒相关性肾炎的治疗对策及防治展望

(一)抗病毒治疗

由于肾小球中免疫复合物的原位形成或沉积是 HBV-GN 发病的关键,所以进行抗病毒治疗减少或清除 HBV,即可能减少免疫复合物形成,帮助肾损害恢复。临床已观察到,随着体内 HBV 被清除(包括机体自发清除或药物治疗清除),HBVGN 患者的蛋白尿也常随之减少。所以,对血清 HBV 复制指标阳性的 HBV-GN 患者,进行抗病毒治疗已是标准治疗方案,包括使用干扰素和核苷类似物治疗。

1.干扰素治疗

普通干扰素 α(IFNα-2a,2b 及 1b)和聚乙二醇干扰素 α(Peg-IFNα-2a 及 2b,为长效制剂)具有抗病毒和免疫调节的双重作用。它们能抑制病毒 DNA 转录、降解病毒 RNA 及干扰病毒蛋白质合成,从而阻止病毒复制。已有临床观察显示,用 IFNα 或 Peg-IFNα 治疗 HBV-MN 患儿,当血清 HBeAg 转阴后,蛋白尿也随之缓解。需要注意的是干扰素治疗疗程要足够长(有学者认为至少需要治疗 1 年),否则停药后血清 HBV 又会重新转阳。干扰素的主要不良反应为流感样反应及一过性外周血白细胞或血小板下降,绝大多数患者都能耐受。干扰素治疗的禁忌证为高龄、严重抑郁症、失代偿性肝硬化、有临床症状的冠心病、未控制的自身免疫性疾病等。

2.核苷类似物治疗

核苷类似物包括拉米夫定、阿德福韦酯、恩替卡韦、替比夫定、替诺福韦等,它们能通过抑制 DNA 多聚酶而阻止 HBV 复制。与干扰素比较,核苷类似物具有给药方便和耐受性好的优点,但是同样需要长期服药,否则停药后 HBV 又会重新复制。

拉米夫定为第一代核苷类似物药物,在我国应用已经 15 年,所以病毒变异株已显著增多,而当变异株成为优势株时即出现耐药,此时即应改用新的其他核苷类似物治疗。临床应用已显示,这些新核苷类似物药物对野生型 HBV 和拉米夫定耐药型 HBV 都有明显的抑制作用,不过它们在治疗 HBV-GN 上的疗效研究尚少,还需进一步观察。在使用核苷类似物进行治疗时要注意。

(1)已知阿德福韦酯及替诺福韦具有肾毒性,较大剂量使用时毒性更明显,可导致范可尼综合征及血清肌酐增高,所以应用这两种药治疗 HBV-GN 时需要密切监测血清肌酐和血磷变化。

(2)上述核苷类似物都主要经肾排泄,所以肾功能不全患者用药,一定要根据肾功调节用药剂量或用药间隔时间,以免药物体内蓄积增加不良反应(替诺福韦需特别注意,因为它在体内蓄积时可引起乳酸酸中毒)。

2006 年 Fabrizi 等、2010 年 zhang 等及 2011 年 Yi 等先后发表了 3 篇单独用抗病毒药物(绝大多数用 IFNα,个别用拉米夫定)治疗 HBV-GN 疗效的荟萃分析,结果均显示抗病毒治疗十分有效,能显著提高 HBeAg 清除率,减少蛋白尿,及促进肾病综合征缓解。

(二)糖皮质激素和免疫抑制药的使用

关于 HBV-GN 患者能否应用糖皮质激素及免疫抑制药治疗,治疗是否有效,一直存在着争论。1990 年发表的《乙型肝炎病毒相关性肾炎座谈会纪要》认为:HBV 复制指标阴性且肝功能正常的患者,可试用激素及免疫抑制药进行治疗,但在治疗过程中应密切监测 HBV 复制指标及肝功能变化。而 2010 年公布的《儿童乙型肝炎相关性肾炎诊断治疗指南》认为:HBV-GN 患儿应以抗病毒治疗为主,在抗病毒治疗同时可慎用糖皮质激素,但不推荐单用糖皮质激素治疗。另外,对 HBV-MN 患儿不推荐应用免疫抑制药,而对 HBV-MPGN 患儿可以在应用抗病毒治疗基础上加用免疫抑制药,但不推荐单用免疫抑制药治疗。

国内应用糖皮质激素、免疫抑制药(多为吗替麦考酚酯)或(和)抗病毒药物(多为核苷类似物)治疗 HBV-GN 的文章很多,可是高质量的随机对照试验却十分缺乏,所以至今仍难对上述治疗的疗效及不良反应做一客观评价。2012 年 Zheng 等对 1980—2010 年收集到的国内外发表的免疫抑制药物(应用糖皮质激素、吗替麦考酚酯或来氟米特)联合抗病毒药物(应用拉米夫定、恩替卡韦或阿德福韦酯)治疗 HBV-GN 的研究资料进行了荟萃分析,结果显示此联合治疗能显著减少尿蛋白、增加血清蛋白,而对 HBV-DNA 复制及肝功能并无明显不良影响。可是本文作者并没有将联合治疗与单独抗病毒治疗的疗效进行比较,由于单独抗病毒治疗的疗效已比较肯定,那么此联合治疗中激素及免疫抑制药到底起了治疗作用没有,以及起了多大作用,尚不清楚。

在治疗 HBV-GN 时激素及免疫抑制药是把双刃剑,它们可能通过免疫抑制作用对免疫介导的HBV-GN发挥治疗效应,但是它们又可能促进 HBV-DNA 复制、延迟 HBV 中和抗体产生而加重乙型肝炎,甚至导致重症肝炎爆发。因此 HBV-GN 患者是否该用糖皮质激素及免疫抑制药治疗?如果能用,用药指证是什么?应该选用什么药物?如何制订治疗疗程?这一切问题都没有解决,需要今后进行大样本前瞻随机对照试验来深入研究。

(三)防治乙型肝炎病毒相关性肾炎的思考及展望

接种乙型肝炎疫苗是预防 HBV 感染的最有效策略。已证明在 HBV 感染高发区普及乙型肝炎疫苗接种能显著降低 HBV-GN 发生率。其他的预防措施包括对慢性乙型肝炎患者的适当隔离和对高危人群的管教。为防止医院院内交叉感染,各项规章制度必须严格执行。

HBV 持续复制的患者更容易并发 HBV-GN,因此对于血清 HBeAg 持续阳性者需要额外重视,应定期进行尿常规化验,若出现蛋白尿等异常就应及时进行肾活检,以早期明确诊断进行干预治疗。

HBV cccDNA 存在于肝细胞核内,目前的药物很难将其清除,所以长期应用抗 HBV 药物抑制病毒复制,乃是防止 HBV 感染患者肝外并发症包括 HBV-GN 的现实策略。

抗 HBV 药物的疗效目前仅限于少数小样本临床观察,且主要为儿童 HBV-MN 患者,而儿童患者有很高的自然缓解率,故很难排除自发缓解对试验结果的影响。因此今后需要进行更大规模的前瞻随机对照临床试验,并包括成人 HBV-MN 患者,才能更准确地判断抗 HBV 药物疗效。

HBV-GN 的发生由病毒及宿主两方面因素共同决定,在人体免疫系统无法清除 HBV 抗原的情况下才会导致免疫复合物性肾炎发生。目前对 HBV-GN 的研究主要是由肾内科医师进行,故对 HBV 的病毒学特征及机体抗 HBV 的免疫状态,及它们在发病及治疗过程中的动态变化往往研究较少,所以今后对 HBV-GN 的研究需要加强不同学科之间的合作,要有更多的病毒学家及免疫学家参与,这十分必要。

第六节　慢性肾衰竭

一、概述

美国肾脏病基金会(national kidney foundation,NKF)和肾脏病患者预后及生存质量(kidney disease outcome quality initiative,K-DOQI)将慢性肾脏病(chronic kidney disease,CKD)定义为肾脏损害和(或)肾小球滤过率(glomerular filtration rate,GFR)下降<60 mL/(min $\cdot$ 1.73 m^2),持续 3 个月以上。据此,2001 年 K-DOQI 按照 GFR 水平将慢性肾脏病分为 5 期(表 4-2),代替了慢性肾衰竭(chronic renal failure,CRF)传统的 4 期临床分期。新的 CKD 分期将慢性肾脏病易患因素、启动因素、进展和并发症的因素、是否接受替代治疗等纳入分期以便早期干预,延缓慢性肾衰竭的发展,减少并发症。

表 4-2　慢性肾脏病的分期

分期	描述	GFR[mL/(min $\cdot$ 1.73 m^2)]	相关术语
1	肾损伤,GFR 正常或↑	≥90	清蛋白尿、蛋白尿、镜下血尿
2	肾损伤,GFR 轻度↓	60～89	清蛋白尿、蛋白尿、镜下血尿
3	GFR 中度↓	30～59	慢性肾衰竭、早期肾功能不全
4	GFR 重度↓	15～29	慢性肾衰竭、晚期肾功能不全、ESRD 前
5	肾衰竭	<15 或透析	肾衰竭、尿毒症、ESRD

慢性肾衰竭常常是肾脏以及肾脏相关疾病的最终归宿,是指各种病因作用于肾脏,使肾单位慢性进行性、不可逆性破坏,导致肾功能渐进性不可逆性减退,直至功能丧失所导致的以内环境紊乱和内分泌失调为特征的临床综合征。从原发病到肾衰竭,短则数月,长则数年。若不及时治疗,GFR 降至15 mL/(min $\cdot$ 1.73 m^2),肾小球硬化,肾间质纤维化,并出现尿毒症症状和体征,需要进行透析或肾移植治疗,进展为终末期肾脏病(end stage renal disease,ESRD)。

二、慢性肾衰竭的病因和发病机制

(一)CRF 的病因

CRF 是多种肾脏疾病晚期的最终结局。凡是能引起肾单位慢性进行性破坏的疾患均能引起慢性肾衰竭,包括原发性肾脏病和继发性肾脏病。引起 CRF 的原发性肾脏疾病包括原发性肾小球肾炎、继发性肾小球肾炎、慢性间质性肾炎等。继发于全身性疾病的肾损害如糖尿病肾病、高血压性肾损害、高血脂、肥胖相关性肾损害等。CRF 的病因因国家、地区、民族有所不同。在我国原发性肾小球疾病是导致终末期肾病的第一位原因,而经济发达国家 CKD 的重要构成是糖尿病肾病、高血压性及高血脂、肥胖相关肾损害。

(二)CRF 的主要发病机制

当功能性肾单位数量减少后,残存的肾单位形态和功能上会出现代偿性变化。代偿早期可以弥补肾单位减少带来的肾功能减退,以维持肾功能在正常范围。如持续代偿、代偿过度、则残存肾单位可进一步损毁,肾功能进行性减退。如果 GFR 将至正常的 25%,即使解除原发病的始动因素,也不可避免地走向 ESRD。

人们对慢性肾脏病进展、CRF 的发病机制,先后提出了各种各样的假说"尿毒症毒素学说""完整肾单位学说""矫枉失衡学说""肾小球高滤过学说""脂质代谢紊乱学说""肾小管高代谢学说"等等,但没有一种学说能完整地解释其全部的发病过程。近 30 年,随着分子生物学的飞速发展及其在肾脏病领域的应用,加深了人们对 CRF 发生机制的认识,已有的学说不能得到补充和纠正,新的学说不断涌现,特别是逐渐认识了各种生长因子和血管活性物质在 CRF 进展中的作用,又有学者提出了"尿蛋白学说""慢性酸中毒学说"等。有些假说是针对肾小球病变,有些则重点解释肾小管间质纤维化的机制。实际上,ESRD 病理改变呈现肾小球硬化和肾间质纤维化的特征。生理情况下,肾小球与肾功能存在精确的"球-管反馈",以维持正常的肾功能和内环境的稳定。病理条件下,两者则互为因果、相互影响。若以肾小球病变为主,硬化的肾小球周围将存在肾小管萎缩和间质纤维化;以肾小管病变为主时,在萎缩的肾小管及纤维化的肾间质病变区的中央往往存在硬化的肾小球。介导肾小球硬化与肾小管间质纤维化的机制有所差异,却相互重叠,不能截然分开。下面简要介绍几个关于慢性肾衰竭的发病机制假说。

1.健存肾单位学说

20 世纪 60 年代初 Bricker 提出健存肾单位假说,认为各种损害肾脏的因素持续不断地作用于肾脏,造成病变严重部分的肾单位功能丧失,而另一部分损伤较轻或未受损伤的"残存"或"健存"肾单位则仍可保持功能。其中某些受损肾单位的肾小球与肾小管功能成比例地降低,但两个或两个以上受损肾单位功能之和,仍可相当于一个完整的肾单位。"健存"肾单位通过加倍工作代偿以适应机体的需要,维持体液和内环境稳定,因而出现代偿性肥大和滤过功能增强。实验研究表明,病侧肾小球滤过率降至 35%,健侧肾小球滤过率则增加 11%,故肾小球滤过率降低至 50%时,血尿素氮和血肌酐仍可保持在正常水平。随着疾病的进展,健存的肾单位日益减少,即使加倍工作也无法代偿时,临床上即出现肾功能不全的症状。因此,健存肾单位的多少,是决定 CRF 发展的重要因素。

2.肾小球高滤过学说

20世纪80年代初,Brenner等对大鼠作5/6肾切除,微穿刺研究证实残余肾的单个肾单位肾小球滤过率(single nephron GFR,SNGFR)增高(高滤过)、血浆流量增高(高灌注)和毛细血管跨膜压增高(高压力)即著名的"三高学说"或"肾小球高滤过学说"。当处于高压力、高灌注、高滤过的血流动力学状态下,肾小球可显著扩展,进而牵拉系膜细胞。应用体外培养的系膜细胞观察到,周期性机械性牵拉系膜细胞,系膜细胞增加细胞外基质的合成聚集,再加以高血流动力学引起肾小球细胞形态和功能的异常,又会使肾小球进行性损伤,最终发展为不可逆的病理改变即肾小球硬化。另外,肾小球上皮细胞是一种高度分化的终末细胞,出生后在生理情况下它不再增殖。当肾小球处于高血流动力学状况下,可发生局部毛细血管袢的扩张,及至整个肾小球的扩张和肥大。但肾小球上皮细胞不能增殖,与肾小球容积增加和毛细血管扩张很不适应,上皮细胞足突拉长、变薄和融合,甚至与肾小球基底膜(GBM)分离,形成局部裸露的GBM,裸露的GBM处毛细血管跨膜压骤增,大大增加了大分子物质的滤过,引起大量蛋白尿。严重的上皮细胞损伤,GBM裸露及毛细血管扩张,可引起肾小球毛细血管袢塌陷,最后导致局灶、节段性肾小球硬化发生。肾小球纤维化和硬化将进一步破坏健存肾单位,从而促进肾衰竭。肾小球过度滤过是CRF发展至尿毒症的重要原因之一。

3.矫枉失衡学说

20世纪70年代Bricker等提出矫枉失衡学说使健存肾单位学说得到补充。该学说认为,某些引起毒性作用的体液因子,其浓度增高并非都是肾清除减少所致,而是肾小球滤过率降低时机体的一种代偿过程,或称"矫枉"过程。而在矫枉过程中出现了新的失衡,使机体进一步受损。

CRF时,甲状旁腺激素(PTH)水平升高是说明矫枉失衡学说的一个例子。当肾小球滤过率下降时,尿磷排泄减少,出现血磷增高和血钙下降。后者使PTH分泌增加促进尿磷排泄,从而纠正高磷血症。当肾小球滤过率进一步下降时,再次出现高磷血症,机体仍进一步增加PTH的分泌,如此循环,使血浆PTH水平不断增高,最终发生继发性甲状旁腺功能亢进,使肾小管间质钙、磷沉积增多和进行性损害,从而引起肾单位的进行性破坏。这种持续性的体液因子(PTH)异常除影响肾小管功能外,也可造成机体其他系统功能失调。例如,PTH增高使溶骨活动增强引起肾性骨营养不良,以及软组织坏死、皮肤瘙痒与神经传导障碍等发生。因此,这种矫枉失衡使肾单位破坏进一步加剧,加重内环境紊乱,甚至引起多器官功能失调,加重CRF发展。

4.肾小管高代谢学说

近年来,肾小管间质病变引起的进行性肾损害引起了人们的广泛重视。研究认为,在慢性肾衰进展过程中,肾小管并不是处于被动的代偿适应或单纯受损状态,而是直接参与肾功能持续减低的发展过程。其中,肾小管高代谢已为动物实验所证实,当大鼠切除5/6肾后,其残余肾单位氧耗量相当于正常大鼠的3倍。其机制可能是多方面的,如可能与残余肾单位生长因子增加、溶质滤过负荷增加、脂质过氧化作用增强、多种酶活性增加、Na^+-H^+反向转运亢进和细胞内Na^+流量增多有关。肾小管的高代谢可引起剩余肾单位内氧自由基生成增多,自由基清除剂(如谷胱甘肽)生成减少,进一步引起脂质过氧化作用增强,进而导致细胞和组织的损伤,使肾单位进一步丧失。

此外,间质淋巴－单核细胞的浸润并释放某些细胞因子和生长因子,亦可导致小管－间质损伤,并刺激间质成纤维细胞,加快间质纤维化的过程。

5.蛋白尿学说

现已公认,决定肾脏病预后的主要因素是肾小管－间质性损害而非肾小球病变,除了上面提到肾小管高代谢学说可引起肾小管－间质损害以外,近年来,尿蛋白在肾小管－间质损害中的作用逐渐引起人们的重视,临床和实验研究均证实尿蛋白作为一个独立的因素直接同肾功能损害程度正相关,有学者称之为"蛋白尿学说"。蛋白尿特别是大量蛋白尿,可以通过介导肾小管上皮细胞释放蛋白水解酶,引起免疫反应,造成肾单位梗阻,促进氮质代谢产物产生以及对肾小管上皮细胞的直接毒性等多种机制导致肾间质纤维化、肾小管萎缩。蛋白尿也可激活肾内补体级联反应,通过行成补体攻击复合物与特异受体相互作用从而导致肾脏损伤。

三、慢性肾衰竭的发病过程

最新的 CKD 临床分期是以 GFR 的指标为依据的。不难看出,CKD 进展到 3 期以后患者将出现慢性肾衰竭的临床表现,所以 CRF 的病程也是进行性加重的。

(一)肾脏损伤伴 GFR 正常或上升

虽然多种病因作用于肾脏,肾脏可有血(或)尿成分异常,但由于肾脏具有强大的代偿适应能力,GFR>90 mL/(min·1.73 m^2),故可在相当长的时间内维持肾功能于临界水平,使肾脏的排泄与调节水、电解质及酸碱平衡的功能维持正常,保持内环境相对稳定而不出现肾功能不全的征象。

(二)肾脏损伤伴 GFR 轻度下降

GFR 处于 60~89 mL/min·1.73m^2 时,肾脏仍能保持良好的排泄和调节功能,肾脏有血(或)尿成分异常,无明显临床症状,但肾单位不能耐受额外的负担。一旦发生感染、创伤、失血及滥用肾血管收缩药等导致组织蛋白分解加强而加重肾负担,或因肾血流量减少,肾小球滤过率进一步降低,均可诱发进入 GFR 的进一步降低。

(三)GFR 中度下降

GFR 处于 30~59 mL/(min·1.73m^2)时,肾排泄和调节功能下降,患者即使在正常饮食条件下,也可出现轻度的氮质血症和代谢性酸中毒。肾浓缩功能减退,可有夜尿和多尿。另外还可出现轻度贫血、乏力和食欲减退等临床症状。

(四)GFR 严重下降

GFR 下降至 15~29mL/(min·1.73m^2)时,患者出现明显的氮质血症、代谢性酸中毒、高磷血症和低钙血症、高氯及低钠血症,亦可有轻度高钾血症,夜尿多,并出现严重贫血及尿毒症部分中毒症状如恶心、呕吐和腹泻等。

(五)ESRD 肾衰竭

GFR<15mL/(min·1.73m^2),大量毒性物质在体内积聚,出现全身性严重中毒症状,并出现继发性甲状旁腺功能亢进症,有明显水、电解质和酸碱平衡紊乱,常发生肾毒性脑病和多器官功能障碍和物质代谢紊乱,需进行肾脏替代治疗。

四、慢性肾衰竭时机体的功能代谢变化

(一)机体内环境稳态失衡

1.泌尿功能障碍

(1)尿量的变化。

夜尿:正常成人每日尿量约为 1500 mL,白天尿量约占总尿量的 2/3,夜间尿量只占 1/3。CRF 患者,早期即有夜间排尿增多的症状,夜间尿量和白天尿量相近,甚至超过白天尿量,这种情况称之为夜尿。

多尿:每 24 小时尿量超过 2000 mL 时称为多尿。这是 CRF 较常见的变化,其发生机制是:①残存的有功能肾单位血流量增多,滤过的原尿量超过正常量,且在通过肾小管时因其流速加快,与肾小管接触时间缩短,重吸收减少。②在滤出的原尿中,溶质(尤其是尿素)浓度较高,可引起渗透性利尿。③髓袢和远端小管病变时,因髓质渗透梯度被破坏以及对抗利尿激素的反应降低,以致尿液浓缩能力减低。

在 CRF 时,多尿的出现能排出体内一部分代谢产物(如 K^+ 等),有一定代偿意义,但此时由于肾单位广泛破坏,肾小球滤过面积减小,滤过的原尿总量少于正常,不足以排出体内不断生成的代谢产物。因此,在出现多尿的同时,血中非蛋白氮(NPN)仍可不断升高,这是由于此种多尿是未经浓缩或浓缩不足,故含代谢产物少所致。

少尿:当肾单位极度减少时,尽管残存的尚有功能的每一个肾单位生成尿液仍多,但 24 小时总尿量还是少于 400 mL。

(2)尿渗透压的变化:因测定方法简便,临床上常以尿比重来判定尿渗透压变化。正常尿比重为1.003～1.030。CRF 早期,肾浓缩能力减退而稀释功能正常,出现低比重尿或低渗尿。CRF 晚期,肾浓缩功能和稀释功能均丧失,以致尿比重常固定在 1.008～1.012,尿渗透压为260～300 mmol/L,因此值接近于血浆晶体渗透压,故称为等渗尿。

CRF 晚期等渗尿的出现,表明患者对水的调节能力很差,不能适应水负荷的突然变化,易发生水代谢紊乱:在摄水不足或由于某些原因丢失水过多时,因肾对尿浓缩功能丧失,易引起血容量减低;当摄水过多时,因肾无稀释能力,又可导致水潴留和低钠血症。因此,应严格控制液体摄入量。

(3)尿成分的变化:CRF 时,由于肾小球滤过膜通透性增强,致使肾小球滤出蛋白增多,或(和)肾小管对原尿中蛋白质重吸收减少,出现轻度至中度蛋白尿。肾小球严重损伤时,尿中还可有红细胞和白细胞。在肾小管内尚可形成各种管型,随尿排出,其中以颗粒管型最为常见。

2.氮质血症

CRF 时,由于肾小球滤过下降导致含氮的代谢终产物,如尿素、肌酐、尿酸等在体内蓄积,因而血中非蛋白氮(non-protein nitrogen,NPN)含量增高(>28.6 mmol/L,相当于>40 mg/dL),称为氮质血症。

(1)血浆尿素氮:CRF 患者血浆尿素氮(blood urea nitrogen,BUN)的浓度与肾小球滤过率的变化密切相关,但不呈线性关系。肾小球滤过率减少到正常值的 50% 时,BUN 含量仍未超出正常范围。当肾小球滤过率降至正常值 20% 以下时,BUN 可高达 71.4 mmol/L(200 mg/dL)以上。由此可见,BUN 浓度的变化并不能平行地反映肾功能变化,只有在较晚期才较

明显地反映肾功能损害程度。BUN 值还受外源性(蛋白质摄入量)与内源性(感染、肾上腺皮质激素的应用、胃肠出血等)尿素负荷的大小影响,因此,根据 BUN 值判断肾功能变化时,应考虑这些尿素负荷的影响。

(2)血浆肌酐:血浆肌酐含量与蛋白质摄入量无关,主要与肌肉中磷酸肌酸分解产生的肌酐量和肾排泄肌酐的功能有关。其含量改变在 CRF 早期也不明显,只是在晚期才明显升高。临床上常同时测定血浆肌酐浓度和尿肌酐排泄率,根据计算的肌酐清除率(尿中肌酐浓度×每分钟尿量/血浆肌酐浓度)反映肾小球滤过率。肌酐清除率和肾的结构改变,如纤维性变、功能肾单位数减少等也有很大关系。因此,在某种意义上,肌酐清除率代表仍具有功能的肾单位数目。

(3)血浆尿酸氮:CRF 时,血浆尿酸氮虽有一定程度的升高,但较尿素、肌酐为轻。这主要与肾远曲小管分泌尿酸增多和肠道尿酸分解增强有关。

3.酸碱平衡和电解质紊乱

(1)代谢性酸中毒:在 CRF 的早期,肾小管上皮细胞氨生成障碍,与尿中 H^+ 结合减少,尿液酸化障碍。同时 PTH 继发性分泌增多,抑制近曲小管上皮细胞碳酸酐酶活性,使 H^+ 分泌减少,H^+-Na^+ 交换障碍,造成 $NaHCO_3$ 重吸收减少。此外 Na^+ 随水经尿排出增多,使细胞外液容量降低,从而激活肾素-血管紧张素-醛固酮系统,使来自饮食中的 NaCl 潴留,引起血氯增高,结果发生 AG 正常型高血氯性酸中毒。

在严重 CRF 患者,其肾小球滤过率降低至正常人的 20% 以下时,体内酸性代谢产物特别是硫酸、磷酸等在体内积蓄,H^+ 在体内大量积聚,每天可达 20~40 mmol。此时(HCO_3^-)浓度下降,Cl^- 浓度无明显变化,则形成 AG 增高型正常血氯代谢性酸中毒。

(2)钠代谢障碍:正常肾脏可以依靠调节肾小球滤过及肾小管的重吸收维持钠离子代谢平衡。CRF 早期,由于 GFR 和肾小管重吸收功能虽然都减低,但两者之间处于暂时的平衡状态,故血钠水平在较长时间内仍可保持正常。

随着 CRF 的进展,有功能的肾单位进一步破坏,肾贮钠能力降低。如果钠的摄入不足以补充肾丢失的钠,即可导致机体钠总量的减少和低钠血症。其发生原因主要有。

通过残存肾单位排出的溶质(如尿素、尿酸、肌酐)增多,产生渗透性利尿作用,使近曲小管对水重吸收减少,而钠随水排出增多。同时残存肾单位的尿流速加快,妨碍肾小管对钠的重吸收。

体内甲基胍的蓄积可直接抑制肾小管对钠的重吸收。

呕吐、腹泻等可使消化道丢失钠增多。这些原因不仅引起低钠血症,还同时伴有水的丢失,造成血容量减少,导致肾血流量降低,残存肾单位的 GFR 下降,肾功能进一步恶化,甚至出现明显的尿毒症。

CRF 晚期,肾已丧失调节钠的能力,常因尿钠排出减少而致血钠增高。如摄钠过多,极易导致钠、水潴留,水肿和高血压。

(3)钾代谢障碍:CRF 患者只要尿量不减少,血钾可以长期维持正常。醛固酮代偿性分泌增多、肾小管上皮和集合管泌钾增多以及肠道排钾增加可维持血钾在正常水平。

由于 CRF 时尿中排钾量相对固定,和摄入量无关,因此一旦钾摄入量与排泄速度不平衡则很容易导致血钾水平异常。如严重酸中毒、急性感染、应用钾盐过多或急性并发症引起少尿,可很快发展成致命的高钾血症。而当患者进食甚少或伴有腹泻,则可出现严重的低钾血症。不论高钾血症或低钾血症均可影响神经肌肉和心脏功能,严重时可危及生命。

(4)镁代谢障碍:CRF 患者的肾小球滤过率<30 mL/min 时,镁排出就可减少而引起血镁升高。常表现为恶心、呕吐、全身乏力、血管扩张、中枢神经系统抑制等。当血清镁浓度>3 mmol/L 时可导致反射消失、呼吸麻痹、神志昏迷和心跳停止等。CRF 患者很难排泄过量的镁,应当避免使用含镁的药物治疗,防止严重的高镁血症。

(5)钙和磷代谢障碍:CRF 往往伴有高磷血症和低钙血症。

高磷血症:人体正常时有 60%~80%磷由尿排出。在 CRF 早期,尽管肾小球滤过率下降,可引起血磷浓度上升,但为维持钙磷乘积不变,血中游离 Ca^{2+} 减少,进而刺激甲状旁腺分泌 PTH,后者可抑制肾小管对磷的重吸收,使尿磷排出增多而维持血磷浓度在正常范围内。到 CRF 晚期,由于肾小球滤过率极度下降(<30 mL/min),继发性增多的 PTH 不能使磷充分排出,血磷水平明显升高。同时 PTH 的增多又增强溶骨活动,促使骨磷释放增多,从而形成恶性循环,导致血磷水平不断上升。

低钙血症:其原因有以下几类。①血磷升高:为维持血浆[Ca]×[P]乘积不变,在 CRF 出现高磷血症时,必然会导致血钙下降。②维生素 D 代谢障碍:肾功能受损使肾小管合成 1,25-$(OH)_2D_3$ 减少,影响肠道对钙的吸收。③肠道钙吸收减少:血磷增高使磷从肠道排出增多,在肠内与食物中的钙结合成难溶的磷酸钙排出,导致钙吸收减少;此外体内某些毒性物质的滞留使小肠黏膜对钙的吸收减少。

CRF 患者血钙降低很少出现手足搐搦,主要因为患者常伴有酸中毒,使血中结合钙趋于解离,故而游离钙浓度得以维持。同时 H^+ 对神经肌肉的应激性具有直接抑制作用,因此在纠正酸中毒要注意防止低钙血症引起的手足搐搦。

(二)多系统并发症

1.肾性骨营养不良

肾性骨营养不良又称肾性骨病,是指 CRF 时,由于钙磷及维生素 D 代谢障碍、继发性甲状旁腺功能亢进、酸中毒、铝中毒等所引起的骨病。可发生儿童的肾性佝偻病、成人的纤维性骨炎、骨软化、骨质疏松和骨硬化等。

(1)钙磷代谢障碍和继发性甲状旁腺功能亢进:CRF 患者由于高血磷及低血钙,可刺激甲状旁腺引起继发性甲状旁腺功能亢进,分泌大量 PTH,使骨质生成与改建活动加强,导致骨质疏松和硬化,因此亦常将 PTH 所致的肾性骨营养不良为高代谢性骨病。

(2)维生素 D 代谢障碍:1,25-$(OH)_2D_3$ 具有促进骨盐沉着及肠吸收钙的作用。在 CRF 时,由于有功能的肾单位减少以及肾小管内磷浓度增加而使 1,25-$(OH)_2D_3$ 生成减少,导致骨盐沉着障碍而引起骨软化症;同时,肠吸收钙减少,使血钙降低,从而导致继发性甲状旁腺功能亢进而引起纤维性骨炎。

(3)酸中毒:CRF 时,多伴有长时间持续的代谢性酸中毒,可通过以下机制促进肾性骨营养不良的发生。①由于体液中[H^+]持续升高,于是动员骨盐来缓冲,促进骨盐溶解。②酸中毒干扰 1,25-$(OH)_2D_3$ 的合成。③酸中毒干扰肠吸收钙。

(4)铝中毒:CRF 时,肾排铝功能减弱,当服用铝剂时,铝被吸收并在体内潴留,发生铝中毒。铝可直接抑制骨盐沉着和抑制 PTH 分泌,干扰骨质形成过程,导致骨软化,因此也有人将铝中毒所致的骨病称为低代谢性骨病。此外,铝在骨内沉积可抑制成骨细胞的功能,使骨质形成受阻,引起再生障碍性骨病,而$1,25\text{-}(OH)_2D_3$ 减少也可促进铝在骨内沉积,加重骨质软化。

2.肾性高血压

由肾脏疾病引起的高血压称为肾性高血压。属于继发性高血压中最常见者。终末期肾病需要透析维持生命的患者几乎均伴发高血压。引发肾性高血压的发生机制主要包括:

(1)钠水潴留:CRF 时,肾脏排钠功能降低进而继发水潴留。患者水、钠摄入过多和低蛋白血症也可导致体内水钠潴留。钠水潴留可引起:①血容量增多,心脏收缩加强,心排血量增加,血压升高。②动脉系统灌注压升高,反射性地引起血管收缩,外周阻力增加。③长时间血管容量扩张可刺激血管平滑肌细胞增生,血管壁增厚,血管阻力增加。上述这些因素共同促进了肾性高血压的发展。主要由钠水潴留所致的高血压称为钠依赖性高血压。对该类高血压患者限制钠盐摄入和应用利尿药以加强尿钠的排出,可以收到较好的降压效果。

(2)肾素－血管紧张素系统活性增高:肾素－血管紧张素系统活性增高主要见于慢性肾小球肾炎、肾小动脉硬化症、肾硬化症等疾病引起的 CRF,由于常伴随肾血液循环障碍,使肾相对缺血,激活肾素－血管紧张素系统,使血管紧张素Ⅱ形成增多。血管紧张素Ⅱ可直接引起小动脉收缩和外周阻力增加,又能促使醛固酮分泌,导致钠水潴留,并可兴奋交感－肾上腺髓质系统,引起儿茶酚胺释放和分泌增多,故可导致血压上升。这种主要由于肾素和 AngⅡ增多引起的高血压称为肾素依赖性高血压。对此类患者限制钠盐摄入和应用利尿药,不能收到良好的降压效果。只有采用药物疗法(如血管紧张素转化酶抑制药等)抑制肾素－血管紧张素系统的活性,消除血管紧张素Ⅱ对血管的作用,才有明显的降压作用。

(3)肾分泌的抗高血压物质减少:正常肾脏能生成前列腺素 I_2 和 E_2 等血管舒张物质。这些物质具有排钠、扩张血管、降低交感神经活性的作用。它们与肾素－血管紧张素系统既相互对抗又维持着平衡。所以,当肾髓质破坏时,产生抗高血压物质减少,则可促使高血压的发生。

上述三种机制,在肾性高血压发病中的作用,因肾疾患的种类、部位和程度不同而异。但在慢性肾疾患时,由于病变性质和部位复杂,三种机制常同时参与作用。出现高血压后又可进一步损害肾功能,形成恶性循环。

3.肾性贫血和出血倾向

(1)肾性贫血:97%的 CRF 患者常伴有贫血。贫血程度往往与肾功能损害程度一致。有时贫血可能是严重肾衰竭的最初表现。其发生机制如下。①促红细胞生成素减少:由于肾实质破坏,促红细胞生成素产生减少,从而使骨髓干细胞形成红细胞受到抑制,红细胞生成减少。这是肾性贫血的主要原因。②血液中潴留的毒性物质:CRF 时一些毒性产物如甲基胍对红细胞生成具有抑制作用。③造血原料不足:CRF 患者胃肠功能减退,导致铁和叶酸吸收减少、丢失过多,造血原料不足,影响红细胞生成。另外严重的慢性肾衰竭患者还可出现铁的再利用障碍。④红细胞破坏增加:由于 ATP 生成不足以及红细胞膜上 ATP 酶活性下降,钠泵失灵,导致红细胞内钠、水含量增多,细胞脆性增加,易于溶血。PTH 也可增加红细胞脆性,而胍类物质则可引起溶血。此外,肾血管内常有纤微蛋白沉着,妨碍红细胞在血管内流动,使红细胞易受机械损伤而破裂。⑤失血:肾衰竭患者常有出血倾向与出血,因而可加重贫血。

(2)出血倾向:CRF 患者有 17%～20%出现皮下瘀斑、紫癜、鼻黏膜出血、牙龈出血、胃肠道黏膜出血等症状。目前研究认为,出血是因为血小板质的变化,而非数量减少所引起。血小板功能异常的表现是:①血小板的黏附性降低,使出血时间延长,认为与血清肌酐浓度有相关性。②血小板在 ADP 作用下的聚集功能减退。③血小板第三因子释放受抑,使凝血酶原激活物形成减少。有证据表明,尿毒症患者血浆中胍基琥珀酸含量显著增加,抑制了患者血小板第三因子的正常释放。

五、慢性肾衰竭的防治原则

近 20 年来以来,对各种慢性疾病的一级、二级预防已引起了医学界的广泛重视。CRF 的防治是以 CKD 的发生发展为依据的,有效的预防治疗原则如下。

(一)积极治疗原发病与去除加重肾损伤因素

积极治疗某些原发病如慢性肾小球肾炎、肾结核等慢性肾脏疾病,可防止肾实质的继续破坏,从而改善肾功能。控制加重肾损伤的因素如感染、高血压、糖尿病等,避免使用血管收缩药物与肾毒性药物,及时纠正水、电解质和酸碱平衡紊乱,可以明显改善 CRF 患者的临床症状,延缓疾病进展。

(二)饮食控制与营养疗法

饮食控制与营养疗法是 CRF 非透析治疗最基本、有效的措施。其关键是蛋白质摄入量及成分的控制,要求采取优质低蛋白高热量饮食,保证足够的能力供给,减少蛋白质分解。其他方面还包括磷、嘌呤及脂质摄入的控制。

(三)防治并发症

防治并发症的主要原则如下。

(1)有效控制 CRF 患者的高血压,可延缓肾功能恶化,减少心力衰竭和脑血管意外的发生率,但又要注意降压速度不能太快,以保证肾灌注压不下降,避免肾功能急剧恶化。

(2)根据发生心力衰竭的具体原因进行相应的处理:限制水、钠摄入和应用利尿药,以降低心脏前负荷;应用血管扩张剂以降低心脏后负荷。纠正电解质紊乱和酸碱平衡紊乱,有利于控制心律失常和增强心肌收缩力。纠正贫血,改善心肌供养。血液净化治疗,减轻肾毒素对心肌细胞的损伤。

(3)正确使用重组人红细胞生成素(rHuEPO),适当补充铁剂和叶酸,以治疗肾性贫血。

(4)限制食物中磷的摄入,控制钙、磷代谢失调,用维生素 D 和甲状旁腺次全切除术以治疗肾性骨病。

(5)选择有效的、肾毒性最小的抗生素控制可能出现的继发感染。

(四)透析疗法

CRF 患者每天可从肠道排出一定量的尿素、肌酐、肌酸和磷。可利用某些药物如大黄制剂和甘露醇等刺激肠蠕动增加或提高肠道内渗透压,促进有毒代谢产物从肠道排出。肾功能严重障碍患者需采用透析疗法。透析疗法是用人工方法部分代替肾的排泄功能,但不能代替肾内分泌和代谢功能。常用方法有血液透析和腹膜透析。

第五章 神经系统常见疾病

第一节 短暂性脑缺血发作

短暂性脑缺血发作(transient ischemic attack,TIA)是指因脑血管病变引起的短暂性、局限性脑功能缺失或视网膜功能障碍。临床症状一般持续10~20分钟,多在1小时内缓解,最长不超过24小时,不遗留神经功能缺失症状,结构性影像学(CT、MRI)检查无责任病灶。凡临床症状持续超过1小时且神经影像学检查有明确病灶者不宜称为TIA。

1975年时曾将TIA定义限定为24小时,这是基于时间(time-based)的定义。2002年美国TIA工作组提出了新的定义,即由于局部脑或视网膜缺血引起的短暂性神经功能缺损发作,典型临床症状持续不超过1小时,且无急性脑梗死的证据。TIA新的基于组织学(tissue-based)的定义以脑组织有无损伤为基础,更有利于临床医师及时进行评价,使急性脑缺血能得到迅速干预。

流行病学统计表明,15%的脑卒中患者曾发生过TIA。不包括未就诊的患者,美国每年TIA发作人数估计为20万~50万人。TIA发生脑卒中率明显高于一般人群,TIA后第1个月内发生脑梗死者占4%~8%;1年内约12%~13%;5年内增至24%~29%。TIA患者发生脑卒中在第1年内较一般人群高13~16倍,是最严重的"卒中预警"事件,也是治疗干预的最佳时机,频发TIA更应以急诊处理。

一、病因与发病机制

(一)病因

TIA病因各有不同,主要是动脉粥样硬化和心源性栓子。多数学者认为微栓塞或血流动力学障碍是TIA发病的主要原因,90%左右的微栓子来源于心脏和动脉系统,动脉粥样硬化是50岁以上患者TIA的最常见原因。

(二)发病机制

TIA的真正发病机制至今尚未完全阐明。主要有血流动力学改变学说和微栓子学说

1.血流动力学改变学说

TIA的主要原因是血管本身病变。动脉粥样硬化造成大血管的严重狭窄,由于病变血管自身调节能力下降,当一些因素引起灌注压降低时,病变血管支配区域的血流就会显著下降,同时又可能存在全血黏度增高、红细胞变形能力下降和血小板功能亢进等血液流变学改变,促进了微循环障碍的发生,而使局部血管无法保持血流量的恒定,导致相应供血区域TIA的发生。血流动力学型TIA在大动脉严重狭窄基础上合并血压下降,导致远端一过性脑供血不足症状,当血压回升时症状可缓解。

2.微栓子学说

大动脉的不稳定粥样硬化斑块破裂,脱落的栓子随血流移动,阻塞远端动脉,随后栓子很快发生自溶,临床表现为一过性缺血发作。动脉的微栓子来源最常见的部位是颈内动脉系统。心源性栓子为微栓子的另一来源,多见于心房颤动、心瓣膜疾病及左心室血栓形成。

3.其他学说

脑动脉痉挛、受压学说,如脑血管受到各种刺激造成的痉挛或由于颈椎骨质增生压迫椎动脉造成缺血;颅外血管盗血学说,如锁骨下动脉严重狭窄,椎动脉脑血流逆行,导致颅内灌注不足等。

TIA常见的危险因素包括高龄、高血压、抽烟、心脏病(冠心病、心律失常、充血性心力衰竭、心脏瓣膜病)、高血脂、糖尿病和糖耐量异常、肥胖、不健康饮食、体力活动过少、过度饮酒、口服避孕药或绝经后雌激素的应用、高同型半胱氨酸血症、抗心磷脂抗体综合征、蛋白C/蛋白S缺乏症等。

二、病理

发生缺血部位的脑组织常无病理改变,但部分患者可见脑深部小动脉发生闭塞而形成的微小梗死灶,其直径常小于1.5mm。主动脉弓发出的大动脉、颈动脉可见动脉粥样硬化性改变、狭窄或闭塞。颅内动脉也可有动脉粥样硬化性改变,或可见动脉炎性浸润。另外可有颈动脉或椎动脉过长或扭曲。

三、临床表现

TIA多发于老年人,男性多于女性。发病突然,恢复完全,不遗留神经功能缺损的症状和体征,多有反复发作的病史。持续时间短暂,一般为10~15分钟,颈内动脉系统平均为14分钟,椎-基底动脉系统平均为8分钟,每日可有数次发作,发作间期无神经系统症状及阳性体征。颈内动脉系统TIA与椎-基底动脉系统TIA相比,发作频率较少,但更容易进展为脑梗死。

TIA神经功能缺损的临床表现依据受累的血管供血范围而不同,临床常见的神经功能缺损有以下两种。

(一)颈动脉系统TIA

最常见的症状为对侧面部或肢体的一过性无力和感觉障碍、偏盲,偏侧肢体或单肢的发作性轻瘫最常见,通常以上肢和面部较重,优势半球受累可出现语言障碍。单眼视力障碍为颈内动脉系统TIA所特有,短暂的单眼黑矇是颈内动脉分支——眼动脉缺血的特征性症状,表现为短暂性视物模糊、眼前灰暗感或云雾状。

(二)椎-基底动脉系统TIA

常见症状为眩晕、头晕、平衡障碍、复视、构音障碍、吞咽困难、皮质性盲和视野缺损、共济失调、交叉性肢体瘫痪或感觉障碍。脑干网状结构缺血可能由于双下肢突然失张力,造成跌倒发作。颞叶、海马、边缘系统等部位缺血可能出现短暂性全面性遗忘症,表现为突发的一过性记忆丧失,时间、空间定向力障碍,患者有自知力,无意识障碍,对话、书写、计算能力保留,症状可持续数分钟至数小时。

血流动力学型TIA与微栓塞型TIA在临床表现上也有所区别(表5-1)。

表 5-1　血流动力学型 TIA 与微栓塞型 TIA 的临床鉴别要点

临床表现	血流动力学型	微栓塞型
发作频率	密集	稀疏
持续时间	短暂	较长
临床特点	刻板	多变

四、辅助检查

治疗的结果与确定病因直接相关,辅助检查的目的就在于确定病因及危险因素。

(一)TIA 的神经影像学表现

普通 CT 和 MRI 扫描正常。MRI 灌注成像(PWI)表现可有局部脑血流减低,但不出现 DWI 的影像异常。TIA 作为临床常见的脑缺血急症,要进行快速的综合评估,尤其是 MRI 检查(包括 DWI 和 PWI),以便鉴别脑卒中、确定半暗带、制订治疗方案和判断预后。CT 检查可以排除脑出血、硬膜下血肿、脑肿瘤、动静脉畸形和动脉瘤等临床表现与 TIA 相似的疾病,必要时需行腰椎穿刺以排除蛛网膜下腔出血。CT 血管成像(CTA)、磁共振血管成像(MRA)有助于了解血管情况。梗死型 TIA 的概念是指临床表现为 TIA,但影像学上有脑梗死的证据,早期的 MRI 弥散成像(DWI)检查发现,20%～40% 临床上表现为 TIA 的患者存在梗死灶。但实际上根据 TIA 的新概念,只要出现了梗死灶就不能诊断为 TIA。

(二)血浆同型半胱氨酸检查

血浆同型半胱氨酸(hcy)浓度与动脉粥样硬化程度密切相关,血浆 hcy 水平升高是全身性动脉硬化的独立危险因素。

(三)其他检查

包括:TCD 检查可发现颅内动脉狭窄,并且可进行血流状况评估和微栓子检测。血常规和生化检查也是必要的,神经心理学检查可能发现轻微的脑功能损害。双侧肱动脉压、桡动脉搏动、双侧颈动脉及心脏有无杂音、全血和血小板检查、血脂、空腹血糖及糖耐量、纤维蛋白原、凝血功能、抗心磷脂抗体、心电图、心脏及颈动脉超声、TCD、DSA 等,有助于发现 TIA 的病因和危险因素、评判动脉狭窄程度、评估侧支循环建立程度和进行微栓子的检测;有条件时应考虑经食管超声心动图检查,可能发现卵圆孔未闭等心源性栓子的来源。

五、诊断与鉴别诊断

(一)诊断

诊断只能依靠病史,根据血管分布区内急性短暂神经功能障碍与可逆性发作特点,结合 CT 排除出血性疾病可考虑 TIA。确立 TIA 诊断后应进一步进行病因、发病机制的诊断和危险因素分析。TIA 和脑梗死之间并没有截然的区别,二者应被视为一个疾病动态演变过程的不同阶段,应尽可能采用"组织学损害"的标准界定二者。

(二)鉴别诊断

鉴别需要考虑其他可以导致短暂性神经功能障碍发作的疾病。

1.局灶性癫痫后出现的 Todd 麻痹

局限性运动性发作后可能遗留短暂的肢体无力或轻偏瘫,持续 0.5～36 小时后可消除。

患者有明确的癫痫病史,EEG可见局限性异常,CT或MRI可能发现脑内病灶。

2.偏瘫型偏头痛

多于青年期发病,女性多见,可有家族史,头痛发作的同时或过后出现同侧或对侧肢体不同程度瘫痪,并可在头痛消退后持续一段时间。

3.晕厥

为短暂性弥漫性脑缺血、缺氧所致,表现为短暂性意识丧失,常伴有面色苍白、大汗、血压下降,EEG多数正常。

4.梅尼埃病

发病年龄较轻,发作性眩晕、恶心、呕吐可与椎-基底动脉系统TIA相似,反复发作常合并耳鸣及听力减退,症状可持续数小时至数天,但缺乏中枢神经系统定位体征。

5.其他

血糖异常、血压异常、颅内结构性损伤(如肿瘤、血管畸形、硬膜下血肿、动脉瘤等)、多发性硬化等,也可能出现类似TIA的临床症状。临床上可以依靠影像学资料和实验室检查进行鉴别诊断。

六、治疗

TIA是缺血性血管病变的重要部分。TIA既是急症,也是预防缺血性血管病变的最佳和最重要时机。TIA的治疗与二级预防密切结合,可减少脑卒中及其他缺血性血管事件发生。TIA症状持续1小时以上,应按照急性脑卒中流程进行处理。根据TIA病因和发病机制的不同,应采取不同的治疗策略。

(一)控制危险因素

TIA需要严格控制危险因素,包括调整血压、血糖、血脂、同型半胱氨酸,以及戒烟、治疗心脏疾病、避免大量饮酒、有规律的体育锻炼、控制体重等。已经发生TIA的患者或高危人群可长期服用抗血小板药物。肠溶阿司匹林为目前最主要的预防性用药之一。

(二)药物治疗

1.抗血小板聚集药物

阻止血小板活化、黏附和聚集,防止血栓形成,减少动脉-动脉微栓子。常用药物如下。

(1)阿司匹林肠溶片:通过抑制环氧化酶减少血小板内花生四烯酸转化为血栓烷A_2(TXA_2)防止血小板聚集,各国指南推荐的标准剂量不同,我国指南的推荐剂量为75~150mg/d。

(2)氯吡格雷(75mg/d):也是被广泛采用的抗血小板药,通过抑制血小板表面的二磷酸腺苷(ADP)受体阻止血小板积聚。

(3)双嘧达莫:为血小板磷酸二酯酶抑制剂,缓释剂可与阿司匹林联合使用,效果优于单用阿司匹林。

2.抗凝治疗

考虑存在心源性栓子的患者应予抗凝治疗。抗凝剂种类很多,肝素、低分子量肝素、口服抗凝剂(如华法林、香豆素)等均可选用,但除低分子量肝素外,其他抗凝剂如肝素、华法林等应用过程中应注意检测凝血功能,以避免发生出血不良反应。低分子量肝素,每次4000~

5000U,腹部皮下注射,每日 2 次,连用7～10 日,与普通肝素比较,生物利用度好,使用安全。口服华法林 6～12mg/d,3～5 日后改为 2～6mg/d 维持,目标国际标准化比值(INR)范围为2.0～3.0。

3.降压治疗

血流动力学型 TIA 的治疗以改善脑供血为主,慎用血管扩张药物,除抗血小板聚集、降脂治疗外,需慎重管理血压,避免降压过度,必要时可给予扩容治疗。在大动脉狭窄解除后,可考虑将血压控制在目标值以下。

4.生化治疗

防治动脉硬化及其引起的动脉狭窄和痉挛以及斑块脱落的微栓子栓塞造成 TIA。主要用药有:维生素 B_1,每次 10mg,3 次/日;维生素 B_2,每次 5mg,3 次/日;维生素 B_6,每次 10mg,3 次/日;复合维生素 B,每次 10mg,3 次/日;维生素 C,每次 100mg,3 次/日;叶酸片,每次5mg,3 次/日。

(三)手术治疗

颈动脉剥脱术(CEA)和颈动脉支架治疗(CAS)适用于症状性颈动脉狭窄 70% 以上的患者,实际操作上应从严掌握适应证。仅为预防脑卒中而让无症状的颈动脉狭窄患者冒险手术不是正确的选择。

七、预后与预防

(一)预后

TIA 可使发生缺血性脑卒中的危险性增加。传统观点认为,未经治疗的 TIA 患者约 1/3 发展成脑梗死,1/3 可反复发作,另 1/3 可自行缓解。但如果经过认真细致的中西医结合治疗应会减少脑梗死的发生比例。一般第一次 TIA 后,10%～20%的患者在其后90 天出现缺血性脑卒中,其中 50%发生在第一次 TIA 发作后24～28 小时。预示脑卒中发生率增高的危险因素包括高龄、糖尿病、发作时间超过 10 分钟、颈内动脉系统 TIA 症状(如无力和语言障碍);椎－基底动脉系统 TIA 发生脑梗死的比例较少。

(二)预防

近年来以中西医结合治疗本病的临床研究证明,在注重整体调节的前提下,病证结合,中医辨证论治能有效减少 TIA 发作的频率及程度并降低形成脑梗死的危险因素,从而起到预防脑血管病事件发生的作用。

第二节　蛛网膜下腔出血

蛛网膜下腔出血(subarachnoid hemorrhage,SAH)是指脑表面或脑底部的血管自发破裂,血液流入蛛网膜下腔,伴或不伴颅内其他部位出血的一种急性脑血管疾病。本病可分为原发性、继发性和外伤性。原发性 SAH 是指脑表面或脑底部的血管破裂出血,血液直接或基本直接流入蛛网膜下腔所致,称特发性蛛网膜下腔出血或自发性蛛网膜下腔出血(idiopathic subarachnoid hemorrhage,ISAH),约占急性脑血管疾病的 15% 左右,是神经科常见急症之一;继发性 SAH 则为脑实质内、脑室、硬脑膜外或硬脑膜下的血管破裂出血,血液穿破脑组织进入脑室或蛛网膜下腔者;外伤引起的概称外伤性 SAH,常伴发于脑挫裂伤。SAH 临床表现为急骤起病的剧烈头痛、呕吐、精神或意识障碍、脑膜刺激征和血性脑脊液。SAH 的年发病率世界各国各不相同,中国约为 5/10 万,美国约为6/10 万~16/10 万,德国约为 10/10 万,芬兰约为 25/10 万,日本约为25/10 万。

一、病因与发病机制

(一)病因

SAH 的病因很多,以动脉瘤为最常见,包括先天性动脉瘤、高血压动脉硬化性动脉瘤、夹层动脉瘤和感染性动脉瘤等,其他如脑血管畸形、脑底异常血管网、结缔组织病、脑血管炎等。约 75%~85% 的非外伤性 SAH 患者为颅内动脉瘤破裂出血,其中,先天性动脉瘤发病多见于中青年;高血压动脉硬化性动脉瘤为梭形动脉瘤,约占 13%,多见于老年人。脑血管畸形占第二位,以动静脉畸形最常见,约占 15%,常见于青壮年。其他如烟雾病、感染性动脉瘤、颅内肿瘤、结缔组织病、垂体卒中、脑血管炎、血液病及凝血障碍性疾病、妊娠并发症等均可引起SAH。近年发现约 15% 的 ISAH 患者病因不清,即使 DSA 检查也未能发现 SAH 的病因。

1.动脉瘤

近年来,对先天性动脉瘤与分子遗传学的多个研究支持 Ⅰ 型胶原蛋白 α_2 链基因(COLIA$_2$)和弹力蛋白基因(FLN)是先天性动脉瘤最大的候补基因。颅内动脉瘤好发于Willis 环及其主要分支的血管分叉处,其中位于前循环颈内动脉系统者约占 85%,位于后循环基底动脉系统者约占 15%。对此类动脉瘤的研究证实,血管壁的最大压力来自沿血流方向上的血管分叉处的尖部。随着年龄增长,在血压增高、动脉瘤增大,更由于血流涡流冲击和各种危险因素的综合因素作用下,出血的可能性也随之增大。颅内动脉瘤体积的大小与有无蛛网膜下腔出血相关,直径<3mm 的动脉瘤,SAH 的风险小;直径>5~7mm 的动脉瘤,SAH 的风险高。对于未破裂的动脉瘤,每年发生动脉瘤破裂出血的危险性介于 1%~2% 之间。曾经破裂过的动脉瘤有更高的再出血率。

2.脑血管畸形

以动静脉畸形最常见,且 90% 以上位于小脑幕上。脑血管畸形是胚胎发育异常形成的畸形血管团,血管壁薄,在有危险因素的条件下易诱发出血。

3.高血压动脉硬化性动脉瘤

长期高血压动脉粥样硬化导致脑血管弯曲多,侧支循环多,管径粗细不均,且脑内动脉缺乏外弹力层,在血压增高、血流涡流冲击等因素影响下,管壁薄弱的部分逐渐向外膨胀形成囊状动脉瘤,极易破裂出血。

4.其他病因

动脉炎或颅内炎症可引起血管破裂出血,肿瘤可直接侵袭血管导致出血。脑底异常血管网形成后可并发动脉瘤,一旦破裂出血可导致反复发生的脑实质内出血或 SAH。

(二)发病机制

蛛网膜下腔出血后,血液流入蛛网膜下腔淤积在血管破裂相应的脑沟和脑池中,并可下流至脊髓蛛网膜下腔,甚至逆流至第四脑室和侧脑室,引起一系列变化,主要包括:①颅内容积增加。血液流入蛛网膜下腔使颅内容积增加，引起颅内压增高，血液流入量大者可诱发脑疝。②化学性脑膜炎。血液流入蛛网膜下腔后直接刺激血管，使白细胞崩解释放各种炎症介质。③血管活性物质释放。血液流入蛛网膜下腔后，血细胞破坏产生各种血管活性物质（氧合血红蛋白、5-羟色胺、血栓烷 A_2、肾上腺素、去甲肾上腺素）刺激血管和脑膜，使脑血管发生痉挛和蛛网膜颗粒粘连。④脑积水。血液流入蛛网膜下腔在颅底或逆流入脑室发生凝固，造成脑脊液回流受阻引起急性阻塞性脑积水和颅内压增高；部分红细胞随脑脊液流入蛛网膜颗粒并溶解，使其阻塞，引起脑脊液吸收减慢，最后产生交通性脑积水。⑤下丘脑功能紊乱。血液及其代谢产物直接刺激下丘脑引起神经内分泌紊乱，引起发热、血糖含量增高、应激性溃疡、肺水肿等。⑥脑－心综合征。急性高颅压或血液直接刺激下丘脑、脑干，导致自主神经功能亢进，引起急性心肌缺血、心律失常等。

二、病理

肉眼可见脑表面呈紫红色，覆盖有薄层血凝块；脑底部的脑池、脑桥小脑三角及小脑延髓池等处可见更明显的血块沉积，甚至可将颅底的血管、神经埋没。血液可穿破脑底面进入第三脑室和侧脑室。脑底大量积血或脑室内积血可影响脑脊液循环出现脑积水，约 5% 的患者，由于部分红细胞随脑脊液流入蛛网膜颗粒并使其堵塞，引起脑脊液吸收减慢而产生交通性脑积水。蛛网膜及软膜增厚、色素沉着，脑与神经、血管间发生粘连。脑脊液呈血性。血液在蛛网膜下腔的分布，以出血量和范围分为弥散型和局限型。前者出血量较多，穹隆面与基底面蛛网膜下腔均有血液沉积；后者血液则仅存于脑底池。约 40%～60% 的脑标本并发脑内出血。出血的次数越多，并发脑内出血的比例越大。并发脑内出血的发生率第 1 次约39.6%，第 2 次约55%，第 3 次达 100%。出血部位随动脉瘤的部位而定。动脉瘤好发于 Willis 环的血管上，尤其是动脉分叉处，可单发或多发。

三、临床表现

SAH 发生于任何年龄，发病高峰多在 30～60 岁；50 岁后，ISAH 的危险性有随年龄的增加而升高的趋势。男女在不同的年龄段发病不同，10 岁前男性的发病率较高，男女比为 4∶1；40～50 岁时，男女发病相等；70～80 岁时，男女发病率之比高达 1∶10。临床主要表现为剧烈头痛、脑膜刺激征阳性、血性脑脊液。在严重病例中，患者可出现意识障碍，从嗜睡至昏迷不等。

（一）症状与体征

1.先兆及诱因

先兆通常是不典型头痛或颈部僵硬，部分患者有病侧眼眶痛、轻微头痛、动眼神经麻痹等表现，主要由少量出血造成；70% 的患者存在上述症状数日或数周后出现严重出血，但绝大部分患者起病急骤，无明显先兆。常见诱因有过量饮酒、情绪激动、精神紧张、剧烈活动、用力状态等，这些诱因均能增加 ISAH 的风险性。

2.一般表现

出血量大者，当日体温即可升高，可能与下丘脑受影响有关；多数患者于 2～3 日后体温升高，多属于吸收热；SAH 后患者血压增高，约 1～2 周病情趋于稳定后逐渐恢复病前血压。

3.神经系统表现

绝大部分患者有突发持续性剧烈头痛。头痛位于前额、枕部或全头,可扩散至颈部、腰背部;常伴有恶心、呕吐。呕吐可反复出现,系由颅内压急骤升高和血液直接刺激呕吐中枢所致。如呕吐物为咖啡色样胃内容物则提示上消化道出血,预后不良。头痛部位各异,轻重不等,部分患者类似眼肌麻痹型偏头痛。有48%~81%的患者可出现不同程度的意识障碍,轻者嗜睡,重者昏迷,多逐渐加深。意识障碍的程度、持续时间及意识恢复的可能性均与出血量、出血部位及有无再出血有关。

部分患者以精神症状为首发或主要的临床症状,常表现为兴奋、躁动不安、定向障碍,甚至谵妄和错乱;少数可出现迟钝、淡漠、抗拒等。精神症状可由大脑前动脉或前交通动脉附近的动脉瘤破裂引起,大多在病后1~5日出现,但多数在数周内自行恢复。癫痫发作较少见,多发生在出血时或出血后的急性期,国外发生率为6%~26.1%,国内资料为10%~18.3%。在一项SAH的大宗病例报道中,大约有15%的动脉瘤性SAH表现为癫痫。癫痫可为局限性抽搐或全身强直-阵挛性发作,多见于脑血管畸形引起者,出血部位多在天幕上,多由于血液刺激大脑皮质所致,患者有反复发作倾向。部分患者由于血液流入脊髓蛛网膜下腔可出现神经根刺激症状,如腰背痛。

4.神经系统体征

(1)脑膜刺激征:为SAH的特征性体征,包括头痛、颈强直、Kernig征和Brudzinski征阳性。常于起病后数小时至6日内出现,持续3~4周。颈强直发生率最高(6%~100%)。另外,应当注意临床上有少数患者可无脑膜刺激征,如老年患者,可能因蛛网膜下腔扩大等老年性改变和痛觉不敏感等因素,往往使脑膜刺激征不明显,但意识障碍仍可较明显,老年人的意识障碍可达90%。

(2)脑神经损害:以第Ⅱ、Ⅲ对脑神经最常见,其次为第Ⅴ、Ⅵ、Ⅶ、Ⅷ对脑神经,主要由于未破裂的动脉瘤压迫或破裂后的渗血、颅内压增高等直接或间接损害引起。少数患者有一过性肢体单瘫、偏瘫、失语,早期出现者多因出血破入脑实质和脑水肿所致;晚期多由于迟发性脑血管痉挛引起。

(3)眼症状:SAH的患者中,17%有玻璃体膜下出血,7%~35%有视盘水肿。视网膜下出血及玻璃体下出血是诊断SAH有特征性的体征。

(4)局灶性神经功能缺失:如有局灶性神经功能缺失有助于判断病变部位,如突发头痛伴眼睑下垂者,应考虑载瘤动脉可能是后交通动脉或小脑上动脉。

(二)SAH并发症

1.再出血

在脑血管疾病中,最易发生再出血的疾病是SAH,国内文献报道再出血率为24%左右。再出血临床表现严重,病死率远远高于第1次出血,一般发生在第1次出血后10~14日,2周内再发生率占再发病例的54%~80%。近期再出血病死率为41%~46%,甚至更高。再发出血多因动脉瘤破裂所致,通常在病情稳定的情况下,突然头痛加剧、呕吐、癫痫发作,并迅速陷入深昏迷,瞳孔散大,对光反射消失,呼吸困难甚至停止。神经定位体征加重或脑膜刺激征明显加重。

2.脑血管痉挛

脑血管痉挛(CVS)是 SAH 发生后出现的迟发性大、小动脉的痉挛狭窄，以后者更多见。典型的血管痉挛发生在出血后 3～5 日，于 5～10 日达高峰，2～3 周逐渐缓解。在大多数研究中，血管痉挛发生率在 25％～30％。早期可逆性 CVS 多在蛛网膜下腔出血后30 分钟内发生，表现为短暂的意识障碍和神经功能缺失。70％的 CVS 在蛛网膜下腔出血后1～2 周内发生，尽管及时干预治疗，但仍有约 50％有症状的 CVS 患者将会进一步发展为脑梗死。因此，CVS 的治疗关键在预防。血管痉挛发作的临床表现通常是头痛加重或意识状态下降，除发热和脑膜刺激征外，也可表现局灶性的神经功能损害体征，但不常见。尽管导致血管痉挛的许多潜在危险因素已经确定，但 CT 扫描所见的蛛网膜下腔出血的数量和部位是最主要的危险因素。基底池内有厚层血块的患者比仅有少量出血的患者更容易发展为血管痉挛。虽然国内外均有大量的临床观察和实验数据，但是 CVS 的机制仍不确定。蛛网膜下腔出血本身或其降解产物中的一种或多种成分可能是导致 CVS 的原因。

CVS 的检查常选择经颅多普勒超声(TCD)和数字减影血管造影(DSA)检查。TCD 有助于血管痉挛的诊断。TCD 血液流速峰值大于 200cm/s 和(或)平均流速大于 120cm/s 时能很好地与血管造影显示的严重血管痉挛相符。值得提出的是，TCD 只能测定颅内血管系统中特定深度的血管段。测得数值的准确性在一定程度上依赖于超声检查者的经验。动脉插管血管造影诊断 CVS 较 TCD 更为敏感。CVS 患者行血管造影的价值不仅用于诊断，更重要的目的是血管内治疗。动脉插管血管造影为有创检查，价格较昂贵。

3.脑积水

大约 25％的动脉瘤性蛛网膜下腔出血患者由于出血量大、速度快，血液大量涌入第三脑室、第四脑室并凝固，使第四脑室的外侧孔和正中孔受阻，可引起急性梗阻性脑积水，导致颅内压急剧升高，甚至出现脑疝而死亡。急性脑积水常发生于起病数小时至 2 周内，多数患者在 1～2 日内意识障碍呈进行性加重，神经症状迅速恶化，生命体征不稳定，瞳孔散大。颅脑 CT 检查可发现阻塞上方的脑室明显扩大等脑室系统有梗阻表现，此类患者应迅速进行脑室引流术。慢性脑积水是 SAH 后 3 周至 1 年内发生的脑积水，原因可能为蛛网膜下腔出血刺激脑膜，引起无菌性炎症反应形成粘连，阻塞蛛网膜下腔及蛛网膜绒毛而影响脑脊液的吸收与回流，以脑脊液吸收障碍为主，病理切片可见蛛网膜增厚纤维变性、室管膜破坏及脑室周围脱髓鞘改变。Johnston 认为脑脊液的吸收与蛛网膜下腔和上矢状窦的压力差以及蛛网膜绒毛颗粒的阻力有关。当脑外伤后颅内压增高时，上矢状窦的压力随之升高，使蛛网膜下腔和上矢状窦的压力差变小，从而使蛛网膜绒毛微小管系统受压甚至关闭，直接影响脑脊液的吸收。由于脑脊液的积蓄造成脑室内静水压升高，致使脑室进行性扩大。因此，慢性脑积水的初期，患者的颅内压是高于正常的，及至脑室扩大到一定程度之后，由于加大了吸收面，才渐使颅内压下降至正常范围，故临床上称之为正常颅压脑积水。但由于脑脊液的静水压已超过脑室壁所能承受的压力，使脑室不断继续扩大、脑萎缩加重而致进行性痴呆。

4.自主神经及内脏功能障碍

常因下丘脑受出血、脑血管痉挛和颅内压增高的损伤所致，临床可并发心肌缺血或心肌梗死、急性肺水肿、应激性溃疡。这些并发症被认为是由于交感神经过度活跃或迷走神经张力过高所致。

5.低钠血症

尤其是重症 SAH 常影响下丘脑功能,而导致有关水盐代谢激素的分泌异常。目前,关于低钠血症发生的病因有两种机制,即血管升压素分泌异常综合征(syndrome of inappropriate antidiuretic hormone,SIADH)和脑性耗盐综合征(cerebral salt-wasting syndrome,CSWS)。

SIADH 理论是 1957 年由 Bartter 等提出的,该理论认为,低钠血症产生的原因是由于各种创伤性刺激作用于下丘脑,引起血管升压素(ADH)分泌过多,或血管升压素渗透性调节异常,丧失了低渗对 ADH 分泌的抑制作用,而出现持续性 ADH 分泌。肾脏远曲小管和集合管重吸收水分的作用增强,引起水潴留、血钠被稀释及细胞外液增加等一系列病理生理变化。同时,促肾上腺皮质激素(ACTH)相对分泌不足,血浆 ACTH 降低,醛固酮分泌减少,肾小管排钾保钠功能下降,尿钠排出增多。细胞外液增加和尿、钠丢失的后果是血浆渗透压下降和稀释性低血钠,尿渗透压高于血渗透压,低钠而无脱水,中心静脉压增高的一种综合征。若进一步发展,将导致水分从细胞外向细胞内转移、细胞水肿及代谢功能异常。当血钠<120mmol/L时,可出现恶心、呕吐、头痛;当血钠<110mmol/L 时可发生嗜睡、躁动、谵语、肌张力低下、腱反射减弱或消失甚至昏迷。

但 20 世纪 70 年代末以来,越来越多的学者发现,发生低钠血症时,患者多伴有尿量增多和尿钠排泄量增多,而血中 ADH 并无明显增加。这使得脑性耗盐综合征的概念逐渐被接受。SAH 时,CSWS 的发生可能与脑钠肽(BNP)的作用有关。下丘脑受损时可释放出 BNP,脑血管痉挛也可使 BNP 升高。BNP 的生物效应类似心房钠尿肽(ANP),有较强的利钠和利尿反应。CSWS 时可出现厌食、恶心、呕吐、无力、直立性低血压、皮肤无弹性、眼球内陷、心率增快等表现。诊断依据:细胞外液减少,负钠平衡,水摄入与排出率<1,肺动脉楔压<8mmHg,中央静脉压<6mmHg,体重减轻。Ogawasara 提出每日对 CSWS 患者定时测体重和中央静脉压是诊断 CSWS 和鉴别 SIADH 最简单和实用的方法。

四、辅助检查

(一)脑脊液检查

目前脑脊液(CSF)检查尚不能被 CT 检查所完全取代。由于腰椎穿刺(LP)有诱发再出血和脑疝的风险,在无条件行 CT 检查和病情允许的情况下,或颅脑 CT 所见可疑时才可考虑谨慎施行 LP 检查。均匀一致的血性脑脊液是诊断 SAH 的金标准,脑脊液压力增高,蛋白含量增高,糖和氯化物水平正常。起初脑脊液中红、白细胞比例与外周血基本一致(700:1),12 小时后脑脊液开始变黄,2~3 日后因出现无菌性炎症反应,白细胞数可增加,初为中性粒细胞,后为单核细胞和淋巴细胞。LP 阳性结果与穿刺损伤出血的鉴别很重要。通常是通过连续观察试管内红细胞计数逐渐减少的三管试验来证实,但采用脑脊液离心检查上清液黄变及匿血反应是更灵敏的诊断方法。脑脊液细胞学检查可见巨噬细胞内吞噬红细胞及碎片,有助于鉴别。

(二)颅脑 CT 检查

CT 检查是诊断蛛网膜下腔出血的首选常规检查方法。急性期颅脑 CT 检查快速、敏感,不但可早期确诊,还可判定出血部位、出血量、血液分布范围及动态观察病情进展和有无再出血迹象。急性期 CT 表现为脑池、脑沟及蛛网膜下腔呈高密度改变,尤以脑池局部积血有定位价值,但确定出血动脉及病变性质仍需借助于数字减影血管造影(DSA)检查。发病距 CT 检查的时间越短,显示蛛网膜下腔出血病灶部位的积血越清楚。Adams 观察发病当日 CT 检查显示阳性率为 95%,1 日后降至 90%,5 日后降至 80%,7 日后降至 50%。CT 显示蛛网膜下腔高密度出血征象,多见于大脑外侧裂池、前纵裂池、后纵裂池、鞍上池、和环池等。CT 增强扫描可能显示大的动脉瘤和血管畸形。须注意 CT 阴性并不能绝对排除 SAH。

部分学者依据 CT 扫描并结合动脉瘤好发部位推测动脉瘤的发生部位,如蛛网膜下腔出血以鞍上池为中心呈不对称向外扩展,提示颈内动脉瘤;外侧裂池基底部积血提示大脑中动脉瘤;前纵裂池基底部积血提示前交通动脉瘤;出血以脚间池为中心向前纵裂池和后纵裂池基底部扩散,提示基底动脉瘤。CT 显示弥漫性出血或局限于前部的出血发生再出血的风险较大,应尽早行 DSA 检查确定动脉瘤部位并早期手术。MRA 作为初筛工具具有无创、无风险的特点,但敏感性不如 DSA 检查高。

(三)数字减影血管造影

确诊 SAH 后应尽早行数字减影血管造影(DSA)检查,以确定动脉瘤的部位、大小、形状、数量、侧支循环和脑血管痉挛等情况,并可协助除外其他病因如动静脉畸形、烟雾病和炎性血管瘤等。大且不规则、分成小腔(为责任动脉瘤典型的特点)的动脉瘤可能是出血的动脉瘤。如发病之初脑血管造影未发现病灶,应在发病 1 个月后复查脑血管造影,可能会有新发现。DSA 可显示 80% 的动脉瘤及几乎 100% 的血管畸形,而且对发现继发性脑血管痉挛有帮助。脑动脉瘤大多数在 2~3 周内再次破裂出血,尤以病后 6~8 日为高峰,因此对动脉瘤应早检查、早期手术治疗,如在发病后 2~3 日内,脑水肿尚未达到高峰时进行手术则手术并发症少。

(四)MRI 检查

MRI 对蛛网膜下腔出血的敏感性不及 CT。急性期 MRI 检查还可能诱发再出血。但 MRI 可检出脑干隐匿性血管畸形;对直径 3~5mm 的动脉瘤检出率可达 84%~100%,而由于空间分辨率较差,不能清晰显示动脉瘤颈和载瘤动脉,仍需行 DSA 检查。

(五)其他检查

心电图可显示 T 波倒置、QT 间期延长、出现高大 U 波等异常;血常规、凝血功能和肝功能检查可排除凝血功能异常方面的出血原因。

五、诊断与鉴别诊断

(一)诊断

根据以下临床特点,诊断 SAH 一般并不困难,如突然起病,主要症状为剧烈头痛,伴呕吐;可有不同程度的意识障碍和精神症状,脑膜刺激征明显,少数伴有脑神经及轻偏瘫等局灶症状;辅助检查 LP 为血性脑脊液,脑 CT 所显示的出血部位有助于判断动脉瘤。

临床分级:一般采用 Hunt-Hess 分级法(表 5-2)或世界神经外科联盟(WFNS)分级。前者主要用于动脉瘤引起 SAH 的手术适应证及预后判断的参考,Ⅰ~Ⅲ级应尽早行 DSA,积极术前准备,争取尽早手术;对Ⅳ~Ⅴ级先行血块清除术,待症状改善后再行动脉瘤手术。后者根据格拉斯哥昏迷评分和有无运动障碍进行分级(表 5-3),即Ⅰ级的 SAH 患者很少发生局灶性神经功能缺损;GCS≤12 分(Ⅳ~Ⅴ级)的患者,不论是否存在局灶神经功能缺损,并不影响其预后判断;对于 GCS13～14 分(Ⅱ～Ⅲ级)的患者,局灶神经功能缺损是判断预后的补充条件。

表 5-2　Hunt-Hess 分级法(1968 年)

分类	标准
0 级	未破裂动脉瘤
Ⅰ级	无症状或轻微头痛
Ⅱ级	中－重度头痛、脑膜刺激征、脑神经麻痹
Ⅲ级	嗜睡、意识混浊、轻度局灶性神经体征
Ⅳ级	昏迷、中或重度偏瘫,有早期去大脑强直或自主神经功能紊乱
Ⅴ级	深昏迷、去大脑强直,濒死状态

注:凡有高血压、糖尿病、高度动脉硬化、慢性肺部疾病等全身性疾病,或 DSA 呈现高度脑血管痉挛的病例,则向恶化阶段提高 1 级。

表 5-3　WFNS 的 SAH 分级(1988 年)

分类	GCS	运动障碍
Ⅰ级	15	无
Ⅱ级	14～13	无
Ⅲ级	14～13	有局灶性体征
Ⅳ级	12～7	有或无
Ⅴ级	6～3	有或无

注:GCS(Glasgow Coma Scale)格拉斯哥昏迷评分。

(二)鉴别诊断

1.脑出血

脑出血深昏迷时与 SAH 不易鉴别,但脑出血多有局灶性神经功能缺失体征,如偏瘫、失语等,患者多有高血压病史。仔细的神经系统检查及脑 CT 检查有助于鉴别诊断。

2.颅内感染

发病较 SAH 缓慢。各类脑膜炎起病初均先有高热,脑脊液呈炎性改变而有别于 SAH。进一步脑影像学检查,脑沟、脑池无高密度增高影改变。脑炎临床表现为发热、精神症状、抽搐和意识障碍,且脑脊液多正常或只有轻度白细胞数增高,只有脑膜出血时才表现为血性脑脊液;脑 CT 检查有助于鉴别诊断。

3.瘤卒中

依靠详细病史(如有慢性头痛、恶心、呕吐等)、体征和脑 CT 检查可以鉴别。

六、治疗

主要治疗原则:①控制继续出血,预防及解除血管痉挛,去除病因,防治再出血,尽早采取措施预防、控制各种并发症。②掌握时机尽早行 DSA 检查,如发现动脉瘤及动静脉畸形,应尽早行血管介入、手术治疗。

（一）一般处理

绝对卧床护理 4～6 周,避免情绪激动和用力排便,防治剧烈咳嗽,烦躁不安时适当应用止咳剂、镇静剂;稳定血压,控制癫痫发作。对于血性脑脊液伴脑室扩大者,必要时可行脑室穿刺和体外引流,但应掌握引流速度要缓慢。发病后应密切观察 GCS 评分,注意心电图变化,动态观察局灶性神经体征变化和进行脑功能监测。

（二）**防止再出血**

二次出血是本病的常见现象,故积极进行药物干预对防治再出血十分必要。蛛网膜下腔出血急性期脑脊液纤维素溶解系统活性增高,第 2 周开始下降,第 3 周后恢复正常。因此,选用抗纤维蛋白溶解药物抑制纤溶酶原的形成,具有防治再出血的作用。

1.6-氨基己酸

为纤维蛋白溶解抑制剂,可阻止动脉瘤破裂处凝血块的溶解,又可预防再破裂和缓解脑血管痉挛。每次 8～12g 加入 10％葡萄糖盐水 500mL 中静脉滴注,每日 2 次。

2.氨甲苯酸

又称抗血纤溶芳酸,能抑制纤溶酶原的激活因子,每次200～400mg,溶于葡萄糖注射液或0.9％氯化钠注射液 20mL 中缓慢静脉注射,每日 2 次。

3.氨甲环酸

为氨甲苯酸的衍化物,抗血纤维蛋白溶酶的效价强于前两种药物,每次 250～500mg 加入5％葡萄糖注射液 250～500mL 中静脉滴注,每日 1～2 次。

但近年的一些研究显示抗纤溶药虽有一定的防止再出血作用,但同时增加了缺血事件的发生,因此不推荐常规使用此类药物,除非凝血障碍所致出血时可考虑应用。

（三）降颅压治疗

蛛网膜下腔出血可引起颅内压升高、脑水肿,严重者可出现脑疝,应积极进行脱水降颅压治疗,主要选用 20％甘露醇静脉滴注,每次 125～250mL,2～4 次/日;呋塞米入小壶,每次 20～80mg,2～4 次/日;清蛋白 10～20g/d,静脉滴注。药物治疗效果不佳或疑有早期脑疝时,可考虑脑室引流或颞肌下减压术。

（四）防治脑血管痉挛及迟发性缺血性神经功能缺损

目前认为脑血管痉挛引起迟发性缺血性神经功能缺损（delayed ischemic neurologic deficit,DIND)是动脉瘤性 SAH 最常见的死亡和致残原因。钙通道拮抗剂可选择性作用于脑血管平滑肌,减轻脑血管痉挛和 DIND。常用尼莫地平,每日 10mg（50mL),以每小时2.5～5.0mL速度泵入或缓慢静脉滴注,5～14 日为 1 个疗程;也可选择尼莫地平,每次 40mg,每日 3 次,口服。国外报道高血压－高血容量－血液稀释(hypertension-hypervolemia-hemodilution,3H)疗法可使大约 70％的患者临床症状得到改善。有数个报道认为与以往相比,"3H"疗法能够明显改善患者预后。增加循环血容量,提高平均动脉压(MAP),降低血细胞比容(HCT)至 30％～50％,被认为能够使脑灌注达到最优化。3H 疗法必须排除已存在脑梗死、高颅压,并已夹闭动脉瘤后才能应用。

（五）防治急性脑积水

急性脑积水常发生于病后 1 周内,发生率为9％～27％。急性阻塞性脑积水患者脑 CT 显示脑室急速进行性扩大,意识障碍加重,有效的疗法是行脑室穿刺引流和冲洗。但应注意防止脑脊液引流过度,维持颅内压在15～30mmHg,因过度引流会突然发生再出血。长期脑室引流要注意继发感染(脑炎、脑膜炎),感染率为5%～10%。同时常规应用抗生素防治感染。

(六)低钠血症的治疗

SIADH的治疗原则主要是纠正低血钠和防止体液容量过多。可限制液体摄入量,1日<500～1000mL,使体内水分处于负平衡以减少体液过多与尿钠丢失。注意应用利尿剂和高渗盐水,纠正低血钠与低渗血症。当血浆渗透压恢复,可给予5%葡萄糖注射液维持,也可用抑制ADH药物,去甲金霉素1～2g/d,口服。

CSWS的治疗主要是维持正常水盐平衡,给予补液治疗。可静脉或口服等渗或高渗盐液,根据低钠血症的严重程度和患者耐受程度单独或联合应用。高渗盐液补液速度以每小时0.7mmol/L,24小时<20mmol/L为宜。如果纠正低钠血症速度过快可导致脑桥脱髓鞘病,应予特别注意。

(七)外科治疗

经造影证实有动脉瘤或动静脉畸形者,应争取手术或介入治疗,根除病因防止再出血。

1.显微外科

夹闭颅内破裂的动脉瘤是消除病变并防止再出血的最好方法,而且动脉瘤被夹闭,继发性血管痉挛就能得到积极有效的治疗。一般认为Hunt-Hess分级Ⅰ～Ⅱ级的患者应在发病后48～72小时内早期手术。应用现代技术,早期手术已经不再难以克服。一些神经血管中心富有经验的医师已经建议给低评分的患者早期手术,只要患者的血流动力学稳定,颅内压得以控制即可。对于神经状况分级很差和(或)伴有其他内科情况,手术应该延期。对于病情不太稳定、不能承受早期手术的患者,可选择血管内治疗。

2.血管内治疗

选择适合的患者行血管内放置Guglielmi可脱式弹簧圈(Guglielmi detachable coils,GDCs),已经被证实是一种安全的治疗手段。近年来,一般认为治疗指征为手术风险大或手术治疗困难的动脉瘤。

七、预后与预防

(一)预后

临床常采用Hunt和Kosnik(1974)修改的Botterell的分级方案,对预后判断有帮助。Ⅰ～Ⅱ级患者预后佳,Ⅳ～Ⅴ级患者预后差,Ⅲ级患者介于两者之间。

首次蛛网膜下腔出血的死亡率约为10%～25%。死亡率随着再出血递增。再出血和脑血管痉挛是导致死亡和致残的主要原因。蛛网膜下腔出血的预后与病因、年龄、动脉瘤的部位、瘤体大小、出血量、有无并发症、手术时机选择及处置是否及时、得当有关。

(二)预防

蛛网膜下腔出血病情常较危重,死亡率较高,尽管不能从根本上达到预防目的,但对已知的病因应及早积极对因治疗,如控制血压、戒烟、限酒,以及尽量避免剧烈运动、情绪激动、过劳、用力排便、剧烈咳嗽等;对于长期便秘的个体应采取辨证论治思路长期用药(如麻仁润肠丸、芪蓉润肠口服液、香砂枳术丸、越鞠保和丸等);情志因素常为本病的诱发因素,对于已经存在脑动脉瘤、动脉血管夹层或烟雾病的患者,保持情绪稳定至关重要。

不少尸检材料证实,患者生前曾患动脉瘤但未曾破裂出血,说明存在危险因素并不一定完全会出血,预防动脉瘤破裂有着非常重要的意义。应当强调的是,蛛网膜下腔出血常在首次出血后 2 周再次发生出血且常常危及生命,故对已出血患者积极采取有效措施进行整体调节并及时给予恰当的对症治疗,对预防再次出血至关重要。

第三节　脑出血

脑出血(intracerebral hemorrhage,ICH)也称脑溢血,系指原发性非外伤性脑实质内出血,故又称原发性或自发性脑出血。脑出血系脑内的血管病变破裂而引起的出血,绝大多数是高血压伴发小动脉微动脉瘤在血压骤升时破裂所致,称为高血压性脑出血。主要病理特点为局部脑血流变化、炎症反应,以及脑出血后脑血肿的形成和血肿周边组织受压、水肿、神经细胞凋亡。80％的脑出血发生在大脑半球,20％发生在脑干和小脑。脑出血起病急骤,临床表现为头痛、呕吐、意识障碍、偏瘫、偏身感觉障碍等。在所有脑血管疾病患者中,脑出血约占 20％～30％,年发病率为 60/10 万～80/10 万,急性期病死率为30％～40％,是病死率和致残率很高的常见疾病。该病常发生于 40～70 岁,其中＞50 岁的人群发病率最高,达93.6％,但近年来发病年龄有愈来愈年轻的趋势。

一、病因与发病机制
(一)病因
高血压及高血压合并小动脉硬化是 ICH 的最常见病因,约 95％的 ICH 患者患有高血压。其他病因有先天性动静脉畸形或动脉瘤破裂、脑动脉炎血管壁坏死、脑瘤出血、血液病并发脑内出血、Moyamoya 病、脑淀粉样血管病变、梗死性脑出血、药物滥用、抗凝或溶栓治疗等。

(二)发病机制
尚不完全清楚,与下列因素相关。

1.高血压

持续性高血压引起脑内小动脉或深穿支动脉壁脂质透明样变性和纤维蛋白样坏死,使小动脉变脆,血压持续升高引起动脉壁疝或内膜破裂,导致微小动脉瘤或微夹层动脉瘤。血压骤然升高时血液自血管壁渗出或动脉瘤壁破裂,血液进入脑组织形成血肿。此外,高血压引起远端血管痉挛,导致小血管缺氧坏死、血栓形成、斑点状出血及脑水肿,继发脑出血,可能是子痫时高血压脑出血的主要机制。脑动脉壁中层肌细胞薄弱,外膜结缔组织少且缺乏外层弹力层,豆纹动脉等穿动脉自大脑中动脉近端呈直角分出,受高血压血流冲击易发生粟粒状动脉瘤,使深穿支动脉成为脑出血的主要好发部位,故豆纹动脉外侧支称为出血动脉。

2.淀粉样脑血管病

它是老年人原发性非高血压性脑出血的常见病因,好发于脑叶,易反复发生,常表现为多发性脑出血。发病机制不清,可能为:血管内皮异常导致渗透性增加,血浆成分包括蛋白酶侵入血管壁,形成纤维蛋白样坏死或变性,导致内膜透明样增厚,淀粉样蛋白沉积,使血管中膜、外膜被淀粉样蛋白取代,弹性膜及中膜平滑肌消失,形成蜘蛛状微血管瘤扩张,当情绪激动或活动诱发血压升高时血管瘤破裂引起出血。

3.其他因素

血液病如血友病、白血病、血小板减少性紫癜、红细胞增多症、镰状细胞病等可因凝血功能障碍引起大片状脑出血。肿瘤内异常新生血管破裂或侵蚀正常脑血管也可导致脑出血。维生素 B_1、维生素 C 缺乏或毒素(如砷)可引起脑血管内皮细胞坏死,导致脑出血,出血灶特点通常为斑点状而非融合成片。结节性多动脉炎、病毒性和立克次体性疾病等可引起血管床炎症,炎症致血管内皮细胞坏死、血管破裂发生脑出血。脑内小动、静脉畸形破裂可引起血肿,脑内静脉循环障碍和静脉破裂亦可导致出血。血液病、肿瘤、血管炎或静脉窦闭塞性疾病等所致脑出血亦常表现为多发性脑出血。

(三)脑出血后脑水肿的发生机制

脑出血后机体和脑组织局部发生一系列病理生理反应,其中自发性脑出血后最重要的继发性病理变化之一是脑水肿。由于血肿周围脑组织形成水肿带,继而引起神经细胞及其轴突的变性和坏死,成为患者病情恶化和死亡的主要原因之一。目前认为,ICH 后脑水肿与占位效应、血肿内血浆蛋白渗出和血凝块回缩、血肿周围继发缺血、血肿周围组织炎症反应、水通道蛋白-4(AQP-4)及自由基级联反应等有关。

1.占位效应

主要是通过机械性压力和颅内压增高引起。巨大血肿可立即产生占位效应,造成周围脑组织损害,并引起颅内压持续增高。早期主要为局灶性颅内压增高,随后发展为弥漫性颅内压增高,而颅内压的持续增高可引起血肿周围组织广泛性缺血,并加速缺血组织的血管通透性改变,引发脑水肿形成。同时,脑血流量降低、局部组织压力增加可促发血管活性物质从受损的脑组织中释放,破坏血—脑屏障,引发脑水肿形成。因此,血肿占位效应虽不是脑水肿形成的直接原因,但可通过影响脑血流量、周围组织压力以及颅内压等因素,间接地在脑出血后脑水肿形成机制中发挥作用。

2.血肿内血浆蛋白渗出和血凝块回缩

血肿内血液凝结是脑出血超急性期血肿周围组织脑水肿形成的首要条件。在正常情况下,脑组织细胞间隙中的血浆蛋白含量非常低,但在血肿周围组织细胞间隙中却可见血浆蛋白和纤维蛋白聚积,这可导致细胞间隙胶体渗透压增高,使水分渗透到脑组织内形成水肿。此外,血肿形成后由于血凝块回缩,使血肿腔静水压降低,这也将导致血液中的水分渗透到脑组织间隙形成水肿。凝血连锁反应激活、血凝块回缩(血肿形成后血块分离成 1 个红细胞中央块和 1 个血清包绕区)以及纤维蛋白沉积等,在脑出血后血肿周围组织脑水肿形成中发挥着重要作用。血凝块形成是脑出血血肿周围组织脑水肿形成的必经阶段,而血浆蛋白(特别是凝血酶)则是脑水肿形成的关键因素。

3.血肿周围继发缺血

脑出血后血肿周围局部脑血流量显著降低,而脑血流量的异常降低可引起血肿周围组织缺血。一般脑出血后6~8 小时,血红蛋白和凝血酶释出细胞毒性物质,兴奋性氨基酸释放增多等,细胞内钠聚集,则引起细胞毒性水肿;出血后 4~12 小时,血—脑屏障开始破坏,血浆成分进入细胞间液,则引起血管源性水肿。同时,脑出血后形成的血肿在降解过程中,产生的渗透性物质和缺血的代谢产物,也使组织间渗透压增高,促进或加重脑水肿,从而形成血肿周围半暗带。

4.血肿周围组织炎症反应

脑出血后血肿周围中性粒细胞、巨噬细胞和小胶质细胞活化,血凝块周围活化的小胶质细胞和神经元中白细胞介素-1(IL-1)、白细胞介素-6(IL-6)、细胞间黏附因子-1(ICAM-1)和肿瘤坏死因子-α(TNF-α)表达增加。临床研究采用双抗夹心酶联免疫吸附试验检测 41 例脑出血患者脑脊液 IL-1 和 S100 蛋白含量发现,急性患者脑脊液 IL-1 水平显著高于对照组,提示 IL-1 可能促进了脑水肿和脑损伤的发展。ICAM-1在中枢神经系统中分布广泛。Gong 等的研究证明,脑出血后 12 小时神经细胞开始表达ICAM-1,3 日达高峰,持续 10 日逐渐下降;脑出血后 1 日时血管内皮开始表达 ICAM-1,7 日达高峰,持续 2 周。表达ICAM-1的白细胞活化后能产生大量蛋白水解酶,特别是基质金属蛋白酶(MMP),促使血—脑屏障通透性增加,血管源性脑水肿形成。

5.水通道蛋白-4(AQP-4)与脑水肿

过去一直认为水的跨膜转运是通过被动扩散实现的,而水通道蛋白(aquaporin,AQP)的发现完全改变了这种认识。现在认为,水的跨膜转运实际上是一个耗能的主动过程,是通过AQP实现的。AQP 在脑组织中广泛存在,可能是脑脊液重吸收、渗透压调节、脑水肿形成等生理、病理过程的分子生物学基础。迄今已发现的 AQP 至少存在 10 种亚型,其中 AQP-4 和AQP-9 可能参与血肿周围脑组织水肿的形成。实验研究脑出血后不同时间点大鼠脑组织AQP-4 的表达分布发现,对照组和实验组未出血侧 AQP-4 在各时间点的表达均为弱阳性,而水肿区从脑出血后 6 小时开始表达增强,3 日时达高峰,此后逐渐回落,1 周后仍明显高于正常组。另外,随着出血时间的推移,出血侧 AQP-4 表达范围不断扩大,表达强度不断增强,并且与脑水肿严重程度呈正相关。以上结果提示,脑出血能导致细胞内外水和电解质失衡,细胞内外渗透压发生改变,激活位于细胞膜上的 AQP-4,进而促进水和电解质通过 AQP-4 进入细胞内导致细胞水肿。

6.自由基级联反应

脑出血后脑组织缺血缺氧发生一系列级联反应造成自由基浓度增加。自由基通过攻击脑内细胞膜磷脂中多聚不饱和脂肪酸和脂肪酸的不饱和双键,直接造成脑损伤发生脑水肿;同时引起脑血管通透性增加,亦加重脑水肿从而加重病情。

二、病理

肉眼所见:脑出血病例尸检时脑外观可见到明显动脉粥样硬化,出血侧半球膨隆肿胀,脑回宽、脑沟窄,有时可见少量蛛网膜下腔积血,颞叶海马与小脑扁桃体处常可见脑疝痕迹,出血灶一般在2～8cm左右,绝大多数为单灶,仅 1.8%～2.7% 为多灶。常见的出血部位为壳核出血,出血向内发展可损伤内囊,出血量大时可破入侧脑室。丘脑出血时,血液常穿破第三脑室或侧脑室,向外可损伤内囊。脑桥和小脑出血时,血液可穿破第四脑室,甚至可经中脑导水管逆行进入侧脑室。原发性脑室出血,出血量小时只侵及单个脑室或多个脑室的一部分;大量出血时全部脑室均可被血液充满,脑室扩张积血形成铸型。脑出血血肿周围脑组织受压,水肿明显,颅内压增高,脑组织可移位。幕上半球出血,血肿向下破坏或挤压丘脑下部和脑干,使其变形、移位和继发出血,并常出现小脑幕疝;如中线部位下移可形成中心疝;颅内压增高明显或小脑出血较重时均易发生枕骨大孔疝,这些都是导致患者死亡的直接原因。急性期后,血块溶解,含铁血黄素和破坏的脑组织被吞噬细胞清除,胶质增生,小出血灶形成胶质瘢痕,大者形成囊腔,称为中风囊,腔内可见黄色液体。

显微镜观察可分为三期:①出血期:可见大片出血,红细胞多新鲜。出血灶边缘多出现坏死。软化的脑组织,神经细胞消失或呈局部缺血改变,常有多形核白细胞浸润。②吸收期:出血24～36小时即可出现胶质细胞增生,小胶质细胞及来自血管外膜的细胞形成格子细胞,少数格子细胞含铁血黄素。星形胶质细胞增生及肥胖变性。③修复期:血液及坏死组织渐被清除,组织缺损部分由胶质细胞、胶质纤维及胶原纤维代替,形成瘢痕。出血灶较小可完全修复,较大则遗留囊腔。血红蛋白代谢产物长久残存于瘢痕组织中,呈现棕黄色。

三、临床表现

(一)症状与体征

1.意识障碍

多数患者发病时很快出现不同程度的意识障碍,轻者可呈嗜睡,重者可昏迷。

2.高颅压征

表现为头痛、呕吐。头痛以病灶侧为重,意识蒙眬或浅昏迷者可见患者用健侧手触摸病灶侧头部;呕吐多为喷射性,呕吐物为胃内容物,如合并消化道出血可为咖啡样物。

3.偏瘫

病灶对侧肢体瘫痪。

4.偏身感觉障碍

病灶对侧肢体感觉障碍,主要是痛觉、温度觉减退。

5.脑膜刺激征

见于脑出血已破入脑室、蛛网膜下腔以及脑室原发性出血之时,可有颈项强直或强迫头位,Kernig征阳性。

6.失语症

优势半球出血者多伴有运动性失语症。

7.瞳孔与眼底异常

瞳孔可不等大、双瞳孔缩小或散大。眼底可有视网膜出血和视盘水肿。

8.其他症状

如心律不齐、呃逆、呕吐咖啡色样胃内容物、呼吸节律紊乱、体温迅速上升及心电图异常等变化。脉搏常有力或缓慢,血压多升高,可出现肢端发绀,偏瘫侧多汗,面部苍白或潮红。

(二)不同部位脑出血的临床表现

1.基底节区出血

为脑出血中最多见者,约占60%～70%。其中壳核出血最多,约占脑出血的60%,主要是豆纹动脉尤其是其外侧支破裂引起;丘脑出血较少,约占10%,主要是丘脑穿动脉或丘脑膝状体动脉破裂引起;尾状核及屏状核等出血少见。虽然各核出血有其特点,但出血较多时均可侵及内囊,出现一些共同症状。现将常见的症状分轻、重两型叙述如下。

(1)轻型:多属壳核出血,出血量一般为数毫升至 30mL,或为丘脑小量出血,出血量仅数毫升,出血限于丘脑或侵入内囊后肢。患者突然头痛、头晕、恶心呕吐、意识清楚或轻度障碍,出血灶对侧出现不同程度的偏瘫,亦可出现偏身感觉障碍及偏盲(三偏征),两眼可向病灶侧凝视,优势半球出血可有失语。

(2)重型:多属壳核大量出血,向内扩展或穿破脑室,出血量可达 30～160mL;或丘脑较大量出血,血肿侵及内囊或破入脑室。发病突然,意识障碍重,鼾声明显,呕吐频繁,可吐咖啡样胃内容物(由胃部应激性溃疡所致)。丘脑出血病灶对侧常有偏身感觉障碍或偏瘫,肌张力低,可引出病理反射,平卧位时,患侧下肢呈外旋位。但感觉障碍常先于或重于运动障碍,部分病例病灶对侧可出现自发性疼痛。常有眼球运动障碍(眼球向上注视麻痹,呈下视内收状态)。瞳孔缩小或不等大,一般为出血侧散大,提示已有小脑幕疝形成;部分病例有丘脑性失语(言语缓慢而不清、重复言语、发音困难、复述差,朗读正常)或丘脑性痴呆(记忆力减退、计算力下降、情感障碍、人格改变等)。如病情发展,血液大量破入脑室或损伤丘脑下部及脑干,昏迷加深,出现去大脑强直或四肢弛缓,面色潮红或苍白,出冷汗,鼾声大作,中枢性高热或体温过低,甚至出现肺水肿、上消化道出血等内脏并发症,最后多发生枕骨大孔疝死亡。

2.脑叶出血

又称皮质下白质出血。应用 CT 以后,发现脑叶出血约占脑出血的 15％,发病年龄 11～80 岁不等,40 岁以下占 30％,年轻人多由血管畸形(包括隐匿性血管畸形)、Moyamoya 病引起,老年人常见于高血压动脉硬化及淀粉样血管病等。脑叶出血以顶叶最多见,以后依次为颞叶、枕叶、额叶,40％为跨叶出血。脑叶出血除意识障碍、颅内高压和抽搐等常见症状外,还有各脑叶的特异表现。

(1)额叶出血:常有一侧或双侧的前额痛、病灶对侧偏瘫。部分病例有精神行为异常、凝视麻痹、言语障碍和癫痫发作。

(2)顶叶出血:常有病灶侧颞部疼痛;病灶对侧的轻偏瘫或单瘫、深浅感觉障碍和复合感觉障碍;体象障碍、手指失认和结构失用症等,少数病例可出现下象限盲。

(3)颞叶出血:常有耳部或耳前部疼痛,病灶对侧偏瘫,但上肢瘫重于下肢,中枢性面、舌瘫可有对侧上象限盲;优势半球出血可出现感觉性失语或混合性失语;可有颞叶癫痫、幻嗅、幻视、兴奋躁动等精神症状。

(4)枕叶出血:可出现同侧眼部疼痛,同向性偏盲和黄斑回避现象,可有一过性黑矇和视物变形。

3.脑干出血

(1)中脑出血:中脑出血少见,自 CT 应用于临床后,临床已可诊断。轻症患者表现为突然出现复视、眼睑下垂、一侧或两侧瞳孔扩大、眼球不同轴、水平或垂直眼震,同侧肢体共济失调,也可表现大脑脚综合征(Weber 综合征)或红核综合征(Benedikt 综合征)。重者出现昏迷、四肢迟缓性瘫痪,去大脑强直,常迅速死亡。

(2)脑桥出血:占脑出血的 10％左右。病灶多位于脑桥中部的基底部与被盖部之间。患者表现突然头痛,同侧Ⅵ、Ⅶ、Ⅷ脑神经麻痹,对侧偏瘫(交叉性瘫痪),出血量大或病情重者常有四肢瘫,很快进入意识障碍、针尖样瞳孔、去大脑强直、呼吸障碍,多迅速死亡。可伴中枢性高热、大汗和应激性溃疡等。一侧脑桥小量出血可表现为脑桥腹内侧综合征(Foville 综合征)、闭锁综合征和脑桥腹外侧综合征(Millard-Gubler综合征)。

(3)延髓出血:延髓出血更为少见,突然意识障碍,血压下降,呼吸节律不规则,心律失常,轻症病例可呈延髓背外侧综合征(Wallenberg综合征),重症病例常因呼吸心跳停止而死亡。

4.小脑出血

约占脑出血的10%。多见于一侧半球的齿状核部位,小脑蚓部也可发生。发病突然,眩晕明显,频繁呕吐,枕部疼痛,病灶侧共济失调,可见眼球震颤,同侧周围性面瘫,颈项强直等,如不仔细检查,易误诊为蛛网膜下腔出血。当出血量不大时,主要表现为小脑症状,如病灶侧共济失调,眼球震颤,构音障碍和吟诗样语言,无偏瘫。出血量增加时,还可表现有脑桥受压体征,如展神经麻痹、侧视麻痹等,以及肢体偏瘫和(或)锥体束征。病情如继续加重,颅内压增高明显,昏迷加深,极易发生枕骨大孔疝死亡。

5.脑室出血

分原发与继发两种,继发性系指脑实质出血破入脑室者;原发性指脉络丛血管出血及室管膜下动脉破裂出血,血液直流入脑室者。以前认为脑室出血罕见,现已证实占脑出血的3%～5%。55%的患者出血量较少,仅部分脑室有血,脑脊液呈血性,类似蛛网膜下腔出血。临床常表现为头痛、呕吐、项强、Kernig 征阳性、意识清楚或一过性意识障碍,但常无偏瘫体征,脑脊液血性,酷似蛛网膜下腔出血,预后良好,可以完全恢复正常;出血量大,全部脑室均被血液充满者,其临床表现符合既往所谓脑室出血的症状,即发病后突然头痛、呕吐、昏迷、瞳孔缩小或时大时小,眼球浮动或分离性斜视,四肢肌张力增高,病理反射阳性,早期出现去大脑强直,严重者双侧瞳孔散大,呼吸深,鼾声明显,体温明显升高,面部充血多汗,预后极差,多迅速死亡。

四、辅助检查

(一)头颅 CT

发病后 CT 平扫可显示近圆形或卵圆形均匀高密度的血肿病灶,边界清楚,可确定血肿部位、大小、形态及是否破入脑室,血肿周围有无低密度水肿带及占位效应(脑室受压、脑组织移位)和梗阻性脑积水等。早期可发现边界清楚、均匀的高度密度灶,CT 值为60～80Hu,周围环绕低密度水肿带。血肿范围大时可见占位效应。根据 CT 影像估算出血量可采用简单易行的多田计算公式:出血量(mL)＝0.5×最大面积长轴(cm)×最大面积短轴(mL)×层面数。出血后 3～7 日,血红蛋白破坏,纤维蛋白溶解,高密度区向心性缩小,边缘模糊,周围低密度区扩大。病后 2～4 周,形成等密度或低密度灶。病后 2 个月左右,血肿区形成囊腔,其密度与脑脊液近乎相等,两侧脑室扩大;增强扫描,可见血肿周围有环状高密度强化影,其大小、形状与原血肿相近。

(二)头颅 MRI/MRA

MRI 的表现主要取决于血肿所含血红蛋白量的变化。发病1日内,血肿呈 T_1 等信号或低信号,T_2 呈高信号或混合信号;第2日～1周内,T_1 为等信号或稍低信号,T_2 为低信号;第2～4周,T_1 和 T_2 均为高信号;4周后,T_1 呈低信号,T_2 为高信号。此外,MRA 可帮助发现脑血管畸形、肿瘤及血管瘤等病变。

(三)数字减影血管造影(DSA)

对脑叶出血、原因不明或怀疑脑血管畸形、血管瘤、Moyamoya 病和血管炎等患者有意义，尤其血压正常的年轻患者应通过 DSA 查明病因。

(四)腰椎穿刺检查

在无条件做 CT 时，且患者病情不重，无明显颅内高压者可进行腰椎穿刺检查。脑出血者脑脊液压力常增高，若出血破入脑室或蛛网膜下腔者脑脊液多呈均匀血性。有脑疝及小脑出血者应禁做腰椎穿刺检查。

(五)经颅多普勒超声(TCD)

由于简单及无创性，可在床边进行检查，已成为监测脑出血患者脑血流动力学变化的重要方法。①通过检测脑动脉血流速度，间接监测脑出血的脑血管痉挛范围及程度，脑血管痉挛时其血流速度增高。②测定血流速度、血流量和血管外周阻力可反映颅内压增高时脑血流灌注情况，如颅内压超过动脉压时收缩期及舒张期血流信号消失，无血流灌注。③提供脑动静脉畸形、动脉瘤等病因诊断的线索。

(六)脑电图(EEG)

可反映脑出血患者脑功能状态。意识障碍可见两侧弥漫性慢活动，病灶侧明显；无意识障碍时，基底节和脑叶出血出现局灶性慢波，脑叶出血靠近皮质时可有局灶性棘波或尖波发放；小脑出血无意识障碍时脑电图多正常，部分患者同侧枕颞部出现慢活动；中脑出血多见两侧阵发性同步高波幅慢活动；脑桥出血患者昏迷时可见 $8\sim12\text{Hz}$ α 波、低波幅 β 波、纺锤波或弥漫性慢波等。

(七)心电图

可及时发现脑出血合并心律失常或心肌缺血，甚至心肌梗死。

(八)血液检查

重症脑出血急性期白细胞数可增至 $(10\sim20)\times10^9/\text{L}$，并可出现血糖含量升高、蛋白尿、尿糖、血尿素氮含量增加，以及血清肌酶含量升高等。但均为一过性，可随病情缓解而消退。

五、诊断与鉴别诊断

(一)诊断要点

1.一般性诊断要点

(1)急性起病，常有头痛、呕吐、意识障碍、血压增高和局灶性神经功能缺损症状，部分病例有眩晕或抽搐发作。饮酒、情绪激动、过度劳累等是常见的发病诱因。

(2)常见的局灶性神经功能缺损症状和体征包括偏瘫、偏身感觉障碍、偏盲等，多于数分钟至数小时内达到高峰。

(3)头颅 CT 扫描可见病灶中心呈高密度改变，病灶周边常有低密度水肿带。头颅 MRI/MRA 有助于脑出血的病因学诊断和观察血肿的演变过程。

2.各部位脑出血的临床诊断要点

(1)壳核出血：①对侧肢体偏瘫，优势半球出血常出现失语。②对侧肢体感觉障碍，主要是痛觉、温度觉减退。③对侧偏盲。④凝视麻痹，呈双眼持续性向出血侧凝视。⑤尚可出现失用、体象障碍、记忆力和计算力障碍、意识障碍等。

（2）丘脑出血：①丘脑型感觉障碍：对侧半身深浅感觉减退、感觉过敏或自发性疼痛。②运动障碍：出血侵及内囊可出现对侧肢体瘫痪，多为下肢重于上肢。③丘脑性失语：言语缓慢而不清、重复言语、发音困难、复述差，朗读正常。④丘脑性痴呆：记忆力减退、计算力下降、情感障碍、人格改变。⑤眼球运动障碍：眼球向上注视麻痹，常向内下方凝视。

（3）脑干出血：①中脑出血：突然出现复视，眼睑下垂；一侧或两侧瞳孔扩大，眼球不同轴，水平或垂直眼震，同侧肢体共济失调，也可表现 Weber 综合征或 Benedikt 综合征；严重者很快出现意识障碍，去大脑强直。②脑桥出血：突然头痛，呕吐，眩晕，复视，眼球不同轴，交叉性瘫痪或偏瘫、四肢瘫等。出血量较大时，患者很快进入意识障碍，针尖样瞳孔，去大脑强直，呼吸障碍，并可伴有高热、大汗、应激性溃疡等，多迅速死亡；出血量较少时可表现为一些典型的综合征，如 Foville 综合征、Millard-Gubler 综合征和闭锁综合征等。③延髓出血：突然意识障碍，血压下降，呼吸节律不规则，心律失常，继而死亡。轻者可表现为不典型的 Wallenberg 综合征。

（4）小脑出血：①突发眩晕、呕吐、后头部疼痛，无偏瘫。②有眼震，站立和步态不稳，肢体共济失调、肌张力降低及颈项强直。③头颅 CT 扫描示小脑半球或小脑蚓高密度影及第四脑室、脑干受压。

（5）脑叶出血：①额叶出血：前额痛、呕吐、痫性发作较多见；对侧偏瘫、共同偏视、精神障碍；优势半球出血时可出现运动性失语。②顶叶出血：偏瘫较轻，而偏侧感觉障碍显著；对侧下象限盲，优势半球出血时可出现混合性失语。③颞叶出血：表现为对侧中枢性面、舌瘫及上肢为主的瘫痪；对侧上象限盲；优势半球出血时可有感觉性或混合性失语；可有颞叶癫痫、幻嗅、幻视。④枕叶出血：对侧同向性偏盲，并有黄斑回避现象，可有一过性黑矇和视物变形；多无肢体瘫痪。

（6）脑室出血：①突然头痛、呕吐，迅速进入昏迷或昏迷逐渐加深。②双侧瞳孔缩小，四肢肌张力增高，病理反射阳性，早期出现去大脑强直，脑膜刺激征阳性。③常出现丘脑下部受损的症状及体征，如上消化道出血、中枢性高热、大汗、应激性溃疡、急性肺水肿、血糖增高、尿崩症等。④脑脊液压力增高，呈血性。⑤轻者仅表现头痛、呕吐、脑膜刺激征阳性，无局限性神经体征。临床上易误诊为蛛网膜下腔出血，需通过头颅 CT 检查来确定诊断。

（二）鉴别诊断

1.脑梗死

发病较缓，或病情呈进行性加重；头痛、呕吐等颅内压增高症状不明显；典型病例一般不难鉴别；但脑出血与大面积脑梗死、少量脑出血与脑梗死临床症状相似，鉴别较困难，常需头颅CT 鉴别。

2.脑栓塞

起病急骤，一般缺血范围较广，症状常较重，常伴有风湿性心脏病、心房颤动、细菌性心内膜炎、心肌梗死或其他容易产生栓子来源的疾病。

3.蛛网膜下腔出血

好发于年轻人，突发剧烈头痛，或呈爆裂样头痛，以颈枕部明显，有的可痛牵颈背、双下肢。呕吐较频繁，少数严重患者呈喷射状呕吐。约 50% 的患者可出现短暂、不同程度的意识障碍，尤以老年患者多见。常见一侧动眼神经麻痹，其次为视神经、三叉神经和展神经麻痹，脑膜刺激征常见，无偏瘫等脑实质损害的体征，头颅 CT 可帮助鉴别。

4.外伤性脑出血

外伤性脑出血是闭合性头部外伤所致，发生于受冲击颅骨下或对冲部位，常见于额极和颞极，外伤史可提供诊断线索，CT 可显示血肿外形不整。

5.内科疾病导致的昏迷

(1)糖尿病昏迷：①糖尿病酮症酸中毒：多数患者在发生意识障碍前数天有多尿、烦渴多饮和乏力，随后出现食欲减退、恶心、呕吐，常伴头痛、嗜睡、烦躁、呼吸深快，呼气中有烂苹果味（丙酮）。随着病情进一步发展，出现严重失水，尿量减少，皮肤弹性差，眼球下陷，脉细速，血压下降，至晚期时各种反射迟钝甚至消失，嗜睡甚至昏迷。尿糖、尿酮体呈强阳性，血糖和血酮体均有升高。头部 CT 结果阴性。②高渗性非酮症糖尿病昏迷：起病时常先有多尿、多饮，但多食不明显，或反而食欲减退，以致常被忽视。失水随病程进展逐渐加重，出现神经精神症状，表现为嗜睡、幻觉、定向障碍、偏盲、上肢拍击样粗震颤、痫性发作（多为局限性发作）等，最后陷入昏迷。尿糖强阳性，但无酮症或较轻，血尿素氮及肌酐升高。突出的表现为血糖常高至33.3 mmol/L（600mg/dL）以上，一般为 33.3～66.6mmol/L（600～1200mg/dL）；血钠升高可达155mmol/L；血浆渗透压显著增高达 330～460mOsm/L，一般在 350mOsm/L 以上。头部 CT 结果阴性。

(2)肝性昏迷：有严重肝病和（或）广泛门体侧支循环，精神紊乱、昏睡或昏迷，明显肝功能损害或血氨升高，扑翼（击）样震颤和典型的脑电图改变（高波幅的 δ 波，每秒少于 4 次）等，有助于诊断与鉴别诊断。

(3)尿毒症昏迷：少尿（<400mL/d）或无尿（<50mL/d），血尿，蛋白尿，管型尿，氮质血症，水电解质紊乱和酸碱失衡等。

(4)急性酒精中毒：①兴奋期：血乙醇浓度达到 11mmol/L（50mg/dL）即感头痛、欣快、兴奋。血乙醇浓度超过 16mmol/L（75mg/dL），健谈、饶舌、情绪不稳定、自负、易激怒，可有粗鲁行为或攻击行动，也可能沉默、孤僻；浓度达到 22mmol/L（100mg/dL）时，驾车易发生车祸。②共济失调期：血乙醇浓度达到 33mmol/L（150mg/dL）时，肌肉运动不协调，行动笨拙，言语含糊不清，眼球震颤，视力模糊，复视，步态不稳，出现明显共济失调。浓度达到 43mmol/L（200mg/dL）时，出现恶心、呕吐、困倦。③昏迷期：血乙醇浓度升至 54mmol/L（250mg/dL）时，患者进入昏迷期，表现昏睡、瞳孔散大、体温降低。血乙醇浓度超过 87mmol/L（400mg/dL）时，患者陷入深昏迷，心率快、血压下降，呼吸慢而有鼾音，可出现呼吸、循环麻痹而危及生命。实验室检查可见血清乙醇浓度升高，呼出气中乙醇浓度与血清乙醇浓度相当；动脉血气分析可见轻度代谢性酸中毒；电解质失衡，可见低血钾、低血镁和低血钙；血糖可降低。

(5)低血糖昏迷：低血糖昏迷是指各种原因引起的重症的低血糖症。患者突然昏迷、抽搐，表现为局灶神经系统症状的低血糖易被误诊为脑出血。化验血糖低于 2.8mmol/L，推注葡萄糖后症状迅速缓解，发病后 72 小时复查头部 CT 结果阴性。

(6)药物中毒：①镇静催眠药中毒：有服用大量镇静催眠药史，出现意识障碍和呼吸抑制及血压下降。胃液、血液、尿液中检出镇静催眠药。②阿片类药物中毒：有服用大量吗啡或哌替啶的阿片类药物史,或有吸毒史,除了出现昏迷、针尖样瞳孔(哌替啶的急性中毒瞳孔反而扩大)、呼吸抑制"三联征"等特点外,还可出现发绀、面色苍白、肌肉无力、惊厥、牙关禁闭、角弓反张,呼吸先浅而慢,后叹息样或潮式呼吸、肺水肿、休克、瞳孔对光反射消失,死于呼吸衰竭。血、尿阿片类毒物成分,定性试验呈阳性。使用纳洛酮可迅速逆转阿片类药物所致的昏迷、呼吸抑制、缩瞳等毒性作用。

(7)CO 中毒:①轻度中毒:血液碳氧血红蛋白(COHb)可高于 10%～20%。患者有剧烈头痛、头晕、心悸、口唇黏膜呈樱桃红色、四肢无力、恶心、呕吐、嗜睡、意识模糊、视物不清、感觉迟钝、谵妄、幻觉、抽搐等。②中度中毒:血液 COHb 浓度可高达 30%～40%。患者出现呼吸困难、意识丧失、昏迷,对疼痛刺激可有反应,瞳孔对光反射和角膜反射可迟钝,腱反射减弱,呼吸、血压和脉搏可有改变。经治疗可恢复且无明显并发症。③重度中毒:血液 COHb 浓度可高于 50%以上。深昏迷,各种反射消失。患者可呈去大脑皮质状态(患者可以睁眼,但无意识,不语,不动,不主动进食或大小便,呼之不应,推之不动,肌张力增强),常有脑水肿、惊厥、呼吸衰竭、肺水肿、上消化道出血、休克和严重的心肌损害,出现心律失常,偶可发生心肌梗死。有时并发脑局灶损害,出现锥体系或锥体外系损害体征。监测血中 COHb 浓度可明确诊断。

应详细询问病史,内科疾病导致昏迷者有相应的内科疾病病史,仔细查体,局灶体征不明显;脑出血者则同向偏视、一侧瞳孔散大、一侧面部船帆现象、一侧上肢出现扬鞭现象、一侧下肢呈外旋位,血压升高。CT 检查可助鉴别。

六、治疗

急性期的主要治疗原则是:保持安静,防止继续出血;积极抗脑水肿,降低颅内压;调整血压;改善循环;促进神经功能恢复;加强护理,防治并发症。

(一)一般治疗

1.保持安静

(1)卧床休息 3～4 周,脑出血发病后 24 小时内,特别是 6 小时内可有活动性出血或血肿继续扩大,应尽量减少搬运,就近治疗。重症需严密观察体温、脉搏、呼吸、血压、瞳孔和意识状态等生命体征变化。

(2)保持呼吸道通畅,头部抬高 15°～30°,切忌无枕仰卧;疑有脑疝时应床脚抬高 45°,意识障碍患者应将头歪向一侧,以利于口腔、气道分泌物及呕吐物流出;痰稠不易吸出,则要行气管切开,必要时吸氧,以使动脉血氧饱和度维持在 90%以上。

(3)意识障碍或消化道出血者宜禁食 24～48 小时,发病后 3 日,仍不能进食者,应鼻饲以确保营养。过度烦躁不安的患者可适量用镇静药。

(4)注意口腔护理,保持大便通畅,留置尿管的患者应做膀胱冲洗以预防尿路感染。加强护理,经常翻身,预防压疮,保持肢体功能位置。

(5)注意水、电解质平衡,加强营养。注意补钾,液体量应控制在 2000mL/d 左右,或以尿量加 500mL 来估算,不能进食者鼻饲各种营养品。对于频繁呕吐、胃肠道功能减弱或有严重的应激性溃疡者,应考虑给予肠外营养。如有高热、多汗、呕吐或腹泻者,可适当增加入液量,或 10%脂肪乳 500mL 静脉滴注,每日 1 次。如需长期采用鼻饲,应考虑胃造瘘术。

(6)脑出血急性期血糖含量增高可以是原有糖尿病的表现或是应激反应。高血糖和低血糖都能加重脑损伤。当患者血糖含量增高超过 11.1mmol/L 时，应立即给予胰岛素治疗，将血糖控制在8.3mmol/L以下。同时应监测血糖，若发生低血糖，可用葡萄糖口服或注射纠正低血糖。

2.亚低温治疗

能够减轻脑水肿，减少自由基的产生，促进神经功能缺损恢复，改善患者预后。降温方法：立即行气管切开，静脉滴注冬眠肌松合剂(0.9％氯化钠注射液 500mL＋氯丙嗪 100mg＋异丙嗪 100mg)，同时冰毯机降温。行床旁监护仪连续监测体温（T）、心率（HR）、血压（BP）、呼吸（R）、脉搏（P）、血氧饱和度（SPO_2）、颅内压（ICP）。直肠温度（RT）维持在 34～36℃，持续 3～5 日。冬眠肌松合剂用量和速度根据患者 T、HR、BP、肌张力等调节。保留自主呼吸，必要时应用同步呼吸机辅助呼吸，维持 SPO_2 在 95％以上，10～12 小时将 RT 降至 34～36℃。当 ICP 降至正常后72 小时，停止亚低温治疗。采用每日恢复1～2℃，复温速度不超过 0.1℃/h。在24～48 小时内，将患者 RT 复温至 36.5～37℃。局部亚低温治疗实施越早，效果越好，建议在脑出血发病 6 小时内使用，治疗时间最好持续 48～72 小时。

(二)调控血压和防止再出血

脑出血患者一般血压都高，甚至比平时更高，这是因为颅内压增高时机体保证脑组织供血的代偿性反应，当颅内压下降时血压亦随之下降，因此一般不应使用降血压药物，尤其是注射利血平等强有力降压剂。目前理想的血压控制水平还未确定，主张采取个体化原则，应根据患者年龄、病前有无高血压、病后血压情况等确定适宜血压水平。但血压过高时，容易增加再出血的危险性，则应及时控制高血压。一般来说，收缩压≥200mmHg，舒张压≥115mmHg 时，应降血压治疗，使血压控制于治疗前原有血压水平或略高水平。收缩压≤180mmHg 或舒张压≤115mmHg 时，或平均动脉压≤130mmHg时可暂不使用降压药，但需密切观察。收缩压在180～230mmHg或舒张压在 105～140mmHg 宜口服卡托普利、美托洛尔等降压药，收缩压 180mmHg 以内或舒张压 105mmHg 以内，可观察而不用降压药。急性期过后（约 2 周），血压仍持续过高时可系统使用降压药，急性期血压急骤下降表明病情严重，应给予升压药物以保证足够的脑供血量。

止血剂及凝血剂对脑出血并无效果，但如合并消化道出血或有凝血障碍时仍可使用。消化道出血时，还可经胃管鼻饲或口服云南白药、三七粉、氢氧化铝凝胶和（或）冰牛奶、冰盐水等。

(三)控制脑水肿

脑出血后 48 小时水肿达到高峰，维持 3～5 日或更长时间后逐渐消退。脑水肿可使 ICP 增高和导致脑疝，是影响功能恢复的主要因素和导致早期死亡的主要死因。积极控制脑水肿、降低 ICP 是脑出血急性期治疗的重要环节，必要时可行 ICP 监测。治疗目标是使 ICP 降至 20mmHg 以下，脑灌注压大于 70mmHg，应首先控制可加重脑水肿的因素，保持呼吸道通畅，适当给氧，维持有效脑灌注，限制液体和盐的入量等。应用皮质类固醇减轻脑出血后脑水肿和降低 ICP，其有效证据不充分；脱水药只有短暂作用，常用 20％甘露醇、利尿药如呋塞米等。

1.20％甘露醇

为渗透性脱水药，可在短时间内使血浆渗透压明显升高，形成血与脑组织间渗透压差，使脑组织间液水分向血管内转移,经肾脏排出,每 8g 甘露醇可由尿带出水分 100mL,用药后 20~30 分钟开始起效,2~3 小时作用达峰。常用剂量 125~250mL,1 次/6~8 小时,疗程 7~10日。如患者出现脑疝征象可快速加压经静脉或颈动脉推注,可暂时缓解症状,为术前准备赢得时间。冠心病、心肌梗死、心力衰竭和肾功能不全者慎用,注意用药不当可诱发肾衰竭和水盐及电解质失衡。因此,在应用甘露醇脱水时,一定要严密观察患者尿量、血钾和心肾功能,一旦出现尿少、血尿、无尿时应立即停用。

2.利尿剂

呋塞米注射液较常用,脱水作用不如甘露醇,但可抑制脑脊液产生,用于心肾功能不全不能用甘露醇的患者,常与甘露醇合用,减少甘露醇用量。每次 20~40mg,每日 2~4 次,静脉注射。

3.甘油果糖氯化钠注射液

该药为高渗制剂,通过高渗透性脱水,能使脑水分含量减少,降低颅内压。本品降低颅内压作用起效较缓,持续时间较长,可与甘露醇交替使用。推荐剂量为每次 250~500mL,每日 1~2 次,静脉滴注,连用 7 日左右。

4.10%人血清蛋白

通过提高血浆胶体渗透压发挥对脑组织脱水降颅压作用,改善病灶局部脑组织水肿,作用持久。适用于低蛋白血症的脑水肿伴高颅压的患者。推荐剂量每次 10~20g,每日 1~2 次,静脉滴注。该药可增加心脏负担,心功能不全者慎用。

5.地塞米松

可防止脑组织内星形胶质细胞肿胀,降低毛细血管通透性,维持血-脑屏障功能。抗脑水肿作用起效慢,用药后 12~36 小时起效。剂量每日 10~20mg,静脉滴注。由于易并发感染或使感染扩散,可促进或加重应激性上消化道出血,影响血压和血糖控制等,临床不主张常规使用,病情危重、不伴上消化道出血者可早期短时间应用。

若药物脱水、降颅压效果不明显,出现颅高压危象时可考虑转外科手术开颅减压。

(四)控制感染

发病早期或病情较轻时通常不需使用抗生素,老年患者合并意识障碍易并发肺部感染,合并吞咽困难易发生吸入性肺炎,尿潴留或导尿易合并尿路感染,可根据痰液或尿液培养、药物敏感试验等选用抗生素治疗。

(五)维持水电解质平衡

患者液体的输入量最好根据其中心静脉压(CVP)和肺毛细血管楔压(PCWP)来调整,CVP 保持在 5~12mmHg 或者 PCWP 维持在 10~14mmHg。无此条件时每日液体输入量可按前 1 日尿量+500mL 估算。每日补钠 50~70mmol/L,补钾 40~50mmol/L,糖类 13.5~18g。使用液体种类应以 0.9%氯化钠注射液或复方氯化钠注射液(林格液)为主,避免用高渗糖水,若用糖时可按每 4g 糖加 1U 胰岛素后再使用。由于患者使用大量脱水药、进食少、合并感染等原因,极易出现电解质紊乱和酸碱失衡,应加强监护和及时纠正,意识障碍患者可通过鼻饲管补充足够热量的营养和液体。

(六)对症治疗

1.中枢性高热

宜先行物理降温,如头部、腋下及腹股沟区放置冰袋,戴冰帽或睡冰毯等。效果不佳可用多巴胺受体激动剂如溴隐亭 3.75mg/d,逐渐加量至 7.5～15.0mg/d,分次服用。

2.痫性发作

可静脉缓慢推注(注意患者呼吸)地西泮 10～20mg,控制发作后可予卡马西平片,每次 100mg,每日 2 次。

3.应激性溃疡

丘脑、脑干出血患者常合并应激性溃疡和引起消化道出血,机制不明,可能是出血影响边缘系统、丘脑、丘脑下部及下行自主神经纤维,使肾上腺皮质激素和胃酸分泌大量增加,黏液分泌减少及屏障功能削弱。常在病后第 2～14 日突然发生,可反复出现,表现呕血及黑便,出血量大时常见烦躁不安、口渴、皮肤苍白、湿冷、脉搏细速、血压下降、尿量减少等外周循环衰竭表现。可采取抑制胃酸分泌和加强胃黏膜保护治疗,用 H_2 受体阻滞剂如:①雷尼替丁,每次 150mg,每日 2 次,口服。②西咪替丁,0.4～0.8g/d,加入0.9％氯化钠注射液,静脉滴注。③注射用奥美拉唑钠,每次 40mg,每 12 小时静脉注射 1 次,连用 3 日。还可用硫糖铝,每次 1g,每日 4 次,口服;或氢氧化铝凝胶,每次 40～60mL,每日 4 次,口服。若发生上消化道出血可用去甲肾上腺素 4～8mg 加冰盐水 80～100mL,每日4～6 次,口服;云南白药,每次 0.5g,每日 4 次,口服。保守治疗无效时可在胃镜下止血,须注意呕血引起窒息,并补液或输血维持血容量。

4.心律失常

心房颤动常见,多见于病后前 3 日。心电图复极改变常导致易损期延长,易损期出现的期前收缩可导致室性心动过速或心室颤动。这可能是脑出血患者易发生猝死的主要原因。心律失常影响心排出量,降低脑灌注压,可加重原发脑病变,影响预后。应注意改善冠心病患者的心肌供血,给予常规抗心律失常治疗,及时纠正电解质紊乱,可试用 β-受体阻滞剂和钙通道阻滞剂治疗,维护心脏功能。

5.大便秘结

脑出血患者,由于卧床等原因,常会出现便秘。用力排便时腹压增高,从而使颅内压升高,可加重脑出血症状。便秘时腹胀不适,使患者烦躁不安,血压升高,亦可使病情加重,故脑出血患者便秘的护理十分重要。便秘可用甘油灌肠剂(支),患者侧卧位插入肛门内 6～10cm,将药液缓慢注入直肠内 60mL,5～10 分钟即可排便;缓泻剂如酚酞 2 片,每晚口服,亦可用中药番泻叶 3～9g 泡服。

6.稀释性低钠血症

又称血管升压素分泌异常综合征,10％的脑出血患者可发生。因血管升压素分泌减少,尿排钠增多,血钠降低,可加重脑水肿,每日应限制水摄入量在 800～1000mL,补钠 9～12g;宜缓慢纠正,以免导致脑桥中央髓鞘溶解症。另有脑耗盐综合征,是心钠素分泌过高导致低钠血症,应输液补钠治疗。

7.下肢深静脉血栓形成

急性脑卒中患者易并发下肢和瘫痪肢体深静脉血栓形成,患肢进行性水肿和发硬,肢体静脉血流图检查可确诊。勤翻身、被动活动或抬高瘫痪肢体可预防;治疗可用肝素钠5000U,静脉滴注,每日1次;或低分子量肝素,每次4000U,皮下注射,每日2次。

(七)外科治疗

可挽救重症患者的生命及促进神经功能恢复,手术宜在发病后6~24小时内进行,预后直接与术前意识水平有关,昏迷患者通常手术效果不佳。

1.手术指征

(1)脑叶出血:患者清醒、无神经障碍和小血肿(<20mL)者,不必手术,可密切观察和随访。患者意识障碍、大血肿和在CT片上有占位征,应手术。

(2)基底节和丘脑出血:大血肿、神经障碍者应手术。

(3)脑桥出血:原则上内科治疗。但对非高血压性脑桥出血如海绵状血管瘤,可手术治疗。

(4)小脑出血:血肿直径≥2cm者应手术,特别是合并脑积水、意识障碍、神经功能缺失和占位征者。

2.手术禁忌证

(1)深昏迷患者(GCS3~5级)或去大脑强直。

(2)生命体征不稳定,如血压过高、高热、呼吸不规则,或有严重系统器质病变者。

(3)脑干出血。

(4)基底节或丘脑出血影响到脑干。

(5)病情发展急骤,发病数小时即深昏迷者。

3.常用手术方法

(1)小脑减压术:是高血压性小脑出血最重要的外科治疗,可挽救生命和逆转神经功能缺损,病程早期患者处于清醒状态时手术效果好。

(2)开颅血肿清除术:占位效应引起中线结构移位和初期脑疝时外科治疗可能有效。

(3)钻孔扩大骨窗血肿清除术。

(4)钻孔微创颅内血肿清除术。

(5)脑室出血脑室引流术。

(八)早期康复治疗

原则上应尽早开始。在神经系统症状不再进展,没有严重精神、行为异常,生命体征稳定,没有严重的并发症、合并症时即可开始康复治疗的介入,但需注意康复方法的选择。早期康复治疗对恢复患者的神经功能,提高生活质量是十分有利的。早期对瘫痪肢体进行按摩及被动运动,开始有主动运动时即应根据康复要求按阶段进行训练,以促进神经功能恢复,避免出现关节挛缩、肌肉萎缩和骨质疏松;对失语患者需加强言语康复训练。

(九)加强护理,防治并发症

常见的并发症有肺部感染、上消化道出血、吞咽困难和水电解质紊乱、下肢静脉血栓形成、肺栓塞、肺水肿、冠状动脉性疾病和心肌梗死、心脏损伤、痫性发作等。脑出血预后与急性期护理有直接关系,合理的护理措施十分重要。

1.体位

头部抬高15°~30°,既能保持脑血流量,又能保持呼吸道通畅。切忌无枕仰卧。凡意识障碍患者宜采用侧卧位,头稍前屈,以利口腔分泌物流出。

2.饮食与营养

营养不良是脑出血患者常见的易被忽视的并发症,应充分重视。重症意识障碍患者急性期应禁食1～2日,静脉补给足够能量与维生素,发病48小时后若无活动性消化道出血,可鼻饲流质饮食,应考虑营养合理搭配与平衡。患者意识转清、咳嗽反射良好、能吞咽时可停止鼻饲,应注意喂食时宜取45°半卧位,食物宜做成糊状,流质饮料均应选用茶匙喂食,喂食出现呛咳可拍背。

3.呼吸道护理

脑出血患者应保持呼吸道通畅和足够通气量,意识障碍或脑干功能障碍患者应行气管插管,指征是$PaO_2 < 60mmHg$、$PaCO_2 > 50mmHg$或有误吸危险者。鼓励勤翻身、拍背,鼓励患者尽量咳嗽,咳嗽无力痰多时可超声雾化治疗,呼吸困难、呼吸道痰液多、经鼻抽吸困难者可考虑气管切开。

4.压疮防治与护理

昏迷或完全性瘫痪患者易发生压疮,预防措施包括定时翻身,保持皮肤干燥清洁,在骶部、足跟及骨隆起处加垫气圈,经常按摩皮肤及活动瘫痪肢体促进血液循环,皮肤发红可用70%乙醇溶液或温水轻柔,涂以3.5%安息香酊。

七、预后与预防

(一)预后

脑出血的预后与出血量、部位、病因及全身状况等有关。脑干、丘脑及大量脑室出血预后差。脑水肿、颅内压增高及脑疝、并发症及脑－内脏(脑－心、脑－肺、脑－肾、脑－胃肠)综合征是致死的主要原因。早期多死于脑疝,晚期多死于中枢性衰竭、肺炎和再出血等继发性并发症。影响本病的预后因素有:①年龄较大;②昏迷时间长和程度深;③颅内压高和脑水肿重;④反复多次出血和出血量大;⑤小脑、脑干出血;⑥神经体征严重;⑦出血灶多和生命体征不稳定;⑧伴癫痫发作、去大脑皮质强直或去大脑强直;⑨伴有脑－内脏联合损害;⑩合并代谢性酸中毒、代谢障碍或电解质紊乱者,预后差。及时给予正确的中西医结合治疗和内外科治疗,可大大改善预后,减少死亡率和致残率。

(二)预防

总的原则是定期体检,早发现、早预防、早治疗。脑出血是多危险因素所致的疾病。研究证明,高血压是最重要的独立危险因素,心脏病、糖尿病是肯定的危险因素。多种危险因素之间存在错综复杂的相关性,它们互相渗透、互相作用、互为因果,从而增加了脑出血的危险性,也给预防和治疗带来困难。目前我国仍存在对高血压知晓率低、用药治疗率低和控制率低等"三低"现象,恰与我国脑卒中患病率高、致残率高和死亡率高等"三高"现象形成鲜明对比。因此,加强高血压的防治宣传教育是非常必要的。在高血压治疗中,轻型高血压可选用尼群地平和吲达帕胺,对其他类型的高血压则应根据病情选用钙通道阻滞剂、β-受体阻滞剂、ACEI、利尿剂等联合治疗。

有些危险因素是先天决定的,而且是难以改变甚至不能改变的(如年龄、性别);有些危险因素是环境造成的,很容易预防(如感染);有些是人们生活行为的方式,是完全可以控制的(如抽烟、酗酒);还有些疾病常常是可治疗的(如高血压)。虽然大部分高血压患者都接受过降压治疗,但规范性、持续性差,这样非但没有起到降低血压、预防脑出血的作用,反而使血压忽高忽低,易于引发脑出血。所以控制血压除进一步普及治疗外,重点应放在正确的治疗方法上。预防工作不可简单、单一化,要采取突出重点、顾及全面的综合性预防措施,才能有效地降低脑出血的发病率、病死率和复发率。

除针对危险因素进行预防外,日常生活中须注意经常锻炼、戒烟酒,合理饮食,调理情绪。饮食上提倡"五高三低",即高蛋白质、高钾、高钙、高纤维素、高维生素及低盐、低糖、低脂。锻炼要因人而异,方法灵活多样,强度不宜过大,避免激烈运动。

第四节　血栓形成性脑梗死

血栓形成性脑梗死主要是脑动脉主干或皮质支动脉粥样硬化导致血管增厚、管腔狭窄闭塞和血栓形成;还可见于动脉血管内膜炎症、先天性血管畸形、真性红细胞增多症及血液高凝状态、血流动力学异常等,均可致血栓形成,引起脑局部血流减少或供血中断,脑组织缺血、缺氧导致软化坏死,出现局灶性神经系统症状和体征,如偏瘫、偏身感觉障碍和偏盲等。大面积脑梗死还有颅内高压症状,严重者可发生昏迷和脑疝。约90%的血栓形成性脑梗死是在动脉粥样硬化的基础上发生的,因此称动脉粥样硬化性血栓形成性脑梗死。

脑梗死的发病率约为110/10万,约占全部脑卒中的60%～80%;其中血栓形成性脑梗死约占脑梗死的60%～80%。

一、病因与发病机制

(一)病因

1.动脉壁病变

血栓形成性脑梗死最常见的病因为动脉粥样硬化,常伴高血压,与动脉粥样硬化互为因果。其次为各种原因引起的动脉炎、血管异常(如夹层动脉瘤、先天性动脉瘤)等。

2.血液成分异常

血液黏度增高,以及真性红细胞增多症、血小板增多症、高脂血症等,都可使血液黏度增高,血液淤滞,引起血栓形成。如果没有血管壁的病变为基础,不会发生血栓。

3.血流动力学异常

在动脉粥样硬化的基础上,当血压下降、血流缓慢、脱水、严重心律失常及心功能不全时,可导致灌注压下降,有利于血栓形成。

(二)发病机制

主要是动脉内膜深层的脂肪变性和胆固醇沉积,形成粥样硬化斑块及各种继发病变,使管腔狭窄甚至阻塞。病变逐渐发展,则内膜分裂,内膜下出血和形成内膜溃疡。内膜溃疡易发生血栓形成,使管腔进一步狭窄或闭塞。由于动脉粥样硬化好发于大动脉的分叉处及拐弯处,故脑血栓的好发部位为大脑中动脉、颈内动脉的虹吸部及起始部、椎动脉及基底动脉的中下段等。由于脑动脉有丰富的侧支循环,管腔狭窄需达到80%以上才会影响脑血流量。逐渐发生的动脉硬化斑块一般不会出现症状,当内膜损伤破裂形成溃疡后,血小板及纤维素等血中有形成分黏附、聚集、沉着形成血栓。当血压下降、血流缓慢、脱水等血液黏度增加,致供血减少或促进血栓形成的情况下,即出现急性缺血症状。

病理生理学研究发现,脑的耗氧量约为总耗氧量的20%,故脑组织缺血缺氧是以血栓形成性脑梗死为代表的缺血性脑血管疾病的核心发病机制。脑组织缺血缺氧将会引起神经细胞肿胀、变性、坏死、凋亡以及胶质细胞肿胀、增生等一系列继发反应。脑血流阻断1分钟后神经元活动停止,缺血缺氧4分钟即可造成神经元死亡。脑缺血的程度不同而神经元损伤的程度也不同。脑神经元损伤导致局部脑组织及其功能的损害。缺血性脑血管疾病的发病是多方面而且相当复杂的过程,脑缺血损害也是一个渐进的过程,神经功能障碍随缺血时间的延长而加重。目前的研究发现氧自由基的形成、钙离子超载、一氧化氮(NO)和一氧化氮合成酶的作用、兴奋性氨基酸毒性作用、炎症细胞因子损害、凋亡调控基因的激活、缺血半暗带功能障碍等方面参与了其发生机制。这些机制作用于多种生理、病理过程的不同环节,对脑功能演变和细胞凋亡给予调节,同时也受到多种基因的调节和制约,构成一种复杂的相互调节与制约的网络关系。

1.氧自由基损伤

脑缺血时氧供应下降和ATP减少,导致过氧化氢、羟自由基以及起主要作用的过氧化物等氧自由基的过度产生和超氧化物歧化酶等清除自由基的动态平衡状态遭到破坏,攻击膜结构和DNA,破坏内皮细胞膜,使离子转运、生物能的产生和细胞器的功能发生一系列病理生理改变,导致神经细胞、胶质细胞和血管内皮细胞损伤,增加血-脑屏障通透性。自由基损伤可加重脑缺血后的神经细胞损伤。

2.钙离子超载

研究认为,Ca^{2+}超载及其一系列有害代谢反应是导致神经细胞死亡的最后共同通路。细胞内Ca^{2+}超载有多种原因:①在蛋白激酶C等的作用下,兴奋性氨基酸(EAA)、内皮素和NO等物质释放增加,导致受体依赖性钙通道开放使大量Ca^{2+}内流。②细胞内Ca^{2+}浓度升高可激活磷脂酶、三磷酸脂醇等物质,使细胞内储存的Ca^{2+}释放,导致Ca^{2+}超载。③ATP合成减少,Na^+-K^+-ATP酶功能降低而不能维持正常的离子梯度,大量Na^+内流和K^+外流,细胞膜电位下降产生去极化,导致电压依赖性钙通道开放,大量Ca^{2+}内流。④自由基使细胞膜发生脂质过氧化反应,细胞膜通透性发生改变和离子运转,引起Ca^{2+}内流使神经细胞内Ca^{2+}浓度异常升高。⑤多巴胺、5-羟色胺和乙酰胆碱等水平升高,使Ca^{2+}内流和胞内Ca^{2+}释放。Ca^{2+}内流进一步干扰了线粒体氧化磷酸化过程,且大量激活钙依赖性酶类,如磷脂酶、核酸酶及蛋白酶,以及自由基形成、能量耗竭等一系列生化反应,最终导致细胞死亡。

3.一氧化氮(NO)和一氧化氮合成酶的作用

有研究发现,NO作为生物体内重要的信使分子和效应分子,具有神经毒性和脑保护双重作用,即低浓度NO通过激活鸟苷酸环化酶使环鸟苷酸(cGMP)水平升高,扩张血管,抑制血小板聚集,白细胞-内皮细胞的聚集和黏附,阻断NMDA受体,减弱其介导的神经毒性作用起保护作用;而高浓度NO与超氧自由基作用形成过氧亚硝酸盐或者氧化产生亚硝酸阴离子,加强脂质过氧化,使ATP酶活性降低,细胞蛋白质损伤,且能使各种含铁硫的酶失活,从而阻断 DNA 复制及靶细胞内的能量合成和能量衰竭,亦可通过抑制线粒体呼吸功能实现其毒性作用而加重缺血脑组织的损害。

4.兴奋性氨基酸毒性作用

兴奋性氨基酸(EAA)是广泛存在于哺乳动物中枢神经系统的正常兴奋性神经递质,参与传递兴奋性信息,同时又是一种神经毒素,以谷氨酸(Glu)和天冬氨酸(Asp)为代表。脑缺血使物质转化(尤其是氧和葡萄糖)发生障碍,使维持离子梯度所必需的能量衰竭和生成障碍。因为能量缺乏,膜电位消失,细胞外液中谷氨酸异常增高导致神经元、血管内皮细胞和神经胶质细胞持续去极化,并有谷氨酸从突触前神经末梢释放。胶质细胞和神经元对神经递质的再摄取一般均需耗能,神经末梢释放的谷氨酸发生转运和再摄取障碍,导致细胞间隙 EAA 异常堆积,产生神经毒性作用。EAA 毒性可以直接导致急性细胞死亡,也可通过其他途径导致细胞凋亡。

5.炎症细胞因子损害

脑缺血后炎症级联反应是一种缺血区内各种细胞相互作用的动态过程,是造成脑缺血后的第 2 次损伤。在脑缺血后,由于缺氧及自由基增加等因素均可通过诱导相关转录因子合成,淋巴细胞、内皮细胞、多形核白细胞和巨噬细胞、小胶质细胞以及星形胶质细胞等一些具有免疫活性的细胞均能产生细胞因子,如肿瘤坏死因子(TNF-α)、血小板活化因子(PAF)、白细胞介素(IL)系列、转化生长因子(TGF)-β_1 等,细胞因子对白细胞又有趋化作用,诱导内皮细胞表达细胞间黏附分子(ICAM-1)、P-选择素等黏附分子,白细胞通过其毒性产物、巨噬细胞作用和免疫反应加重缺血性损伤。

6.凋亡调控基因的激活

细胞凋亡是由体内外某种信号触发细胞内预存的死亡程序而导致的以细胞 DNA 早期降解为特征的主动性自杀过程。细胞凋亡在形态学和生化特征上表现为细胞皱缩,细胞核染色质浓缩,DNA 片段化,而细胞的膜结构和细胞器仍完整。脑缺血后,神经元生存的内外环境均发生变化,多种因素如过量的谷氨酸受体的激活、氧自由基释放和细胞内 Ca^{2+} 超载等,通过激活与调控凋亡相关基因、启动细胞死亡信号转导通路,最终导致细胞凋亡。缺血性脑损伤所致的细胞凋亡可分 3 个阶段:信号传递阶段、中央调控阶段和结构改变阶段。

7.缺血半暗带功能障碍

缺血半暗带(IP)是无灌注的中心(坏死区)和正常组织间的移行区。IP 是不完全梗死,其组织结构存在,但有选择性神经元损伤。围绕脑梗死中心的缺血性脑组织的电活动中止,但保持正常的离子平衡和结构上的完整。假如再适当增加局部脑血流量,至少在急性阶段突触传递能完全恢复,即 IP 内缺血性脑组织的功能是可以恢复的。缺血半暗带是兴奋性细胞毒性、梗死周围去极化、炎症反应、细胞凋亡起作用的地方,使该区迅速发展成梗死灶。缺血半暗带的最初损害表现为功能障碍,有独特的代谢紊乱。主要表现在葡萄糖代谢和脑氧代谢这两方面:①当血流速度下降时,蛋白质合成抑制,启动无氧糖酵解、神经递质释放和能量代谢紊乱。②急性脑缺血缺氧时,神经元和神经胶质细胞由于能量缺乏、K^+ 释放和谷氨酸在细胞外积聚而去极化,缺血中心区的细胞只去极化而不复极;而缺血半暗带的细胞以能量消耗为代价可复极,如果细胞外的 K^+ 和谷氨酸增加,这些细胞也只去极化,随着去极化细胞数量的增大,梗死灶范围也不断扩大。

尽管对缺血性脑血管疾病一直进行着研究,但对其病理生理机制尚不够深入,希望随着中西医结合对缺血性脑损伤治疗的研究进展,其发病机制也随之更深入地阐明,从而更好地为临床和理论研究服务。

二、病理

动脉闭塞 6 小时以内脑组织改变尚不明显,属可逆性,8～48 小时缺血最重的中心部位发生软化,并出现脑组织肿胀、变软,灰白质界限不清。如病变范围扩大、脑组织高度肿胀时,可向对侧移位,甚至形成脑疝。镜下见组织结构不清,神经细胞及胶质细胞坏死,毛细血管轻度扩张,周围可见液体和红细胞渗出,此期为坏死期。动脉阻塞 2～3 日后,特别是 7～14 日,脑组织开始液化,脑组织水肿明显,病变区明显变软,神经细胞消失,吞噬细胞大量出现,星形胶质细胞增生,此期为软化期。3～4 周后液化的坏死组织被吞噬和移走,胶质增生,小病灶形成胶质瘢痕,大病灶形成中风囊,此期称恢复期,可持续数月至 1～2 年。上述病理改变称白色梗死。少数梗死区,由于血管丰富,于再灌流时可继发出血,呈现出血性梗死或称红色梗死。

三、临床表现

(一)症状与体征

多在 50 岁以后发病,常伴有高血压;多在睡眠中发病,醒来才发现肢体偏瘫。部分患者先有头昏、头痛、眩晕、肢体麻木、无力等短暂性脑缺血发作的前驱症状,多数经数小时甚至 1～2 日症状达高峰,通常意识清楚,但大面积脑梗死或基底动脉闭塞可有意识障碍,甚至发生脑疝等危重症状。神经系统定位体征视脑血管闭塞的部位及梗死的范围而定。

(二)临床分型

有的根据病情程度分型,如完全性缺血性中风,系指起病 6 小时内病情即达高峰,一般较重,可有意识障碍。还有的根据病程进展分型,如进展型缺血性中风,则指局限性脑缺血逐渐进展,数天内呈阶梯式加重。

1.按病程和病情分型

(1)进展型:局限性脑缺血症状逐渐加重,呈阶梯式加重,可持续 6 小时至数日。

(2)缓慢进展型:在起病后 1～2 周症状仍逐渐加重,血栓逐渐发展,脑缺血和脑水肿的范围继续扩大,症状由轻变重,直到出现对侧偏瘫、意识障碍,甚至发生脑疝,类似颅内肿瘤,又称类脑瘤型。

(3)大块梗死型:又称爆发型,如颈内动脉或大脑中动脉主干等较大动脉的急性脑血栓形成,往往症状出现快,伴有明显脑水肿、颅内压增高,患者头痛、呕吐、病灶对侧偏瘫,常伴意识障碍,很快进入昏迷,有时发生脑疝,类似脑出血,又称类脑出血型。

(4)可逆性缺血性神经功能缺损(reversible ischemic neurologic deficit,RIND):此型患者症状、体征持续超过 24 小时,但在 2～3 周内完全恢复,不留后遗症。病灶多数发生于大脑半球半卵圆中心,可能由于该区尤其是非优势半球侧侧支循环迅速而充分地代偿,缺血尚未导致不可逆的神经细胞损害,也可能是一种较轻的梗死。

2.OCSP 分型

即英国牛津郡社区脑卒中研究规划(Oxfordshire Community Stroke Project,OCSP)的

分型。

(1)完全前循环梗死(TACI):表现为三联征,即完全大脑中动脉(MCA)综合征的表现。①大脑高级神经活动障碍(意识障碍、失语、失算、空间定向力障碍等);②同向偏盲;③对侧三个部位(面、上肢和下肢)较严重的运动和(或)感觉障碍。多为 MCA 近段主干,少数为颈内动脉虹吸段闭塞引起的大面积脑梗死。

(2)部分前循环梗死(PACI):有以上三联征中的两个,或只有高级神经活动障碍,或感觉运动缺损较 TACI 局限。提示是 MCA 远段主干、各级分支或 ACA 及分支闭塞引起的中、小梗死。

(3)后循环梗死(POCI):表现为各种不同程度的椎-基底动脉综合征——可表现为同侧脑神经瘫痪及对侧感觉运动障碍;双侧感觉运动障碍;双眼协同活动及小脑功能障碍,无长束征或视野缺损等。为椎-基底动脉及分支闭塞引起的大小不等的脑干、小脑梗死。

(4)腔隙性梗死(LACI):表现为腔隙综合征,如纯运动性偏瘫、纯感觉性脑卒中、共济失调性轻偏瘫、手笨拙-构音不良综合征等。大多是基底节或脑桥小穿支病变引起的小腔隙灶。

OCSP 分型方法简便,更加符合临床实际的需要,临床医师不必依赖影像或病理结果即可对急性脑梗死迅速分出亚型,并作出有针对性的处理。

(三)临床综合征

1.颈内动脉闭塞综合征

指颈内动脉血栓形成,主干闭塞。病史中可有头痛、头晕、晕厥、半身感觉异常或轻偏瘫;病变对侧有偏瘫、偏身感觉障碍和偏盲;可有精神症状,严重时有意识障碍;病变侧有视力减退,有的还有视神经乳头萎缩;病灶侧有 Horner 综合征;病灶侧颈动脉搏动减弱或消失;优势半球受累可有失语,非优势半球受累可出现体象障碍。

2.大脑中动脉闭塞综合征

指大脑中动脉血栓形成,大脑中动脉主干闭塞,引起病灶对侧偏瘫、偏身感觉障碍和偏盲,优势半球受累还有失语。累及非优势半球可有失用、失认和体象障碍等顶叶症状。病灶广泛,可引起脑肿胀,甚至死亡。

(1)皮质支闭塞:引起病灶对侧偏瘫、偏身感觉障碍,面部及上肢重于下肢,优势半球病变有运动性失语,非优势半球病变有体象障碍。

(2)深穿支闭塞:出现对侧偏瘫和偏身感觉障碍,优势半球病变可出现运动性失语。

3.大脑前动脉闭塞综合征

指大脑前动脉血栓形成,大脑前动脉主干闭塞。在前交通动脉以前发生阻塞时,因为病损脑组织可通过对侧前交通动脉得到血供,故不出现临床症状;在前交通动脉分出之后阻塞时,可出现对侧中枢性偏瘫,以面瘫和下肢瘫为重,可伴轻微偏身感觉障碍;并可有排尿障碍(旁中央小叶受损);精神障碍(额极与胼胝体受损);强握及吸吮反射(额叶受损)等。

(1)皮质支闭塞:引起对侧下肢运动及感觉障碍;轻微共济运动障碍;排尿障碍和精神障碍。

(2)深穿支闭塞:引起对侧中枢性面、舌及上肢瘫。

4.大脑后动脉闭塞综合征

指大脑后动脉血栓形成。约70％的患者两条大脑后动脉来自基底动脉，并有后交通动脉与颈内动脉联系交通。有20％～25％的人一条大脑后动脉来自基底动脉，另一条来自颈内动脉；其余的人中，两条大脑后动脉均来自颈内动脉。

大脑后动脉供应颞叶的后部和基底面、枕叶的内侧及基底面，并发出丘脑膝状体及丘脑穿动脉供应丘脑血液。

(1)主干闭塞：引起对侧同向性偏盲，上部视野受损较重，黄斑回避（黄斑视觉皮质代表区为大脑中、后动脉双重血液供应，故黄斑视力不受累）。

(2)中脑水平大脑后动脉起始处闭塞：可见垂直性凝视麻痹、动眼神经麻痹、眼球垂直性歪扭斜视。

(3)双侧大脑后动脉闭塞：有皮质盲、记忆障碍（累及颞叶）、不能识别熟悉面孔（面容失认症）、幻视和行为综合征。

(4)深穿支闭塞：丘脑穿动脉闭塞则引起红核丘脑综合征，病侧有小脑性共济失调，意向性震颤。舞蹈样不自主运动和对侧感觉障碍。丘脑膝状体动脉闭塞则引起丘脑综合征，病变对侧偏身感觉障碍（深感觉障碍较浅感觉障碍为重），病变对侧偏身自发性疼痛。轻偏瘫，共济失调和舞蹈－手足徐动症。

5.椎－基底动脉闭塞综合征

指椎－基底动脉血栓形成。椎－基底动脉实为一连续的脑血管干并有着共同的神经支配，无论是结构、功能还是临床病症的表现，两侧互为影响，实难予以完全分开，故常总称为"椎－基底动脉系疾病"。

(1)基底动脉主干闭塞综合征：指基底动脉主干血栓形成。发病虽然不如脑桥出血那么急，但病情常迅速恶化，出现眩晕、呕吐、四肢瘫痪、共济失调、昏迷和高热等。大多数在短期内死亡。

(2)双侧脑桥正中动脉闭塞综合征：指双侧脑桥正中动脉血栓形成，为典型的闭锁综合征，表现为四肢瘫痪、假性延髓性麻痹、双侧周围性面瘫、双眼球外展麻痹、两侧的侧视中枢麻痹。但患者意识清楚，视力、听力和眼球垂直运动正常，所以，患者通过听觉、视觉和眼球上下运动表示意识和交流。

(3)基底动脉尖综合征：基底动脉尖分出两对动脉——小脑上动脉和大脑后动脉，分支供应中脑、丘脑、小脑上部、颞叶内侧及枕叶。血栓性闭塞多发生于基底动脉中部，栓塞性病变通常发生在基底动脉尖。栓塞性病变导致眼球运动及瞳孔异常，表现为单侧或双侧动眼神经部分或完全麻痹、眼球上视不能（上丘受累）、光反射迟钝而调节反射存在（顶盖前区病损）、一过性或持续性意识障碍（中脑或丘脑网状激活系统受累）、对侧偏盲或皮质盲（枕叶受累）、严重记忆障碍（颞叶内侧受累）。如果是中老年人突发意识障碍又较快恢复，有瞳孔改变、动眼神经麻痹、垂直注视障碍、无明显肢体瘫痪和感觉障碍应想到该综合征的可能。如果还有皮质盲或偏盲、严重记忆障碍更支持本综合征的诊断，需做头部 CT 或 MRI 检查，若发现有双侧丘脑、枕叶、颞叶和中脑病灶则可确诊。

(4)中脑穿动脉综合征：指中脑穿动脉血栓形成，亦称 Weber 综合征，病变位于大脑脚底，损害锥体束及动眼神经,引起病灶侧动眼神经麻痹和对侧中枢性偏瘫。中脑穿动脉闭塞还可引起 Benedikt 综合征,累及动眼神经髓内纤维及黑质,引起病灶侧动眼神经麻痹及对侧锥体外系症状。

(5)脑桥支闭塞综合征:指脑桥支血栓形成引起的 Millard-Gubler 综合征,病变位于脑桥的腹外侧部,累及展神经核和面神经核以及锥体束,引起病灶侧眼球外直肌麻痹、周围性面神经麻痹和对侧中枢性偏瘫。

(6)内听动脉闭塞综合征:指内听动脉血栓形成(内耳卒中)。内耳的内听动脉有两个分支,较大的耳蜗动脉供应耳蜗及前庭迷路下部;较小的耳蜗动脉供应前庭迷路上部,包括水平半规管及椭圆囊斑。由于口径较小的前庭动脉缺乏侧支循环,以致前庭迷路上部对缺血选择性敏感,故迷路缺血常出现严重眩晕、恶心呕吐。若耳蜗支同时受累则有耳鸣、耳聋。耳蜗支单独梗死则会突发耳聋。

(7)小脑后下动脉闭塞综合征:指小脑后下动脉血栓形成,也称 Wallenberg 综合征。表现为急性起病的头晕、眩晕、呕吐(前庭神经核受损)、交叉性感觉障碍,即病侧面部感觉减退、对侧肢体痛觉、温度觉障碍(病侧三叉神经脊束核及对侧交叉的脊髓丘脑束受损),同侧 Horner 综合征(下行交感神经纤维受损),同侧小脑性共济失调(绳状体或小脑受损),声音嘶哑、吞咽困难(疑核受损)。小脑后下动脉常有解剖变异,常见不典型临床表现。

四、辅助检查

(一)影像学检查

1.胸部 X 线检查

了解心脏情况及肺部有无感染和癌肿等。

2.CT 检查

不仅可确定梗死的部位及范围,而且可明确是单发还是多发。在缺血性脑梗死发病 12~24 小时内,CT 常没有明显的阳性表现。梗死灶最初表现为不规则的稍低密度区,病变与血管分布区一致。常累及基底节区,如为多发灶,亦可连成一片。病灶大、水肿明显时可有占位效应。在发病后 2~5 日,病灶边界清晰,呈楔形或扇形等。1~2 周,水肿消失,边界更清,密度更低。发病第 2 周,可出现梗死灶边界不清楚,边缘出现等密度或稍低密度,即模糊效应;在增强扫描后往往呈脑回样增强,有助于诊断。4~5 周,部分小病灶可消失,而大片状梗死灶密度进一步降低和囊变,后者 CT 值接近脑脊液。

在基底节和内囊等处的小梗死灶(一般在 15mm 以内)称之为腔隙性脑梗死,病灶亦可发生在脑室旁深部白质、丘脑及脑干。

在 CT 排除脑出血并证实为脑梗死后,CT 血管成像(CTA)对探测颈动脉及其各主干分支的狭窄准确性较高。

3.MRI 检查

对病灶较 CT 敏感性、准确性更高的一种检测方法,其无辐射、无骨伪迹、更易早期发现小脑、脑干等部位的梗死灶,并于脑梗死后 6 小时左右便可检测到由于细胞毒性水肿造成 T_1 和 T_2 加权延长引起的 MRI 信号变化。近年除常规应用 SE 法的 T_1 和 T_2 加权以影像对比度原理诊断外,更需采用功能性磁共振成像,如弥散成像(DWI)和表观弥散系数(apparent diffusion coefficient，ADC)、液体衰减反转恢复序列(FLAIR)等进行水平位和冠状位检查，往往在脑缺血发生后 1～1.5 小时便可发现脑组织水含量增加引起的 MRI 信号变化，并随即可进一步行磁共振血管成像(MRA)、CT 血管成像(CTA)或数字减影血管造影(DSA)以了解梗死血管部位，为超早期施行动脉内介入溶栓治疗创造条件，有时还可发现血管畸形等非动脉硬化性血管病变。

(1)超早期：脑梗死临床发病后 1 小时内，DWI 便可描出高信号梗死灶，ADC 序列显示暗区。实际上 DWI 显示的高信号灶仅是血流低下引起的缺血灶。随着缺血的进一步进展，DWI 从高信号渐转为等信号或低信号，病灶范围渐增大；PWI、FLAIR 及 T_2WI 均显示高信号病灶区。值得注意的是，DWI 对超早期脑干缺血性病灶，在水平位不易发现，而往往在冠状位可清楚显示。

(2)急性期：血-脑屏障尚未明显破坏，缺血区有大量水分子聚集，T_1WI 和 T_2WI 明显延长，T_1WI 呈低信号，T_2WI 呈高信号。

(3)亚急性期及慢性期：由于正血红铁蛋白游离，T_1WI 呈边界清楚的低信号，T_2WI 和 FLAIR 均呈高信号；迨至病灶区水肿消除，坏死组织逐渐产生，囊性区形成，乃至脑组织萎缩，FLAIR 呈低信号或低信号与高信号混杂区，中线结构移向病侧。

(二)脑脊液检查

脑梗死患者脑脊液检查一般正常，大块梗死型患者可有压力增高和蛋白含量增高；出血性梗死时可见红细胞。

(三)经颅多普勒超声

TCD 是诊断颅内动脉狭窄和闭塞的手段之一，对脑底动脉严重狭窄(＞65％)的检测有肯定的价值。局部脑血流速度改变与频谱图形异常是脑血管狭窄最基本的 TCD 改变。三维 B 超检查可协助发现颈内动脉粥样硬化斑块的大小和厚度，有没有管腔狭窄及严重程度。

(四)心电图检查

进一步了解心脏情况。

(五)血液学检查

(1)血常规、血沉、抗"O"和凝血功能检查：了解有无感染征象、活动风湿和凝血功能情况。

(2)血糖：了解有无糖尿病。

(3)血清脂质：包括总胆固醇和三酰甘油(甘油三酯)有无增高。

(4)脂蛋白：低密度脂蛋白胆固醇(LDL-C)由极低密度脂蛋白胆固醇(VLDL-C)转化而来。通常情况下，LDL-C 从血浆中清除，其所含胆固醇酯由脂肪酸水解，当体内 LDL-C 显著升高时，LDL-C 附着到动脉的内皮细胞与 LDL 受体结合，而易被巨噬细胞摄取，沉积在动脉内膜上形成动脉硬化。有一组报道正常人组 LDL-C (2.051±0.853)mmol/L，脑梗死患者组为(3.432±1.042)mol/L。

(5)载脂蛋白 B：载脂蛋白 B(ApoB)是血浆低密度脂蛋白(LDL)和极低密度脂蛋白(VLDL)的主要载脂蛋白，其含量能精确反映出 LDL 的水平，与动脉粥样硬化(AS)的发生关系密切。在 AS 的硬化斑块中，胆固醇并不是孤立地沉积于动脉壁上，而是以 LDL 整个颗粒形成沉积物；ApoB 能促进沉积物与氨基多糖结合成复合物，沉积于动脉内膜上，从而加速 AS

形成。对总胆固醇(TC)、LDL-C 均正常的脑血栓形成患者,ApoB 仍然表现出较好的差别性。

ApoA-I 的主要生物学作用是激活卵磷脂胆固醇转移酶,此酶在血浆胆固醇(Ch)酯化和 HDL 成熟(即 HDL→HDL_2→HDL_3)过程中起着极为重要的作用。ApoA-I 与 HDL_2 可逆结合以完成 Ch 从外周组织转移到肝脏。因此,ApoA-I 显著下降时,可形成 AS。

(6)血小板聚集功能:近些年来的研究提示血小板聚集功能亢进参与体内多种病理反应过程,尤其是对缺血性脑血管疾病的发生、发展和转归起重要作用。血小板最大聚集率(PMA)、解聚型出现率(PDC)和双相曲线型出现率(PBC),发现缺血型脑血管疾病 PMA 显著高于对照组,PDC 明显低于对照组。

(7)血栓烷 A_2 和前列环素:许多文献强调花生四烯酸(AA)的代谢产物在影响脑血液循环中起着重要作用,其中血栓烷 A_2(TXA_2)和前列环素(PGI_2)的平衡更引人注目。脑组织细胞和血小板等质膜有丰富的不饱和脂肪酸,脑缺氧时,磷脂酶 A_2 被激活,分解膜磷脂使 AA 释放增加。后者在环氧化酶的作用下血小板和血管内皮细胞分别生成 TXA_2 和 PGI_2。TXA_2 和 PGI_2 水平改变在缺血性脑血管疾病的发生上是原发还是继发的问题,目前还不清楚。TXA_2 大量产生,PGI_2 的生成受到抑制,使正常情况下 TXA_2 与 PGI_2 之间的动态平衡受到破坏。TXA_2 强烈的缩血管和促进血小板聚集作用因失去对抗而占优势,对于缺血性低灌流的发生起着重要作用。

(8)血液流变学:缺血性脑血管疾病全血黏度、血浆比黏度、血细胞比容升高,血小板电泳和红细胞电泳时间延长。通过对脑血管疾病进行 133 例脑血流(CBF)测定,并将黏度相关的几个变量因素与 CBF 做了统计学处理,发现全部患者的 CBF 均低于正常,证实了血液黏度因素与 CBF 的关系。有学者把血液流变学各项异常作为脑梗死的危险因素之一。

红细胞表面带有负电荷,其所带电荷越少,电泳速度就越慢。有一组报道示脑梗死组红细胞电泳速度明显慢于正常对照组,说明急性脑梗死患者红细胞表面电荷减少,聚集性强,可能与动脉硬化性脑梗死的发病有关。

五、诊断与鉴别诊断

(一)诊断

(1)血栓形成性脑梗死为中年以后发病。

(2)常伴有高血压。

(3)部分患者发病前有 TIA 史。

(4)常在安静休息时发病,醒后发现症状。

(5)症状、体征可归为某一动脉供血区的脑功能受损,如病灶对侧偏瘫、偏身感觉障碍和偏盲,优势半球病变还有语言功能障碍。

(6)多无明显头痛、呕吐和意识障碍。

(7)大面积脑梗死有颅内高压症状,头痛、呕吐或昏迷,严重时发生脑疝。

(8)脑脊液检查多属正常。

(9)发病 12~48 小时后 CT 出现低密度灶。

(10)MRI 检查可更早发现梗死灶。

（二）鉴别诊断

1.脑出血

血栓形成性脑梗死和脑出血均为中老年人多见的急性起病的脑血管疾病,必须进行 CT/MRI 检查予以鉴别。

2.脑栓塞

血栓形成性脑梗死和脑栓塞同属脑梗死范畴,且均为急性起病,后者多有心脏病病史,或有其他肢体栓塞史,心电图检查可发现心房颤动等,以供鉴别诊断。

3.颅内占位性病变

少数颅内肿瘤、慢性硬膜下血肿和脑脓肿患者可以突然发病,表现局灶性神经功能缺失症状,而易与脑梗死相混淆。但颅内占位性病变常有颅内高压症状和逐渐加重的临床经过,颅脑 CT 对鉴别诊断有确切的价值。

4.脑寄生虫病

如脑囊虫病、脑型血吸虫病,也可在癫痫发作后,急性起病偏瘫。寄生虫的有关免疫学检查和神经影像学检查可帮助鉴别。

六、治疗

欧洲脑卒中组织(ESO)缺血性脑卒中和短暂性脑缺血发作处理指南[欧洲脑卒中促进会(EUSI),2008 年]推荐所有急性缺血性脑卒中患者都应在卒中单元内接受以下治疗。

（一）溶栓治疗

理想的治疗方法是在缺血组织出现坏死之前,尽早清除栓子,早期使闭塞脑血管再开通和缺血区的供血重建,以减轻神经组织的损害,正因为如此,溶栓治疗脑梗死一直引起人们的广泛关注。国外早在 1958 年即有溶栓治疗脑梗死的报道,由于有脑出血等并发症,益处不大,溶栓疗法一度停止使用。近 30 多年来,由于溶栓治疗急性心肌梗死的患者取得了很大的成功,大大减少了心肌梗死的范围,死亡率下降20％～50％。溶栓治疗脑梗死又受到了很大的鼓舞。再者,CT 扫描能及时排除颅内出血,可在早期或超早期进行溶栓治疗,因而提高了疗效和减少脑出血等并发症。

1.病例选择

(1)临床诊断符合急性脑梗死。

(2)头颅 CT 扫描排除颅内出血和大面积脑梗死。

(3)治疗前收缩压不宜＞180mmHg,舒张压不宜＞110mmHg。

(4)无出血素质或出血性疾病。

(5)年龄＞18 岁及＜75～80 岁。

(6)溶栓最佳时机为发病后 6 小时内,特别在 3 小时内。

(7)获得患者家属的书面知情同意。

2.禁忌证

(1)病史和体检符合蛛网膜下腔出血。

(2)CT 扫描有颅内出血、肿瘤、动静脉畸形或动脉瘤。

(3)两次降压治疗后血压仍＞180/110mmHg。

(4)过去 30 日内有手术史或外伤史,3 个月内有脑外伤史。

(5)病史有血液疾病、出血素质、凝血功能障碍或使用抗凝药物史,凝血酶原时间(PT)＞15 秒,部分凝血活酶时间(APTT)＞40 秒,国际标准化比值(INR)＞1.4,血小板计数＜100×10^9/L。

(6)脑卒中发病时有癫痫发作的患者。

3.治疗时间窗

前循环脑卒中的治疗时间窗一般认为在发病后 6 小时内(使用阿替普酶为 3 小时内),后循环闭塞时的治疗时间窗适当放宽到 12 小时。这一方面是因为脑干对缺血耐受性更强,另一方面是由于后循环闭塞后预后较差,更积极的治疗有可能挽救患者的生命。许多研究者尝试放宽治疗时限,有认为脑梗死 12~24 小时内早期溶栓治疗有可能对少部分患者有效。但美国脑卒中协会(ASA)和欧洲脑卒中促进会(EUSI)都赞同认真选择在缺血性脑卒中发作后 3 小时内早期恢复缺血脑的血流灌注,才可获得良好的转归。两个指南也讨论了超过治疗时间窗溶栓的效果,EUSI 的结论是目前仅能作为临床试验的组成部分。对于不能可靠地确定脑卒中发病时间的患者,包括睡眠觉醒时发现脑卒中发病的病例,两个指南均不推荐进行静脉溶栓治疗。

4.溶栓药物

(1)尿激酶(Urokinase):是从健康人新鲜尿液中提取分离,然后再进行高度精制而得到的蛋白质,没有抗原性,不引起变态反应。其溶栓特点为不仅溶解血栓表面,而且深入栓子内部,但对陈旧性血栓则难起作用。尿激酶是非特异性溶栓药,与纤维蛋白的亲和力差,常易引起出血并发症。尿激酶的剂量和疗程目前尚无统一标准,剂量波动范围也大。

静脉滴注法:尿激酶每次 100 万~150 万 U 溶于 0.9％氯化钠注射液 500~1000mL,静脉滴注,仅用 1 次。另外,还可每次尿激酶 20 万~50 万 U 溶于 0.9％氯化钠注射液 500mL 中静脉滴注,每日 1 次,可连用 7~10 日。

动脉滴注法:选择性动脉给药有两种途径,一是超选择性脑动脉注射法,即经股动脉或肘动脉穿刺后,先进行脑血管造影,明确血栓所在的部位,再将导管插至颈动脉或椎-基底动脉的分支,直接将药物注入血栓所在的动脉或直接注入血栓处,达到较准确的选择性溶栓作用。在注入溶栓药后,还可立即再进行血管造影了解溶栓的效果。二是采用颈动脉注射法,常规颈动脉穿刺后,将溶栓药注入发生血栓的颈动脉,起到溶栓的效果。动脉溶栓尿激酶的剂量一般是 10 万~30 万 U,有学者报道药物剂量还可适当加大。但急性脑梗死取得疗效的关键是掌握最佳的治疗时间窗,才会取得更好的效果,治疗时间窗比给药途径更重要。

(2)阿替普酶(rt-PA):rt-PA 是第一种获得美国食品药品监督管理局(FDA)批准的溶栓药,特异性作用于纤溶酶原,激活血块上的纤溶酶原,而对血循环中的纤溶酶原亲和力小。因纤溶酶赖氨酸结合部位已被纤维蛋白占据,血栓表面的 α_2-抗纤溶酶作用很弱,但血中的纤溶酶赖氨酸结合部位未被占据,故可被 α_2-抗纤溶酶很快灭活。因此,rt-PA 优点为局部溶栓,很少产生全身抗凝、纤溶状态,而且无抗原性。但 rt-PA 半衰期短(3~5 分钟),而且血循环中纤维蛋白原激活抑制物的活性高于 rt-PA,会有一定的血管再闭塞,故临床溶栓必须用大剂量连续静脉滴注。rt-PA 治疗剂量是 0.85~0.90mg/kg,总剂量＜90mg,10％的剂量先予静脉推注,其余 90％的剂量在 24 小时内静脉滴注。

美国(美国脑卒中学会、美国心脏病协会分会,2007)更新的《急性缺血性脑卒中早期治疗指南》指出,早期治疗的策略性选择,发病接诊的当时第一阶段医师能做的就是三件事:①评价患者。②诊断、判断缺血的亚型。③分诊、介入、外科或内科,0～3 小时的治疗只有一个就是静脉溶栓,而且推荐使用 rt-PA。

《中国脑血管病防治指南》(卫生部疾病控制司、中华医学会神经病学分会,2004 年)建议:①对经过严格选择的发病 3 小时内的急性缺血性脑卒中患者,应积极采用静脉溶栓治疗,首选阿替普酶(rt-PA),无条件采用 rt-PA 时,可用尿激酶替代。②发病 3～6 小时的急性缺血性脑卒中患者,可应用静脉尿激酶溶栓治疗,但选择患者应更严格。③对发病 6 小时以内的急性缺血性脑卒中患者,在有经验和有条件的单位,可以考虑进行动脉内溶栓治疗研究。④基底动脉血栓形成的溶栓治疗时间窗和适应证,可以适当放宽。⑤超过时间窗溶栓,不会提高治疗效果,且会增加再灌注损伤和出血并发症,不宜溶栓,恢复期患者应禁用溶栓治疗。

美国《急性缺血性脑卒中早期处理指南》(美国脑卒中学会、美国心脏病协会分会,2007)Ⅰ级建议:MCA 梗死小于 6 小时的严重脑卒中患者,动脉溶栓治疗是可以选择的,或可选择静脉内滴注rt-PA;治疗要求患者处于一个有经验、能够立刻进行脑血管造影,且提供合格的介入治疗的脑卒中中心。鼓励相关机构界定遴选能进行动脉溶栓的个人标准。Ⅱ级建议:对于具有使用静脉溶栓禁忌证,诸如近期手术的患者,动脉溶栓是合理的。Ⅲ级建议:动脉溶栓的可获得性不应该一般地排除静脉内给 rt-PA。

(二)降纤治疗

降纤治疗可以降解血栓蛋白质,增加纤溶系统的活性,抑制血栓形成或促进血栓溶解。此类药物亦应早期应用,最好是在发病后 6 小时内,但没有溶栓药物严格,特别适应于合并高纤维蛋白原血症者。目前国内纤溶药物种类很多,现介绍下面几种。

1.巴曲酶

又名东菱克栓酶,能分解纤维蛋白原,抑制血栓形成,促进纤溶酶的生成,而纤溶酶是溶解血栓的重要物质。巴曲酶的剂量和用法:第 1 日 10BU,第 3 日和第 5 日各为 5～10BU 稀释于 100～250mL 0.9％氯化钠注射液中,静脉滴注 1 小时以上。对治疗前纤维蛋白原在 4g/L 以上和突发性耳聋(内耳卒中)的患者,首次剂量为 15～20BU,以后隔日 5BU,疗程 1 周,必要时可增至 3 周。

2.精纯溶栓酶

又名注射用降纤酶,是以我国尖吻蝮蛇(又名五步蛇)的蛇毒为原料,经现代生物技术分离、纯化而精制的蛇毒制剂。本品为缬氨酸蛋白水解酶,能直接作用于血中的纤维蛋白 α-链释放出肽 A。此时生成的肽 A 血纤维蛋白体的纤维系统,诱发 t-PA 的释放,增加t-PA 的活性,促进纤溶酶的生成,使已形成的血栓得以迅速溶解。本品不含出血毒素,因此很少引起出血并发症。剂量和用法:首次 10U 稀释于 100mL 0.9％氯化钠注射液中缓慢静脉滴注,第 2 日 10U,第 3 月 5～10U。必要时可适当延长疗程,1 次5～10U,隔日静脉滴注 1 次。

3.降纤酶

曾用名蝮蛇抗栓酶、精纯抗栓酶和去纤酶。取材于东北白眉蝮蛇蛇毒,是单一成分蛋白水解酶。剂量和用法:急性缺血性脑卒中,首次10U加入0.9%氯化钠注射液100～250mL中静脉滴注,以后每日或隔日1次,连用2周。

4.注射用纤溶酶

从蝮蛇蛇毒中提取纤溶酶并制成制剂,其原理是利用抗体最重要的生物学特性——抗体与抗原能特异性结合,即抗体分子只与其相应的抗原发生结合。纤溶酶单克隆抗体纯化技术,就是用纤溶酶抗体与纤溶酶进行特异性结合,从而达到分离纯化纤溶酶,同时去除蛇毒中的出血毒素和神经毒。剂量和用法:对急性脑梗死(发病后72小时内)第1～3日每次300U加入5%葡萄糖注射液或0.9%氯化钠注射液250mL中静脉滴注,第4～14日每次100～300U。

5.安康乐得

安康乐得是马来西亚一种蝮蛇毒液的提纯物,是一种蛋白水解酶,能迅速有效地降低血纤维蛋白原,并可裂解纤维蛋白肽A,导致低纤维蛋白血症。剂量和用法:2～5AU/kg,溶于250～500mL 0.9%氯化钠注射液中,6～8小时静脉滴注完,每日1次,连用7日。

《中国脑血管病防治指南》建议:①脑梗死早期(特别是12小时以内)可选用降纤治疗,高纤维蛋白血症更应积极降纤治疗。②应严格掌握适应证和禁忌证。

(三)抗血小板聚集药

抗血小板聚集药又称血小板功能抑制剂。随着对血栓性疾病发生机制认识的加深,发现血小板在血栓形成中起着重要的作用。近年来,抗血小板聚集药在预防和治疗脑梗死方面愈来愈引起人们的重视。

抗血小板聚集药主要包括血栓烷A_2抑制剂(阿司匹林)、ADP受体拮抗剂(噻氯匹啶、氯吡格雷)、磷酸二酯酶抑制剂(双嘧达莫)、糖蛋白(GP)Ⅱb/Ⅲa受体拮抗剂和其他抗血小板药物。

1.阿司匹林

阿司匹林是一种强效的血小板聚集抑制剂。阿司匹林抗栓作用的机制,主要是基于对环氧化酶的不可逆性抑制,使血小板内花生四烯酸转化为血栓烷A_2(TXA_2)受阻,因为TXA_2可使血小板聚集和血管平滑肌收缩。在脑梗死发生后,TXA_2可增加脑血管阻力、促进脑水肿形成。小剂量阿司匹林,可以最大限度地抑制TXA_2和最低限度地影响前列环素(PGI_2),从而达到比较理想的效果。国际脑卒中实验协作组和CAST协作组两项非盲法随机干预研究表明,脑卒中发病后48小时内应用阿司匹林是安全有效的。

阿司匹林预防和治疗缺血性脑卒中效果的不恒定,可能与用药剂量有关。有些研究者认为每日给75～325mg最为合适。有学者分别给患者口服阿司匹林每日50mg、100mg、325mg和1000mg,进行比较,发现50mg/d即可完全抑制TXA_2生成,出血时间从5.03分钟延长到6.96分钟,100mg/d出血时间7.78分钟,但1000mg/d反而缩减至6.88分钟。也有人观察到口服阿司匹林45mg/d,尿内TXA_2代谢产物能被抑制95%,而尿内PGI_2代谢产物基本不受影响;每日100mg,则尿内TXA_2代谢产物完全被抑制,而尿内PGI_2代谢产物保持基线的25%～40%;若用1000mg/d,则上述两项代谢产物完全被抑制。根据以上实验结果和临床体会提示,阿司匹林每日100～150mg最为合适,既能达到预防和治疗的目的,又能避免发生不良反应。

《中国脑血管病防治指南》建议：①多数无禁忌证的未溶栓患者,应在脑卒中后尽早(最好48 小时内)开始使用阿司匹林。②溶栓患者应在溶栓 24 小时后,使用阿司匹林,或阿司匹林与双嘧达莫缓释剂的复合制剂。③阿司匹林的推荐剂量为 150～300mg/d,分2 次服用,2～4 周后改为预防剂量(50～150mg/d)。

2.氯吡格雷

由于噻氯匹啶有明显的不良反应,已基本被淘汰,被第 2 代 ADP 受体拮抗剂氯吡格雷所取代。氯吡格雷和噻氯匹啶一样对 ADP 诱导的血小板聚集有较强的抑制作用,对花生四烯酸、胶原、凝血酶、肾上腺素和血小板活化因子诱导的血小板聚集也有一定的抑制作用。与阿司匹林不同的是,它们对 ADP 诱导的血小板第 I 相和第 II 相的聚集均有抑制作用,且有一定的解聚作用。它还可以与红细胞膜结合,降低红细胞在低渗溶液中的溶解倾向,改变红细胞的变形能力。

氯吡格雷和阿司匹林均可作为治疗缺血性脑卒中的一线药物,多项研究都说明氯吡格雷的效果优于阿司匹林。氯吡格雷与阿司匹林合用防治缺血性脑卒中,比单用效果更好。氯吡格雷可用于预防颈动脉粥样硬化高危患者急性缺血事件。有文献报道 23 例颈动脉狭窄患者,在颈动脉支架置入术前常规服用阿司匹林 100mg/d,介入治疗前晚给予负荷剂量氯吡格雷300mg,术后服用氯吡格雷 75mg/d,3 个月后经颈动脉彩超发现,新生血管内皮已完全覆盖支架,无血管闭塞和支架内再狭窄。

氯吡格雷的使用剂量为每次 50～75mg,每日 1 次。它的不良反应与阿司匹林比较,发生胃肠道出血的风险明显降低,发生腹泻和皮疹的风险略有增加,但明显低于噻氯匹啶。主要不良反应有头昏、头胀、恶心、腹泻,偶有出血倾向。氯吡格雷禁用于对本品过敏者及近期有活动性出血者。

3.双嘧达莫

又名潘生丁,通过抑制磷酸二酯酶活性,阻止环腺苷酸(cAMP)的降解,提高血小板cAMP 的水平,具有抗血小板黏附聚集的能力。双嘧达莫已作为预防和治疗冠心病、心绞痛的药物,而用于防治缺血性脑卒中的效果仍有争议。欧洲脑卒中预防研究(ESPS)大宗 RCT 研究认为双嘧达莫与阿司匹林联合防治缺血性脑卒中,疗效是单用阿司匹林或双嘧达莫的 2 倍,并不会导致更多的出血不良反应。

美国 FDA 最近批准了阿司匹林和双嘧达莫复方制剂用于预防脑卒中。这一复方制剂每片含阿司匹林 50mg 和缓释双嘧达莫 400mg。一项单中心大规模随机试验发现,与单用小剂量阿司匹林比较,这种复方制剂可使脑卒中发生率降低 22％,但这项资料的价值仍有争论。

双嘧达莫的不良反应轻而短暂,长期服用可有头痛、头晕、呕吐、腹泻、面红、皮疹和皮肤瘙痒等。

4.血小板糖蛋白(glycoprotein,GP)II b/III a 受体拮抗剂

GP II b/III a 受体拮抗剂是一种新型抗血小板药,其通过阻断 GP II b/III a 受体与纤维蛋白原配体的特异性结合,有效抑制各种血小板激活剂诱导的血小板聚集,进而防止血栓形成。GP II b/III a 受体是一种血小板膜蛋白,是血小板活化和聚集反应的最后通路。GP II b/III a受体拮抗剂能完全抑制血小板聚集反应,是作用最强的抗血小板药。

GPⅡb/Ⅲa受体拮抗剂分3类,即抗体类如阿昔单抗、肽类如依替巴肽和非肽类如替罗非班。这3种药物均获美国FDA批准应用。

该药还能抑制动脉粥样硬化斑块的其他成分,对预防动脉粥样硬化和修复受损血管壁起重要作用。GPⅡb/Ⅲa受体拮抗剂在缺血性脑卒中二级预防中的剂量、给药途径、时间、监护措施以及安全性等目前仍在探讨之中。

有报道对于阿替普酶(rt-PA)溶栓和球囊血管成形术机械溶栓无效的大血管闭塞和急性缺血性脑卒中患者,GPⅡb/Ⅲa受体拮抗剂能够提高治疗效果。阿昔单抗的抗原性虽已减低,但仍有部分患者可引起变态反应。

5.西洛他唑

又名培达,可抑制磷酸二酯酶(PDE),特别是PDEⅢ,提高cAMP水平,从而起到扩张血管和抗血小板聚集的作用,常用剂量为每次50～100mg,每日2次。

为了检测西洛他唑对颅内动脉狭窄进展的影响,Kwan进行了一项多中心双盲随机与安慰剂对照研究,将135例大脑中动脉M1段或基底动脉狭窄有急性症状者随机分为两组,一组接受西洛他唑200mg/d治疗,另一组给予安慰剂治疗,所有患者均口服阿司匹林100mg/d,在进入试验和6个月后分别做MRA和TCD对颅内动脉狭窄程度进行评价。主要转归指标为MRA上有症状颅内动脉狭窄的进展,次要转归指标为临床事件和TCD的狭窄进展。西洛他唑组,45例有症状颅内动脉狭窄者中有3例(6.7%)进展、11例(24.4%)缓解;而安慰剂组15例(28.8%)进展、8例(15.4%)缓解,两组差异有显著性意义。

有症状颅内动脉狭窄是一个动态变化的过程,西洛他唑有可能防止颅内动脉狭窄的进展。西洛他唑的不良反应可有皮疹、头晕、头痛、心悸、恶心、呕吐,偶有消化道出血、尿路出血等。

6.三氟柳

三氟柳的抗血栓形成作用是通过干扰血小板聚集的多种途径实现的,如不可逆性抑制环氧化酶(CoX)和阻断血栓素A_2(TXA$_2$)的形成。三氟柳抑制内皮细胞CoX的作用极弱,不影响前列腺素合成。另外,三氟柳及其代谢产物2-羟基-4-三氟甲基苯甲酸可抑制磷酸二酯酶,增加血小板和内皮细胞内cAMP的浓度,增强血小板的抗聚集效应,该药应用于人体时不会延长出血时间。

有研究将2113例TIA或脑卒中患者随机分组,进行三氟柳(600mg/d)或阿司匹林(325mg/d)治疗,平均随访30.1个月,主要转归指标为非致死性缺血性脑卒中、非致死性心肌梗死和血管性疾病死亡的联合终点,结果两组联合终点发生率、各个终点事件发生率和存活率均无明显差异,三氟柳组出血性事件发生率明显低于阿司匹林组。

7.沙格雷酯(Sarpogrelate)

又名安步乐克,是5-HT$_2$受体阻滞剂,具有抑制由5-HT增强的血小板聚集作用和由5-HT引起的血管收缩的作用,增加被减少的侧支循环血流量,改善周围循环障碍等。口服沙格雷酯后1～5小时即有抑制血小板的聚集作用,可持续4～6小时。口服每次100mg,每日3次。不良反应较少,可有皮疹、恶心、呕吐和胃部灼热感等。

8.曲克芦丁

又名维脑路通,能抑制血小板聚集,防止血栓形成,同时能对抗5-HT、缓激肽引起的血管损伤,增加毛细血管抵抗力,降低毛细血管通透性等。每次 200mg,每日 3 次,口服;或每次 400～600mg 加入 5% 葡萄糖注射液或 0.9% 氯化钠注射液 250～500mL 中静脉滴注,每日 1 次,可连用 15～30 日。不良反应较少,偶有恶心和便秘。

(四)扩血管治疗

扩张血管药目前仍然是广泛应用的药物,但脑梗死急性期不宜使用,因为脑梗死病灶后的血管处于血管麻痹状态,此时应用血管扩张药,能扩张正常血管,对病灶区的血管不但不能扩张,还要从病灶区盗血,称"偷漏现象"。因此,血管扩张药应在脑梗死发病 2 周后才应用。常用的扩张血管药有:

1.丁苯酞

每次 200mg,每日 3 次,口服。偶见恶心,腹部不适,有严重出血倾向者忌用。

2.倍他司汀

每次 20mg 加入 5% 葡萄糖注射液 500mL 中静脉滴注,每日 1 次,连用 10～15 日;或每次 8mg,每日 3 次,口服。有些患者会出现恶心、呕吐和皮疹等不良反应。

3.盐酸法舒地尔注射液

每次 60mg(2 支)加入 5% 葡萄糖注射液或 0.9% 氯化钠注射液 250mL 中静脉滴注,每日 1 次,连用 10～14 日。可有一过性颜面潮红、低血压和皮疹等不良反应。

4.丁咯地尔

每次 200mg 加入 5% 葡萄糖注射液或 0.9% 氯化钠注射液 250～500mL 中,缓慢静脉滴注,每日 1 次,连用 10～14 日。可有头痛、头晕、肠胃道不适等不良反应。

5.银杏达莫注射液

每次 20mL 加入 5% 葡萄糖注射液或 0.9% 氯化钠注射液 500mL 中静脉滴注,每日 1 次,可连用14 日。偶有头痛、头晕、恶心等不良反应。

6.葛根素注射液

每次 500mg 加入 5% 葡萄糖注射液或 0.9% 氯化钠注射液 500mL 中静脉滴注,每日 1 次,连用 14 日。少数患者可出现皮肤瘙痒、头痛、头昏、皮疹等不良反应,停药后可自行消失。

7.灯盏花素注射液

每次 20mL(含灯盏花乙素 50g)加入 5% 葡萄糖注射液或 0.9% 氯化钠注射液 250mL 中静脉滴注,每日 1 次,连用 14 日。偶有头痛、头昏等不良反应。

(五)钙通道阻滞剂

钙通道阻滞剂是继 β 受体阻滞剂之后,脑血管疾病治疗中最重要的进展之一。正常时细胞内钙离子浓度为 10^{-9} mol/L,细胞外钙离子浓度比细胞内大 10 000 倍。在病理情况下,钙离子迅速内流到细胞内,使原有的细胞内外钙离子平衡破坏,结果造成:①由于血管平滑肌细胞内钙离子增多,导致血管痉挛,加重缺血、缺氧。②由于大量钙离子激活 ATP 酶,使 ATP 酶加速消耗,结果细胞内能量不足,多种代谢无法维持。③由于大量钙离子破坏了细胞膜的稳定性,使许多有害物质释放出来。④由于神经细胞内钙离子陡增,可加速已经衰竭的细胞死亡。使用钙通道阻滞剂的目的在于阻止钙离子内流到细胞内,阻断上述病理过程。

钙通道阻滞剂改善脑缺血和解除脑血管痉挛的机制可能是:①解除缺血灶中的血管痉挛。

②抑制肾上腺素能受体介导的血管收缩,增加脑组织葡萄糖利用率,继而增加脑血流量。③有梗死的半球内血液重新分布,缺血区脑血流量增加,高血流区血流量减少,对临界区脑组织有保护作用。几种常用的钙通道阻滞剂如下。

1.尼莫地平

为选择性扩张脑血管作用最强的钙通道阻滞剂。口服,每次 40mg,每日 3～4 次。注射液,每次 24mg,溶于 5% 葡萄糖注射液 1500mL 中静脉滴注,开始注射时,1mg/h,若患者能耐受,1 小时后增至 2mg/h,每日 1 次,连续用药 10 日,以后改用口服。德国 Bayer 药厂生产的尼莫同(Nimotop),每次口服 30～60mg,每日 3 次,可连用 1 个月。注射液开始 2 小时可按照 0.5mg/h 静脉滴注,如果耐受性良好,尤其血压无明显下降时,可增至 1mg/h,连用 7～10 日后改为口服。该药规格为尼莫同注射液 50mL 含尼莫地平 10mg,一般每日静脉滴注 10mg。不良反应比较轻微,口服时可有一过性消化道不适、头晕、嗜睡和皮肤瘙痒等。静脉给药可有血压下降(尤其是治疗前有高血压者)、头痛、头晕、皮肤潮红、多汗、心率减慢或心率加快等。

2.尼卡地平

对脑血管的扩张作用强于外周血管的作用。每次口服 20mg,每日 3～4 次,连用 1～2 个月。可有胃肠道不适、皮肤潮红等不良反应。

3.氟桂利嗪

又名西比灵,每次 5～10mg,睡前服。有嗜睡、乏力等不良反应。

4.桂利嗪

又名脑益嗪,每次口服 25mg,每日 3 次。有嗜睡、乏力等不良反应。

(六)防治脑水肿

大面积脑梗死、出血性梗死的患者多有脑水肿,应给予降低颅压处理,如床头抬高 30°,避免有害刺激、解除疼痛、适当吸氧和恢复正常体温等基本处理;有条件行颅内压测定者,脑灌注压应保持在 70mmHg 以上;避免使用低渗和含糖溶液,如脑水肿明显者应快速给予降颅压处理。

1.甘露醇

甘露醇对缩小脑梗死面积与减轻病残有一定的作用。甘露醇除降低颅内压外,还可降低血液黏度、增加红细胞变形性、减少红细胞聚集、减少脑血管阻力、增加灌注压、提高灌注量、改善脑的微循环。同时,还可提高心搏出量。每次 125～250mL 静脉滴注,6 小时 1 次,连用 7～10 日。甘露醇治疗脑水肿疗效快、效果好。不良反应:降颅压有反跳现象,可能引起心力衰竭、肾功能损害、电解质紊乱等。

2.复方甘油注射液

能选择性脱出脑组织中的水分,可减轻脑水肿;在体内参加三羧酸循环代谢后转换成能量,供给脑组织,增加脑血流量,改善脑循环,因而有利于脑缺血病灶的恢复。每日 500mL 静脉滴注,每日 2 次,可连用 15～30 日。静脉滴注速度应控制在 2mL/min,以免发生溶血反应。由于要控制静脉滴速,并不能用于急救。有大面积脑梗死的患者,有明显脑水肿甚至发生脑疝,一定要应用足量的甘露醇,或甘露醇与复方甘油同时或交替用药,这样可以维持恒定的降颅压作用和减少甘露醇的用量,从而减少甘露醇的不良反应。

3.七叶皂苷钠注射液

有抗渗出、消水肿、增加静脉张力、改善微循环和促进脑功能恢复的作用。每次 25mg 加入 5％葡萄糖注射液或 0.9％氯化钠注射液 250～500mL 中静脉滴注,每日 1 次,连用 10～14 日。

4.手术减压治疗

主要适用于恶性大脑中动脉(MCA)梗死和小脑梗死。

(七)提高血氧和辅助循环

高压氧是有价值的辅助疗法,在脑梗死的急性期和恢复期都有治疗作用。最近研究提示,脑广泛缺血后,纠正脑的乳酸中毒或脑代谢产物积聚,可恢复神经功能。高压氧向脑缺血区域弥散,可使这些区域的细胞在恢复正常灌注前得以生存,从而减轻缺血缺氧后引起的病理改变,保护受损的脑组织。

(八)神经细胞活化剂

据一些药物实验研究报告,这类药物有一定的营养神经细胞和促进神经细胞活化的作用,但确切的效果,尚待进一步大宗临床验证和评价。

1.胞磷胆碱

参与体内卵磷脂的合成,有改善脑细胞代谢的作用和促进意识的恢复。每次 750mg 加入 5％葡萄糖注射液 250mL 中静脉滴注,每日 1 次,连用 15～30 日。

2.三磷酸胞苷二钠

主要药效成分是三磷酸胞苷,该物质不仅能直接参与磷脂与核酸的合成,而且还间接参与磷脂与核酸合成过程中的能量代谢,有神经营养、调节物质代谢和抗血管硬化的作用。每次 60～120mg 加入 5％葡萄糖注射液 250mL 中静脉滴注,每日 1 次,可连用10～14 日。

3.小牛血去蛋白提取物

又名爱维治,是一种小分子肽、核苷酸和寡糖类物质,不含蛋白质和致热原。爱维治可促进细胞对氧和葡萄糖的摄取和利用,使葡萄糖的无氧代谢转向为有氧代谢,使能量物质生成增多,延长细胞生存时间,促进组织细胞代谢、功能恢复和组织修复。每次1200～1600mg 加入 5％葡萄糖注射液 500mL 中静脉滴注,每日1 次,可连用 15～30 日。

4.依达拉奉

依达拉奉是一种自由基清除剂,有抑制脂自由基的生成、抑制细胞膜脂质过氧化连锁反应及抑制自由基介导的蛋白质、核酸不可逆的破坏作用,是一种脑保护药物。每次 30mg 加入 5％葡萄糖注射液 250mL 中静脉滴注,每日 2 次,连用 14 日。

(九)其他内科治疗

1.调节和稳定血压

急性脑梗死患者的血压检测和治疗是一个存在争议的领域。因为血压偏低会减少脑血流灌注,加重脑梗死。在急性期,患者会出现不同程度的血压升高。原因是多方面的,如脑卒中后的应激反应、膀胱充盈、疼痛及机体对脑缺氧和颅内压升高的代偿反应等,且其升高的程度与脑梗死病灶大小和部位、疾病前是否患高血压有关。脑梗死早期的高血压处理取决于血压升高的程度及患者的整体情况。美国脑卒中学会(ASA)和欧洲脑卒中促进会(EUSI)都赞同:

收缩压超过 220mmHg 或舒张压超过 120mmHg 以上,则应给予谨慎缓慢降压治疗,并严密观察血压变化,防止血压降得过低。然而有一些脑血管治疗中心,主张只有在出现下列情况才考虑降压治疗,如合并夹层动脉瘤、肾衰竭、心脏衰竭及高血压脑病时。但在溶栓治疗时,需及时降压治疗,应避免收缩压＞185mmHg,以防止继发性出血。降压推荐使用微输液泵静脉注射硝普钠,可迅速、平稳地降低血压至所需水平,也可用利喜定(压宁定)、卡维地洛等。血压过低对脑梗死不利,应适当提高血压。

2.控制血糖

糖尿病是脑卒中的危险因素之一,并可加重急性脑梗死和局灶性缺血再灌注损伤。欧洲脑卒中组织(ESO)《缺血性脑卒中和短暂性脑缺血发作处理指南》[欧洲脑卒中促进会(EUSI),2008 年]指出,已证实急性脑卒中后高血糖与大面积脑梗死、皮质受累及其功能转归不良有关,但积极降低血糖能否改善患者的临床转归,尚缺乏足够证据。如果过去没有糖尿病史,只是急性脑卒中后血糖应激性升高,则不必应用降糖措施,只需输液中尽量不用葡萄糖注射液液似可降低血糖水平;有糖尿病史的患者必须同时应用降糖药适当控制高血糖;血糖超过 10mmol/L(180mg/dL)时需降糖处理。

3.心脏疾病的防治

对并发心脏疾病的患者要采取相应防治措施,如果要应用甘露醇脱水治疗,则必须加用呋塞米以减少心脏负荷。

4.防治感染

对有吞咽困难或意识障碍的脑梗死患者,常常容易合并肺部感染,应给予相应抗生素和止咳化痰药物,必要时行气管切开,有利吸痰。

5.保证营养和水、电解质的平衡

特别是对有吞咽困难和意识障碍的患者,应采用鼻饲,保证营养、水与电解质的补充。

6.体温管理

在实验室脑卒中模型中,发热与脑梗死体积增大和转归不良有关。体温升高可能是中枢性高热或继发感染的结果,均与临床转归不良有关。应积极迅速找出感染灶并予以适当治疗,并可使用乙酰氨基酚进行退热治疗。

(十)康复治疗

脑梗死患者只要生命体征稳定,应尽早开始康复治疗,主要目的是促进神经功能的恢复。早期进行瘫痪肢体的功能锻炼和语言训练,防止关节挛缩和足下垂,可采用针灸、按摩、理疗和被动运动等措施。

七、预后与预防

(一)预后

(1)如果得到及时的治疗,特别是能及时在卒中单元获得早期溶栓疗法等系统规范的中西医结合治疗,可提高疗效,减少致残率,约 30％～50％ 以上的患者能自理生活,甚至恢复工作能力。

(2)脑梗死国外病死率为 6.9％～20％,其中颈内动脉系梗死为 17％,椎-基底动脉系梗死为 18％。秦震等观察随访经 CT 证实的脑梗死 1～7 年的预后,发现:①累计生存率,6 个月为96.8％,12个月为91％,2年为81.7％,3年为81.7％,4年为76.5％,5年为76.5％,6年为71％,7年为71％。急性期病死率为22.3％,其中颈内动脉系22％,椎－基底动脉系25％。意识障碍、肢体瘫痪和继发肺部感染是影响预后的主要因素。②累计病死率在开始半年内迅速上升,一年半达高峰。说明发病后一年半不能恢复自理者,继续恢复的可能性较小。

(二)预防

1.一级预防

一级预防是指发病前的预防,即通过早期改变不健康的生活方式,积极主动地控制危险因素,从而达到使脑血管疾病不发生或发病年龄推迟的目的。从流行病学角度看,只有一级预防才能降低人群发病率,所以对于病死率及致残率很高的脑血管疾病来说,重视并加强开展一级预防的意义远远大于二级预防。

对血栓形成性脑梗死的危险因素及其干预管理有下述几方面:服用降血压药物,有效控制高血压,防治心脏病,冠心病患者应服用小剂量阿司匹林,定期监测血糖和血脂,合理饮食和应用降糖药物和降脂药物,不抽烟、不酗酒,对动脉狭窄患者及无症状颈内动脉狭窄患者一般不推荐手术治疗或血管内介入治疗,对重度颈动脉狭窄(≥70％)的患者在有条件的医院可以考虑行颈动脉内膜切除术或血管内介入治疗。

2.二级预防

脑卒中首次发病后应尽早开展二级预防工作,可预防或降低再次发生率。二级预防有下述几个方面:首先要对第1次发病机制正确评估,管理和控制血压、血糖、血脂和心脏病,应用抗血小板聚集药物,颈内动脉狭窄的干预同一级预防,有效降低同型半胱氨酸水平等。

第五节　腔隙性脑梗死

腔隙性脑梗死是指大脑半球深部白质和脑干等中线部位,由直径为$100\sim400\mu m$的穿支动脉血管闭塞导致的脑梗死。所引起的病灶为$0.5\sim15.0mm^3$的梗死灶。大多由大脑前动脉、大脑中动脉、前脉络膜动脉和基底动脉的穿支动脉闭塞所引起。脑深部穿动脉闭塞导致相应灌注区脑组织缺血、坏死、液化,由吞噬细胞将该处组织移走而形成小腔隙。好发于基底节、丘脑、内囊、脑桥的大脑皮质贯通动脉供血区。反复发生多个腔隙性脑梗死,称多发性腔隙性脑梗死。临床引起相应的综合征,常见的有纯运动性轻偏瘫、纯感觉性卒中、构音障碍－手笨拙综合征、共济失调性轻偏瘫和感觉运动性卒中。高血压和糖尿病是主要原因,特别是高血压尤为重要。腔隙性脑梗死占脑梗死的$20\%\sim30\%$。

一、病因与发病机制

(一)病因

真正的病因和发病机制尚未完全清楚,但与下列因素有关。

1.高血压

长期高血压作用于小动脉及微小动脉壁,致脂质透明变性,管腔闭塞,产生腔隙性病变。舒张压增高是多发性腔隙性脑梗死的常见原因。

2.糖尿病

糖尿病时血浆低密度脂蛋白及极低密度脂蛋白的浓度增高,引起脂质代谢障碍,促进胆固醇合成,从而加速、加重动脉硬化的形成。

3.微栓子(无动脉病变)

各种类型小栓子阻塞小动脉导致腔隙性脑梗死,如胆固醇、红细胞增多症、纤维蛋白等。

4.血液成分异常

如红细胞增多症、血小板增多症和高凝状态,也可导致发病。

(二)发病机制

腔隙性脑梗死的发病机制还不完全清楚。微小动脉粥样硬化被认为是症状性腔隙性脑梗死常见的发病机制。在慢性高血压患者中,在粥样硬化斑为 $100\sim400\mu m$ 的小动脉中,也能发现动脉狭窄和闭塞。颈动脉粥样斑块,尤其是多发性斑块,可能会导致腔隙性脑梗死;脑深部穿动脉闭塞,导致相应灌注区脑组织缺血、坏死,由吞噬细胞将该处脑组织移走,遗留小腔,因而导致该部位神经功能缺损。

二、病理

腔隙性脑梗死灶呈不规则圆形、卵圆形或狭长形。累及管径在 $100\sim400\mu m$ 的穿动脉,梗死部位主要在基底节(特别是壳核和丘脑)、内囊和脑桥的白质。大多数腔隙性脑梗死位于豆纹动脉分支、大脑后动脉的丘脑深穿支、基底动脉的旁中央支供血区。阻塞常发生在深穿支的前半部分,因而梗死灶均较小,大多数直径为0.2~15mm。病变血管可见透明变性、玻璃样脂肪变、玻璃样小动脉坏死、血管壁坏死和小动脉硬化等。

三、临床表现

本病常见于 $40\sim60$ 岁以上的中老年人。腔隙性脑梗死患者中高血压的发病率约为 75%,糖尿病的发病率约为 $25\%\sim35\%$,有 TIA 史者约有 20%。

(一)症状和体征

临床症状一般较轻,体征单一,一般无头痛、颅内高压症状和意识障碍。由于病灶小,又常位于脑的静区,故许多腔隙性脑梗死在临床上无症状。

(二)临床综合征

Fisher 根据病因、病理和临床表现,归纳为 21 种综合征,常见的有以下几种。

1.纯运动性轻偏瘫(pure motor hemiparesis,PMH)

最常见,约占 60%,有病灶对侧轻偏瘫,而不伴失语、感觉障碍和视野缺损,病灶多在内囊和脑干。

2.纯感觉性卒中(pure sensory stroke,PSS)

约占 10%,表现为病灶对侧偏身感觉障碍,也可伴有感觉异常,如麻木、烧灼和刺痛感。病灶在丘脑腹后外侧核或内囊后肢。

3.构音障碍—手笨拙综合征(dysarthric-clumsy hand syndrome,DCHS)

约占 20%,表现为构音障碍、吞咽困难,病灶对侧轻度中枢性面、舌瘫,手的精细运动欠灵活,指鼻试验欠稳。病灶在脑桥基底部或内囊前肢及膝部。

4.共济失调性轻偏瘫(ataxic-hemiparesis,AH)

病灶同侧共济失调和病灶对侧轻偏瘫,下肢重于上肢,伴有锥体束征。病灶多在放射冠汇集至内囊处,或脑桥基底部皮质脑桥束受损所致。

5.感觉运动性卒中(sensorimotor stroke,SMS)

少见,以偏身感觉障碍起病,再出现轻偏瘫,病灶位于丘脑腹后核及邻近内囊后肢。

6.腔隙状态

由 Marie 提出,由于多次腔隙性脑梗死后,有进行性加重的偏瘫、严重的精神障碍、痴呆、平衡障碍、二便失禁、假性延髓性麻痹、双侧锥体束征和类帕金森综合征等。近年由于有效控制血压及治疗的进步,现在已很少见。

四、辅助检查

(一)神经影像学检查

1.颅脑 CT

非增强 CT 扫描显示为基底节区或丘脑呈卵圆形低密度灶,边界清楚,直径为 10～15mm。由于病灶小,占位效应轻微,一般仅为相邻脑室局部受压,多无中线移位,梗死密度随时间逐渐减低,4 周后接近脑脊液密度,并出现萎缩性改变。增强扫描于梗死后 3 日至 1 个月可能发生均一或斑块性强化,以 2～3 周明显,待达到脑脊液密度时,则不再强化。

2.颅脑 MRI

MRI 显示比 CT 优越,尤其是对脑桥的腔隙性脑梗死和新旧腔隙性脑梗死的鉴别有意义,增强后能提高阳性率。颅脑 MRI 检查在 T2W 像上显示高信号,是小动脉阻塞后新的或陈旧的病灶。T_1WI 和 T_2WI 分别表现为低信号和高信号斑点状或斑片状病灶,呈圆形、椭圆形或裂隙形,最大直径常为数毫米,一般不超过 1cm。急性期 T_1WI 的低信号和 T_2WI 的高信号,常不及慢性期明显,由于水肿的存在,使病灶看起来常大于实际梗死灶。注射造影剂后,T_1WI 急性期、亚急性期和慢性期病灶显示增强,呈椭圆形、圆形,也可呈环形。

3.CT 血管成像(CTA)、磁共振血管成像(MRA)

了解颈内动脉有无狭窄及闭塞程度。

(二)超声检查

经颅多普勒超声(TCD)了解颈内动脉狭窄及闭塞程度。三维B超检查,了解颈内动脉粥样硬化斑块的大小和厚度。

(三)血液学检查

了解有无糖尿病和高脂血症等。

五、诊断与鉴别诊断

(一)诊断

(1)中老年人发病,多数患者有高血压病史,部分患者有糖尿病史或 TIA 史。

(2)急性或亚急性起病,症状比较轻,体征比较单一。

(3)临床表现符合 Fisher 描述的常见综合征之一。

(4)颅脑 CT 或 MRI 发现与临床神经功能缺损一致的病灶。

(5)预后较好,恢复较快,大多数患者不遗留后遗症状和体征。

(二)鉴别诊断

1.小量脑出血

均为中老年发病,有高血压和急起的偏瘫和偏身感觉障碍。但小量脑出血头颅 CT 显示高密度灶即可鉴别。

2.脑囊虫病

CT 均表现为低信号病灶。但是,脑囊虫病 CT 呈多灶性、小灶性和混合灶性病灶,临床表现常有头痛和癫痫发作,血和脑脊液囊虫抗体阳性,可供鉴别。

六、治疗

(一)抗血小板聚集药物

抗血小板聚集药物是预防和治疗腔隙性脑梗死的有效药物。

1.肠溶阿司匹林(或拜阿司匹林)

每次 100mg,每日 1 次,口服,可连用 6～12 个月。

2.氯吡格雷

每次 50～75mg,每日 1 次,口服,可连用半年。

3.西洛他唑

每次 50～100mg,每日 2 次,口服。

4.曲克芦丁

每次 200mg,每日 3 次,口服;或每次 400～600mg 加入 5％葡萄糖注射液或 0.9％氯化钠注射液 500mL 中静脉滴注,每日 1 次,可连用 20 日。

(二)钙通道阻滞剂

1.氟桂利嗪

每次 5～10mg,睡前口服。

2.尼莫地平

每次 20～30mg,每日 3 次,口服。

3.尼卡地平

每次 20mg,每日 3 次,口服。

(三)血管扩张药

1.丁苯酞

每次 200mg,每日 3 次,口服。偶见恶心、腹部不适,有严重出血倾向者忌用。

2.丁咯地尔

每次 200mg 加入 5％葡萄糖注射液或 0.9％氯化钠注射液 250mL 中静脉滴注,每日 1 次,连用10～14 日;或每次 200mg,每日 3 次,口服。可有头痛、头晕、恶心等不良反应。

3.倍他司汀

每次 6～12mg,每日 3 次,口服。可有恶心、呕吐等不良反应。

(四)内科病的处理

有效控制高血压、糖尿病、高脂血症等,坚持药物治疗,定期检查血压、血糖、血脂、心电图和有关血液流变学指标。

七、预后与预防

(一)预后

Marie 和 Fisher 认为腔隙性脑梗死一般预后良好,下述几种情况影响本病的预后:

(1)梗死灶的部位和大小,如腔隙性脑梗死发生在脑的重要部位——脑桥和丘脑,以及大的和多发性腔隙性脑梗死者预后不良。

(2)有反复 TIA 发作,有高血压、糖尿病和严重心脏病(缺血性心脏病、心房颤动、心脏瓣膜病等),症状没有得到很好控制者预后不良。据报道,1 年内腔隙性脑梗死的复发率约为 10%～18%;腔隙性脑梗死,特别是多发性腔隙性脑梗死半年后约有 23% 的患者发展为血管性痴呆。

(二)预防

控制高血压、防治糖尿病和 TIA 是预防腔隙性脑梗死发生和复发的关键。

(1)积极处理危险因素。①血压的调控:长期高血压是腔隙性脑梗死主要的危险因素之一。在降血压药物方面无统一规定应用的药物。选用降血压药物的原则是既要有效和持久的降低血压,又不至于影响重要器官的血流量。可选用钙离子通道阻滞剂,如硝苯地平缓释片,每次 20mg,每日 2 次,口服;或尼莫地平,每次 30mg,每日 1 次,口服。也可选用血管紧张素转换酶抑制剂(ACEI),如卡托普利,每次 12.5～25mg,每日 3 次,口服;或贝拉普利,每次 5～10mg,每日 1 次,口服。②调控血糖:糖尿病也是腔隙性脑梗死主要的危险因素之一。详见血栓形成性脑梗死章节。③调控高血脂:可选用辛伐他汀(Simvastatin,或舒降之),每次 10～20mg,每日 1 次,口服;或洛伐他汀(Lovastatin,又名美降之),每次 20～40mg,每日 1～2 次,口服。④积极防治心脏病:要减轻心脏负荷,避免或慎用增加心脏负荷的药物,注意补液速度及补液量;对有心肌缺血、心肌梗死者应在心血管内科医师的协助下进行药物治疗。

(2)可以较长时期应用抗血小板聚集药物,如阿司匹林、氯吡格雷和中药活血化瘀药物。

(3)生活规律,心情舒畅,饮食清淡,适宜的体育锻炼。

第六节　急性细菌性脑膜炎

急性细菌性脑膜炎引起脑膜、脊髓膜和脑脊液化脓性炎性改变,又称急性化脓性脑膜炎,多种细菌如流感嗜血杆菌、肺炎链球菌、脑膜炎双球菌或脑膜炎奈瑟菌为最常见的引起急性脑膜炎者。

一、临床表现

(一)一般症状和体征

呈急性或暴发性发病,病前常有上呼吸道感染、肺炎和中耳炎等其他系统感染。患者的症状、体征可因具体情况表现不同,成人多见发热、剧烈头痛、恶心、呕吐和畏光、颈强直、Kernig 征和 Brudzinski 征等,严重时出现不同程度的意识障碍,如嗜睡、精神混乱或昏迷。患者出现脑膜炎症状前,如患有其他系统较严重的感染性疾病,并已使用抗生素,但所用抗生素剂量不足或不敏感,患者可能只以亚急性起病的意识水平下降作为脑膜炎的唯一症状。

婴幼儿和老年人患细菌性脑膜炎时脑膜刺激征可表现不明显或完全缺如,婴幼儿临床只表现发热、易激惹、昏睡和喂养不良等非特异性感染症状,老年人可因其他系统疾病掩盖脑膜炎的临床表现,须高度警惕,需腰椎穿刺方可确诊。

脑膜炎双球菌脑膜炎可出现暴发型脑膜脑炎,是因脑部微血管先痉挛后扩张,大量血液聚积和炎性细胞渗出,导致严重脑水肿和颅内压增高。暴发型脑膜炎的病情进展极为迅速,患者于发病数小时内死亡。华-佛综合征发生于 $10\% \sim 20\%$ 的患者,表现为融合成片的皮肤淤斑、休克及肾上腺皮质出血,多合并弥散性血管内凝血(DIC),皮肤淤斑首先见于手掌和脚掌,可能是免疫复合体沉积的结果。

(二)非脑膜炎体征

如可发现紫癜和淤斑,被认为是脑膜炎双球菌感染疾病的典型体征,发现心脏杂音应考虑心内膜炎的可能,应进一步检查,特别是血培养发现肺炎球菌和金黄色葡萄球菌时更应注意:蜂窝织炎,鼻窦炎,肺炎,中耳炎和化脓性关节炎;面部感染。

(三)神经系统合并症

细菌性脑膜炎病程中可出现局限性神经系统症状和体征。

1.神经麻痹

炎性渗出物在颅底积聚和药物毒性反应可造成多数颅神经麻痹,特别是前庭耳蜗损害,以展神经和面神经多见。

2.脑皮质血管炎性改变和闭塞

表现为轻偏瘫、失语和偏盲。可于病程早期或晚期脑膜炎性病变过程结束时发生。

3.癫痫发作

局限和全身性发作皆可见。包括局限性脑损伤、发热、低血糖、电解质紊乱(如低血钠)、脑水肿和药物的神经毒性(如青霉素和亚胺培南),均可能为其原因。癫痫发作在疾病后期脑膜炎经处理已控制的情况下出现,则意味着患者存有继发性合并症。

4.急性脑水肿

细菌性脑膜炎可出现脑水肿和颅内压增高,严重时可导致脑疝。颅内压增高必须积极处理,如给予高渗脱水剂,抬高头部,过度换气和必要时脑室外引流。

5.其他

脑血栓形成和颅内静脉窦血栓形成,硬膜下积脓和硬膜下积液,脑脓肿形成甚或破裂。长期的后遗症除神经系统功能异常外,$10\% \sim 20\%$ 的患者还可出现精神和行为障碍,以及认知功能障碍。少数儿童患者还可遗留有发育障碍。

二、诊断要点

(一)诊断

根据患者呈急性或暴发性发病,表现为高热、寒战、头痛、呕吐、皮肤淤点或淤斑等全身性感染中毒症状,颈强直及 Kernig 征等,可伴动眼神经、展神经和面神经麻痹,严重病例出现嗜睡、昏迷等不同程度的意识障碍,脑脊液培养发现致病菌方能确诊。

(二)辅助检查

1.外周血象

白细胞增高和核左移,红细胞沉降率增高。

2.血培养

应作为常规检查,常见病原菌感染阳性率可达 75％,若在使用抗生素 2 小时内腰椎穿刺,脑脊液培养不受影响。

3.腰椎穿刺和脑脊液检查

本检查是细菌性脑膜炎诊断的金指标,可判断严重程度、预后及观察疗效,腰椎穿刺对细菌性脑膜炎几乎无禁忌证,相对禁忌证包括严重颅内压增高、意识障碍等;典型 CSF 为脓性或浑浊外观,细胞数（1 000～10 000）×10^6/L,早期中性粒细胞占 85％～95％,后期以淋巴细胞及浆细胞为主;蛋白增高,可达1～5 g/L,糖含量降低,氯化物亦常降低,致病菌培养阳性,革兰染色阳性率达 60％～90％,有些病例早期脑脊液离心沉淀物可发现大量细菌,特别是流感杆菌和肺炎球菌。

4.头颅 CT 或 MRI 等影像学检查

早期可与其他疾病鉴别,后期可发现脑积水（多为交通性）、静脉窦血栓形成、硬膜下积液或积脓、脑脓肿等。

三、治疗方案及原则

(一)一般处理

一般处理包括降温、控制癫痫发作、维持水及电解质平衡等,低钠可加重脑水肿,处理颅内压增高和抗休克治疗,出现 DIC 应及时给予肝素化治疗。应立即采取血化验和培养,保留输液通路,头颅 CT 检查排除颅内占位病变,立即行诊断性腰椎穿刺。当 CSF 结果支持化脓性脑膜炎的诊断时,应立即转入感染科或内科,并立即开始适当的抗生素治疗,等待血培养化验结果才开始治疗是不恰当的。

(二)抗生素选择

表 5-4 中的治疗方案可供临床医师选择,具体方案应由感染科医师决定。

表 5-4 细菌性脑膜炎治疗的抗生素选择

人群	常见致病菌	首选方案	备选方案
新生儿＜1 个月	B 或 D 组链球菌、肠杆菌科、李斯特菌	氨苄西林＋庆大霉素	氨苄西林＋头孢噻肟或头孢曲松
婴儿 1～3 个月	肺炎链球菌、脑膜炎球菌、流感杆菌、新生儿致病菌	氨苄西林＋头孢噻肟或头孢曲松±地塞米松	氯霉素＋庆大霉素
婴儿＞3 个月,儿童＜7 岁	肺炎链球菌、脑膜炎球菌、流感杆菌	头孢噻肟或头孢曲松±地塞米松±万古霉素	氯霉素＋万古霉素或头孢吡肟替代头孢噻肟
儿童 7～17 岁和成人	肺炎链球菌、脑膜炎球菌、李斯特菌、肠杆菌科	头孢噻肟或头孢曲松＋氨苄西林±万古霉素	青霉素过敏者用氯霉素＋TMP/SMZ
儿童 7～17 岁和成人	（对肺炎链球菌抗药发生率高组）	万古霉素＋三代头孢＋利福平	氯霉素（非杀菌)

人群	常见致病菌	首选方案	备选方案
HIV 感染	同成人＋梅毒、李斯特菌、隐球菌、结核杆菌	病原不清时同成人＋抗隐球菌治疗	
外伤或神经外科手术	金黄色葡萄球菌、革兰阴性菌、肺炎链球菌	万古霉素＋头孢他啶(假单胞菌属加用静脉±鞘内庆大霉素),甲硝唑(厌氧菌)	万古霉素＋美罗培南

(三)脑室内用药

脑室内使用抗生素的利弊尚未肯定,一般情况下不推荐使用,某些特殊情况如脑室外引流、脑脊液短路术或脑积水时,药代动力学及药物分布改变可考虑脑室内给药。表 5-5 供参考。

表 5-5　脑室内应用抗生素的剂量

抗生素	指征	每日剂量
万古霉素	苯甲异噁唑青霉素抗药	5～20 mg(或 5～10 mg/48 h)
庆大霉素	革兰阴性菌严重感染	2～8 mg(典型剂量 8 mg/d)
氨基丁卡霉素	庆大霉素抗药	5～50 mg(典型剂量 12 mg/d)

(四)皮质类固醇的应用

为预防神经系统后遗症如耳聋等,可在应用抗生素前或同时应用类固醇激素治疗。小儿流感杆菌脑膜炎治疗前可给予地塞米松,0.15 mg/kg,1 次/6 小时,共 4 日,或 0.4 mg/kg,1 次/12 小时,共 2 日。

第六章 内分泌系统常见疾病

第一节 肥胖症

肥胖症(obesity)是指身体脂肪的过度堆积,以及体重的超重。在健康的个体中,女性身体脂肪约为体重量 25%,男性约为 18%。体重指数(body mass index,BMI),即体重(kg)/身高(m^2),与身体脂肪高度相关,因此目前国际上常常使用 BMI 来作为评估肥胖症水平的指标,一般认为 BMI 为 $20\sim25$ kg/m^2 代表健康体重,轻度超重的定义是 BMI 为 $25\sim30$ kg/m^2,或者体重在正常体重的上限与高于正常体重上限(根据标准身高－体重表)的 20% 之间;而 BMI 高于 30 kg/m^2,或者体重高于正常体重上限的 20%,被定义为肥胖症。BMI 高于 30 kg/m^2 意味着患病风险极大地增高。肥胖症与神经性厌食和神经性贪食相比较不属于精神类疾病,但是属于医学类疾病。

在美国大约 35% 的女性和 31% 的男性显著超重(BMI$\geqslant$27 kg/m^2);如果以 BMI 超过 25 kg/m^2 来定义肥胖症,可能现在肥胖的美国人多于不肥胖的;如果以 BMI 超过 30 kg/m^2 来定义肥胖症,则有 11% 的女性和 8% 的男性有肥胖症。目前在美国,肥胖症的患病率至少是 20 世纪早期的 3 倍。

社会经济地位与肥胖症密切相关,在美国,社会经济地位低的女性肥胖症的患病率是社会经济地位高的女性的 6 倍。无论男性还是女性,体重在 $25\sim44$ 岁增加是最明显的。怀孕可能导致女性体重大大地增加,如果一个女性接连怀孕,她们的体重平均会比上一次怀孕约有 2.5 kg 的增长。在 50 岁以后,男性的体重趋于稳定,在 $60\sim74$ 岁,甚至会出现轻微下降;女性则相反,体重的持续增长会持续到 60 岁,在 60 岁以后才会开始下降。

一、病因学

肥胖症是一个复杂的多因素疾病,涉及生物、社会、心理等多方面因素。在今天,大多数研究者认为肥胖者是能量平衡障碍,即能量摄入与消耗的障碍;肥胖症也是与某个基因结构有关的疾病,而这个基因结构是通过文化和环境的影响来被调整的。

(一)生物学因素

1.遗传因素

遗传因素在肥胖症中起着重要作用。双生子研究和寄养子研究均显示遗传因素对患肥胖症有重要影响。大约 80% 的肥胖患者都有肥胖症家族史;80% 的肥胖父母的下一代都是肥胖子女,父母其中之一是肥胖者,他们中 40% 的下一代有肥胖,而父母都很苗条的,只有 10% 的下一代是肥胖者。这些均提示了遗传的作用。虽然有研究发现肥胖基因能调节体重和身体脂肪的储存,但迄今为止,还未发现肥胖症特异的遗传标记物。

2.神经生物学

中枢神经系统,特别是外侧下丘脑存在"摄食中枢"或者"饥饿中枢",可以根据能量需求的改变来调节食物摄取的量,并以此来维持体内脂肪的基线贮存量。动物试验发现,用电刺激动物的外侧下丘脑,已经吃饱了的动物又重新开始吃食物;损毁了大白鼠两侧的外侧下丘脑,结果发现动物拒绝吃东西。

饱足感与饥饿感对食物摄取起着调控作用,参与肥胖症的发病。饱足感是一种当饥饿被满足后的感觉。人会在就餐结束时停止进食是因为他们已经补充了那些耗尽的营养,来自已经被吸收的食物的新陈代谢的信号通过血液被携带到大脑,大脑信号激活了可能位于下丘脑的受体细胞,从而产生了饱足感。5-羟色胺、多巴胺和去甲肾上腺素的功能紊乱通过下丘脑参与调节进食行为,其他涉及的激素因子可能包括促肾上腺皮质激素释放因子(CRF)、神经肽Y、促性腺激素释放激素和促甲状腺激素。当重要营养物质耗尽,新陈代谢信号强度下降,便产生饥饿感。嗅觉系统对饱足感可能起着重要作用,实验显示通过使用一个充满特殊气味的吸入器使鼻子里的嗅球受到食物气味的强烈刺激,从而产生出对食物的饱足感。

有一种脂肪细胞产生的激素称为瘦素,是脂肪的自动调节器。当血液瘦素浓度低时,更多的脂肪被消耗,而当瘦素浓度高时,脂肪消耗较少。

(二)心理社会因素

尽管心理、社会因素是肥胖症发展的重要因素,但是这些因素如何导致肥胖症至今尚不清楚。饮食调节机制易受环境影响,文化、家庭和个体心理活动因素都影响着肥胖症的发展。

肥胖症与文化有着密切的关系,随着全球化的进展和经济飞速发展导致生活节奏加快、人们压力增大、活动锻炼时间明显减少,而快餐文化的迅速发展及餐馆餐饮消费的增多,使得当今社会肥胖症日益增多。躯体活动明显减少是作为公共卫生问题的肥胖症日趋增多的一个主要因素,原因是躯体活动不足限制了能量的消耗、而摄食却不一定会相应减少。

特殊的家族史、生活事件、人格结构或是潜意识冲突都可能导致肥胖症。有很多肥胖的患者因为在他们的成长环境里可以看到很多的过量进食例子,所以他们学会了用过量摄食作为应对情绪紊乱及各种心理问题的一种方式。

(三)其他因素

有很多临床疾病会导致肥胖症。肾上腺皮质功能亢进与特征性的脂肪分配有关(水牛型肥胖症);黏液水肿与体重增加有关,尽管并非恒定;其他神经内分泌障碍,包括脑性肥胖症(Frohlich's综合征),是以肥胖症以及性与骨骼的异常为特征。

不少精神药物会导致体重增加。在非典型抗精神药物中,奥氮平、氯氮平、利培酮和喹硫平常见的不良反应即为体重增加;在心境稳定剂中,锂盐、丙戊酸盐和卡马西平也会引起体重增加;长期使用选择性5-羟色胺再摄取抑制药也能导致体重增加。

二、临床特征

(一)心理和行为障碍

肥胖症的心理和行为障碍分成两类:进食行为紊乱和情绪紊乱。肥胖症患者的进食模式存在很大的差异,最常见的是,肥胖者经常抱怨他们不能限制自己进食,并且很难获得饱足感。一些肥胖者甚至不能区分饥饿和其他烦躁不安的状态,并且当他们心情不好时就会吃东西。

肥胖症患者不会出现明显的或者过度的病理心理学。通过对那些已经做过胃旁路术的严重肥胖的患者的研究,发现对他们最多见的精神科诊断是重性抑郁障碍。但是,在肥胖症患者中重性抑郁障碍的患病率并不高于普通人群。自我贬低自己的体像尤其见于那些从童年期就开始肥胖的人,这可能是由于对肥胖人群长期的社会偏见所致。有些研究反应肥胖者因病感觉羞耻和社会偏见在教育和就业问题上遭遇到不公正待遇。很多肥胖者在试图节食的过程中会出现焦虑和抑郁。

(二)生理障碍

肥胖会对生理功能产生很大的影响,产生一系列的医学并发症。

当体重增加时血液循环会负担过重,严重肥胖者可能会发生充血性心力衰竭;高血压和肥胖症高度关联;肥胖症患者的低密度脂蛋白水平升高,而高密度脂蛋白水平下降,低水平高密度脂蛋白可能是增加肥胖症心血管疾病风险的机制之一。如果一个人是上半身体脂肪增加、而非下半身,很可能与糖尿病的发生相关联。严重肥胖症患者肺功能受损非常严重,包括肺换气不足、高碳酸血症、缺氧症和嗜睡(即肥胖肺心综合征),且肥胖肺心综合征的死亡率很高。肥胖症可能会恶化骨关节炎及因皮肤伸张、擦烂和棘皮症而引起皮肤病问题。肥胖妇女存在产科风险,易患毒血症和高血压。

肥胖症还与一些癌症有关联。肥胖男性患前列腺癌和结肠直肠癌的比率更高,肥胖女性患胆囊癌、乳腺癌、宫颈癌、子宫癌和卵巢癌的比率更高。研究发现肥胖症通过影响雌激素分泌而导致子宫内膜癌和乳房癌的产生和恶化。

三、诊断与鉴别诊断

(一)诊断

肥胖症的诊断主要根据 BMI 或体重:BMI 高于 $30\ kg/m^2$,或者体重高于正常体重上限的 20%,被诊断为肥胖症。

(二)鉴别诊断

1.其他综合征

夜间进食综合征的患者会在晚餐后过度进食,他们是被充满压力的生活环境而促发的,一旦得了往往就会每天反复发生,直到压力缓解。

暴食综合征(贪食症)被定义为在短时间里突然强迫性地摄取大量食物,通常随后伴有严重的不安和自责。暴食也可以表现为是一种应激反应。与夜间进食综合征比起来,暴食综合征的暴食发作并不是定时的,而且常常与特定的促发环境紧密相连。

肥胖肺心综合征(pickwickian syndrome,匹克威克综合征):当一个人的体重超过理想体重的 100%,并伴有呼吸和心血管疾病时才被认为患有肥胖肺心综合征。

2.躯体变形障碍(畸形恐惧症)

一些肥胖者感觉他们的身体畸形、令人厌恶,并且感觉他人对他们带有敌意和厌恶。这种感觉是与他们的自我意识以及社会功能受损紧密相连。情绪健康的肥胖者没有体像障碍,只有少数神经质的肥胖者才有体像障碍。该躯体变形障碍主要局限于从儿童期就已经肥胖的人,而在这些儿童期就肥胖的人中间,也仅有少于一半的人患躯体变形障碍。

四、病程和预后

肥胖症的病程是进展性的。减轻体重的预后很差，那些体重明显减轻的患者，90％最终体重再增加；儿童期就开始肥胖的患者预后特别差；青少年发病的肥胖症患者，往往更严重，更难治，与情绪紊乱的联系也比成人肥胖症更紧密。肥胖症的预后取决于肥胖产生的医学并发症。

肥胖症对健康有着不良影响，与心血管疾病、高血压［血压高于 21.3/12.7 kPa（160/95 mmHg）］、高胆固醇血症（血胆固醇高于 6.5 mmol/L）、由遗传决定的糖尿病特别是 2 型糖尿病（成年起病或非胰岛素依赖型糖尿病）等一系列疾病有关。根据美国健康协会的资料，肥胖的男性无论抽不抽烟，都会由于结肠、直肠和前列腺癌症而比正常体重的男性有更高的死亡率。肥胖的女性会由于胆囊、胆管、乳腺、子宫（包括子宫颈和子宫内膜）和卵巢的癌症而比正常女性有更高的死亡率。研究指出一个超重的人其体重越重，死亡的概率就越大。对那些极端肥胖的人，即体重为理想体重的 2 倍，减轻体重可能是挽救他们生命的方法，这些患者可能会出现心肺衰竭，特别是在睡觉的时候（睡眠呼吸暂停综合征）。

五、治疗

存在广泛的精神病理学如焦虑障碍、抑郁障碍的肥胖者，在节食过程中有过情绪紊乱病史的以及正处于中年危机的肥胖者，应该尝试减肥，并最好在专业人员严格的督导下进行。

(一)节食

减肥的基础很简单——通过摄入低于消耗减少热量摄入。减少热量摄入的最简单方式就是建立一个低热量的饮食方式，包含那些易获得食物的均衡节食计划可获得最佳长期效果。对大多数人来说，最满意的节食计划通常的食物数量参照标准的节食书上可获得的食物营养价值表，这样节食可以最大机会地长期保持体重的持续减少。

禁食计划一般用于短期减肥，但经常会引发一些疾病，包括直立性低血压、钠利尿和氮平衡的破坏。酮体生成节食是高蛋白、高脂肪的节食方式，用于促进减肥，但这种节食会增高胆固醇浓度并且会导致酮症，产生恶心、高血压和嗜睡等反应。无论各种节食方式多么有效，他们大多数都很乏味，所以当一个节食者停止节食并回到以前的饮食习惯，会刺激他们加倍地过度进食。

一般而言，减肥的最好方式就是有一个含有 4 602～5 021 kJ 的均衡饮食方案。这种节食方案可以长期执行，但必须另外补充维生素，特别是铁、叶酸、锌和维生素 B_6。

(二)锻炼

增加躯体活动常常被推荐为一种减肥养生法。因为多数形式的躯体活动所消耗的热量直接与体重成一定比例，所以做同样多的运动肥胖的人比正常体重的人消耗更多的热量。而且，以前不活动的人增加躯体活动事实上可能还会减少食物摄入。锻炼也有助于维持体重的减低。

(三)药物疗法

各种用于治疗肥胖症的药物中，有些药物效果较好，如：安非他明、右旋安非他明、苄非他明、苯二甲吗啡、苯丁胺、马吲哚等。药物治疗有效是因为它会抑制食欲，但是在使用几周后可能会产生对该作用的耐受。

奥利斯特是一个选择性胃和胰腺脂肪酶抑制药减肥药，这种抑制药用于减少饮食中脂肪

（这种脂肪会通过粪便排泄出来）的吸收。它通过外围机制起作用，所以一般不影响中枢神经系统（即心跳加快、口干、失眠等），而大多数减肥药都会影响中枢神经系统。奥斯利特主要的不良反应是肠胃道不良反应。该药可以长期使用。

西布曲明是一种 β-苯乙胺，它抑制 5-羟色胺和去甲肾上腺素的再摄取（在一定范围内还抑制多巴胺），用于减肥，长期使用可以维持体重减轻。

（四）外科手术

那些可引发食物吸收不良或者减少胃容量的外科手术方法已经用于显著肥胖者。胃旁路术是一个通过横切或者固定胃大弯或胃小弯而使胃变小的手术。胃成形术使胃的入口变小从而使食物通过变慢。尽管会出现呕吐、电解质紊乱和梗阻，但是手术的结果还是成功的。抽脂术（脂肪切除术）一般是为了美容，而对长期的减肥并没有用。

（五）心理治疗

精神动力性心理治疗以内省为取向，可能对一些患者有效，但没有证据表明揭示过度进食的无意识原因可以改变肥胖者以过度进食来应对压力的症状。在成功的心理治疗和成功的减肥后的几年里，多数患者在遇到压力时还会继续过度进食，而且，许多肥胖者似乎特别容易过度依赖一个治疗师，在心理治疗结束过程中可能会发生紊乱的退行。

行为矫正已经是最成功的心理治疗法，并被认为是治疗肥胖症的选择。患者通过指导会认识到与吃有关的外界线索，并且在特定环境中保持每天的进食量，比如在看电影、看电视或处于焦虑、抑郁等某种情绪状态之下时。患者也会通过教导发展出新的进食模式，比如慢吃，细嚼慢咽，吃饭时不看书，两餐间不吃东西或不坐下就不吃东西。操作性条件治疗通过奖励比如表扬或新衣服来强化减肥，也已经使减肥获得成功。

团体治疗有助于保持减肥动机，有助于提高对已经减肥成功的成员的认同，并且可以提供有关营养方面的教育。

（六）综合治疗

一个管理肥胖症患者的真正全面的方法是以设备（如新陈代谢测量室）和人（如营养学家和锻炼生理学家）为核心；但是这些都很难获得。设计高质量的项目时，要有容易获得的资源（如治疗手册），以及合理运用锻炼、心理治疗和药物治疗相结合的综合方法。决定使用哪种心理治疗或体重管理方法是一项重要环节，并且与患者一起来决定哪些资源的结合可以控制体重将是最合适的方式。

第二节　糖尿病

糖尿病（CDM）是一组由遗传和环境因素相互作用而引起的临床综合征。因胰岛素分泌绝对或相对不足以及靶组织细胞对胰岛素敏感性降低，引起糖、蛋白质、脂肪、水和电解质等一系列代谢紊乱。临床以高血糖为主要表现，多数情况下会同时合并脂代谢异常和高血压等，久病可引起多个系统损害。病情严重或应激时可发生急性代谢紊乱如酮症酸中毒等。

糖尿病患者的心血管危险是普通人群的 4 倍，超过 75% 的糖尿病患者最终死于心血管疾病。NCEP ATPⅢ认为,糖尿病是冠心病的等危症;有学者甚至认为糖尿病是"代谢性血管病"。

一、分类

(一)胰岛素依赖型糖尿病

该型多发生于青幼年。临床症状较明显,有发生酮症酸中毒的倾向,胰岛素分泌缺乏,需终身用胰岛素治疗。

(二)非胰岛素依赖型糖尿病

非胰岛素依赖型糖尿病多发生于 40 岁以后的中、老年人。临床症状较轻,无酮症酸中毒倾向,胰岛素水平可正常、轻度降低或高于正常,分泌高峰延迟。部分肥胖患者可出现高胰岛素血症,非肥胖者有的胰岛素分泌水平低,需用胰岛素治疗。

(三)其他特殊类型的糖尿病

其他特殊类型的糖尿病包括以下三种。

(1)B 细胞遗传性缺陷:①家族有三代或更多代的成员在 25 岁以前发病,呈常染色体显性遗传,临床症状较轻,无酮症酸中毒倾向,称青年人中成年发病型糖尿病(简称 MODY)。②线粒体基因突变糖尿病。

(2)内分泌病。

(3)胰腺外分泌疾病等。

(四)妊娠期糖尿病(CDM)

CDM 指在妊娠期发生的糖尿病。

二、临床表现

(一)代谢紊乱综合征

多尿、多饮、多食、体重减轻(三多一少),部分患者外阴瘙痒、视物模糊。胰岛素依赖型 DM 起病急,病情较重,症状明显;非胰岛素依赖型 DM 起病缓慢,病情相对较轻或出现餐后反应性低血糖。反应性低血糖是由于糖尿病患者进食后胰岛素分泌高峰延迟,餐后 3～5 小时血浆胰岛素水平不适当地升高,其所引起的反应性低血糖可成为这些患者的首发表现。患者首先出现多尿,继而出现口渴、多饮,食欲亢进,但体重减轻,形成典型的"三多一少"表现。患者可有皮肤瘙痒,尤其外阴瘙痒。高血糖可使眼房水、晶状体渗透压改变而引起屈光改变致视物模糊。患者可出现诸多并发症和伴发病、反应性低血糖等。

(二)糖尿病自然病程

1.胰岛素依赖型糖尿病

多于 30 岁以前的青少年期起病,起病急,症状明显,有酮症倾向,患者对胰岛素敏感。在患病初期经胰岛素治疗后,部分患者胰岛功能有不同程度的改善,胰岛素用量可减少甚至停用,称蜜月期。蜜月期一般不超过 1 年。10～15 年以上长期高血糖患者,可出现慢性并发症。强化治疗可减低或延缓并发症的发生。

2.非胰岛素依赖型糖尿病

多发生于 40 岁以上中、老年人,患者多肥胖,起病缓慢,病情轻,口服降糖药物有效,对胰岛素不敏感;但在长期的病程中,胰岛 β 细胞功能逐渐减退,以至需要胰岛素治疗。

(三)并发症

1.急性并发症

(1)糖尿病酮症酸中毒(DKA)是糖尿病的急性并发症。多发生于胰岛素依赖型糖尿病患者,也可发生在非胰岛素依赖型糖尿病血糖长期控制不好者。其病因有:感染,饮食不当,胰岛素治疗中断或不足,应激情况如创伤、手术、脑血管意外、麻醉、妊娠和分娩等。有时可无明显的诱因,多见于胰岛素的作用下降。患者表现为原有的糖尿病症状加重,尤其是口渴和多尿明显,胃肠道症状、乏力、头痛、萎靡、酸中毒深大呼吸,严重脱水、血压下降、心率加快、嗜睡、昏迷。少数患者既往无糖尿病史,还有少数患者有剧烈腹痛、消化道出血等表现。

(2)高渗性非酮症糖尿病昏迷(HNDC),简称高渗性昏迷,是糖尿病急性代谢紊乱的表现之一,多发生在老年人。可因各种原因导致大量失水,发生高渗状态,病情危重。患者易并发脑血管意外、心肌梗死、心律失常等并发症,病死率高达 40%~70%。有些患者发病前无糖尿病史。常见的诱因有感染、急性胃肠炎、胰腺炎、血液或腹膜透析、不合理限制水分、脑血管意外,某些药物如糖皮质激素、利尿、输入大量葡萄糖液或饮用大量含糖饮料等。患者的早期表现为原有糖尿病症状逐渐加重,可有呕吐,腹泻,轻度腹痛,食欲缺乏,恶心,尿量减少,无尿,呼吸加速,表情迟钝,神志淡漠,不同程度的意识障碍;随后可出现嗜睡、木僵、幻觉、定向障碍、昏睡以至昏迷。患者体重明显下降,皮肤黏膜干燥,皮肤弹性差、眼压低、眼球软,血压正常或下降,脉搏细速,腱反射可减弱。并发脑卒中时,有不同程度的偏瘫,失语,眼球震颤,斜视,癫痫样发作,反射常消失,前庭功能障碍,有时有幻觉。

(3)感染:糖尿病患者常发生疖、痈等皮肤化脓性感染,可反复发生,有时可引起败血症或脓毒血症;尿路感染中以肾盂肾炎和膀胱炎最常见,尤其多见于女性患者,反复发作可转为慢性;皮肤真菌感染,如足癣也常见;真菌性阴道炎和巴氏腺炎是女性糖尿病患者常见并发症,多为白色念珠菌感染所致;糖尿病合并肺结核的发生率较高,易扩展播散形成空洞,下叶病灶较多见。

2.慢性并发症

(1)大血管病变:大、中动脉粥样硬化主要侵犯主动脉、冠状动脉、大脑动脉、肾动脉和肢体外周动脉等,临床上引起冠心病、缺血性或出血性脑血管病、高血压,肢体外周动脉粥样硬化常以下肢动脉病变为主,表现为下肢疼痛、感觉异常和间歇性跛行,严重者可导致肢体坏疽。

(2)糖尿病视网膜病变:是常见的并发症,其发病率随年龄和糖尿病的病程增长而增加,病史超过10年者,半数以上有视网膜病变,是成年人失明的主要原因。此外,糖尿病还可引起白内障、屈光不正、虹膜睫状体炎。

(3)糖尿病肾病:又称肾小球硬化症,病史常超过 10 年以上。胰岛素依赖型 DM 患者30%~40%发生肾病,是主要死因;非胰岛素依赖型糖尿病患者约 20%发生肾病,在死因中列在心、脑血管病变之后。

(4)糖尿病神经病变:糖尿病神经病变常见于 40 岁以上血糖未能很好控制和病程较长的糖尿病患者。但有时糖尿病性神经病变也可以是糖尿病的首发症状,也可在糖尿病初期或经治疗后血糖控制比较满意的情况下发生。

(5)糖尿病足(肢端坏疽):在血管、神经病变的基础上,肢端缺血,在外伤、感染后可发生肢端坏疽。糖尿病患者的截肢率是非糖尿病者的 25 倍。

三、诊断

(一)辅助检查

1.尿糖测定

尿糖阳性是诊断线索,肾糖阈升高时(并发肾小球硬化症)尿糖可阴性。肾糖阈降低时(妊娠),尿糖可阳性。尿糖定性检查和 24 小时尿糖定量可判断疗效,指导调整降糖药物。

2.血葡萄糖(血糖)测定

常用葡萄糖氧化酶法测定。空腹静脉正常血糖 3.3～5.6 mmol/L(全血)或 3.9～6.4 mmol/L(血浆、血清)。血浆、血清血糖比全血血糖高 1.1 mmol/L。

3.葡萄糖耐量试验

有口服和静脉注射 2 种。当血糖高于正常值但未达到诊断糖尿病标准者,须进行口服葡萄糖耐量试验(OGTT)。成人口服葡萄糖 75 g,溶于 250～300 mL 水中,5 分钟内饮完,2 小时后再测静脉血血糖含量。儿童按 1.75 g/kg 计算。

4.糖化血红蛋白 A1(GHbA1)

其量与血糖浓度呈正相关,且为不可逆反应,正常人 HbA1c 在3‰～6‰。病情控制不良的 DM 患者 GHbA1c 较高。因红细胞在血液循环中的寿命约为 120 天,因此 GHbA1 测定反映取血前 8～12 周的血糖状况,是糖尿病患者病情监测的指标。

5.血浆胰岛素和 C-肽测定

有助于了解胰岛 B 细胞功能和指导治疗。①血胰岛素水平测定:正常人口服葡萄糖后,血浆胰岛素在 30～60 分钟达高峰,为基础值的 5～10 倍,3～4 小时恢复基础水平。②C-肽:正常人基础血浆 C-肽水平约为 0.4 nmol/L。C-肽水平在刺激后则升高 5～6 倍。

6.尿酮体测定

对新发病者尿酮体阳性胰岛素依赖型糖尿病的可能性大。

7.其他

血脂、肾功能、电解质及渗透压、尿微量清蛋白测定等应列入常规检查。

(二)诊断要点

1.糖尿病的诊断标准

首先确定是否患糖尿病,然后对被做出糖尿病诊断者在排除继发性等特殊性糖尿病后,做出胰岛素依赖型或非胰岛素依赖型的分型,并对有无合并症及伴发病做出判定。1999 年10月我国糖尿病学会采纳的诊断标准如下。

(1)空腹血浆葡萄糖(FBG):低于6.0 mmol/L为正常,FBG 不低于 6.1 mmol/L 且低于7.0 mmol/L(126 mg/dL)为空腹葡萄糖异常(IFG),FBG 不低于 7.0 mmol/L 暂时诊断为糖尿病。

(2)服糖后 2 小时血浆葡萄糖水平(P2hBG):低于 7.8 mmol/L 为正常,P2hBG 不低于 7.8 mmol/L且低于 11.1 mmol/L 为糖耐量减低(IGT),P2hBG 不低于 11.1 mmol/L 暂时诊断为糖尿病。

(3)糖尿病的诊断。标准症状＋随机血糖不低于 11.1 mmol/L,或 FPG 不低于 7.0 mmol/L,或 OGTT 中 P2hBG 不低于11.1 mmol/L;症状不典型者,需另一天再次证实。

作为糖尿病和正常血糖之间的中间状态,糖尿病前期(中间高血糖)人群本身即是糖尿病的高危人群。及早发现和处置糖尿病和糖尿病前期高危人群的心血管危险,对预防糖尿病和心血管疾病具有双重价值。因此,OGTT 应是具有心血管危险因素和已患心血管病个体的必查项目,以便早期发现糖尿病前期和糖尿病,早期进行干预治疗,以减少心血管事件发生。

2.糖尿病酮症酸中毒的诊断条件

(1)尿糖、尿酮体强阳性。

(2)血糖明显升高,多数在500 mg/dL(28.9 mmol/L)左右,有的高达 600～1 000 mg/(33.3～55.6 mmol/L)。

(3)血酮体升高,多大于50 mg/dL(4.8 mmol/L),有时高达 300 mg/dL。

(4)CO_2 结合力降低,pH 小于 7.35,碳酸氢盐降低,阴离子间隙增大,碱剩余负值增大。

(5)血钾正常或偏低,血钠、氯偏低,血尿素氮和肌酐常偏高。血浆渗透压正常或偏高。

(6)白细胞计数升高,如合并感染时则更高。

(三)鉴别诊断

(1)其他原因所致的尿糖阳性:肾性糖尿由肾糖阈降低致尿糖阳性,血糖及 OGTT 正常。甲亢、胃空肠吻合术后,因碳水化合物在肠道吸收快,餐后 0.5～1 小时血糖过高,出现糖尿,但 FBG 和 P2hBG 正常;弥漫性肝病,肝糖原合成、储存减少,进食后 0.5～1 小时血糖高出现糖尿,但 FBG 偏低,餐后2～3 小时血糖正常或低于正常;急性应激状态时胰岛素对抗激素分泌增加,糖耐量降低,出现一过性血糖升高,尿糖阳性,应激过后可恢复正常;非葡萄糖的糖尿如果糖、乳糖、半乳糖可与班氏试剂中的硫酸铜呈阳性反应,但葡萄糖氧化酶试剂特异性较高,可加以区别;大量维生素 C、水杨酸盐、青霉素、丙磺舒也可引起尿糖假阳性反应。

(2)药物对糖耐量的影响:噻嗪类利尿药、呋塞米、糖皮质激素、口服避孕药、阿司匹林、吲哚美辛、三环类抗抑郁药等可抑制胰岛素释放或对抗胰岛素的作用,引起糖耐量降低,血糖升高,尿糖阳性。

(3)继发性糖尿病:肢端肥大症或巨人症、皮质醇增多症、嗜铬细胞瘤分别因生长激素、皮质醇、儿茶酚胺分泌过多,对抗胰岛素而引起继发性糖尿病。久用大量皮质激素可引起类固醇糖尿病。通过病史、体检、实验室检查,不难鉴别。

(4)除外其他原因所致的酸中毒或昏迷,才能诊断糖尿病酮症酸中毒或高渗性非酮症糖尿病昏迷。

四、治疗

治疗原则为早期、长期、综合、个体化。基本措施为糖尿病教育,饮食治疗,体育锻炼,降糖药物治疗和病情监测。

(一)饮食治疗

饮食治疗是糖尿病治疗的基础疗法,也是糖尿病治疗成功与否的关键。目前主张平衡膳食,掌握好每天进食的总热量、食物成分、规律的餐次安排等,应严格控制和长期执行。饮食治疗的目标是维持标准体重,纠正已发生的代谢紊乱,减轻胰腺负担。饮食控制的方法如下。

1.制订总热量

理想体重(kg)=身高(cm)−105。计算每日所需总热量(成年人),根据休息、轻度、中度、重度体力活动分别给予 104.6～125.52 kJ/kg,125.52～146.44 kJ/kg,146.44～167.36 kJ/kg,不低于 167.36 kJ/kg(40 kcal/kg)的热量。儿童、孕妇、乳母、营养不良和消瘦及伴消耗性疾病者应酌情增加,肥胖者酌减,使患者体重恢复至理想体重的±5%。

2.按食品成分转为食谱三餐分配

根据生活习惯、病情和药物治疗的需要安排。可按每日分配为1/5、2/5、2/5 或 1/3、1/3、1/3;也可按 4 餐分为 1/7、2/7、2/7、2/7。在使用降糖药过程中,按血糖变化再作调整,但不能因降糖药物剂量过大,为防止发生低血糖而增加饮食的总热量。

3.注意事项

(1)糖尿病患者食物选择原则:少食甜食、油腻食品,多食含纤维多的蔬菜、粗粮,在血糖控制好的前提下可适当进食一些新鲜水果,以补充维生素,但应将热量计算在内。

(2)糖尿病与饮酒:非糖尿病患者长期饮酒易发生神经病变,糖尿病患者长期饮酒可加重神经病变,并可引起肝硬化,胰腺炎及多脏器损坏。对戒酒困难者在血糖控制好和无肝肾病变的前提下可少量饮酒,一般白酒低于 100 g(2 两),啤酒低于 200 mL。

(二)体育锻炼

运动能促进血液循环,降低非胰岛素依赖型糖尿病患者的体重,提高胰岛素敏感性,改善胰岛素抵抗,改善糖代谢,降低血脂,减少血栓形成,改善心肺功能,促进全身代谢。运动形式有行走、慢跑、爬楼梯、游泳、骑自行车、跳舞、打太极拳等有氧运动,每周至少 3～5 次,每次 30 分钟以上。胰岛素依赖型糖尿病患者接受胰岛素治疗时,常波动于相对胰岛素不足和胰岛素过多之间。在胰岛素相对不足时进行运动可使肝葡萄糖输出增多,血糖升高,游离脂肪酸(FFA)和酮体生成增加;在胰岛素相对过多时,运动使肌肉摄取和利用葡萄糖增加,肝葡萄糖生成降低,甚至诱发低血糖。因此对胰岛素依赖型糖尿病患者运动宜在餐后进行,运动量不宜过大。总之,体育锻炼应个体化。

(三)药物治疗

目前临床应用的药物有 6 大类,即磺酰脲类(SU)、双胍类、α-葡萄糖苷酶抑制药、噻唑烷二酮类(TZD)、苯甲酸衍生物类、胰岛素。

1.治疗原则

胰岛素依赖型糖尿病一经诊断,则需用胰岛素治疗。非胰岛素依赖型糖尿病患者经饮食控制后如血糖仍高,则需用药物治疗。出现急性并发症者则需急症处理;出现慢性并发症者在控制血糖的情况下对症处理。

2.磺酰脲类

目前因第一代药物不良反应较大,低血糖发生率高,已较少使用,主要选用第二代药物。

(1)用药方法:一般先从小剂量开始,1～2 片/d,根据病情可逐渐增量,最大剂量为 6～8 片/d。宜在餐前半小时服用。优降糖作用较强,发生低血糖反应较重,老年人、肾功不全者慎用。格列齐特和格列吡嗪有增强血纤维蛋白溶解活性、降低血液黏稠度等作用,有利于延缓糖尿病血管并发症的发生。格列喹酮的代谢产物由胆汁排入肠道,很少经过肾排泄,适用于糖尿病肾病患者。格列美脲是新一代磺酰脲类药物,作用可持续 1 天,服用方便,1 次/天;它不产生低血糖,对心血管系统的影响较小。格列吡嗪控释片(瑞易宁)1 次/天口服,该药可促进胰岛素按需分泌,提高外周组织对胰岛素的敏感性,显著抑制肝糖的生成,有效降低全天血糖,不增加低血糖的发生率,不增加体重,不干扰脂代谢,不影响脂肪分布;与二甲双胍合用疗效增强。

(2)药物剂量:格列本脲,每片 2.5 mg,2.5~15 mg/d,分 2~3 次服;格列吡嗪,每片 5 mg,5~30 mg/d,分 2~3 次服;格列吡嗪控释片(瑞易宁),每片 5 mg,5~20 mg/d,1 次/天;格列齐特,每片 80 mg,80~240 mg/d,分 2~3 次服;格列喹酮,每片 30 mg,30~180 mg/d,分 2~3 次服;格列美脲,每片 1 mg,1~4 mg/d,1 次/天。

3.双胍类

(1)常用的药物剂量:肠溶二甲双胍,每片 0.25 g,0.5~1.5 g/d,分 2~3 次口服;二甲双胍,每片 0.5 g,0.85~2.55 g/d,分 1~2 次口服,剂量超过 2.55 g/d 时,最好随三餐分次口服。

(2)用药方法:二甲双胍开始时用小剂量,餐中服,告知患者有可能出现消化道反应,经一段时间有可能减轻、消失;按需逐渐调整剂量,以不超过 2 g/d 肠溶二甲双胍或 2.55 g/d 二甲双胍(格华止)为度;老年人减量。

4.α-葡萄糖苷酶抑制药

用药方法:常用药物如阿卡波糖(拜糖平),开始剂量 50 mg,3 次/天,75~300 mg/d;倍欣 0.2 mg,3 次/天,与餐同服。合用助消化药、制酸药、胆盐等可削弱效果。

5.胰岛素增敏(效)药

包括罗格列酮、吡格列酮等,属于噻唑烷二酮类口服降糖药。

(1)吡格列酮:①用药方法:口服 1 次/天,初始剂量为 15 mg,可根据病情加量直至 45 mg/d。肾功能不全者不必调整剂量。②本品不适于胰岛素依赖型糖尿病、糖尿病酮症酸中毒的患者,禁用于对本品过敏者。活动性肝病者不应使用本品。水肿和心功能分级 NYHA Ⅲ～Ⅳ 患者不宜使用本品。本品不宜用于儿童。用药过程中若 ALT 水平持续超过 3 倍正常上限或出现黄疸,应停药。联合使用其他降糖药有发生低血糖的危险。③常见不良反应有头痛、背痛、头晕、乏力、恶心、腹泻等,偶有增加体重和肌酸激酶升高的报道。

(2)罗格列酮:①用药方法:起始剂量为 4 mg/d,单次服用;经 12 周治疗后,如需要可加量至8 mg/d,1 次/天或 2 次/天服用。②临床适应证及注意事项同吡格列酮,但本品的肝不良反应少。

6.胰岛素

(1)适应证包括以下几方面:胰岛素依赖型糖尿病;糖尿病酮症酸中毒、高渗性昏迷和乳酸性酸中毒伴高血糖时;合并重症感染、消耗性疾病、视网膜病变、肾病变、神经病变、急性心肌梗死、脑血管意外;因伴发病需外科治疗的围手术期;妊娠和分娩;非胰岛素依赖型糖尿病患者经饮食及口服降糖药治疗未获得良好控制;全胰腺切除引起的继发性糖尿病。

(2)临床常用胰岛素制剂包括超短效胰岛素、人胰岛素类似物,无免疫原性,低血糖发生率低;短效胰岛素(R);中效胰岛素(中性鱼精蛋白锌胰岛素 NPH);预混胰岛素(30R、50R);长效胰岛素(鱼精蛋白锌胰岛素 PZI)。

第三节　糖尿病酮症酸中毒

一、概述

糖尿病酮症酸中毒（DKA）为最常见的糖尿病急症。酮体包括 β-羟丁酸、乙酰乙酸和丙酮。糖尿病加重时，胰岛素绝对缺乏，三大代谢紊乱，不但血糖明显升高，而且脂肪分解增加，脂肪酸在肝脏经 β 氧化产生大量乙酰辅酶 A，由于糖代谢紊乱，草酰乙酸不足，乙酰辅酶 A 不能进入三羧酸循环氧化供能而缩合成酮体；同时由于蛋白合成减少，分解增加，血中生糖、生酮氨基酸均增加，使血糖、血酮进一步升高。DKA 分为几个阶段：①早期血酮升高称酮血症，尿酮排出增多称酮尿症，统称为酮症。②酮体中 β-羟丁酸和乙酰乙酸为酸性代谢产物，消耗体内储备碱，初期血 pH 正常，属代偿性酮症酸中毒，晚期血 pH 下降，为失代偿性酮症酸中毒。③病情进一步发展，出现神志障碍，称糖尿病酮症酸中毒昏迷。目前本症延误诊断和缺乏合理治疗而造成死亡的情况仍较常见。

（一）诱因

T1DM 患者有自发 DKA 倾向，T1DM 患者在一定诱因作用下也可发生 DKA。常见诱因有感染、胰岛素治疗中断或不适当减量、饮食不当、各种应激如创伤、手术、妊娠和分娩等，有时无明显诱因。其中20％～30％无糖尿病病史。

（二）病理生理

1.酸中毒

β-羟丁酸、乙酰乙酸以及蛋白质分解产生的有机酸增加，循环衰竭、肾脏排出酸性代谢产物减少导致酸中毒。酸中毒可使胰岛素敏感性降低；组织分解增加，K^+ 从细胞内逸出；抑制组织氧利用和能量代谢。严重酸中毒使微循环功能恶化，降低心肌收缩力，导致低体温和低血压。当血 pH 降至 7.2 以下时，刺激呼吸中枢引起呼吸加深加快；低至 7.1～7.0 时，可抑制呼吸中枢和中枢神经功能、诱发心律失常。

2.严重失水

严重高血糖、高血酮和各种酸性代谢产物引起渗透压性利尿，大量酮体从肺排出又带走大量水分，厌食、恶心、呕吐使水分大量减少，从而引起细胞外失水；血浆渗透压增加，水从细胞内向细胞外转移引起细胞内失水。

3.电解质平衡紊乱

渗透性利尿同时使钠、钾、氯、磷酸根等大量丢失，厌食、恶心、呕吐使电解质摄入减少，引起电解质代谢紊乱。胰岛素作用不足，物质分解增加、合成减少，钾离子（K^+）从细胞内逸出导致细胞内失钾。由于血液浓缩、肾功能减退时 K^+ 滞留以及 K^+ 从细胞内转移到细胞外，因此血钾浓度可正常甚或增高，掩盖体内严重缺钾。随着治疗过程中补充血容量（稀释作用），尿量增加、K^+ 排出增加，以及纠正酸中毒及应用胰岛素使 K^+ 转入细胞内，可发生严重低血钾，诱发心律失常，甚至心脏骤停。

4.携带氧系统失常

红细胞向组织供氧的能力与血红蛋白和氧的亲和力有关,可由血氧离解曲线来反映。DKA 时红细胞糖化血红蛋白(GHb)增加以及 2,3-二磷酸甘油酸(2,3-DPG)减少,使血红蛋白与氧亲和力增高,血氧离解曲线左移。酸中毒时,血氧离解曲线右移,释放氧增加(Bohr 效应),起代偿作用。若纠正酸中毒过快,失去这一代偿作用,而血 GHb 仍高,2,3-DPG 仍低,可使组织缺氧加重,引起脏器功能紊乱,尤以脑缺氧加重、导致脑水肿最为重要。

5.周围循环衰竭和肾功能障碍

严重失水,血容量减少和微循环障碍未能及时纠正,可导致低血容量性休克。肾灌注量减少引起少尿或无尿,严重者发生急性肾衰竭。

6.中枢神经功能障碍

严重酸中毒、失水、缺氧、体循环及微循环障碍可导致脑细胞失水或水肿、中枢神经功能障碍。此外,治疗不当如纠正酸中毒时给予碳酸氢钠不当导致反常性脑脊液酸中毒加重,血糖下降过快或输液过多过快、渗透压不平衡可引起继发性脑水肿并加重中枢神经功能障碍。

二、临床表现

早期"三多一少"症状加重;酸中毒失代偿后,病情迅速恶化,疲乏、食欲减退、恶心呕吐,多尿、口干、头痛、嗜睡,呼吸深快,呼气中有烂苹果味(丙酮);后期严重失水,尿量减少、眼眶下陷、皮肤黏膜干燥,血压下降、心率加快,四肢厥冷;晚期不同程度意识障碍,反射迟钝、消失,昏迷。感染等诱因引起的临床表现可被 DKA 的表现所掩盖。少数患者表现为腹痛,酷似急腹症。

三、诊断

(一)辅助检查

1.尿

尿糖强阳性、尿酮阳性,当肾功能严重损害而肾阈增高时尿糖和尿酮可减少或消失。可有蛋白尿和管型尿。

2.血

血糖增高,一般为 16.7～33.3 mmol/L(300～600 mg/dL),有时可达 55.5 mmol/L(1 000 mg/dL)以上。血酮体升高,正常低于 0.6 mmol/L,高于 1.0 mmol/L 为高血酮,高于 3.0 mmol/L 提示酸中毒。血β-羟丁酸升高。血实际 HCO_3^- 和标准 HCO_3^- 降低,CO_2 结合力降低,酸中毒失代偿后血 pH 下降;剩余碱负值增大,阴离子间隙增大,与 HCO_3^- 降低大致相等。血钾初期正常或偏低,尿量减少后可偏高,治疗后若补钾不足可严重降低。血钠、血氯降低,血尿素氮和肌酐常偏高。血浆渗透压轻度上升。部分患者即使无胰腺炎存在,也可出现血清淀粉酶和脂肪酶升高,治疗后数天内降至正常。即使无合并感染,也可出现白细胞数及中性粒细胞比例升高。

(二)诊断要点

早期诊断是决定治疗成败的关键,临床上对于原因不明的恶心呕吐、酸中毒、失水、休克、昏迷的患者,尤其是呼吸有酮味(烂苹果味)、血压低而尿量多者,不论有无糖尿病病史,均应想到本病的可能性。立即查末梢血糖、血酮、尿糖、尿酮,同时抽血查血糖、血酮、β-羟丁酸、尿素氮、肌酐、电解质、血气分析等以肯定或排除本病。

(三)鉴别诊断

1.其他类型糖尿病昏迷

低血糖昏迷、高血糖高渗状态、乳酸性酸中毒。

2.其他疾病所致昏迷

脑膜炎、尿毒症、脑血管意外等。部分患者以 DKA 作为糖尿病的首发表现,某些病例因其他疾病或诱发因素为主诉,有些患者 DKA 与尿毒症或脑卒中共存等使病情更为复杂,应注意辨别。

四、防治

治疗糖尿病,使病情得到良好控制,及时防治感染等并发症和其他诱因,是主要的预防措施。

对早期酮症患者,仅需给予足量短效胰岛素及口服补充液体,严密观察病情,定期查血糖、血酮,调整胰岛素剂量;对酮症酸中毒甚至昏迷患者应立即抢救,根据临床情况和末梢血糖、血酮、尿糖、尿酮测定做出初步诊断后即开始治疗,治疗前必须同时抽血送生化检验。

治疗原则:尽快补液以恢复血容量、纠正失水状态,降低血糖,纠正电解质及酸碱平衡失调,同时积极寻找和消除诱因,防治并发症,降低病死率。

(一)补液

补液是治疗的关键环节。只有在有效组织灌注改善、恢复后,胰岛素的生物效应才能充分发挥。通常使用生理盐水。输液量和速度的掌握非常重要,DKA 失水量可达体重10%以上,一般根据患者体重和失水程度估计已失水量,开始时输液速度较快,在1~2 小时内输入 0.9%氯化钠1 000~2 000 mL,前 4 小时输入所计算失水量 1/3 的液体,以便尽快补充血容量,改善周围循环和肾功能。如治疗前已有低血压或休克,快速输液不能有效升高血压,应输入胶体溶液并采用其他抗休克措施。以后根据血压、心率、每小时尿量、末梢循环情况及有无发热、吐泻等决定输液量和速度,老年患者及有心肾疾病患者必要时监测中心静脉压,一般每4~6 小时输液 1 000 mL。24 小时输液量应包括已失水量和部分继续失水量,一般为 4 000~6 000 mL,严重失水者可达6 000~8 000 mL。开始治疗时不能给予葡萄糖液,当血糖下降至 13.9 mmol/L(250 mg/dL)时改用 5%葡萄糖液,并按每 2~4 g 葡萄糖加入 1 U 短效胰岛素。有建议配合使用胃管灌注温0.9%氯化钠或温开水,但不宜用于有呕吐、胃肠胀气或上消化道出血者。

(二)胰岛素治疗

目前均采用小剂量(短效)胰岛素治疗方案,即每小时给予每千克体重 0.1 U 胰岛素,使血清胰岛素浓度恒定达到100~200 μU/mL,这已有抑制脂肪分解和酮体生成的最大效应以及相当强的降低血糖效应,而促进钾离子运转的作用较弱。通常将短效胰岛素加入生理盐水中持续静脉滴注(应另建输液途径),亦可间歇静脉注射,剂量均为每小时每千克体重 0.1 U。重症患者[指有休克和(或)严重酸中毒和(或)昏迷者]应酌情静脉注射首次负荷剂量 10~20 U胰岛素。血糖下降速度一般以每小时约降低3.9~6.1 mmol/L(70~110 mg/dL)为宜,每 1~2 小时复查血糖,若在补足液量的情况下 2 小时后血糖下降不理想或反而升高,提示患者对胰岛素敏感性较低,胰岛素剂量应加倍。当血糖降至 13.9 mmol/L 时开始输入 5%葡萄糖溶液,并按比例加入胰岛素,此时仍需每4～6小时复查血糖,调节输液中胰岛素的比例及每4～6小时皮下注射一次胰岛素约4～6 U,使血糖水平稳定在较安全的范围内。病情稳定后过渡到胰岛素常规皮下注射。

(三)纠正电解质及酸碱平衡失调

本症酸中毒主要由酮体中酸性代谢产物引起,经输液和胰岛素治疗后,酮体水平下降,酸中毒可自行纠正,一般不必补碱。严重酸中毒影响心血管、呼吸和神经系统功能,应给予相应治疗,但补碱不宜过多、过快,补碱指征为血 pH 小于 7.1,HCO_3^- 5 mmol/L。应采用等渗碳酸氢钠(1.25％～1.4％)溶液。给予碳酸氢钠50 mmol/L,即将 5％碳酸氢钠 84 mL 加注射用水至300 mL配成1.4％等渗溶液,一般仅给1～2次。若不能通过输液和应用胰岛素纠正酸中毒,而补碱过多过快,可产生不利影响,包括脑脊液反常性酸中毒加重、组织缺氧加重、血钾下降和反跳性碱中毒等。

DKA 患者有不同程度失钾,失钾总量达 300～1 000 mmol。如上所述,治疗前的血钾水平不能真实反映体内缺钾程度,补钾应根据血钾和尿量:治疗前血钾低于正常,立即开始补钾,头2～4小时通过静脉输液每小时补钾 13～20 mmol/L(相当于氯化钾 1.0～1.5 g);血钾正常、尿量大于 40 mL/h,也立即开始补钾;血钾正常、尿量低于 30 mL/h,暂缓补钾,待尿量增加后再开始补钾;血钾高于正常,暂缓补钾。头 24 小时内可补氯化钾达 6～8 g 或以上,部分稀释后静脉输入、部分口服。治疗过程中定时监测血钾和尿量,调整补钾量和速度。病情恢复后仍应继续口服钾盐数天。

(四)处理诱发病和防治并发症

在抢救过程中要注意治疗措施之间的协调及从一开始就重视防治重要并发症,特别是脑水肿和肾衰竭,维持重要脏器功能。

1.休克

如休克严重且经快速输液后仍不能纠正,应详细检查并分析原因,例如确定有无合并感染或急性心肌梗死,给予相应措施。

2.严重感染

严重感染是本症常见诱因,亦可继发于本症之后。因 DKA 可引起低体温和血白细胞数升高,故不能以有无发热或血象改变来判断,应积极处理。

3.心力衰竭、心律失常

年老或合并冠状动脉病变(尤其是急性心肌梗死),补液过多可导致心力衰竭和肺水肿,应注意预防。可根据血压、心率、中心静脉压、尿量等调整输液量和速度,酌情应用利尿药和正性肌力药。血钾过低、过高均可引起严重心律失常,宜用心电图监护,及时治疗。

4.肾衰竭

肾衰竭是本症主要死亡原因之一,与原来有无肾病变、失水和休克程度、有无延误治疗等密切相关。强调注意预防,治疗过程中密切观察尿量变化,及时处理。

5.脑水肿

病死率甚高,应着重预防、早期发现和治疗。脑水肿常与脑缺氧、补碱不当、血糖下降过快等有关。如经治疗后,血糖有所下降,酸中毒改善,但昏迷反而加重,或虽然一度清醒,但烦躁、心率快、血压偏高、肌张力增高,应警惕脑水肿的可能。可给予地塞米松(同时观察血糖,必要时加大胰岛素剂量)、呋塞米。在血浆渗透压下降过程中出现的可给予清蛋白。慎用甘露醇。

6.胃肠道表现

因酸中毒引起呕吐或伴有急性胃扩张者,可用 1.25%碳酸氢钠溶液洗胃,清除残留食物,预防吸入性肺炎。

第四节　糖尿病高渗状态

一、概述

高血糖高渗状态(HHS)是糖尿病急性代谢紊乱的另一临床类型,以严重高血糖、高血浆渗透压、脱水为特点,无明显酮症酸中毒患者常有不同程度的意识障碍或昏迷。"高血糖高渗状态"与以前所称"高渗性非酮症性糖尿病昏迷"略有不同,因为部分患者并无昏迷,部分患者可伴有酮症。多见于老年糖尿病患者,原来无糖尿病病史,或仅有轻度症状,用饮食控制或口服降糖药治疗。

诱因为引起血糖增高和脱水的因素:急性感染、外伤、手术、脑血管意外等应激状态,使用糖皮质激素、免疫抑制剂、利尿剂、甘露醇等药物,水摄入不足或失水,透析治疗,静脉高营养疗法等。有时在病程早期因误诊而输入大量葡萄糖液或因口渴而摄入大量含糖饮料可诱发本病或使病情恶化。

二、临床表现

本病起病缓慢,最初表现为多尿、多饮,但多食不明显或反而食欲减退,以致常被忽视。渐出现严重脱水和神经精神症状,患者反应迟钝、烦躁或淡漠、嗜睡,逐渐陷入昏迷、抽搐,晚期尿少甚至无尿。就诊时呈严重脱水、休克,可有神经系统损害的定位体征,但无酸中毒样大呼吸。与 DKA 相比,失水更为严重、神经精神症状更为突出。

三、诊断

(一)辅助检查

实验室检查:血糖达到或超过 33.3 mmol/L(一般为 33.3～66.8 mmol/L),有效血浆渗透压达到或超过 320 mOsl/L(一般为 320～430 mOsl/L)可诊断本病。血钠正常或增高。尿酮体阴性或弱阳性,一般无明显酸中毒(CO_2 结合力高于 15 mmol/L),借此与 DKA 鉴别,但有时两者可同时存在。[有效血浆渗透压(mOsl/L)=$2\times(Na^+ +K^+)$+血糖(均以 mmol/L 计算)]。

(二)诊断要点

本症病情危重、并发症多,病死率高于 DKA,强调早期诊断和治疗。临床上凡遇原因不明的脱水、休克、意识障碍及昏迷均应想到本病可能性,尤其是血压低而尿量多者,不论有无糖尿病史,均应进行有关检查以肯定或排除本病。

四、治疗

治疗原则同 DKA。本症失水比 DKA 更为严重,可达体重 10%～15%,输液要更为积极小心,24 小时补液量可达 6 000～10 000 mL。关于补液的种类和浓度,目前多主张治疗开始时用等渗溶液如 0.9%氯化钠,因大量输入等渗液不会引起溶血,有利于恢复血容量,纠正休克,改善肾血流量,恢复肾脏调节功能。休克患者应另予血浆或全血。如无休克或休克已纠正,在输入生理盐水后血浆渗透压高于350 mOsl/L,血钠高于 155 mmol/L,可考虑输入适量低渗溶液如 0.45%或 0.6%氯化钠。视病情可考虑同时给予胃肠道补液。当血糖下降至 16.7 mmol/L 时开始输入 5%葡萄糖液并按每 2～4 g 葡萄糖加入1 U胰岛素。应注意高血糖是维护患者血容量的重要因素,如血糖迅速降低补液不足,将导致血容量和血压进一步下降。胰岛素治疗方法与 DKA 相似,静脉注射胰岛素首次负荷量后,继续以每小时每千克体重 0.05～0.1 U的速率静脉滴注胰岛素,一般来说本症患者对胰岛素较敏感,因而胰岛素用量较小。补钾要更及时,一般不补碱。应密切观察从脑细胞脱水转为脑水肿的可能,患者可一直处于昏迷状态,或稍有好转后又陷入昏迷,应密切注意病情变化,及早发现和处理。

第五节　腺垂体功能减退症

腺垂体功能减退症(hypopituitarism)是一种或数种腺垂体激素分泌不足或缺失所导致的综合征。垂体分为 2 个部分:前叶和后叶。后叶为神经垂体,本身不合成激素,但是分泌由下丘脑合成的 2 种激素——血管升压素和缩宫素。前叶即腺垂体,分泌促甲状腺激素(TSH)、卵泡刺激素(FSH)、黄体生成素(LH)、生长激素(GH)、促肾上腺皮质激素(ACTH)、泌乳素(PRL),作为沟通下丘脑和靶腺的桥梁,受下丘脑调控并影响全身内分泌体功能。

典型的腺垂体功能减退症不难诊断,症状和体征在轻症时不明显或没有特征,很容易被忽略,多以疲乏无力或异常的精神状态就医。垂体功能减退也可能是无法解释的异常检验数据和生命体征危险的原因。

一、病因

腺垂体功能减退的病因主要是下丘脑病变和垂体本身病变。由下丘脑损伤所致,则为继发性腺垂体功能减退;如病变发生在垂体,则属原发性腺垂体功能减退。此外,若垂体柄损伤,切断了两者间的联系,也导致该症发生。

(一)肿瘤

垂体肿瘤是造成该症最常见的原因,约占该病的 50%。体积较大的腺瘤压迫周围正常垂体组织,垂体前叶分泌激素的细胞遭到破坏,发生功能失调。破坏可殃及部分或全部垂体激素。若肿瘤向上生长,下丘脑因受压迫或损伤可造成继发性功能减退。此时,下丘脑的调节激素不足或缺失,干扰了垂体前叶激素的正常分泌。此外,若压迫到垂体柄,也可造成腺垂体功能减退。虽然尸检和磁共振检查表明垂体腺瘤的患病率高达 10%～20%,但是表现出临床症状者极为罕见。

下丘脑及其邻近区域的肿瘤如颅咽管瘤等,可压迫下丘脑,引起腺垂体激素释放激素分泌减少,导致腺垂体功能减退。

(二)腺垂体缺血坏死

缺血性损伤很早即被认为是腺垂体功能减退症的原因之一。最典型的例子即为希恩综合征。怀孕期间,由于泌乳素细胞增生和肥大,使得垂体体积增加。当血容量减少时,向垂体供血的血管收缩,继而发生痉挛,导致垂体坏死。坏死的程度取决于出血的多少。30%经历过产后出血的女性会患上不同程度的垂体功能减退。这些患者还可能患有肾上腺功能不足、甲状腺功能减退、闭经、尿崩症和哺乳障碍(缺少乳汁)。

(三)外伤

严重头颅外伤可导致垂体前叶功能不足和尿崩症。有闭合性头部外伤史者应给予重视。脑外伤患者在损伤后 3 个月乃至 12 个月内会伴有一定程度的垂体功能减退。几乎所有由此造成的垂体功能不足患者都曾在创伤后出现过意识丧失,且大约半数患者伴随颅骨骨折。

其他原因还包括自身免疫性疾病、浸润性疾病、放射治疗损伤、感染等。此外,生理或心理状态会扰乱调节激素的合成和分泌,从而影响下丘脑-垂体轴。

二、临床表现

临床表现与垂体激素原发性缺乏或靶腺体功能不足密切相关。症状出现与否及严重程度取决于激素缺乏的程度和速度。垂体功能减退通常会合并数种激素缺乏,但很少累及全部垂体激素。而终末腺体激素分泌不足可认为是靶器官继发性功能缺乏。临床表现依激素缺乏的种类,表现为下丘脑－垂体－肾上腺轴、下丘脑－垂体－甲状腺轴、下丘脑－垂体－性腺轴功能减退,并涉及生长发育及乳汁分泌。不仅如此,原发病灶,如垂体肿瘤,会引起头痛、视神经受压、眼球运动障碍等,进一步侵犯下丘脑可出现类似下丘脑综合征反应。

(一)促性腺激素缺乏

由促性腺激素缺乏引起的性功能异常远较其他激素缺乏常见。绝经前女性促性腺激素缺乏可表现为月经紊乱,可从规律的无排卵月经直到绝经。此外,可见潮热、乳房萎缩、性欲减退、阴道干燥和性交困难、阴毛和腋毛脱落、外阴及子宫萎缩,尤以希恩综合征表现明显。绝经后女性通常表现为头痛或视觉异常,原因在于激素缺乏或肿瘤损伤。男性患者常表现为性欲减退、不同程度的勃起障碍、精液减少、肌肉无力和疲乏倦怠。长期性腺功能减退的男性患者出现头发稀疏、睾丸变软、乳房女性化。青春期前发病的患者依激素缺乏的程度可表现为青春期发育延迟或发育不全。此外,低 FSH、LH 和雌激素水平致骨密度降低,增加了罹患骨质疏松的风险,应引起注意。

(二)ACTH 不足

ACTH 不足的特征在于皮质醇的分泌下降。醛固酮分泌不受影响,因其分泌不受 ACTH 调节,而取决于肾素－血管紧张素系统。ACTH 缺乏的症状和体征严重时很可能是致命的,具体包括肌痛、关节痛、疲劳、头痛、体重下降、食欲减退、恶心、呕吐、腹痛、精神或意识状态改变、皮肤皱缩、腋毛和阴毛稀疏、慢性贫血、稀释性低钠血症、低血糖、低血压乃至休克。该症的症状和原发性肾上腺功能不全几乎相似,但该症无色素沉着且多无低血钠、高血钾发生。

(三)TSH 缺乏

由 TSH 分泌减少所致的继发性甲状腺激素缺乏,表现出与原发性甲状腺功能减退相似的症状,仅病情较轻微。TSH 缺乏的症状和体征包括疲劳、虚弱、体重增加、皮下组织增厚、便秘、怕冷、精神状态改变、记忆力衰退及贫血等,偶可有幻觉、躁狂等精神症状。体格检查可能会发现心动过缓、深肌腱反射延缓及眶周水肿。先天性患者类似克汀病,身材矮小、智力低下,发育不全。

(四)GH 缺乏

单纯性生长激素缺乏,以儿童期最为常见,可引发侏儒症,但体型比例均匀;在成人,则不会造成明显改变,多不易觉察。表现为虚弱、伤口不愈、运动耐力下降和不愿交际。此外,GH缺乏亦导致肌肉减少和脂肪增加,由于发展缓慢,也不易发觉。由于缺乏 GH 的糖异生作用,拮抗胰岛素的效应下降,患者可能会出现空腹低血糖。

(五)PRL 缺乏

PRL 缺乏非常罕见。肿瘤生长致使 PRL 合成下降,继而影响乳汁分泌。这些肿瘤仅在产后才表现得明显。任何影响下丘脑、垂体柄的病变都会减弱由下丘脑分泌的多巴胺对垂体PRL 的正常抑制作用,导致 PRL 反跳性增高,出现高泌乳素血症,表现为溢乳、月经紊乱、性功能减退。

值得警惕的是垂体功能减退危象。各种应激如感染、腹泻、寒冷、急性心肌梗死、脑血管意外、手术、外伤等,均可在全垂体功能减退的基础上诱发垂体危象。临床表现多样,可出现高热、循环衰竭、休克、呕吐、头痛、抽搐、昏迷等严重急危症状。

三、辅助检查

(一)实验室检查

为确认诊断和评价病情,实验室检查是必需的。许多检验可以采用,但何种方法最理想,仍存在较大争议。急诊时由于许多特异的内分泌检查无法立即得到结果,垂体功能减退可能无法快速证实。通过病史采集和临床检查获取初步诊断,可能是揭示病因、指导随后诊治的唯一手段。但是,此时尽早评估 TSH 和 ACTH 缺乏程度还是非常必要,因为这两种疾病有可能威胁生命。

1.下丘脑-垂体-肾上腺轴功能评估

ACTH 缺乏患者通常检测发现 24 小时尿游离皮质醇下降,同时血 ACTH 缺乏。多次测定血皮质醇水平有一定的帮助作用。由垂体功能不足造成的继发性患者表现为面色较苍白,对醛固酮反应正常,ACTH 水平低下。原发性肾上腺功能不全表现与之相反。该症中,由于ACTH 产生过多,同时伴有和 ACTH 共享同一前体的黑色素细胞刺激素产生过多,导致色素沉着过度。

用于评估下丘脑-垂体-肾上腺轴功能的 ACTH 兴奋试验可作为区分垂体功能减退和原发性肾上腺功能不全的良好手段。该动力试验需测定注射 ACTH 前后的血清皮质醇。在肾上腺功能正常时,注射 ACTH 后 30~60 分钟,皮质醇水平应至少升高 2 倍。注射 ACTH后,未能升高的低皮质醇水平提示对皮质的反应异常低下,见于原发性肾上腺功能不全。然而,由于垂体功能减退患者的肾上腺发生萎缩,对 ACTH 反应常略微下降,即皮质醇水平可增加。

在评价 ACTH 缺乏程度时,对甲状腺功能的评估很重要。在甲状腺功能减退状态下,皮质醇清除率下降,导致血清皮质醇升高。如此时开始甲状腺素替代治疗,皮质醇水平急剧下降,导致肾上腺皮质功能减退危象。

2.下丘脑—垂体—甲状腺轴功能测定

应测定 TSH 和 FT_3、FT_4、T_3 和 T_4。正常 FT_4 水平可以排除甲状腺功能减退,相反这些激素均处在低水平。可通过 TRH 兴奋试验明确病变在下丘脑还是垂体。

3.下丘脑—垂体—性腺轴功能测定

LH、FSH、女性雌二醇、男性睾酮均处于低值,提示可能为继发性性腺功能减退。测定LH、FSH 是可能的,但一日内其数值波动较大,故不可靠。确诊性腺激素缺乏前应测量多个标本并计算其均值。对于男性,测定血清睾酮水平是有帮助的。如垂体功能正常,睾酮减少应与 FSH、LH 水平升高相关。低下或正常的 FSH、LH 水平伴睾酮低下,提示垂体功能减退。精液分析也需进行。正常的精液可以排除原发性或继发性性腺功能减退。升高的 FSH、LH水平可以区分原发性性腺功能减退和继发性性腺功能减退。

4.GH 轴功能测定

GH 缺乏可通过直接测定其血清浓度来确诊。考虑到 GH 的分泌呈脉冲样,单次测得的低 GH 水平必须再次重复以求确认。然而单次测得升高或正常的 GH 可排除 GH 缺乏。测定血清 IGF-1 水平也可反映机体 GH 分泌状态,其半衰期长,血清浓度稳定,可能较直接测定GH 更加确切。

5.PRL 测定

PRL 缺乏也可以通过直接测定其血清水平来证实。相比其他大部分垂体激素,PRL 的分泌呈节段性,故为诊断必须多次采血以减小误差。

(二)影像学检查

腺垂体功能减退多由颅内占位病变所致,因此影像学检查在定位诊断中必不可少。尤其是病史和体格检查提示颅内损伤的患者,可进行头部检查(如 MRI、CT 扫描)。MRI 和 CT 都应该加做静脉增强对比以增加检查的敏感性。MRI 在定位和显示颅内损伤时占优,可作为首选的检查手段;而 CT 扫描更加快捷,用于不适合做 MRI 的患者。两者都可提供病灶定位、周围组织关系等信息,为治疗提供方案。

四、诊断

腺垂体功能减退症的诊断应包括评价内分泌状态的功能诊断和病因诊断。重视病史的采集,可以获得关键线索:产后大出血、产后泌乳减少、产后闭经、阴毛和腋毛脱落,多提示希恩综合征;头部外伤史、颅内感染、手术等提示腺垂体组织可能遭到破坏。完整的体格检查也是必需的,应包括甲状腺触诊、生殖器视诊,在神经和眼的检查中尤其应关注视力、眼球运动及双颞侧偏盲等。

五、鉴别诊断

垂体功能减退必须与其他疾病鉴别,包括神经性厌食症、慢性肝病、肌强直性营养不良、多内分泌腺体自身免疫病等。

六、治疗

诊断明确后,针对腺垂体功能减退的原因,采取适当的治疗。垂体腺瘤导致的垂体功能减退可以通过肿瘤切除而完全逆转,或采取药物、放射治疗的方式缩小肿瘤。垂体手术的取舍有赖于肿瘤的大小、邻近组织的破坏程度、神经外科医生的能力(确保切除肿瘤而不伤及正常垂体组织)。垂体放射治疗可作为肿瘤未完全切除的辅助治疗。若患者不适合手术,放射治疗可为初始选择。对于去除病因后内分泌仍然无法恢复正常的患者,以及下丘脑或垂体组织曾遭到放射线、手术(垂体全切)或出血而损伤,垂体功能几乎不可能恢复到基础水平的患者,激素替代治疗是缓解症状最简便的方法。在仔细地评估全部垂体激素后,有针对性地选择药物,避免使激素治疗复杂化。必须替代的激素包括糖皮质激素和甲状腺激素,从小剂量开始,逐步增加,直到合适的维持剂量。

甲状腺激素缺乏可通过每日服一次药轻松解决,但需要结合患者的年龄、伴发疾病、代谢水平等综合考量。通常可首次给予左甲状腺素初始剂量 25 μg,之后按需要递增到维持剂量。加量宜缓慢,以每两周增加 25 μg 为宜。需要注意的是,甲状腺功能减退可掩盖肾上腺皮质功能减退。开始甲状腺激素替代后,患者的皮质醇水平急剧下降,导致肾上腺皮质危象。在甲状腺激素替代前,如果可能存在肾上腺功能减退,应该凭经验给予糖皮质激素预防。

肾上腺功能不全的维持治疗为每日 10～20 mg 氢化可的松。通常,每日清晨服 10 mg,傍晚服 5 mg。相近的治疗可采取泼尼松(龙),每日清晨给予 5 mg 泼尼松,傍晚给予 2.5 mg。为避免医源性高皮质醇血症,应给予患者最小有效剂量。当遇到疾病、手术或外伤等应激时,需要增加剂量。推荐增加至基础量的 2～3 倍,在应激消退后逐步减量。在抢救急性肾上腺功能不全时,首剂静脉给予 100～250 mg 氢化可的松,随后每 8 小时静脉输注 100 mg 氢化可的松,此治疗可维持患者度过感染、损伤等急性应激。该症与原发性肾上腺功能不全不同,往往不需要补充盐皮质激素。平时患者应随时佩戴标识病情的腕环,以保证能在紧急时刻得到及时救助。

绝经前妇女补充雌激素非常重要。恰当的雌激素替代可维持患者的第二性征,阻止骨质疏松,预防血管舒缩,明显改善患者感觉。多种雌激素制剂可供选择,但需配合孕激素周期性使用,以实现撤药出血,人工模拟月经周期,避免子宫内膜过度增生。亦可采取含雌激素、孕激素的口服避孕药。药片可模拟激素周期性释放,并刺激子宫内膜的正常生长和脱落。男性患者可每2～3周口服睾酮的庚酸盐片剂200～300 mg,或每 3 周肌内注射己酸睾酮 300 mg,有益于维持性欲、肌肉力量等。值得注意的是,男性应用雄激素替代可能会诱发或加重前列腺癌。

重组人 GH 对儿童有重大意义。在成人,人 GH 替代治疗的推荐初始剂量为 300 μg/d 或者更低,并根据 IGF-1 水平和对不良反应的耐受程度逐步增加剂量。但它不适宜于肿瘤患者。

PRL 缺乏很少表现出来,仅在产后哺乳妇女中明显。然而,当前没有对 PRL 缺乏有效的替代治疗。通常经过合理的激素替代后,患者愈后良好。

对于垂体危象的处理:首先静脉注射 50% 葡萄糖液 40～60 mL,继而补充 10% 葡萄糖氯化钠液,每 500～1 000 mL 中加入氢化可的松 50～100 mg,以解除肾上腺功能减退危象。针对造成危象的诱因给予抗感染、抗休克治疗。体温过低者可给予小剂量甲状腺激素,并加强保温。有水中毒者需加强利尿,可给予泼尼松(龙)或氢化可的松。

第七章 临床常见病的康复治疗

第一节 冠心病的康复

冠心病是临床最常见的心血管疾病之一,包括冠状动脉粥样硬化性心脏病和冠状动脉功能性改变,是以心绞痛、心肌梗死和心源性猝死为主要发作形式的一种疾病,是目前心脑血管疾病导致死亡的主要原因之一。本节将重点讨论心绞痛和心肌梗死的康复治疗。

一、概述

(一)定义

冠心病,又称冠状动脉粥样硬化性心脏病,是指由于冠状动脉粥样硬化引起的血管腔狭窄或阻塞,和(或)因冠状动脉功能性改变(痉挛)而导致心肌缺血缺氧或坏死而引起的心脏病,亦称缺血性心脏病。

(二)流行病学

冠状动脉粥样硬化性心脏病是人体动脉粥样硬化导致器官病变的最常见类型。本病出现症状或致残、致死多发生在 40 岁以后,男性发病早于女性。在欧美发达国家本病常见,美国约有 700 万人患本病,每年约 50 万人死于本病,占人口死亡数的 1/3～1/2,占心脏病死亡数的 50%～75%。在我国本病发病率不及欧洲发达国家,但近年来亦呈增长趋势,目前我国年发病率为 120/(10 万),年平均死亡率:男性为 90.1/(10 万),女性为 53.9/(10 万)。随着我国人民生活水平的提高、寿命的延长和膳食结构的改变,我国冠心病发病率和死亡率均呈升高趋势。

(三)病因及发病机制

本病病理生理核心是心肌耗氧和供氧之间的失衡。

1.心绞痛

(1)病因:在动脉粥样硬化致使冠状动脉狭窄或部分分支闭塞时,其扩张性减弱,血流量减少,心肌的血液供应只能应付心脏平时的需要,故休息时可无症状;一旦心脏负荷突然增加,如劳累、激动、左心衰竭等,心肌张力增加、心肌收缩力增加和心率增快等因素导致心肌氧耗量增加时,心肌对供血需求增加,而冠状动脉的供血已不能相应增加,则发生心绞痛。

(2)发病机制:当冠状动脉供血与心肌需血之间发生矛盾,冠状动脉血流量不能满足心肌代谢需要时引起的心肌急剧的、暂时的缺血缺氧,即可发生心绞痛。在缺血缺氧的情况下,心肌内积聚了过多的乳酸、丙酮酸、磷酸等酸性物质,或多肽类物质的代谢产物,刺激心脏内自主神经的传入纤维末梢,经 $T_1～T_5$ 胸交感神经节和相应的脊髓节段传至大脑,产生痛觉。这种痛觉反映在与自主神经进入水平相同脊髓节段的脊神经分布的区域,即胸骨后及两臂的前内侧与小指,尤其是在左侧,而多不在心脏部位。也有学者认为,在缺血区内富有神经供应的冠状血管的异常牵拉或收缩,可直接产生疼痛冲动。不稳定型心绞痛与稳定型(劳力性)心绞痛的主要区别在于前者是因冠状动脉内不稳定的粥样斑块继发病理改变,使局部心肌血流量明显下降,如斑块内出血、斑块纤维帽出现裂隙、表面有血小板聚集和(或)刺激冠状动脉痉挛,导致缺血加重,尽管其也可因劳力负荷诱发,但劳力负荷终止后其胸痛并不能缓解。

2.心肌梗死

(1)病因:促使斑块破裂出血及血栓形成发生心肌梗死的主要诱因有:①晨起 6 时至 12 时交感神经活动增加;②进食大量脂肪后;③重体力活动、情绪过分激动、血压剧升或用力排便时;④休克、脱水、出血、外科手术或严重心律失常等。急性心肌梗死(AMI)可发生于频发心绞痛的患者,也可发生在从无症状者中。AMI 后发生的严重心律失常、休克或心力衰竭,均可导致冠状动脉灌注量进一步降低和心肌坏死范围扩大。

(2)发病机制:冠状动脉粥样硬化(偶也可因冠状动脉栓塞、炎症、先天性畸形、痉挛和冠状动脉口阻塞所致),造成一支或多支血管管腔狭窄和心肌供血不足,而侧支循环未充分建立,使心肌血供急剧减少或中断,当严重而持久地急性缺血达 20～30 分钟以上即可发生 AMI。大量的研究证明,绝大多数 AMI 是由于不稳定的粥样斑块溃破,继而出血和管腔内血栓形成,而使管腔闭塞;少数情况下是因粥样斑块内或其下发生出血或血管持续痉挛,导致冠状动脉完全闭塞。

(四)临床特征

1.心绞痛

以发生于胸部、颌部、肩部、背部、左手臂或剑突下的不适感为特征的临床综合征。加拿大心血管学会根据心绞痛的程度和发作特征一般将心绞痛分为稳定型(劳力性)和不稳定型两类。稳定型的特征是发作诱因、程度、性质、缓解特征(去除诱因后症状缓解)恒定。不稳定型则不符合上述特征。急性冠状动脉综合征(ACS)是近年来新的分类,目前一般将急性冠状动脉综合征作为不稳定型冠心病的主要标志。

(1)稳定型心绞痛(劳力性心绞痛):是由于运动或其他因素增加心肌需氧量而诱发的短暂胸痛发作,是在冠状动脉固定性严重狭窄的基础上,由于心肌负荷的增加引起心肌急剧的、暂时的缺血与缺氧的临床综合征。其特点为阵发性的胸前区压榨性疼痛或憋闷感,主要位于胸骨后部,可放射至心前区和左上肢尺侧,常发生于劳力负荷增加时,持续数分钟,休息或用硝酸酯制剂后消失。

(2)不稳定型心绞痛:除上述典型的稳定型心绞痛之外,心肌缺血所致的缺血性胸痛有各种不同的表现类型,有恶化型心绞痛、变异型心绞痛、卧位型心绞痛、静息心绞痛、梗死后心绞痛、混合性心绞痛等十余种分型,但其中除变异型心绞痛具有短暂 ST 段抬高的特异性心电图变化,且命名仍为临床所保留外,其他类型目前已趋于统称为不稳定型心绞痛。

2.心肌梗死

心肌梗死是心肌的缺血性坏死,在冠状动脉病变的基础上,发生冠状动脉血供急剧减少或中断,使相应的心肌严重而持久地急性缺血,而导致的心肌坏死,分为急性心肌梗死(AMI)和陈旧性心肌梗死(PMI)。

(1)急性心肌梗死:急性心肌梗死临床表现有持久的胸骨后剧烈疼痛、发热、白细胞计数和血清心肌坏死标志物增高以及心电图进行性改变;可发生心律失常、休克或心力衰竭,属急性冠状动脉综合征(ACS)的严重类型。急性心肌梗死的诊断必须具备下列 3 条中的 2 条:①缺血性胸痛的临床病史:典型病史是出现严重而持久的胸痛。有时病史不典型,疼痛可轻微甚至没有,可以主要为其他症状。②心电图动态演变:心电图的肯定性改变是出现异常、持久的 Q 波或 QS 波以及持续 1 天以上的演进性损伤电流。当心电图出现这些肯定性变化时,仅凭心电图即可做出诊断;但一些病例的心电图可有不肯定改变,包括:静止的损伤电流、T 波对称性倒置、单次心电图记录中有一病理性 Q 波或传导障碍。③心肌坏死血清心肌标志物浓度的动态改变:肯定性改变包括血清酶浓度的序列变化,或开始升高而后降低。这种变化必须与特定的酶以及症状发作和采集血样的时间间隔相联系。心脏特异性同工酶的升高亦认为是肯定性变化;不肯定改变为开始时血清酶浓度升高,但伴有心肌酶的不确定变化。

(2)陈旧性心肌梗死:急性心肌梗死后 3 个月;无急性心肌梗死病史的患者,需要有典型陈旧性心肌梗死的心电图表现。如果没有遗留心电图改变,可根据既往的典型心电图改变或根据以往肯定性血清酶学改变而诊断。

3.急性冠状动脉综合征

包括不稳定型心绞痛、非 Q 波心肌梗死和 Q 波心肌梗死,可分为 ST 段抬高型和非 ST 段抬高型两类。诊断标准为:①ST 段抬高型 ACS:缺血性胸痛≥30 分钟,服硝酸甘油不缓解,心电图至少 2 个肢体导联或相邻 2 个以上的胸前导联 ST 段抬高≥0.1mV。②非 ST 段抬高型 ACS:不稳定型心绞痛的诊断:初发劳力性心绞痛或者恶化劳力性心绞痛,可有心肌缺血的客观证据:胸痛伴 ST 段压低≥0.05mV,或出现与胸痛相关的 T 波变化,或倒置 T 波伪改善。③既往患急性心肌梗死、行 PTCA 或冠状动脉旁路移植手术。④既往冠状动脉造影明确了冠心病的诊断。⑤TnT 或者 TnI 增高。非 ST 段抬高型心肌梗死与不稳定型心绞痛的区别在于CK-MB 增高是否≥正常上限的 2 倍。

4.心力衰竭

缺血性心脏病可因多种原因而发生心力衰竭,它可以是急性心肌梗死或心肌梗死早期的并发症,或可由心绞痛发作或心律失常所诱发。在没有以往缺血性心脏病临床或心电图证据的心力衰竭患者(排除其他原因),缺血性心脏病的诊断乃属臆测性。

5.心律失常

心律失常可以是缺血性心脏病的唯一症状。在这种情况下,除非进行冠状动脉造影证明冠状动脉阻塞,否则缺血性心脏病的诊断仍是臆测性。

6.原发性心搏骤停

原发性心搏骤停是一突然事件,可能是由于心电不稳定所致。没有可以做出其他诊断的依据(发生于已证实为心肌梗死早期的死亡不包括在内,因而认为是由于心肌梗死致死)。如果未进行复苏或复苏失败,原发性心搏骤停归于心源性猝死。

二、康复评定

心功能的评估在冠心病的康复治疗中占有重要地位,也是制订康复方案的依据。

(一)心电图运动试验

心电图运动试验是心脏负荷试验中的一种,通过运动增加心脏负荷,从而诱发心肌缺血并用心电图记录缺血改变,以辅助临床诊断心肌缺血,包括双倍二级梯、活动平板及蹬车试验。心电图运动试验是诸多心脏负荷试验中较为简便、实用和安全的,为目前临床所常用。但本试验存在假阳性结果,其假阳性率的高低与所检查对象中冠心病的患病率密切相关,且休息时 ST-T 改变的特异性也较差。因此在一般人群中不宜单独根据心电图运动试验结果或休息时心电图 ST-T 改变来确诊冠心病,也不应当以此作为冠心病的普查标准。阳性运动试验通常供辅助诊断使用,或可作为"易患因素"。

心电图运动试验适用范围:①临床拟诊断冠心病,尚需进一步确诊者;②诊断及检测为隐匿性冠心病及无痛性心肌缺血者;③有胸痛或心律失常需明确病因或鉴别诊断者;④需评价疗效的冠心病患者;⑤具有冠心病易患因素者,如生活繁忙而无规律、有心血管疾病家族史者。

心电图运动试验的禁忌证:由于本试验需要通过运动增加受试者的心脏负荷,因此存在一定的危险性。其禁忌证分为绝对禁忌证和相对禁忌证两种:①绝对禁忌证:不稳定型心绞痛、急性心力衰竭、急性或近期心肌梗死、急性心肌炎、严重心律失常、未有效控制的重度高血压等;②相对禁忌证:病情稳定的心力衰竭、高度房室传导阻滞及高度窦房传导阻滞、血压高于200/100mmHg、严重肝肾疾病等。目前有观点认为,病情不稳定亦应当列为禁忌。

1.心电图双倍二级梯运动试验

(1)检查对象:具有不稳定型心绞痛、急性心肌梗死、充血性心力衰竭、严重心律失常、重度高血压及其他心肺疾病、休息时心电图有明显心肌缺血、左心室肥大、左束支传导阻滞、预激综合征、服用洋地黄、电解质紊乱等表现者不做本试验。对自主神经功能紊乱者,应先做立位心电图或过度换气 30 秒后,心电图若出现 ST 段下降也不宜做本试验(易出现假阳性)。

(2)检查方法:应在进餐前或饱食后 2 小时以上检查。按过去规定运动量(速率表)在每级 9 寸(23cm)的二级梯子上往返运动,运动时间为 3 分钟(应用秒表及节拍器来控制运动时间及速率),如运动后即刻心率未达到 100 次/分,且结果为阴性者,应在次日将运动量增加 15%,再做一次(即在原 3 分钟时限内增加其蹬走次数的 15%)。运动前描记卧位休息时Ⅰ、Ⅱ、Ⅲ、aVR、aVL、aVF、V_1、V_2、V_3、V_4、V_5、V_6 12 导联心电图,运动后立即躺下描记即刻、2 分钟、4 分钟及 6 分钟心电图,V_6、V_5、V_4 或 V_3、Ⅱ、Ⅰ导联及以 R 波占优势的 aVL 或 aVF 导联心电图(按以上顺序进行 6 个导联的描记)。

(3)注意事项:受试者如在运动中发生心绞痛,应立即停止运动,并及时躺下记录心电图。受试者在梯子上往返运动转身时,注意左右交替转,避免同一方向反复转身引发头晕。

(4)ST 段移位的测量方法:以 QRS 波起点为基线,如遇 P-R 段倾斜显著者,则以 P-R 段向下延长,与"J"点垂直线交点"O"做一水平线为矫正后的基线。斜形向上的 ST 段以"J"点作为判定移位的根据,斜形向下的 ST 段以"J"点后 0.04 秒处作为判定移位的根据。

(5)QX/QT 间期的测量方法:X 点即在 ST 段回升到两个 QRS 波起点的连线上。Q 波起点至"X"点为 QX 间期。

(6)评定标准:运动中出现典型心绞痛或运动后心电图改变符合下列之一者为阳性:①在 R 波占优势的导联上,运动后出现水平型或下垂型 ST 段下降(ST 段与 R 波顶点垂线的交角≥900)超过 0.05mV,持续 2 分钟者;如果有 ST 段下降者,运动后应在原有基础上再下降0.05mV,持续 2 分钟;②在 R 波占优势的导联上,运动后出现 ST 段上升(弓背向上型)超过 3mm 者。

运动后心电图改变符合下列条件之一者为可疑阳性：①在 R 波占优势的导联上运动后出现水平型或下垂型 ST 段下降 0.05mV 或接近 0.05mV 及 QX/QT 比值≥50％，持续 2 分钟者；②在 R 波占优势的导联上，运动后出现 T 波由直立变为倒置，持续 2 分钟者；③u 波倒置；④运动后出现下列任何一种心律失常：多源性心室期前收缩、阵发性室上性心动过速、心房颤动或心房扑动、窦房传导阻滞、房室传导阻滞（一度、二度、三度）、左束支传导阻滞或左束分支传导阻滞、完全性右束支传导阻滞或室内传导阻滞。

2.活动平板运动试验

(1)检查对象：同心电图双倍二级梯运动试验。

(2)检查方法：应在进餐前或进餐后 2 小时以上。让受试者在可前移滑动的活动平板上步行，运动量可随平板转速及坡度增加而分级增加，每一级运动时间为 2～3 分钟，逐渐增加运动量直至依据年龄估算的目标心率。活动平板运动试验是分级运动试验，是目前临床应用最广泛的心脏负荷试验。其分级是以心率作为运动终点标准的一种运动试验方法，根据受试者和试验目的的不同分为极量运动试验、次极量运动试验或低负荷量运动试验。注意应有心脏复苏的人员及设备，充分准备，除颤器应置于检查室内。

极量是指心率达到自己的生理极限的负荷量。这种极限运动量一般多采用统计所得的各年龄组的预计最大心率为指标(表 7-1)。极量运动试验是指使受试者竭尽全力运动，达到最大运动量，使其氧摄取量也达到极量；次极量运动试验是指使受试者的运动量达到极量运动的85％～95％；低负荷量运动试验是指使受试者的运动量达到极量运动的 60％～70％。另外，目标心率计算简便公式为：极量心率＝220－年龄数；次极量心率＝195－年龄数，例如 55 岁的受检者最大心率为 220－55＝165(次/分)，次极量运动试验要求其心率应为 195－55＝140(次/分)。

表 7-1　分级运动试验目标心率估算表(次/分)

指标	年龄(岁)											
	20	25	30	35	40	45	50	55	60	65	70	75
极量心率	206	200	194	188	182	176	171	165	159	153	147	141
90％极量心率	186	80	175	169	164	159	154	148	143	138	132	128
85％极量心率	175	70	165	160	155	150	145	140	135	130	125	120
70％极量心率	145	40	130	130	128	124	119	115	111	107	104	100

目前国际上尚无统一的活动平板运动试验方案，应用最广泛的是 Bruce 方案及 Bruce 修订方案(表7-2)。Bruce 方案规定每级运动时间为 3 分钟，运动负荷和坡度逐级递增，可在较短时间内完成运动试验，但运动负荷相对偏大，而 Bruce 修订方案则适当降低了运动负荷，更适合临床应用。

表 7-2　活动平板运动 Bruce 修订方案(部分)

分级	速度(m/h)	坡度(%)	运动时间(分钟)	氧耗量[mL/(min·kg)]	代谢当量(METs)
3	1.7	10	3	18	4
4	2.5	12	3	25	6~7
5	3.4	14	3	34	8~9
6	4.2	16	3	46	10~14
7	5.0	18	3	55	15~16

(3)运动终点:①达到目标心率;②出现典型心绞痛;③心电图出现阳性结果;④出现严重心律失常:室性二联律、多源性室性期前收缩、落在 T 波上的期前收缩、室性心动过速等;⑤血压下降或剧升:较运动前收缩压下降 10mmHg,或运动中血压超过 210mmHg;⑥头晕、苍白、步态不稳;⑦下肢无力不能继续运动。

(4)监察导联:采用双极胸导联 CM$_5$ 及 CC$_5$。CM$_5$——左下肢电极置于 V$_5$ 导联处,左上肢电极置于胸骨柄处(LⅡ);CC$_5$——左下肢电极置于 V$_5$ 导联处,左上肢电极置于 V$_5$R 导联处(LⅢ)。

(5)运动前描记卧位休息时Ⅰ、Ⅱ、Ⅲ、aVR、aVL、aVF、V$_1$、V$_2$、V$_3$、V$_4$、V$_5$、V$_6$ 12 导联心电图及 CM$_5$、CC$_5$ 导联心电图,再于立位(或坐于蹬车座上)描记 CM$_5$、CC$_5$ 导联心电图,运动中连续示波观察 CM$_5$、CC$_5$ 导联,并每 3 分钟记录 CM$_5$、CC$_5$ 导联心电图,达到运动终点后立即(原位不动)描记 CM$_5$、CC$_5$ 导联心电图,随即平卧描记即刻、2 分钟、4 分钟、6 分钟、V$_6$、V$_5$、V$_4$ 或 V$_3$、Ⅱ、Ⅰ 及以 R 波为主的 aVL 或 aVL 导联心电图(按以上顺序进行 6 个导联的描记)。如 6 分钟心电图仍未恢复运动前图形,应继续观察,直到恢复原状。

(6)运动前测量卧位、立位(或坐位)血压。运动开始后每 3 分钟测量 1 次血压。运动结束后 2 分钟、4 分钟、6 分钟测量血压,直到血压大致恢复到运动前水平。

(7)评定标准:①运动中或运动后出现典型心绞痛;②运动中及运动后心电图出现 ST 段水平型或下斜型压低≥0.1mV 且持续 1 分钟以上,如运动前原有 ST 段下降者,运动后应在原有基础上再下降,此种改变出现越早,ST 段下降越多,提示阳性越明显;③运动中及运动后心电图出现 ST 段水平型或上斜型抬高≥0.2mV 且持续数分钟以上;④运动中或运动后出现收缩压下降超过 10mmHg。

3.蹬车运动试验

(1)检查对象:同心电图双倍二级梯运动试验。

(2)检查方法:应在进餐前或餐后 2 小时以上。让受试者在特制的功率自行车上按预定方案踏车,通过增加自行车的运动阻力来逐级增加受试者运动负荷量,直至达到目标心率。踏车运动试验的起始运动量通常为 150(kg·m)/min 或 300(kg·m)/min,每个级别递增 150~300(kg·m)/min,视病情而定。目前国内常用的方案见表(7-3)。

表 7-3 国内常用的踏车运动方案

分级	男性		女性	
	运动量[(kg·m)/min]	时间(分钟)	运动量[(kg·m)/min]	时间(分钟)
1	300	3	200	3
2	600	3	400	3
3	900	3	600	3
4	1200	3	800	3
5	1500	3	1000	3

（3）评定标准：同活动平板运动试验。

（二）超声心动图运动试验

一般采用卧位踏车的方式，以保持在运动时超声探头可以稳定地固定在胸壁，减少检测干扰。超声运动检查可直接反映心肌活动情况，从而揭示心肌收缩和舒张功能，还可以反映心脏内血流变化情况，其优势在于无创且可反复测定，并可提供心电图所不能显示的重要信息。运动超声心动图比安静时检查更有利于揭示潜在的异常，从而提高试验的敏感性。

（三）行为类型评定

Friedman 和 Rosenman 提出行为类型。

1.A 类型

工作主动、有进取心和雄心，有强烈的时间紧迫感（同一时间总是想做两件以上的事），但往往缺乏耐心、易激惹、情绪易波动。此行为类型的应激反应较为强烈，因此需要将应激处理作为康复的基本内容。

2.B 类型

平易近人、耐心、充分利用业余时间放松自己，不受时间驱使，无过度的竞争性。

三、康复治疗

根据冠心病康复治疗措施的特征，国际上一般将康复治疗分为三期：Ⅰ期指急性心肌梗死或急性冠状动脉综合征住院期康复。冠状动脉旁路移植术（也称冠状动脉搭桥术）（CABG）或经皮冠状动脉腔内血管成形术（PTCA）术后早期康复也属于此列。发达国家此期已经缩短到3～7天。Ⅱ期指从患者出院开始，至病情稳定性完全建立为止，时间5～6周。由于急性阶段缩短，Ⅱ期的时间也趋于逐渐缩短。Ⅲ期指病情处于较长期稳定状态，或Ⅱ期过程结束的冠心病患者，包括陈旧性心肌梗死、稳定型心绞痛及隐性冠心病。PTCA 或 CABG 后的康复也属于此期。康复程序一般为2～3个月，自我锻炼应该持续终生。

（一）康复治疗原理

1.Ⅰ期康复

通过适当活动，减少或消除绝对卧床休息所带来的不利影响。过分卧床休息可导致：①血容量减少（心血管反馈调节机制），导致每搏量和心排血量降低，代偿性心率加快；②回心血量增加，心脏前负荷增大，心脏射血阻力相对增高，心肌耗氧量相对增加；③血流较缓慢，血液黏滞性相对增加,血栓和栓塞的概率增加;④横膈活动降低,通气及换气功能障碍,排痰困难,合并肺炎和肺栓塞的概率增加;⑤运动耐力降低,最大吸氧量每天降低约 0.9%;⑥胰岛素受体敏感性降低,葡萄糖耐量降低;⑦患者恐惧和焦虑情绪增加,肾上腺皮质激素分泌增高。

2.Ⅱ期康复

设立Ⅱ期康复是基于心肌梗死瘢痕形成需要 6 周左右的时间,而在心肌瘢痕形成之前,患者病情仍然有恶化的可能性,进行较大强度运动的危险性较大。因此患者在此期主要是要保持适当的体力活动,逐步适应家庭活动,等待病情完全稳定,准备参加Ⅲ期康复锻炼。有的康复中心在Ⅱ期开始进行心电监护下的运动锻炼,其实际效益尚有待论证。

3.Ⅲ期康复

主要通过外周效应、中心效应和危险因素控制三个方面达到康复目的。

(1)外周效应:指心脏之外的组织和器官发生的适应性改变,是公认的冠心病和各类心血管疾病康复治疗机制(表7-4)。外周效应需要数周时间才能形成,停止训练则丧失,因此训练必须持之以恒。

(2)中心效应:指训练对心脏的直接作用,主要为心脏侧支循环形成(冠状动脉生物搭桥)、冠状动脉供血量提高、心肌内在收缩性相应提高。动物试验已经获得积极的结果,但是临床研究有待继续进行。

(3)危险因素控制:指心血管危险因子的控制,是康复治疗和预防的重要方面,主要包括:①改善脂质代谢异常;②改善高血糖及糖耐量异常;③控制高血压;④改善血液高凝状态;⑤帮助戒烟。

表 7-4　冠心病Ⅲ期康复的外周效应

功能改善	生物学特征
血液循环改善	训练后肌肉毛细血管密度和数量增加,毛细血管开放的数量和口径增加,血液—细胞气体交换的面积和效率相对增加,外周骨骼肌氧摄取能力提高,动静脉氧差增大
有氧能力改善 能量代谢改善	肌细胞线粒体数量、质量和氧化酶活性提高,氧利用率增强肌细胞胰岛素受体开放数量增加,葡萄糖进入细胞的速率和数量增加,从而运动能量代谢效率改善,血流需求相对减少
交感神经兴奋性降低	血液儿茶酚胺含量降低,降低运动心血管应激反应
机械效率提高	肌肉收缩的机械效率提高,使定量运动时能量消耗相对减少
运动能力提高	由于定量运动时心脏负荷减轻,心肌耗氧量降低,最大运动能力相应提高

(二)康复治疗方案

1.Ⅰ期康复

(1)康复目标:低水平运动试验阴性,可以按正常节奏连续行走 100～200m 或上下 1～2 层楼而无症状和体征。运动能力达到 2～3METs,能够适应家庭生活,使患者了解冠心病的危险因素及注意事项,在心理上适应疾病的发作和处理生活中的相关问题。

(2)治疗方案:以循序渐进地增加活动量为原则,生命体征一旦稳定,无合并症时即可开始。康复治疗的基本原则是根据患者的自我感觉,尽量进行可以耐受的日常活动。康复治疗采用团队合作模式,即由心脏科医师、康复科医师、康复治疗师(物理治疗、作业治疗、心理治疗等)、护士、营养师等共同工作。此期康复一般在心脏科进行,因此医学生应该掌握。

①运动疗法:a.床上活动:活动一般从床上的肢体活动开始,包括呼吸训练。肢体活动一般从远端肢体的小关节活动开始,从不抗地心引力的活动开始。强调活动时呼吸自然、平稳,没有任何憋气和用力现象。然后可以逐步开始抗阻活动。抗阻活动可以采用捏气球、皮球,或拉皮筋等,一般不需要专用器械。徒手体操十分有效。吃饭、洗脸、刷牙、穿衣等日常生活活动可以早期进行。b.呼吸训练:主要指腹式呼吸。腹式呼吸的要点是在吸气时腹部浮起,让膈肌尽量下降;呼气时腹部收缩,将肺内气体尽量排出。呼气与吸气之间要均匀连贯,可以比较缓慢,但是不可憋气。c.坐位训练:坐位是重要的康复起始点,应该从第 1 天就开始。开始坐时可以有依托,例如把枕头或被子放在背后,或将床头抬高。有依托坐的能量消耗与卧位相同,但是上身直立体位使回心血量减少,同时射血阻力降低,心脏负荷实际上低于卧位。在有依托坐适应之后,患者可以逐步过渡到无依托独立坐。d.步行训练:步行训练从床边站立开始,先克服直立性低血压。在站立无问题之后,开始床边步行(1.5~2.0METs),以便在疲劳或不适时能够及时上床休息。此阶段开始时最好进行若干次心电监护活动。此阶段患者的活动范围明显增大,因此监护需要加强。要特别注意避免上肢高于心脏水平的活动,例如患者自己手举盐水瓶上厕所。此类活动的心脏负荷增加很大,常是诱发意外的原因。e.大便:患者大便务必保持通畅。卧位大便时由于臀部位置提高,回心血量增加,使心脏负荷增加,同时由于排便时必须克服体位所造成的重力,需要额外的用力(4METs),卧位大便对患者不利。而在床边放置简易的坐便器,让患者坐位大便,其心脏负荷和能量消耗均小于卧床大便(3.6METs),也比较容易排便。因此应该尽早让患者坐位大便,但是禁忌蹲位大便或在大便时过分用力。如果出现便秘,应该使用通便剂。患者有腹泻时也需要注意严密观察,因为过分的肠道活动可以诱发迷走反射,导致心律失常或心电不稳。f.上楼:上下楼活动是保证患者出院后在家庭活动安全的重要环节。下楼的运动负荷不大,而上楼的运动负荷主要取决于上楼的速度。必须保持非常缓慢的上楼速度。一般每上一级台阶可以稍事休息,以保证没有任何症状。g.康复方案调整与监护:如果患者在训练过程中没有不良反应,运动或活动时心率增加每分钟<10 次,次日训练可以进入下一阶段。运动中心率增加在每分钟 20 次左右,则需要继续同一级别的运动。心率增加超过每分钟 20 次,或出现任何不良反应,则应该退回到前一阶段运动,甚至暂时停止运动训练。为了保证活动的安全性,可以在医学或心电监护下开始所有的新活动。在无任何异常的情况下,重复性的活动不一定要连续监护。

②心理康复与健康教育:患者在急性发病后,往往有显著的焦虑和恐惧感。护士和康复治疗师必须安排对患者的医学常识教育,使其理解冠心病的发病特点、注意事项和预防再次发作的方法。特别强调戒烟、低脂低盐饮食、规律的生活、性格修养等。

③出院前评估及治疗策略:当患者顺利达到训练目标后,可以进行症状限制性或亚极量心电运动试验,或在心电监护下进行步行。如果确认患者可连续步行 200m 无症状和无心电图异常,可以安排出院。患者出现合并症或运动试验异常则需要进一步检查,并适当延长住院时间。

由于患者住院时间日益缩短,国际上主张 3～5 天出院,所以Ⅰ期康复趋向于具有合并症及较复杂的患者。早期出院患者的康复治疗不一定完全遵循固定的模式。

2.Ⅱ期康复

(1)康复目标:逐步恢复一般日常生活活动能力,包括轻度家务劳动、娱乐活动等;运动能力达到 4～6METs,提高生活质量;对体力活动没有更高要求的患者可停留在此期。此期患者的康复在家庭中完成。

(2)治疗方法:室内外散步、医疗体操(如降压舒心操、太极拳等)、气功(以静功为主)、打扫家庭卫生、厨房活动、园艺活动或在邻近区域购物、作业治疗。活动强度为 $40\%～50\%HR_{max}$,活动时主观用力计分(RPE)不超过 13～15 分。一般活动无须监测。在进行较大强度活动时,可采用远程心电图监护系统监测,或由有经验的康复治疗师观察数次康复治疗过程,以确保安全性。无并发症的患者可在家属帮助下逐步过渡到无监护活动。可参考Ⅱ期康复程序(表 7-5)。注意循序渐进,活动时不可有气喘和疲劳。所有上肢超过心脏平面的活动均为高强度运动,应该避免或减少。训练时要注意保持一定的活动量,但日常生活和工作时应采用能量节约策略,比如制订合理的工作或日常活动程序,减少不必要的动作和体力消耗等,以尽可能提高工作和体能效率。每周需要门诊随访一次。出现任何不适均应暂停运动,及时就诊。出院后的家庭活动建议也可以分为以下 6 个阶段:

表 7-5　冠心病Ⅱ期康复程序

活动内容	第 1 周	第 2 周	第 3 周	第 4 周
门诊宣教	1 次	1 次	1 次	1 次
散步	15 分钟	20 分钟	30 分钟	30 分钟×2
厨房工作	5 分钟	10 分钟	10 分钟×2	10 分钟×3
看书或电视	15 分钟×2	20 分钟×2	30 分钟×2	30 分钟×3
按摩操	保健按摩学习	保健按摩×1 次	保健按摩×2 次	保健按摩×2 次
缓慢上下楼	1 层×2 次	2 层×2 次	3 层×1 次	3 层×2 次

①第一阶段:a.活动:可以缓慢上下楼,但要避免任何疲劳;b.个人卫生:可以自己洗澡,但要避免过冷、过热的环境;c.家务:可以洗碗筷、蔬菜、铺床,提 2 kg 左右的重物,短时间园艺工作;d.娱乐:可以打扑克、下棋、看电视、阅读、针织、缝纫、短时间乘车;e.需要避免的情况:提举超过 2 kg 的重物、过度弯腰、情绪沮丧、过度兴奋和应激。

②第二阶段:a.个人卫生:可以开始独立外出理发。b.家务活动:可以洗小件衣服或使用洗衣机(但不可洗大件衣物)、晾衣服、坐位熨小件衣物、使用缝纫机、掸尘、擦桌子、梳头、简单烹饪、提 4 kg 左右的重物。c.娱乐活动:可以进行有轻微体力活动的娱乐。d.性生活:在可以上下两层楼或可以步行 1 km 而无任何不适时,患者可以恢复性生活,但是要注意采取相对比较放松的方式。性生活之前可以服用或备用硝酸甘油类药物,必要时可以先向有关医师咨询。适当的性生活对恢复患者的心理状态有重要作用。e.需要避免的活动:长时间活动、烫发之类的高温环境、提举超过 4 kg 的重物、参与涉及经济或法律问题的活动。

③第三阶段:a.家务活动:可以长时间熨烫衣物、铺床、提 4.5kg 左右的重物;b.娱乐活动:轻度园艺工作,在家练习打高尔夫球、桌球,室内游泳(放松性)、短距离公共交通、短距离开车、探亲访友;c.步行活动:连续步行 1km,每次 10～15 分钟,每天 1～2 次;d.需要避免的活动:提举过重的物体、活动时间过长。

④第四阶段:a.家务活动:可以与他人一起外出购物、正常烹饪、提 5kg 左右的重物;b.娱乐活动:小型油画制作或木工制作、家庭小修理、室外打扫;c.步行活动:连续步行每次 20～25 分钟,每天 2 次;d.需要避免的活动:提举过重的物体、使用电动工具,如电钻、电锯等。

⑤第五阶段:a.家务活动:可以独立外出购物、短时间吸尘或拖地、提 5.5kg 左右的重物;b.娱乐活动:家庭修理性活动、钓鱼、保龄球类活动;c.步行活动:连续步行每次 25～30 分钟,每天 2 次;d.需要避免的活动:提举过重的物体、过强的等长收缩运动。

⑥第六阶段:a.家务活动:清洗浴缸、窗户、可以提 9kg 左右的重物(如果没有任何不适);b.娱乐活动:慢节奏跳舞、外出野餐、去影院和剧场;c.步行活动:可列为日常生活活动,每次 30 分钟,每天 2 次;d.需要避免的活动:剧烈运动,如举重、锯木、开大卡车、攀高、挖掘等,以及竞技性活动,如各种比赛。

3.Ⅲ期康复

(1)康复目标:巩固Ⅱ期康复成果,控制危险因素,改善或提高体力活动能力和心血管功能,恢复发病前的生活和工作。

(2)康复训练的基本原则

①个体化原则:因人而异地制订康复方案。

②循序渐进原则:遵循学习适应和训练适应机制。学习适应掌握某一运动技能是由不熟悉到熟悉的过程,是一个由兴奋、扩散、泛化,至抑制、集中、分化的过程,是任何技能的学习和掌握都必须经历的规律。训练适应是指人体效应提高由小到大,由不明显到明显,由低级到高级的积累发展过程。

③持之以恒原则:训练效应是量变到质变的过程,训练效果的维持同样需要长期锻炼。一般认为,额定训练时间产生的训练效应将在停止训练类似的时间后消失。运动训练没有一劳永逸的效果。

④兴趣性原则:兴趣可以提高患者参与并坚持康复治疗的主动性和顺应性。如果康复运动治疗方法单一,又不注意定时定期改变方法,或采取群体竞赛的形式,穿插一些活动性游戏,患者则会常感到参加运动治疗枯燥无味,长期治疗就成为负担,导致不少患者中途退出的现象。

⑤全面性原则:冠心病患者往往合并其他的脏器疾病和功能障碍,同时患者也常有心理障碍和工作/娱乐、家庭/社会等诸方面的问题,因此冠心病的康复绝不仅仅是心血管系统的问题。对患者要从整体看待,进行全面康复。

(3)运动疗法

①运动方式:包括有氧训练、力量训练、柔韧性训练、作业训练、医疗体操、气功等。运动形式可以分为间断性运动和连续性运动。间断性运动指基本训练期有若干次高峰靶强度,高峰强度之间强度降低。其优点是可以获得较强的运动刺激,同时时间较短,不致引起不可逆的病

理性改变。主要缺点是需要不断调节运动强度,操作比较麻烦。连续性运动指训练的靶强度持续不变,这是传统的操作方式,主要优点是简便,患者相对比较容易适应。

②运动量:运动量要达到一定的阈值才能产生训练效应。每次的总运动量(以热量表达)应在 $2931\sim8374kJ$($700\sim2000kcal$)(约相当于步行或慢跑 $10\sim32km$)。运动量小于每周 $2931kJ$(每周 $700kcal$)只能维持身体活动水平,而不能提高运动能力。运动量超过每周 $8374kJ$(每周 $2000kcal$)则不增加训练效应。运动总量无明显性别差异。METs 消除了体重影响,比热量在计算上更为实用。合适运动量的主要标志:运动时稍出汗,轻度呼吸加快但不影响对话,早晨起床时感舒适,无持续疲劳感和其他不适感。

③运动量的基本要素:运动强度、运动时间和训练频率。a.运动强度:运动训练所规定达到的强度称为靶强度,可用 HR、HR 储备、METs、RPE 等方式表达。靶强度与最大强度的差值是训练的安全系数。靶强度一般为 $40\%\sim85\%$ VO_{2max} 或 METs,或 80% HR 储备,或 $70\%\sim85\%$ HR_{max}。靶强度越高,产生心脏中心训练效应的可能性就越大。b.运动时间:指每次运动锻炼的时间。靶强度运动一般持续 $10\sim60$ 分钟。在额定运动总量的前提下,运动时间与运动强度成反比。准备活动和结束活动的时间另外计算。c.训练频率:训练频率指每周训练的次数。国际上多数采用每周 $3\sim5$ 日的频率。

④训练实施:每次训练都必须包括准备活动、训练活动和结束活动。充分的准备与结束活动是防止训练意外的重要环节。训练时的心血管意外 75% 均发生在这两个时期。此外,合理的准备与结束活动对预防运动损伤也有积极的作用。a.准备活动:主要目的是预热,即让肌肉、关节、韧带和心血管系统逐步适应训练期的运动应激。运动强度较小,运动方式包括牵伸运动及大肌群活动,要确保全身主要关节和肌肉都有所活动,一般采用医疗体操、太极拳等,也可附加小强度步行。b.训练活动:指达靶训练强度的活动,中低强度训练的主要目的是达到最佳外周适应。高强度训练的目的在于刺激心肌侧支循环生成。c.结束活动:主要目的是冷却,即让高度兴奋的心血管应激逐步降低,适应运动停止后血流动力学的改变。运动方式可与训练方式相同,但强度逐步减小。

⑤注意事项:a.选择适当的运动,避免竞技性运动。b.只在感觉良好时运动。感冒或发热后,要在症状和体征消失 2 天以上才能恢复运动。c.注意周围环境因素对运动反应的影响,包括:寒冷和炎热气候要相对降低运动量和运动强度,训练的理想环境是 $4\sim28℃$,空气湿度 $<60\%$,风速不超过 $7m/s$。避免在阳光下和炎热时剧烈运动;穿戴宽松、舒适、透气的衣服和鞋;上坡时要减慢速度;饭后不做剧烈运动。d.患者需要理解个人能力的限制,应定期检查和修正运动处方,避免过度训练。药物治疗发生变化时,要注意相应调整运动方案。参加训练前应该进行尽可能充分的身体检查。对于参加剧烈运动者尽可能先进行运动试验。e.警惕症状:运动时如发现下列症状,应停止运动,及时就医:上身不适(包括胸、臂、颈或下颌,可表现为酸痛、烧灼感、缩窄感或胀痛)、无力、气短、骨关节不适(关节痛或背痛)。f.训练必须持之以恒,如间隔 $4\sim7$ 天以上,再开始运动时宜稍减低强度。

(4)药物治疗:康复训练和临床药物治疗是心脏病康复中相辅相成的两个主要方面。适当的药物治疗可以相对增强患者的运动能力,提高训练水平和效果。同时运动训练的有益效应有助于减少用药量,有的患者甚至可以基本停止用药。药物可对患者运动时的心血管反应产生影响,因此在制订运动处方的时候,必须要慎重考虑药物作用。

①硝酸酯类:代表药品为硝酸甘油和硝酸异山梨酯(消心痛)。这类药物有较强的扩张血管的作用,通过降低心脏的前后负荷,降低心肌耗氧量,从而提高患者的运动能力。在使用此类药物时,应注意少数患者可产生过分的血管扩张,导致直立性低血压。运动训练的准备和结束活动要充分。扩张性头痛是本类药品常见的不良反应。

②B受体阻滞剂:代表药品为普萘洛尔、美托洛尔、阿替洛尔等,其药理作用主要是通过减慢心率和降低心肌收缩力,降低心肌耗氧量,从而提高运动能力。在运动训练时,患者的心率增加可明显减小,因而所能达到的靶心率可能低于不用药时。在制订运动处方时,可以参考患者在用药状态下心电运动试验的结果,或以 RPE 作为尺度。在调整药物剂量时,应相应改变靶心率或运动强度。在必须停止用药或降低药物剂量时,应注意防止撤药综合征。一般应在2周左右的时间逐渐减少并停止用药。

③钙拮抗剂:代表药品为硝苯地平、维拉帕米和地尔硫䓬。其主要作用为降低外周血管阻力和心肌收缩性,从而降低心肌耗氧量,增强运动能力。使用地尔硫䓬可轻度减慢心率,而在使用硝苯地平期间,心率可有所加快,因此训练时应注意患者的心率反应。这类药物的典型不良反应与血管扩张有关,包括头痛、颜面潮红以及头晕。踝部水肿和心悸也是常见的不良反应,应与心源性症状鉴别。

④肾素-血管紧张素转换酶抑制剂(ACEI):肾素-血管紧张素转换酶(ACE)抑制剂目前在高血压、心力衰竭和冠心病的应用日趋广泛。其主要不良反应是直立性低血压。在运动时要密切注意患者的血压反应,特别是在合并使用血管扩张剂或β受体阻滞剂时,要有适当和充分的准备和结束活动。该药的另一个不良反应是干咳,原因目前尚不明了。

(5)性功能障碍及康复:患者遭受心脏意外事件后的Ⅲ期康复治疗中,恢复正常性功能是其目标之一。有两项试验可以了解患者是否可以进行性生活:①上二层楼试验(尽可能快地上二层楼,同时做心电监测)。通常性生活中心排血量约比安静时提高50%,这和快速上二层楼的反应相似。②观察患者能否完成5~6METs的活动,因为性生活时最高能量消耗相当于4~5METs,事实上在日常生活中,看一场精彩球赛电视广播时的心率已可能超过性生活中的最高心率。良好的康复治疗效应可降低性生活时最高心率5.5%,恢复性生活前应经过充分的康复训练,并得到医师的认可,但应注意大量进食后不宜进行性生活,并劝导应至少在心肌梗死6周后开始进行。同时应教育患者采用放松姿势和方式,必要时在开始恢复性生活时采用心电监测。

(6)中医康复疗法

①中药治疗:中医认为本病属"胸痹""心痛""厥心痛"等范畴。病机主要责之于本虚标实。辨证分型为:a.心气不足证:隐痛阵作,气短乏力,神疲自汗。面色少华,纳差脘胀。苔薄白质淡,脉沉细或代促。治法:补益心气。方药:保元汤合甘麦大枣汤加减。b.心阴亏损证:隐痛胸闷,忧思多虑,口干梦多,眩晕耳鸣,惊惕不宁,多梦不寐,苔净或少苔或苔薄黄,舌质红,脉细数或代促。治法:滋养心阴。方药:天王补心丹加减或黄连阿胶汤加减。c.心阳不振证:闷痛时作,畏寒肢冷,面白无华,肢体肿胀,汗出少尿,质淡胖苔薄白,脉沉细弱或沉迟或结代。治法:温阳宣痹。d.痰浊闭阻证:闷痛痞满,时缓时急,口黏乏味,纳呆脘胀,头重呕恶,肢体倦怠,苔

腻或黄或白滑,脉滑或数。治法:化痰开窍。方药:瓜蒌薤白半夏汤或温胆汤加减。e.心血瘀阻证:刺痛定处,疼痛部位固定不移,多在午后夜间发作或加重,面晦唇青,怔忡不宁,爪甲发青,舌质紫暗或见紫斑或舌下脉络紫胀,脉涩或结代。治法:活血化瘀。方药:血府逐瘀汤加减或失笑散加减。

②针灸疗法:a.体针:主穴取心俞、内关、厥阴俞、膻中、鸠尾。配穴:寒凝加通里、郄门、巨阙;痰湿加丰隆、足三里;血瘀加神门;阴虚加脾俞、三阴交;气滞加间使、肝俞;阳脱加百会、关元、气海、神阙(灸)。针刺得气泻法,留针 30 分钟,隔日 1 次,10～15 次为 1 个疗程。b.耳针:主穴取心、小肠、交感、内分泌、皮质下、肾、神门。配穴:胸、缘中。一般取主穴,必要时酌加配穴,每次取 3～5 穴,以王不留行籽贴敷。隔日 1 次,15 次为 1 个疗程,疗程间隔 2～3 日。c.穴位注射:取心俞、巨阙、内关、厥阴俞。用丹参注射液或毛冬青注射液,每次选 1～2 穴,每穴注射 0.5～1ml。两药交替使用,每日或隔日 1 次,10 次为 1 个疗程。

③按摩推拿疗法:a.点按内关穴,每次 3 分钟,间歇 1 分钟,能迅速止痛或调整心律;b.选膻中、肺俞、心俞、厥阴俞等穴,用拇指按揉,每次 15 分钟,每天 1 次,15 次为 1 个疗程。

④传统体育康复:a.太极拳:太极拳的云手训练可开通胸阳,有行气活血的功效。注意循序渐进,不可过劳,每次 30 分钟,每日 1～2 次。b.气功:松静放松导引养生功法,放松功效良好,每次 30 分钟,每日 1～2 次,能有效改善冠状动脉血液供应。

⑤食疗:a.葛根粥:葛根淀粉 30g,粳米 100g,煮粥,早晚温热服。除冠心病外,亦可辅助治疗高血压。b.薤白粥:薤白 10～15g,鲜品 30～40g,粳米 100g,煮粥,早晚温服。c.干姜粥:干姜、高良姜各 3g,粳米 250g,煮粥,早晚温热服。d.人参 5g、丹参 10g、麦冬 6g,塞入猪心(剖开),蒸或煮,食之。e.心肌梗死恢复期,气阴不足,血压偏低、头晕、心悸者,可食用药膳,促进心功能恢复,鸡腿肉 150g,党参 30g,麦冬 15g,五味子 10g;小火炖至肉熟烂,加入少量食盐即可。

(三)康复治疗的适应证及禁忌证

1.适应证

(1)Ⅰ期指患者生命体征稳定无明显心绞痛,安静心率<110 次/min,无心力衰竭、严重心律失常和心源性休克,血压基本正常,体温正常。

(2)Ⅱ期指患者生命体征稳定,运动能力达到 3METs 以上,家庭活动时无显著症状和体征。

(3)Ⅲ期指患者临床病情稳定,包括:陈旧性心肌梗死、稳定型心绞痛、隐匿性冠心病、冠状动脉分流术和腔内成形术后、心脏移植术后以及安装起搏器后。过去被列为禁忌证的一些情况,如病情稳定的心功能减退、室壁瘤等现正在被逐步列入适应证范畴。

2.禁忌证

凡是康复训练过程中可诱发临床病情恶化的情况均列为禁忌证,包括原发病临床病情不稳定或合并新临床病症。稳定与不稳定是相对而言,与康复医疗人员的技术水平、训练监护条件、治疗方案理念有密切关系。例如,患者不理解或康复治疗不合作均不宜进行康复治疗。

第二节　高血压的康复

高血压是临床上一种常见病、多发病,常与其他心脑血管疾病危险因素并存,是多种心脑血管疾病的重要因素和危险因素。康复治疗可以有效协助控制血压、减少药物的使用量及药物对靶器官的损伤、干预高血压危险因素,是高血压治疗中不可缺少的组成部分。高血压的康复治疗能最大程度上降低心脑血管疾病的发病率和病死率,提高患者的活动能力和生活质量。

一、概述

(一)定义

高血压是指由于动脉血管硬化和血管运动中枢调节异常而造成的动脉血压持续升高的一种疾病,分为原发性高血压和继发性高血压。本节中所提的康复治疗主要是针对原发性高血压。

高血压是指以体循环动脉收缩压和(或)舒张压的持续性升高为主要临床表现的心血管综合征。高血压的诊断标准是:在未使用降压药物的情况下,收缩压≥140mmHg和(或)舒张压≥90mmHg。目前正在使用降压药物,血压虽然低于140/90mmHg,也诊断为高血压。值得注意的是,不能根据某一次血压检查就诊断为高血压。初次检查的高血压至少要相隔1周至数周后的第二次测定的证实。除非收缩压＞180mmHg,舒张压＞110mmHg。

(二)流行病学特点

高血压发病率和患病率在不同国家、地区、种族之间有差别,工业化国家较发展中国家高。高血压的患病率、发病率、血压水平随年龄增加而升高。高血压在老年人中较为常见,尤以单纯收缩期高血压多见。

我国高血压的患病率北方高于南方,华北和东北属于高发区;沿海高于内陆;城市高于农村;高原少数民族地区患病率较高。男、女性高血压总体患病率差距不大,青年男性略高于女性,中年后女性稍高于男性。

根据2002年卫生部组织的全国27万人群营养与健康状况调查显示,我国18岁以上的成年人高血压患病率已经达到18.80％,这与1991年调查结果相比,上升了31％。我国人群高血压的知晓率、治疗率、控制率分别为30.2％、24.7％、6.1％,依然维持在很低的水平。

(三)病因及发病机制

1.病因

原发性高血压的病因尚不明确,多与遗传、饮食、精神应激等多因素相关。研究表明,高血压是一种多因素、多环节和个体差异性较大的疾病。

(1)遗传因素:高血压的发病有较明显的家族集聚性,双亲均有高血压,子女发病概率高达46％。约60％的高血压患者有高血压家族史,不仅是高血压发生率体现遗传性,血压高度、并发症发生以及其他因素如肥胖等也有遗传性。

(2)环境因素

①饮食不同:地区人群血压水平和高血压患病率与钠盐平均摄入量显著正相关,但同一地

区人群中个体间血压水平与摄盐量并不相关,摄盐过多导致血压升高主要见于对盐敏感的人群。钾摄入量与血压呈负相关。高蛋白质摄入属于升压因素。饮食中饱和脂肪酸或饱和脂肪酸/多不饱和脂肪酸比值较高也属于升压因素。饮酒量与血压水平呈线性相关,尤其与收缩压相关性更强。我国人群叶酸普遍缺乏,导致血浆同型半胱氨酸水平增高,而同型半胱氨酸水平与高血压发病正相关,尤其增加高血压引起脑卒中的风险。

②精神应激:城市脑力劳动者高血压患病率超过体力劳动者,从事精神紧张度高的职业者发生高血压的可能性较大,长期生活在噪声环境中听力敏感性减退者患高血压也较多。此类高血压患者经休息后症状和血压可获得一定改善。

③吸烟:吸烟可使交感神经末梢释放去甲肾上腺素增加而使血压增高,同时可以通过氧化应激损害一氧化氮(NO)介导的血管舒张引起血压增高。

(3)其他因素

①体重:体重增加是血压升高的重要危险因素。肥胖特别是腹型肥胖者容易发生高血压。

②药物:口服避孕药妇女血压升高发生率及程度与服药时间长短有关。口服避孕药引起的高血压一般为轻度,并且可逆转,在终止服药后3～6个月血压常恢复正常。其他如麻黄素、肾上腺皮质激素、非甾体类抗炎药(NSAIDs)、甘草等也可使血压增高。

③睡眠呼吸暂停低通气综合征(SAHS):SAHS是指睡眠期间反复发作性呼吸暂停,有中枢性和阻塞性之分。SAHS患者50%有高血压,血压升高程度与SAHS病程和严重程度有关。

2.发病机制

从血流动力学角度来说,血压主要取决于心输出量和体循环周围血管阻力,平均动脉血压(MBP)=心输出量(CO)×总外周血管阻力(PR)。高血压的血流动力学特征主要是总外周血管阻力相对或绝对增高。目前就总外周血管阻力增高而言,高血压的发病机制比较集中于以下几方面:交感神经系统活性亢进;肾性水、钠潴留;肾素-血管紧张素-醛固酮系统(RAAS)激活;血管内皮细胞功能异常;胰岛素抵抗。另外,由于上述从总外周血管阻力增高角度考虑的机制尚不能解释单纯收缩期性高血压和脉压明显增大。所以近年来,大动脉弹性、阻力小动脉结构(血管数目稀少或壁/腔比值增加)和功能(弹性减退和阻力增大)改变在高血压发病中的作用也逐步被重视。

(四)临床特征

高血压大多数起病缓慢,缺乏特殊临床表现,主要表现为血压高于正常值。常见症状有头晕、头痛、颈项板紧、疲劳、心悸等,也可出现视力模糊、鼻出血等较重症状,高血压患者还可以出现受累器官的症状,如胸闷、气短、心绞痛、多尿等。临床上应全面了解患者病史,包括家族史及既往史、病程、生活方式等。可根据实际情况进行饮食评定、体格检查、实验室检查、靶器官损害的检查。

1.饮食情况

包括饮食中钠的摄入量,有无大量饮酒、热量摄入是否过量、活动是否减少。

2.体格检查

包括体重指数(BMI)、腰围、臀围;颈部、腹部、肢端的血管检查,以及心脏、甲状腺、肾脏、神经等检查。

3.实验室检查

包括尿液检查、血细胞分析、血液生化检查（空腹血糖、血脂、肾功能等）、心电图检查。

4.高血压患者靶器官损害的识别

对于评估患者心血管风险以及早期积极治疗具有重要意义。靶器官主要包括心、脑、肾、眼底、血管等。

（1）心脏长期压力负荷增高：可引起左心室肥厚和扩张，称为高血压性心脏病。左心室肥厚可以使冠状动脉血流储备下降，特别是在氧耗量增加时，导致心内膜下心肌缺血。高血压性心脏病常可合并冠状动脉粥样硬化和微血管病变。心电图检查可以发现左心室肥厚、心肌缺血、心脏传导阻滞或心律失常。胸部 X 线可以了解心脏轮廓、大动脉及肺循环情况。超声心动图在诊断左心室肥厚和舒张期心力衰竭方面优于心电图。另外还可利用心脏 MRI 和磁共振血管造影（MRA），计算机断层扫描血管造影（CTA），心脏同位素显像，运动试验或冠状动脉造影等全面检查心脏的相关功能。

（2）脑长期高血压：使脑血管发生缺血与变性，形成微动脉瘤，一旦破裂可发生脑出血。高血压促使脑动脉粥样硬化，粥样斑块破裂可并发脑血栓形成。脑小动脉闭塞性病变，引起针尖样小范围梗死病灶，称为腔隙性脑梗死。头颅 CT、MRI 有助于发现脑出血或脑血栓形成，头颅 MRI、MRA 或 CTA 有助于发现腔隙性病灶或脑血管狭窄、钙化和斑块病变，经颅多普勒超声（TCD）对诊断脑血管痉挛、狭窄或闭塞有一定的帮助。MRI 对神经系统异常的高血压患者具有诊断价值。

（3）肾长期持续高血压：使肾小球内囊压力升高，肾小球纤维化、萎缩，肾动脉硬化，导致肾实质缺血和肾单位不断减少。慢性肾衰竭是长期高血压的严重后果之一，尤其在合并糖尿病时。恶性高血压时，可在短期内出现肾衰竭。尿微量白蛋白已被证实是心血管事件的独立预测因素。

（4）眼底血压急骤升高：可引起视网膜出血和渗出。眼底检查有助于对高血压严重程度的了解。

（5）血管颈动脉内中膜厚度（IMT）和粥样斑块：可独立于血压水平预测心血管事件。脉搏波传导速度（PWV）增快是心血管事件的独立预测因素。踝/臂血压指数（ABI）能有效筛查外周动脉疾病，评估心血管风险。

二、康复评定

对高血压的患者除了要对其进行全面的临床检查外，重点还要对其血压及心血管危险因素、心功能、肺功能等进行详细地评定，这样才能全面掌握患者的功能情况，制定合理有效的康复治疗方案。

（一）血压值及心血管危险因素评定

1.血压评定

血压评定是评估血压水平和诊断高血压、监测降压疗效的主要手段。目前主要采用诊室血压、家庭血压监测、动态血压监测三种方法。其中诊室血压是目前评估血压水平的主要方法，家庭血压监测可以在避免白大衣效应的同时也有助于增强患者的参与意识，便于观测长期降压治疗效应。动态血压检测能更精确地反映 24 小时的血压变化情况。

2.高血压的分级

根据血压值,将高血压分为 3 级。

1 级高血压(轻度):收缩压 140～159mmHg 和(或)舒张压 90～99mmHg。

2 级高血压(中度):收缩压 160～179mmHg 和(或)舒张压 100～109mmHg。

3 级高血压(重度):收缩压≥180mmHg 和(或)舒张压≥110mmHg。

单纯收缩期高血压:收缩压≥140mmHg 和舒张压＜90mmHg。

注:当收缩压和舒张压分属不同级别时,以较高的分级为准。

(二)功能评定

根据高血压患者的个体情况进行相应的评定,包括生理功能的评定(心功能、肺功能、自主神经功能等)、认知功能评定、自理能力评定、职业能力评定等。通过系统全面的评定,制定和调整康复计划,评定康复效果,确定安排回归家庭或就业。

三、康复治疗

高血压康复的基本原则是不仅要控制血压的水平,而且还应改善诸多紊乱因素,以预防或逆转靶器官的损害。在综合治疗的基础上,以药物治疗为主,积极实施康复治疗。高血压的康复同样遵循循序渐进、持之以恒、及时调整、个体化的原则。

1.康复目标

对高血压人群、高危人群和健康人群进行分级管理和健康教育;有效协助控制血压,减少药物使用量和对靶器官的损害;干预高血压的危险因素,最大限度降低心血管疾病的发病率和死亡率;提高体力活动能力和生活质量。

2.康复治疗

(1)运动疗法:根据研究表明,运动疗法降低血压的机制主要为以下几方面:①调整自主神经系统功能:耐力锻炼或有氧训练可降低交感神经系统兴奋性,人静及放松性训练可提高迷走神经系统张力,缓解小动脉痉挛。②降低外周阻力:运动训练时活动肌血管扩张,毛细血管的密度或数量增加,血液循环和代谢改善,总外周阻力降低,从而有利于降低血压,特别是舒张压。近年来对于舒张期高血压越来越重视,临床上药物治疗对于单纯舒张期高血压的作用不佳,而运动对舒张期高血压则有良好的作用。③降低血容量:运动训练可以提高尿钠排泄,相对降低血容量,从而降低血压。④内分泌调整:运动训练时血浆前列腺素 B 和心房利钠肽水平提高,促进钠从肾脏的排泄,抑制去甲肾上腺素在神经末梢的释放,从而参与血压的调节。训练造成血压下降之后,心钠素的含量则随之下降。运动时血浆胰岛素水平降低,有助于减少肾脏对钠的重吸收,从而减少血容量,帮助调整血压。⑤血管运动中枢适应性改变:运动中一过性的血压增高可作用于大脑皮质和皮质下血管运动中枢,重新调定机体的血压调控水平,使运动后血压能够平衡在较低的水平。⑥纠正高血压危险因素:运动训练和饮食控制结合,可以有效地降低血液低密度脂蛋白胆固醇的含量,增加高密度脂蛋白胆固醇的含量,从而有利于血管硬化过程的控制。

根据患者心肺功能评估结果,制定运动处方和阻力处方。运动强度过大对患者反而无益,所以高血压患者不宜高强度运动,而适合中小强度、较长时间、大肌群的动力性、节律性运动(中低强度有氧训练),以及各种放松性活动。对轻症患者,可以运动治疗为主,对于2级以上的患者则应在降压药的基础上进行运动治疗。

①有氧训练:主要有步行、骑自行车、游泳、慢节奏交谊舞等运动方式。运动前热身5~10分钟,促进血管扩张。运动强度一般为50%~70%的最大心率,或40%~60%最大吸氧量,停止活动后心率应在3~5分钟内恢复正常。步行速度一般为50~80m/min,不超过110m/min。每次锻炼30~40分钟左右,其间可穿插休息或医疗体操。每周训练3~4次。50岁以上者活动时的心率一般不超过120次/分。

②循环抗阻运动:在一定范围内,中小强度的抗阻运动可以产生良好的降压作用,一般采用循环抗阻力训练,采用相当于40%最大一次收缩力作为运动强度,做大肌群的抗阻收缩,每节在10~30秒内重复8~15次收缩,各节运动间休息15~30秒,10~15节为一循环,每次训练1~2个循环,每周3~5次,8~12周为一疗程。逐步适应后可按每周5%的增量逐渐增加运动量。训练中主张呼吸自然,不要憋气,训练后可有一定程度的肌肉酸胀,但次日需全部清除,否则就认为运动强度过大,需要降低强度后寻找适宜的强度。

(2)物理因子疗法

①直流电离子导入疗法:患者取卧位,用直流电疗仪,于一侧肩颈部导入镁离子,双小腿腓肠肌部位导入碘离子。时间20~30分钟,每日1次,15~20次为一疗程。此法适合Ⅱ~Ⅲ期原发性高血压治疗。

②超短波疗法:患者取坐位或者卧位,用小功率超短波,选取2个中号电极,斜对置于两侧颈动脉窦处,剂量Ⅰ~Ⅱ级,时间10~12分钟,每日1次,15~20次为一个疗程。

③超声波疗法:患者取坐位,应用超声波治疗仪,置于C_2~T_4脊旁及肩上部,连续输出。时间6~12分钟,每日1次,12~20次为一疗程。此法适合Ⅱ期原发性高血压治疗。

④生物反馈疗法(BFT):患者进入安静、避光、舒适的房间后,休息5~10分钟,听医生介绍生物反馈仪所显示的声、光的意义及生物反馈疗法控制血压的机制。嘱患者坐于显示屏前,于患者两侧眉弓上2cm处放置正负电极,参考电极置于正负电极中点。治疗师利用暗示性语言及生动的情景描述来增加患者想象,以便在患者放松后测定基础肌电值,根据基础肌电值预设一个较之相对稍高的预设肌电值。当患者肌肉放松达到预设肌电值时,反馈的音乐持续,显示屏出现柔美图片。同时让患者反复想象体会,直到能随意达到预设目标为止。每次生物反馈治疗持续时间30分钟左右,每日治疗1~2次,20~30次为一个疗程。

(3)作业治疗

①音乐治疗:聆听镇静性乐曲。试验表明,认真欣赏一首旋律优美、曲调柔和的小提琴协奏曲,可使血压下降10~20mmHg。

②园艺疗法:欣赏盆栽、花卉,以保持心情舒畅,精神愉快,消除影响血压波动的有关因素。

(4)心理治疗:长期精神压力和心理抑郁是引起高血压的重要原因之一,高血压患者多有精神紧张、焦虑不安、担忧感伤等心理问题。应针对患者具体情况减轻患者精神压力,保持心态平衡;改善行为方式;学会适当的应激处理技术和心态;避免过分的情绪激动。嘱患者注意休息,劳逸结合,保证充足睡眠,正确对待自己、他人和社会,积极参加社会和集体活动。

（5）中医康复方法

①中药疗法：中医辨证主要是对头痛、眩晕等症状进行辨析。本病的主要病机为阴阳失调，本虚标实，本虚为主。治疗当以调和阴阳、扶助正气为原则，采用综合方法，以达到身心康复的目的。阴虚阳亢证：治以滋阴潜阳，方用镇肝息风汤加减；肝肾阴虚证：治以滋补肝肾，方用杞菊地黄汤加减；阴阳两虚证：治以调补阴阳，方用二仙汤加减。

②针灸疗法：较多临床观测表明，针刺对1、2级高血压有较好的效果。针刺相关穴位和经络，可产生经络传导效应，以纠正阴阳失调或偏盛偏衰所致的高血压虚实证候，达到补虚泻实的作用，从而恢复人体的阴阳平衡，稳定血压。

a.毫针法：以风池、百会、曲池、内关、合谷、足三里、阳陵泉、三阴交为基础穴。肝阳偏亢者加行间、侠溪、太冲；肝肾阴亏者加肝俞、肾俞；痰湿壅盛者加丰隆、中脘、解溪；阴阳两虚者加关元、肾俞。每日或隔日1次，7次为1疗程。

b.耳针法：取皮质下、降压沟、内分泌、交感、神门、心、肝、眼等，每日或隔日1次，每次选1～2穴，留针30分钟。也可用埋针法，或用王不留行籽外贴。

c.皮肤针法：以后颈部及腰骶部的脊柱两侧为主，结合乳突区和前臂掌面正中线，叩刺以皮肤潮红或微出血为度。先从腰骶部脊椎两侧自上而下，先内后外，再刺后颈部、乳突区及前臂掌面中线。每日或隔日1次，每次15分钟，7次为1个疗程。

d.穴位注射法：取足三里、内关；或三阴交、合谷；或太冲、曲池。三组穴位交替使用，每穴注射0.25%盐酸普鲁卡因1mL，每日1次，或取瘦脉穴，每穴注射维生素B_{12} 1mL，每日1次，7次为1个疗程。

③推拿疗法：一般以自我推拿为主，常用方法如揉攒竹、擦鼻、鸣天鼓、手梳头、揉太阳、抹额、按揉脑后、搓手浴面、揉腰眼、擦涌泉等，并辅以拳掌拍打。

④传统功法

a.太极拳：太极拳动作柔和、姿势放松、意念集中，强调动作的均衡和协调，有利于高血压患者放松和降压。一般可选择简化太极拳，不宜过分强调难度和强度。

b.气功：气功的调身、调息、调心可起到辅助减压的效果，能稳定血压、稳定心率及呼吸频率，调节神经系统。一般以静功为主，辅以动功。初始阶段可取卧式、坐式，然后过渡到立式、行式，每次30分钟，每日1～2次。

第三节　慢性阻塞性肺疾病的康复

慢性阻塞性肺疾病是呼吸系统疾病中的常见病和多发病，患病率和病死率均居高不下。本病是以不完全可逆的气流受限为特征的疾病状态，其气流受限呈进行性，且与肺对毒性颗粒或气体的异常炎症反应相关，严重危害患者的身心健康，但本病是可以预防和治疗的疾病。对慢性阻塞性肺疾病患者进行规范化康复治疗，可延缓病情急性加重和发展，改善患者的生活质量，降低致残率和病死率。

一、概述

(一)定义

慢性阻塞性肺疾病(COPD)是一种以气流受限为特征的肺部疾病,气流受限不完全可逆,呈进行性发展,且与肺脏对吸入烟草烟雾等有害气体或颗粒的异常炎症反应相关,可伴有气道高反应性。COPD主要累及肺部,但也可引起肺外其他器官的损害。

(二)流行病学

由于吸烟人数增加和环境污染等因素,COPD呈逐渐增加趋势,其患病率和病死率均居高不下。1992年在我国北部和中部地区,对102230名农村成人进行了调查,COPD成人的患病率为3.17%。近年来对我国7个地区20245名成年人进行调查,COPD的患病率占40岁以上人群的8.2%。因肺功能进行性减退,本病严重影响患者的劳动力和生活质量,COPD造成巨大的社会和经济负担。根据世界银行和世界卫生组织发表的研究,至2020年COPD将名列世界疾病经济负担的第5位。

(三)病因及发病机制

1.病因

本病确切的病因尚不清楚。但认为与肺部对香烟烟雾等有害气体或有害颗粒的异常炎症反应有关,这些反应存在个体易感因素和环境因素的相互作用。

(1)吸烟:吸烟是COPD重要的发病因素之一,吸烟者慢性支气管炎的患病率比不吸烟者高2~8倍,且烟龄越长,吸烟量越大,COPD的患病率越高。

(2)职业粉尘和化学物质:接触职业粉尘及化学物质,如烟雾、变应原、工业废气及室内空气污染等,浓度过高或时间过长时,均可能产生与吸烟类似的COPD。

(3)空气污染:大气中的有害气体,如二氧化硫、二氧化氮、氯气等可损伤气道黏膜上皮,使纤毛清除功能下降,黏液分泌增加,为细菌感染增加条件。

(4)感染因素:与慢性支气管炎类似,感染亦是COPD发生发展的重要因素之一。

(5)其他:氧化应激、炎症机制、蛋白酶-抗蛋白酶失衡、自主神经功能失调、营养不良、气温变化等都有可能参与COPD的发生发展。

2.发病机制

COPD的发病机制被认为主要由烟草烟雾等慢性刺激物作用于肺部,使肺部出现异常炎症反应。COPD可累及气道、肺实质和肺血管,表现为出现以中性粒细胞、巨噬细胞、淋巴细胞浸润为主的慢性炎症反应。这些细胞释放炎症介质与气道和肺实质的结构细胞相互作用,进而促使T淋巴细胞(尤其是CD_8^+)和中性粒细胞及嗜酸性粒细胞在肺组织聚集,释放白三烯B_4(LTB_4)、白介素8($IL-8$)、肿瘤坏死因子α($TNF-\alpha$)等多种递质,引起肺结构的破坏。氧化、抗氧化失衡和蛋白酶-抗蛋白酶失衡以及自主神经系统功能紊乱、胆碱能神经张力增高等进一步加重COPD肺部炎症和气流受限。

(四)临床特征

1.症状

本病起病缓慢、病程较长。

(1)慢性咳嗽:常为首发症状,亦可随病程发展终身不愈。初为间断性咳嗽,早晨较重,以后早晚或整日均可有咳嗽,夜间咳嗽常不显著,有阵咳或排痰。少数患者无咳嗽症状,但肺功能显示明显气流受限。

(2)咳痰:一般为白色黏液、浆液性泡沫性痰或少量黏液性痰,偶可带血丝,清晨排痰较多。合并感染时痰量增多,可有脓性痰。少数患者咳嗽不伴咳痰。

(3)气短或呼吸困难:是 COPD 的典型表现。早期仅于劳力时出现,后逐渐加重,严重时日常活动甚至休息时也感到气短。

(4)喘息和胸闷:部分患者,特别是重度患者或急性加重时可出现喘息症状。

(5)全身性症状:体重下降、食欲减退、外周肌肉萎缩和功能障碍、精神抑郁和(或)焦虑等。

2.体征

COPD 早期体征不明显,随着疾病进展可出现以下体征。

(1)一般情况:黏膜及皮肤发绀,严重时呈前倾坐位,球结膜水肿,颈静脉充盈或怒张。

(2)呼吸系统:呼吸浅快,辅助呼吸肌参与呼吸运动,严重时可呈胸腹矛盾呼吸;视诊胸廓前后径增大,肋间隙增宽,剑突下胸骨下角增宽,称为桶状胸。部分患者呼吸变浅,频率增快,严重者可有缩唇呼吸等;触诊双侧语颤减弱;叩诊肺部过清音,心浊音界缩小,肺下界和肝浊音界下降;听诊两肺呼吸音减弱,呼气延长,部分患者可闻及湿性啰音和(或)干性啰音。

(3)心脏:可见剑突下心尖搏动;心脏浊音界缩小;心音遥远,剑突部心音较清晰、响亮;出现肺动脉高压和肺心病时 $P_2>A_2$,三尖瓣区可闻收缩期杂音。

(4)腹部:肝界下移,右心功能不全时肝静脉反流征阳性,出现腹水,移动性浊音阳性。

(5)其他:长期低氧病例可见杵状指(趾),高碳酸血症或右心衰竭病例可出现双下肢凹陷性水肿。

二、康复评定

(一)呼吸功能评估

1.气短、气急症状分级

可结合日常生活能力分为 5 级(表 7-6),表 7-6 可同时评定患者日常生活能力。

表 7-6　日常生活能力气短临床评定

分级	临床特征
0 级	患者有肺气肿,但不影响日常生活,活动无气短
1 级	较大量的劳动或运动时有气短
2 级	平地步行不气短,较快步行、上坡时气短;同龄健康人不觉气短而自觉气短
3 级	漫步行走不及百步就气短
4 级	讲话、穿衣的轻微活动即发生气短
5 级	安静时出现气短,无法平卧

2.呼吸功能改善或恶化程度可采用 5 分法评定。

5 分:明细改善;3 分:中等改善;1 分:轻度改善;0 分:不变;-1 分:症状加重;-3 分:症状中等加重;-5 分:症状明显加重。

3.肺功能测试

(1)肺活量:尽力吸气后缓慢而完全呼出的最大空气容量,是最常用的指标之一,随病情的严重性增加而下降。

(2)FEV_1:指尽力吸气后尽最大努力快速呼气,第1秒能呼出的气体容量。FEV_1与用力肺活量(FVC)的比值与COPD的严重程度及预后相关性良好。

4.COPD严重程度分级

根据FEV_1/FVC(用力肺活量)、FEV_1%预计值和临床表现,可对COPD的严重程度做出临床严重度分级(表7-7)。

表7-7　COPD的临床严重程度分级

分级	临床特征
Ⅰ级(轻度)	$FEV_1/FVC<70\%$;$FEV_1\geqslant80\%$预计值;伴或不伴慢性症状(咳嗽、咳痰)
Ⅱ级(中度)	$FEV_1/FVC<70\%$;50%预计值$\leqslant FEV_1<80\%$预计值;常伴有慢性症状(咳嗽、咳痰、活动后呼吸困难)
Ⅲ级(重度)	$FEV_1/FVC<70\%$;30%预计值$\leqslant FEV_1<50\%$预计值;多伴有慢性症状(咳嗽、咳痰、呼吸困难),反复出现急性加重
Ⅳ级(极重度)	$FEV_1/FVC<70\%$;$FEV_1<30\%$预计值或$FEV_1<50\%$预计值;伴慢性呼吸衰竭,可合并肺心病及右心功能不全或衰竭

(二)运动能力评定

1.平板或功率车运动试验

通过活动平板或功率车进行运动试验获得最大吸气量、最大心率、最大MET值、运动时间等相关量化指标来评定患者的运动能力,也可通过平板或功率车运动试验中患者主观用力程度分级(Borg计分)等半定量指标来评定患者的运动能力。

2.定量行走评定

让患者步行6分钟或12分钟,记录其所能行走的最长距离。对于不能进行活动平板运动试验的患者可行6分钟或12分钟行走距离测定,以判定患者的运动能力以及运动中发生低氧血症的可能性。采用定距离行走,计算行走时间,也可作为评定方式。

3.呼吸肌功能测定

(1)呼吸肌力量(RMS):指呼吸肌最大收缩能力,主要测定指标有:①最大吸气压(MIP)和最大呼气压(MEP):最大吸气压是在功能残气位和残气位气流阻断时,用最大努力吸气所产生的最大吸气口腔压,是对全部吸气肌和呼气肌强度的测定;最大呼气压是在肺总量位气流阻断时,用最大努力呼气所产生的最大口腔压,反映全部呼气肌的综合呼气力量。男性:$MIP=143-0.55\times$年龄,$MEP=268-1.03\times$年龄;女性:$MIP=104-0.51\times$年龄,$MEP=170-0.53\times$年龄,单位均为cmH_2O($1cmH_2O\approx0.098kPa$)。②跨膈压(Pdi)和最大跨膈压(Pdi_{max}):跨膈压为腹内压与胸内压的差值,常用胃内压代表腹内压,用食管压代表胸内压,其反映膈肌收缩时产生的压力变化,通常取其吸气末的最大值。正常情况下,吸气时食管内压力为负值,而胃内压力为正值,跨膈压实际是胃内压与胸内压两个绝对值之和。最大跨膈压是指在功能残气位气道阻断的状态下,以最大努力吸气时产生的跨膈压最大值,正常人 Pdi_{max} 为 $90\sim215\ cmH_2O$。

(2)呼吸肌耐力(RME):指呼吸肌维持一定力量或做功时对疲劳的耐受性和水平通气的能力,主要测定指标有:①通气耐受试验:一般以最大自主通气(MVV)和最大维持通气量(MSVC)方式测定,正常人 MVV:男性约为 104L,女性约为 82L。MSVC 是指能维持 15 分钟,60%MVV 动作时的通气量。②膈肌张力-时间指数(TTdi):是膈肌做功的个体化定量指标,用公式表示为 $TTdi=Pdi/Pdi_{max}\times Ti/Ttot$。吸气时膈肌做功＝膈肌收缩的跨膈压×收缩持续时间。跨膈压越大、持续时间越长、做功越大,越可能产生疲劳,正常人平静呼吸时约为 0.02。③呼吸肌耐受时间(Tlimit):指呼吸肌在特定强度的吸气阻力或特定的 TTdi 负荷下收缩所能维持而不发生疲劳的时间。常用的耐力试验方法有吸气阻力法、吸气阈值负荷法、可耐受吸气压,这些均需要特定器械进行测定。④膈肌肌电图:中位频率(FC)为 $70\sim120$,高频成分(H)/低频成分(L)为 0.3~1.9。⑤膈神经电刺激法:Pdi/Pdi_{max} 为 17%~21%。⑥呼吸形态的监测:正常呼吸形态为胸式或腹式呼吸。

(3)呼吸肌疲劳测定:①反映或预示疲劳的测定:肌电图频谱改变;吸气肌松弛率下降或松弛时间常数增大;TTdi 或 Tlimit 超过疲劳阈值;呼吸浅快,动用辅助呼吸肌,呼吸不同步或反常呼吸。②直接测定:最大等长收缩压力或力量下降;无法达到预设的吸气压力和力量;膈神经电刺激诱发的 Pdi 下降;电刺激胸锁乳突肌的反应下降。

此外,功能评估还包括上下肢肌肉力量评估、心理状态评估、营养状态评估、生活质量评估等。

三、康复治疗

COPD 的康复治疗目标在于改善顽固和持续的功能障碍(气道功能和体力活动能力),尽可能恢复有效的腹式呼吸,改善呼吸功能,提高呼吸效率;采取多种措施,减少和治疗并发症;提高肺功能和全身体力,尽可能恢复活动能力;提高生活质量,降低住院率,延长生命。康复治疗的原则是因人而异,结合临床症状,循序渐进,持之以恒,全面康复。患者在康复治疗前,尤其在急性期,应当给予适当的临床药物以缓解症状,如使用支气管扩张剂、祛痰剂、抗过敏药、黏液溶解剂、皮质激素和抗生素等。

(一)运动疗法

1.呼吸训练

包括放松训练、呼吸形式训练(腹式呼吸和缩唇呼吸)。

(1)放松练习:放松练习的原则是最大限度地放松或在肌肉先最大收缩的前提下,再最大松弛。

(2)腹式呼吸:重建生理性的腹式呼吸。腹式呼吸吸气时腹肌放松,腹部鼓起,呼气时腹肌收缩,腹部下陷。开始训练时,患者可将一手放在腹部,一手放在胸前,在感知胸腹起伏、呼吸时应使胸廓保持最小的活动度,腹部可用手适当加压,以增加呼吸时膈肌的活动度,练习数次后,可休息片刻,两手交换位置后继续进行训练,熟练后可增加训练次数和时间,并可采用各种体位随时进行练习。

(3)缩唇呼吸:在呼气时将嘴唇缩紧,增加呼气时的阻力,用以防止支气管及小支气管的过早塌陷。用鼻子吸气,由1数到2,吐气时,如吹口哨般地撅起嘴唇后慢慢向前吹气,维持吐气时间是吸气时间的2～4倍。患者进行呼吸训练要持之以恒,做到运用自如,才能保证在呼吸急促时控制自己的呼吸。

(4)缓慢呼吸:COPD患者常表现为吸气短促,呼气深长而费力,缓慢呼吸有助于提高肺泡通气量,并可提高血氧饱和度。

(5)全身性呼吸操:COPD防治研究协作组推荐了一套呼吸体操,其步骤如下:平静呼吸;立位吸气,前倾呼气;单举上臂吸气,双手压腹呼气;平举上肢吸气,双臂下垂呼气;平伸上肢吸气,双手压腹呼气;抱头吸气,转体呼气;立位上肢上举吸气,蹲位呼气;腹式缩唇呼吸;平静呼吸。在进行锻炼时,不一定要将9个步骤贯穿始终,可结合患者的具体情况选用,也可只选其中的一些动作运用,如病情较重可不用蹲位等姿势。开始运动5～10分钟,每天4～5次,适应后延长至20～30分钟,每天3～4次。其运动量由慢至快,由小至大逐渐增加,以身体耐受情况为度。一般1～2周后可使心肺功能显著改善。

2.体位排痰训练

一般方法为先做深呼吸,在呼气时用力咳嗽,重复数次。如痰液已到气管或咽喉部而无力咳出时,可用双手压迫患者下胸部或上腹部,嘱其用力咳嗽,将痰排出。排痰训练的目的是清除气道过多的分泌物和痰液;减轻气道阻力及呼吸功;改善肺的气体交换;降低支气管感染的发生率及防止气道黏液阻塞引起肺不张。体位排痰训练还包括体位引流、胸部叩击、咳嗽和用力呼气术。近年因胸部叩击术而生产设计的排痰机器器械也日益增多。

(二)作业疗法

1.下肢训练

下肢训练疗效的研究较多,在ACCP/AACV的指南中也有关于下肢训练疗效的最有力的证据。具体方法有平地步行、上下楼梯、自行车测力计、踏旋器等,可根据医疗机构的规模进行选择。运动疗法前后,需有预备运动和整理运动。运动时可使用脉冲血氧监测仪定期监测血氧饱和度,如运动中出现明显的低氧血症时,有必要予以吸氧以防止低氧血症并继续进行运动疗法。近年来,COPD等慢性疾患,骨骼肌功能障碍格外引人关注。Gosselink等从运动耐力与下肢肌力的关系着手进行研究,发现COPD患者运动耐力(6MD及VO_2峰值)与股四头肌肌力之间呈显著相关性,其他相关研究也表明COPD患者的运动耐力与下肢肌力密切相关。

2.上肢训练

大多数COPD患者在使用上肢的日常活动中,尽管运动量低于下肢,但仍常出现呼吸困难。原因之一是上肢活动可致通气量增加,而辅助呼吸肌参与了上肢的活动,从而减少参与呼吸运动方面的做功。ACCP/AACV制订的指南中建议,上肢肌力和耐力训练有助于加强臂力,宜纳入PR计划中。但仅进行上肢训练,就不能使下肢功能得到改善(反之亦然),且仅进行上肢训练对改善全身功能的效果差于仅进行下肢训练,因此上肢训练与下肢训练应同时进行。

3.呼吸肌训练

(1)CO_2过度通气法:患者以高的每分通气量进行较长时间的重复呼吸练习并保持呼气末CO_2恒定,主要目的是改善呼吸肌耐力。

(2)阻力呼吸法:通过练习装置上的吸气孔来调节吸气阻力,进行吸气肌的抗阻训练,可以改善呼吸肌力和耐力,是最普及的方法之一。

(3)阈值压力负荷法:是当今吸气肌训练最适用的方法,患者吸气时必须克服练习装置上预置的负荷并保持这一负荷才能通气。

(三)心理疗法

COPD 患者容易产生焦虑、抑郁等心理障碍。医务人员、家庭和社会应注意患者的心理问题,耐心解释和进行切实有效的治疗指导,鼓励患者积极康复治疗,让其掌握一些防治措施,增强患者战胜疾病的信心,同样有助于提高患者的生活质量。

(四)中医康复疗法

本病在中医学中属"咳嗽""喘证""肺胀"范畴,正气虚损,痰瘀互阻,本虚标实为其主要病机特点。采用中医综合治疗手段,如辨证用药、药食同疗、针灸推拿、气功等方法可有效改善症状,提高患者的生活质量。

1.中药治疗

(1)肺脾气虚:主症为咳嗽,或微喘,倦怠、乏力,食少纳呆,大便不实,或食油腻易于腹泻等,自汗恶风,易发感冒。舌质淡或胖大,舌苔薄白或薄腻,脉细弱。治宜健脾益肺法,可用玉屏风散合六君子汤加减。

(2)肺肾两虚:主症为咳嗽,短气息促,动则为甚,腰酸腿软,夜尿频数,自汗恶风、易发感冒。舌质淡,舌苔薄白,脉沉细。治宜补肺益肾法。若肾气亏乏,而无明显寒热所偏者,宜平补肺肾,可用补肺汤、参蛤散、人参胡桃汤加减;若肾阴偏虚,阴不敛阳,气失摄纳者,可用七味都气丸合生脉饮;若阳气虚损,肾不纳气者,宜用金匮肾气丸、右归丸、苏子降气汤化裁。

(3)气虚血瘀:主症为间断咳喘,胸闷气短,舌暗,或有瘀点、瘀斑,甚者可见唇面指甲青紫,脉细涩或结代。益气活血化痰是 COPD 缓解期治疗的重要方法,宜用补阳还五汤、复元活血汤随证加减。

2.针灸疗法

(1)体针:主穴取肺俞、列缺、气海,咳剧加大杼、尺泽;喘甚加天突、定喘、膻中;痰多加足三里、丰隆、脾俞;兼恶寒、发热加风门、大椎,用平补平泻法,留针 30 分钟,隔日 1 次,10～15 次为 1 个疗程。灸法取大杼、肺俞、膏肓、天突、膻中、鸠尾,每次 3～4 穴,艾条灸 10～15 分钟,或艾柱灸 3～5 壮,每天或隔天 1 次。

(2)耳针:主穴取平喘、肾上腺、肺、支气管,配以神门、交感、枕。针刺留针 15～30 分钟,隔日 1 次,10 次为 1 个疗程。或用王不留行籽耳穴按压胶布固定。

(3)穴位注射:取胸 1～6 夹脊穴。用胎盘注射液,每次选 1～2 对穴,每穴注射 0.5～1.0mL。两穴交替使用,每日或隔日 1 次,10 次为 1 个疗程。

(4)穴位敷贴:膏药制备白芥子 2 份,延胡索 2 份,细辛 1 份,甘遂 1 份,4 药研末,取适量,加入少许生姜汁调成糊状。主穴取大椎、定喘、肺俞、风门、心俞;配穴取膈俞、膏肓、神堂、脾俞、肾俞、大杼、膻中、天突。每次取主穴和配穴各 2～3 穴。患者取坐位,充分暴露胸背部,用消毒棉签挑取少许药糊,做成直径约 1.5cm、厚约 0.3cm 的药饼敷贴在所选穴位上,外用医用愈肤膜敷贴。每年初、中、末伏各 1 次,每次敷贴1～5 小时,患者感到局部灼热痛痒时揭去药膏。

3.推拿疗法

每日或隔日 1 次,10 次为 1 个疗程,具体操作如下:

(1)取坐位:用拇指指腹端按揉内关、合谷、神门、曲池穴各 1 分钟。

(2)取仰卧位:用两拇指置于天突穴两侧,分别沿肋间隙自内向外推至腋中线,自上而下推至乳头,重复进行 5 分钟;再用拇指指腹端按按天突、膻中、足三里、丰隆穴各 1 分钟。

(3)取仰卧位:用掌摩法,以脐为中心圈,从小到大,顺时针摩腹 3 分钟;再用手掌自上而下拍胸 5 遍。

(4)取侧卧位:以手掌沿腋中线自上而下擦胁 3 分钟,以透热为度。

(5)取俯卧位:用禅推法推背部两侧脾俞、胃俞、肾俞、膈俞各 1 分钟,肺俞 2 分钟;再用攘法在上述各穴位处来回操作 5 分钟。

4.传统体育康复

(1)太极拳:太极拳等不仅可以增加肌肉活动,提高机体抵抗力,而且也可锻炼改善呼吸循环功能。可选择简化太极拳,易于学习操作。每次 30 分钟,每日 1～2 次。

(2)气功:①放松功法,放松功效良好,每次 30 分钟,每日 1～2 次,能有效改善冠状动脉血液供应。患者取仰卧姿势,全身放松,双目微闭,排除杂念,自然入静,意守丹田,吸气时要即刻提肛缩腹,在吸气过程中应慢、深、匀,以逐渐增加腹压,随着腹压增大,腹腔内血管的阻力也随之增大,而此时胸腔内为负压,气道也处于相对扩张状态,可促使主动脉的血液向胸腔和头部流动,有利于支气管动静脉血液顺利通过气管平滑肌。呼气时慢慢舒肛展腹,将气徐徐呼尽。每晚睡前和清晨各做 2 次,每次 30 分钟。坚持训练可使呼吸肌得到有效锻炼,既能改善肺功能,增加肺活量,又有利于对大脑的血氧供应,促进大脑中枢神经和自主神经系统的调节功能。②早晨练保肺功或导引行气功;上午、中午练静功,意守丹田,形成腹式呼吸;睡前加练 1 次睡前功,坐式为方,重症可配合半卧式,轻症加练站式。每日共练功 3～4 次,每次 30～60 分钟。咳嗽者,每次练功前练咽津功 3～5 分钟,练功后做保健功,或按摩胸部,搓摩涌泉穴。

5.食疗

(1)杏仁粥:杏仁 60g(去皮尖)研末,粳米 80g,加水煮成粥,每日分 2～3 次服下,连服 20 天。适用于痰浊阻肺证。

(2)雪梨 2～3 个,蜂蜜 60g,先将梨挖洞去核,再装入蜂蜜,盖严蒸熟,每天睡前服食,连服 20～30 天。适用于阴津亏虚证。

(3)冬虫夏草 15g,老鸭 1 只(洗净),先将冬虫夏草置鸭腹内,加水适量,隔水炖烂熟,后调味服食,每周 1～2 次,连服 4 周。适用于肺虚证。

(五)康复治疗的适应证和禁忌证

1.适应证

标准的肺部疾患康复治疗方案主要针对 COPD 患者,现已逐步拓展至其他疾病,如支气管哮喘、纤维性肺囊肿、限制性肺病、间质性肺病、呼吸机依赖者和肺移植前后等。

2.禁忌证

并发严重肺动脉高压、不稳定型心绞痛及近期心肌梗死、认知功能障碍、充血性心力衰竭、严重肝功能异常、癌症转移、近期脊柱损伤、骨折、咯血等。

第四节 慢性充血性心力衰竭的康复

一、概述

慢性充血性心力衰竭(CHF)是以循环功能衰竭为特征的临床综合征。可以由多种心脏疾病引起,如缺血性心脏病、心肌梗死、高血压性心脏病、瓣膜性心脏病、心肌病及先天性心脏病,是各种进行性心脏病变的晚期表现。其生理病理改变主要为心排血量减少,导致肌肉灌注不足,不能满足做功肌的需要,并造成乳酸堆积和肌肉疲劳,从而限制体力活动能力。同时由于肾素—血管紧张素—醛固酮系统被激活,造成水钠潴留,促使血容量增加和发生水肿,又进一步增加了心脏负担,于是形成恶性循环。近年来的研究表明,肺部因素是限制 CHF 患者运动能力的另一重要因素,主要表现为体力活动能力不同程度的减退,如活动时气短、气促、胸闷等。严重时,在安静状态下也可发生上述症状。

(一)CHF 治疗进展

近 20 年来心力衰竭的治疗有了很大的进展,CHF 缓解期及急性发作期的治疗已形成了全球规范化治疗指南。目前对 CHF 患者采取以"大医院为中心,以院内治疗为主体,晚期CHF 患者对症治疗"的模式,很难进一步提高患者生活质量及生存率,降低相关医疗费用。自1944 年,Levine 开始主张对急性心肌梗死患者解除严格卧床,并提倡"椅子疗法",心脏康复的雏形开始形成;运动疗法、健康教育和心理支持等干预措施的联合应用(即整体性心脏康复疗法)成为目前心脏康复疗法最有效的方式,CHF 患者也需"长期、全程、规范管理"的治疗策略,在药物治疗基础上,通过个体化康复程序,提高和维持心血管健康,并达到理想的身体、心理、社会、职业和情绪状态,有助于提高其生存质量,降低病死率,回归社会,减轻患者及其家庭、社会的负担。康复护理应配合康复医师、治疗师做好康复治疗前、中、后期的护理。

(二)流行病学

CHF 是许多心脏疾病的最终转归,已经成为一个不断增长的社会健康问题。截至 2003年美国已有 500 万人患 CHF,并且每年以 55 万人的速度增长,而且随着年龄的增加患者人数相应增加,在>65 岁的人群中,平均每1000 人中就有 10 例 CHF 的患者。2000 年中国心血管病健康中心合作研究结果显示,我国成年人心力衰竭的患病率为 0.9%,其中男性为0.7%,女性为 1.0%。根据这个患病率计算,我国目前 35~74 岁成年人中约有 400 万心力衰竭患者。

(三)病因

1.基本病因

(1)原发性心肌损害:包括冠心病心肌缺血和(或)心肌梗死;心肌炎和心肌病;心肌代谢障碍性疾病,以糖尿病心肌病最常见,其他如维生素 B_1 缺乏及心肌淀粉样变性等均属罕见。

(2)心脏负荷过重

①压力负荷(后负荷)过重:左室压力负荷过重常见于高血压、主动脉瓣狭窄,右室压力负

荷过重常见于肺动脉高压、肺动脉瓣狭窄、肺栓塞等。

②容量负荷(前负荷)过重:见于心脏瓣膜关闭不全,血液反流,如二尖瓣、主动脉瓣关闭不全等;左、右心或动静脉分流性先天性心脏病,如间隔缺损、动脉导管未闭等。此外,伴有全身血容量增多或循环血量增多的疾病如慢性贫血、甲状腺功能亢进等,心脏的容量负荷也必然增加。

2.诱因

(1)感染:呼吸系统感染,心内膜炎等。

(2)心律失常:心房颤动是诱发心力衰竭的重要因素。其他各种类型的快速性心律失常以及严重的缓慢性心律失常亦可诱发心力衰竭。

(3)血容量增加:如摄入钠盐过多,静脉输入液体过多、过快等。

(4)过度体力劳累或情绪激动:如妊娠后期及分娩过程、暴怒等。

(5)治疗不当:如不恰当停用洋地黄类药物或降血压药等。

(6)原有心脏病变加重或并发其他疾病:如冠心病发生心肌梗死,合并甲状腺功能亢进或贫血等。

二、临床表现

(一)左心衰竭

1.症状

以肺淤血和心排血量降低表现为主。

(1)呼吸困难:程度不同的呼吸困难是左心衰竭最主要的症状。可表现为劳力性呼吸困难、夜间阵发性呼吸困难或端坐呼吸。

(2)咳嗽、咳痰和咯血:咳嗽、咳痰是肺泡和支气管黏膜淤血所致。开始常发生在夜间,坐位或立位可减轻或消失。痰常呈白色泡沫状,偶可见痰中带血丝。慢性肺淤血,肺静脉压力升高,导致肺循环和支气管血液循环之间形成侧支,在支气管黏膜下形成扩张的血管,一旦破裂可引起大咯血。

(3)疲倦、乏力、头晕、心悸:主要是由于心排血量降低,器官、组织血液灌注不足及代偿性心率加快所致。

(4)少尿及肾损害症状:严重的左心衰竭血液进行再分配时,首先是肾血流量明显减少,患者可出现少尿。长期慢性肾血流量减少可出现血尿素氮、肌酐升高并可有肾功能不全的相应症状。

2.体征

(1)肺部湿性啰音:由于肺毛细血管压增高,液体可渗出到肺泡而出现湿啰音。随着病情由轻到重,肺部啰音可从局限于肺底部直至全肺。

(2)心脏体征:除基础心脏病的固有体征外,患者一般均有心脏扩大、舒张期奔马律及肺动脉瓣区第二心音亢进。

(二)右心衰竭

1.症状

以体静脉淤血表现为主。

（1）消化道症状：胃肠道及肝淤血引起腹胀、纳差、恶心、呕吐等，是右心衰竭最常见的症状。

（2）劳力性呼吸困难：右心衰竭可由左心衰竭发展而来。单纯性右心衰竭多由分流型先天性心脏病或肺部疾病所致。两者均可有明显的呼吸困难。

2.体征

（1）水肿：体静脉压力增高使皮肤等软组织出现水肿，其特征为首先出现在身体最低垂的部位，为对称性压陷性水肿。胸腔积液也是因体静脉压力增高所致，以双侧多见，如为单侧则以右侧更为多见，可能与右膈下肝淤血有关。

（2）颈静脉征：颈静脉充盈、怒张，是右心衰竭的主要体征，肝颈静脉反流征阳性则更具有特征性。

（3）肝脏体征：肝脏常因淤血而肿大，伴压痛。持续慢性右心衰竭可致心源性肝硬化，晚期可出现肝功能受损、黄疸及大量腹水。

（4）心脏体征：除基础心脏病的体征外，右心衰竭时可因右心室显著扩大而出现三尖瓣关闭不全的反流性杂音。

（三）全心衰竭

右心衰竭继发于左心衰竭而形成的全心衰竭。

三、主要功能障碍

心力衰竭患者功能障碍的主要方面见表 7-8。

表 7-8　心力衰竭患者主要功能障碍内容及康复干预

项　目	心脏康复干预
体征与症状	
呼吸困难	乏力供氧、缩唇呼吸、呼吸训练及呼吸肌训练
乏力	供氧、休息、合理饮食和营养、药物、个体化循序渐进的运动训练方案及患者教育
运动耐量下降	供氧、休息、合理饮食和营养、药物、个体化循序渐进的运动训练方案、缩唇呼吸及患者教育
功能受限	
行走	步法训练，力量及有氧训练，平衡训练
爬楼梯	功能运动训练
家务和院内工作	功能活动训练
消遣娱乐及业余爱好	娱乐、爱好训练
生活质量	
无法与家人和朋友一起做事	患者和家人、朋友教育，功能运动和活动训练
成为家人或朋友的负担	患者和家人、朋友教育，功能运动和活动训练
离家旅行	患者和家人、朋友教育，功能运动和活动训练
工作谋生	职业疗法、职业康复、社会服务、患者和家人、朋友教育、功能运动和活动训练

四、康复评定

(一)病史

1.心衰的病因和诱因

患者有无冠心病、高血压、风湿性心瓣膜病、心肌炎、心肌病等病史;有无呼吸道感染、心律失常、劳累过度、妊娠或分娩等诱发因素。

2.病程发展过程

有无劳力性呼吸困难,患者出现呼吸困难的体力活动类型,如上楼、步行或洗漱等。有无夜间阵发性呼吸困难或端坐呼吸;有无咳嗽、咳痰或痰中带血;有无疲乏、头昏、失眠等。以上症状常是左心衰患者的主诉。还应了解患者是否有恶心、呕吐、腹胀、体重增加及身体低垂部位水肿等右心衰竭表现。了解检查结果、用药情况及效果,病情是否有加重趋势。

3.心理—社会状况

心力衰竭往往是心血管病发展至晚期的表现。长期疾病折磨,体力活动受限,生活需要他人照顾,使患者陷于焦虑不安、内疚、绝望,甚至对死亡的恐惧中。家属和亲人可因长期照顾患者而忽略其内心感受。

(二)身体评估

1.一般状态

(1)生命体征:呼吸状况,脉搏快慢、节律,有无交替脉和血压降低。

(2)意识与精神状况。

(3)体位:是否采取半卧位或端坐位。

2.心肺

心脏是否扩大,心尖搏动的位置和范围,心率是否加快,有无心尖部舒张期奔马律、病理性杂音等。两肺有无湿啰音或哮鸣音。

3.其他

有无皮肤黏膜发绀,有无颈静脉怒张、肝颈静脉反流征阳性,肝脏大小、质地,水肿的部位及程度,有无胸水征、腹水征。

(三)实验室检查

1.心脏病的常规检查

心脏病的常规检查都要进行,如心电图检查、X线检查、超声心动图检查以及有一些患者需要心导管检查和循环时间、动脉及静脉压测量。

2.心衰的常规检查

充血性心衰及肺水肿的患者的中心静脉压通常是升高的,患者用漂浮导管及动脉导管测压,尿量减少(少尿症)尿比重增高,尿中发现蛋白(蛋白尿)、血(血尿)及管型,血生化表明血中氮潴留,系因尿素氮、尿酸、肌酸增加所致。

(四)康复评定

1.心功能分级

目前通用的是美国纽约心脏病协会(NYHA)1928年提出的一项分级方案,主要是根据患者的自觉活动能力来分级(表7-9)。最大的缺点是依赖主观分级,评估者变异较大,但由于已经应用多年,评估方法已被广泛接受,所以目前仍然有较大的价值。

表 7-9　心功能分级(NYHA)

分级	症　状
Ⅰ级	患者患有心脏病,但平时一般活动不引起疲乏、心悸、呼吸困难、心绞痛等症状
Ⅱ级	体力活动轻度受限。休息时无自觉症状,但平时一般活动可出现上述症状,休息后很快缓解
Ⅲ级	体力活动明显受限。休息时无症状,低于平时一般活动量时即可引起上述症状,休息较长时间后症状方可缓解
Ⅳ级	不能从事任何体力活动。休息时亦有心衰的症状,体力活动后加重

2.运动试验

(1)用途:CHF患者表现为从低到中等强度运动(3～6MET)时出现疲劳、呼吸困难和不能耐受。采用NYHA评估的误差率达到50%(特别是Ⅱ级和Ⅲ级)。因此,可以用运动试验方法加以补充。运动试验的主要用途:

①提供较精确的功能评定,以确定诊断和评估药物的治疗作用。

②确定功能状态不明的患者是否需要作心脏移植以及移植的时机。

③预测CHF的存活率及预后。其主要指征为射血分数和左心室充盈压力,尽管运动能力和左心功能的相关不良,但运动能力与存活率及预后密切相关。运动时,高水平血浆去甲肾上腺素、心动过速及脉压差减小均为预后不良的指标。

④为制定康复治疗和日常活动方案提供可靠的依据。通过运动试验所得到的峰值吸氧量,可以求出相应的MET,从而指导康复治疗和日常活动,可以提高治疗效果,增加训练的安全性。

(2)运动试验方案:能够直接测定呼吸气交换的心肺运动试验对CHF患者功能评定最为可靠。CHF患者很难达到真正的最大摄氧量,采用峰值吸氧量可能更为恰当。标准运动试验往往由于心脏反应(心率与血压)障碍以及难以确定主观运动终点而产生错误的结果。常规的活动平板试验应该从小负荷开始(1.5～2.0MET),每2～3分钟增加一级,每级增加不超过1MET。踏车试验应用十分广泛,常用增量负荷(每2分钟15～20W)和斜坡方案(每分钟增加10W)。采用额定时间6分钟自由节奏步行,计算步行距离的方案简便易行,可以有效地评定疗效。

(3)动力性运动的血流动力学反应:在代偿期运动时心率和血压增高的斜率增大,每搏量开始时可以通过Frank-Starling机制提高,但超过一定限度便有可能造成每搏量减少。心排血量在代偿期可维持不变,至失代偿期则减少。体循环阻力随心功能的下降而逐渐增高,同时肺毛细血管楔压也相应增高。但是,即使肺毛细血管楔压超过4.0～5.3kPa(30～40mmHg),这些患者也并不一定发生明显的肺水肿。由于外周阻力增大,所以体循环的脉压差减小。至失代偿期,心率往往不升甚至下降,收缩压可明显下降,甚至低于安静水平。

(4)等长收缩运动的心肺反应:等长收缩运动常常被引证为CHF患者发生疲劳和呼吸困难的原因。正常人在30%～50%最大握力运动时,由于心排血量增加,导致收缩压和舒张压升高,而体循环阻力和左室充盈压变化很小或不变。中至重度CHF患者运动时心排血量不变,通过增加体循环阻力来提高血压;左室充盈压有不同程度的增加,但射血分数有不同程度的下降;在进行亚极量等长收缩运动时,血流动力学变化较大,且与功能能力或安静时血流动力学无关;由于骨骼肌受体反应性的改变,在握力运动时肌肉交感神经传递的反应性降低;轻度运动时肺毛细血管楔压和肺动脉压均显著高于正常人。

五、康复治疗

康复治疗应该是全面的治疗,包括运动、心理、饮食或营养、教育,以及针对原发疾病的治疗。

(一)运动训练

1.作用

CHF患者运动耐力提高需经过4～6个月监护性运动训练(每周3～5次,强度75% VO_{2max}),最大摄氧量明显提高,安静时和亚极量运动时心率降低,最大心排血量有增高的趋势,左心功能指数在训练后无改变,下肢最大血流量和动静脉氧分压差增大,从而增加下肢氧运输;此外,下肢的血管阻力下降,提示骨骼肌血管收缩力提高是可逆的。尽管心功能有所提高,而最大血乳酸水平实际上是增高的,但亚极量运动时骨骼肌乳酸生成和相应的动脉乳酸水平明显降低。运动耐力的提高与安静时及训练后的左心功能无关。

2.作用机制

主要通过外周血管适应性代偿机制以改善血流动力学,从而相对改善心功能。

(1)大肌群的动力性运动使运动肌群的代谢改善,毛细血管的数量(密度)增加,肌氧化酶活性增强,肌收缩的机械效率提高,从而使运动时的血液循环效率提高,相对减少对心脏射血的要求。

(2)长期训练使血液中儿茶酚胺的浓度下降,交感神经兴奋性下降,心率减慢,心肌耗氧量减少,从而有利于心功能的改善。

(3)腹式呼吸训练有利于对肝、脾的按摩,减少内脏淤血和改善内脏功能。

(4)改善血液流变学,减少静脉血栓形成和预防肺炎。

3.运动康复的危险分层和禁忌证

CHF的心脏运动康复存在着一定的风险,在运动康复之前,首先根据美国运动医学会规定的住院患者和院外患者的心脏康复禁忌证排除标准进行筛选,对于符合标准的患者必须按表进行危险分层。

4.运动方式

运动按骨骼肌收缩分为静态的等长收缩和动态的等张收缩,按能量代谢分为有氧运动和无氧运动。有氧运动指动态的等张收缩,无氧运动指静态的等长收缩。目前,认为有氧运动(如散步、游泳等)较无氧运动在心血管康复治疗方面的作用更大。另有研究显示,阻力训练(如体操、哑铃等)的作用也相当于有氧运动,尤其可以改善肌肉的长度、容积和耐力。阻力训练是静态与动态相结合的运动,不分有氧与无氧运动,可以增加肌力和运动耐力,适当的阻力训练有助于心力衰竭患者的康复。

美国运动医学会规定的心脏运动康复禁忌证:①不稳定型心绞痛;②静息时收缩压＞

200mmHg 或静息时舒张压＞110mmHg,直立性血压降低＞20mmHg,应逐个病例评估;③静息时心电图表现 ST 段移位＞2mm;④严重主动脉狭窄(收缩压峰值梯度＞50mmHg,且对于中等体型的个体主动脉瓣口面积＜0.75cm^2);⑤急性全身系统疾病或发热;⑥未控制的房性或室性心律失常、室性心动过速(＞120 分钟);⑦近期栓塞史,如血栓性静脉炎;⑧失代偿的心力衰竭;⑨未控制的糖尿病(空腹血糖＞15.0mmol/L 或有严重的低血糖倾向者);⑩活动期的心包炎或心肌炎等。

5.运动处方

有心肺监护的极量运动试验对 CHF 患者制定运动方案极有价值。运动强度一般采用症状限制性运动试验中峰值吸氧量的 70%～75%。在训练开始,可采用 60%～65%峰值吸氧量以防止过度疲劳和并发症,也有人研究采用 60%～80%HR$_{max}$。但 CHF 患者的特征是心率运动反应障碍。故采用心率作为运动训练强度的指征不太可靠。如果不能直接测定气体代谢,应采用恰当的运动方案以尽可能减少估计峰值运动能力的误差,特别要注意防止高估运动能力而造成训练过度。

主观用力计分(RPE)是根据运动者自我感觉用力程度衡量相对运动水平的半定量指标。是衡量运动强度十分有效的指标,RPE 为 15～16 时,往往是达到通气阈和发生呼吸困难的强度。患者一般可以耐受 RPE 11～13 的强度,运动训练中不应到通气阈和发生呼吸困难的强度,不应该有任何循环不良的症状和体征(表 7-10)。

表 7-10 主观用力程度计分分值

分值	7	9	11	13	15	17	19
表现	轻微用力	稍用力	轻度用力	中度用力	明显用力	非常用力	极度用力

运动训练在开始时应该为 5～10 分钟,每运动 2～4 分钟间隔休息 1 分钟。运动时间可按 1～2 分钟的长度逐渐增加,直到 30～40 分钟。运动采用小强度,负荷的增加应小量、缓慢,过快地增加负荷可明显降低患者对运动的耐受性。开始训练时,运动时间过长往往产生过度疲劳。Sullivan 等和 Coats 等均发现,每周 5 次训练可以达到理想的训练效果;也可以采用 1～2 周监护性方案,加 2～3 周低强度家庭步行或踏车训练。准备活动与结束活动必须充分,最好不少于 10 分钟,以防止发生心血管意外。有些患者的活动量很小,持续活动的总时间只有数分钟,运动中心率增加也不超过 20 次/min,可以不要专门的准备和放松活动。

6.康复训练注意事项

(1)运动处方的制定特别强调个性化原则,要充分意识到心力衰竭患者心力贮备能力已经十分有限,避免造成心力失代偿。

(2)在考虑采用运动训练之前应该进行详尽的心肺功能和药物治疗的评定。

(3)活动时,应强调动静结合、量力而行,不可引起不适或症状加重,禁忌剧烈运动,并要有恰当的准备和结束活动。

(4)活动必须循序渐进,并要考虑环境因素对活动量的影响,包括气温、湿度、场地、衣着等,避免在过热(高于 27℃)或过冷(低于 10℃)时训练。

(5)避免情绪高的活动,如具有一定竞赛性质的娱乐活动。

(6)治疗时应有恰当的医学监护,出现疲劳、心悸、呼吸困难以及其他症状时应暂停活动,查明原因,及时给予处理。

(7)严格掌握运动治疗的适应证,需特别注意排除不稳定型心脏病。

(8)运动治疗只能作为综合治疗的一部分,而不能排斥其他治疗。

7.康复训练的并发症

在运动训练初期有可能发生轻度的不良反应。运动时或运动后恢复期发生低血压较为常见,这可能与采用血管扩张剂和利尿剂有关。如训练前减少药物剂量或改变用药品种,有可能缓解这一反应。在数次训练后疲劳加重可能是运动强度过高或时间过长的表现,需要修订运动处方。训练初期没有表现出有益作用的患者有可能继发心血管状态的恶化。

CHF 恶化的指征有:体重 2 天内增加 1kg 以上,心率增快,呼吸困难加重,听诊发现肺水肿和异常心音(第三心音奔马律、反流杂音),此时应该立即终止运动,进行功能评定和治疗。心律失常所造成的猝死是 CHF 死亡的常见原因。与心律失常有关的因素有低血钾、低血镁和地高辛中毒。这些异常有时表现为心电图 Q-T 间期延长和室性期前收缩增加,应该定期检查血清电解质和地高辛水平,以防发生并发症。

8.药物治疗与运动反应

CHF 患者在进行运动锻炼时一般都同时应用抗心力衰竭药物,包括洋地黄制剂、利尿剂、ACE 抑制剂和血管扩张剂等,运动能力已用于药物治疗效果评定的定量标准。有研究发现,药物治疗后尽管安静和日常活动时症状有所改善,但最大运动能力没有改变。强心剂可以明确提高心脏功能指数,但并不改善运动能力或峰值吸氧量。这些结果表明,血管扩张能力障碍造成骨骼肌血流恢复延迟。因此,有些药物(如 ACE 抑制剂)的作用要 6～8 周以上才能充分表现出运动能力提高。最近的研究提示,运动能力改善与下肢血流量增加密切相关,但与左心室功能指数无关。因此,在运动时要特别注意加强对心率、血压的监护。钙拮抗剂可以造成踝部水肿和胸部不适感,应注意和心力衰竭病情加重相鉴别。若出现异常情况,随时报告医生。

(二)CHF 的肺部因素及康复训练

1.CHF 的肺功能改变

包括肺活量降低,气道阻力增加,呼吸肌力降低,相对呼吸功耗增高,呼气相延长,第一秒用力呼气量,最大肺活量(FVC)、FEV_1/FVC 和用力呼气流量减低,残气量增大。

2.CHF 的呼吸肌训练

(1)如果呼吸肌是呼吸困难的关键因素之一,选择性的呼吸肌训练无疑有助于改善因呼吸限制运动能力的心脏病患者的运动功能。有氧训练已经证实可部分逆转 CHF 患者骨骼肌的代谢异常,增加最大运动能力,降低运动时的过度通气,但对呼吸肌的作用是非选择性的。人类膈肌中 50%为 Ⅰ 型纤维,50%为 Ⅱ 型纤维,进行抗阻呼吸训练可以提高膈肌耐力,增加氧化酶和脂肪分解酶的活性。

(2)相应的亚极量和极量主要采用三种方法:主动过度呼吸、吸气阻力负荷和吸气阀负荷。吸气阻力负荷是最常用的方法,即采用小口径呼吸管或可调式活瓣的方式增加呼吸阻力,呼吸

10～20 次/min 左右。

(3)选择性呼吸肌训练促使运动能力的改善,从另一角度证明肺功能对 CHF 患者运动能力的影响,同时也提示应该在心脏康复治疗中附加这一训练内容。过去的 CHF 患者康复只强调有氧训练,有人报道可能会导致病情恶化;而呼吸训练只涉及较小肌群,对心血管的影响较小,不良反应也较小,在 CHF 患者康复中可以增加有氧训练的作用,而不至于增加心脏的不良反应。

参考文献

[1] 博一明,闫立安.内科疾病防治[M].北京:人民卫生出版社,2015.

[2] 蔡柏蔷,李龙芸.协和呼吸病学[M].北京:中国协和医科大学出版社,2011.

[3] 郑亮.内科常见病诊治[M].石家庄:河北科学技术出版社,2013.

[4] 陈世耀.内科临床思维[M].北京:科学出版社,2012.

[5] 陈卫昌.内科住院医师手册[M].南京:江苏科学技术出版社,2013.

[6] 陈信义,赵进喜.内科常见病规范化诊疗方案[M].北京:北京科学技术出版社,2015.

[7] 陈艳成.实用内科诊疗手册[M].北京:金盾出版社,2012.

[8] 陈元美,王长谦.临床内科病例分析[M].上海:上海交通大学出版社,2015.

[9] 丁震,苏颖,魏芬.内科查房问答精要[M].武汉:湖北科学技术出版社,2015.

[10] 董淑雯,曹文元.内科疾病防治[M].西安:第四军医大学出版社,2015.

[11] 杜晓峰.新编内科常见病防治学[M].郑州:郑州大学出版社,2012.

[12] 赵燕芬,范萍,王士才.内科疾病专家经典处方[M].郑州:河南科学技术出版社,2017.

[13] 郭涛,史国兵.内科常见疾病药物治疗手册(住院医师版)[M].北京:人民卫生出版社,2016.

[14] 何胜虎.心血管内科简明治疗手册[M].武汉:华中科技大学出版社,2015.

[15] 胡大一.内科[M].北京:中国医药科技出版社,2014.

[16] 黄茂.呼吸内科临床处方手册[M].南京:江苏科学技术出版社,2015.

[17] 蒋小玲,王雯.内科医嘱速查手册[M].北京:化学工业出版社,2013.

[18] 柯元南.内科医师手册[M].北京:北京科学技术出版社,2011.

[19] 李进,秦淑逵,马军,等.肿瘤内科诊治策略[M].上海:上海科学出版社,2017.

[20] 卢洪洲,张永信,张志勇.临床感染疾病治疗学[M].上海:上海交通大学出版社,2011.

[21] 马迎民,刘又宁.内科住院医师手册[M].长沙:湖南科学技术出版社,2012.

[22] 闵希骞.中西医结合内科诊断与治疗[M].上海:世界图书出版公司,2017.

[23] 彭佑铭,刘虹.内科医师处方手册[M].长沙:湖南科学技术出版社,2013.

[24] 钱桂生,任家顺.野战内科常见疾病诊断与治疗[M].重庆:西南师范大学出版社,2016.

[25] 邵迥龙.内科疾病临床诊疗[M].石家庄:河北科学技术出版社,2013.

[26] 孙明,杨侃.内科治疗学[M].北京:人民卫生出版社,2017.

[27] 唐承薇,张澍田.内科学 消化内科分册[M].北京:人民卫生出版社,2015.

[28] 屠春林,陈颖敏.社区内科常见病例诊治策略[M].上海:上海科学技术出版社,2016.

[29] 王涤非.内科临床处方手册[M].北京:化学工业出版社,2012.

[30] 王海昌.心血管内科[M].西安:第四军医大学出版社,2014.

[31] 谢灿茂.内科急症治疗学[M].上海:上海科学技术出版社,2017.